U0303037

肝胆胰外科手术难点与攻克

主　编　吴金术
副主编　彭　创

科 学 出 版 社

北 京

内 容 简 介

　　作者从肝胆外科临床工作积累的大量病例中精选出典型病例130余例进行分析。每个病例皆阐述发病经过、临床各项检查、诊断、手术过程、预后情况及经验与体会。手术难点与手术过程为本书重点，图文结合讲解手术具体过程；经验与体会部分针对手术过程进行个性化分析、点评、总结，旨在帮助读者训练临床思维，举一反三，拓宽视野，提高临床诊疗能力。

　　本书病例资料丰富、翔实，实用性强，可供临床外科医师、研究生参考阅读。

图书在版编目 (CIP) 数据

肝胆胰外科手术难点与攻克 / 吴金术主编 . ——北京：科学出版社，2022.9
ISBN 978-7-03-073048-0

Ⅰ . ①肝… 　Ⅱ . ①吴 　Ⅲ . ①肝疾病—外科手术 ②胆道疾病—外科手术
③胰腺疾病—外科手术 　Ⅳ . ① R656

中国版本图书馆 CIP 数据核字（2022）第 159339 号

责任编辑：于 哲 / 责任校对：张 娟
责任印制：赵 博 / 封面设计：龙 岩

科 学 出 版 社 出版
北京东黄城根北街 16 号
邮政编码：100717
http://www.sciencep.com

三河市春园印刷有限公司　印刷
科学出版社发行　各地新华书店经销
*

2022 年 9 月第 一 版　开本：889 × 1194　1/16
2022 年 9 月第一次印刷　印张：23 3/4
字数：781 000
定价：258.00 元
（如有印装质量问题，我社负责调换）

编著者名单

主　编　吴金术

副主编　彭　创

编著者（按姓氏笔画排序）

> 王永刚　毛先海　尹新民　田秉璋　成　伟
>
> 刘苏来　刘昌军　汪新天　沈贤波　陈梅福
>
> 陈博滔　易为民　易晓雷　胡咏道　段小辉
>
> 段文斌　梁　刚　蒋　超　舒清伟　满华伟

绘　图　吴金术

校　对　刘曼君　李哲成　刘喜武

主 编 简 介

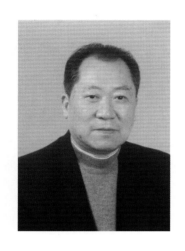

吴金术，主任医师、教授、博士后导师。湖南省人民医院首席专家，美国弗吉尼亚大学荣誉教授。曾任湖南省医学会副会长、湖南省人民医院副院长、湖南省人民医院肝胆医院院长、湖南省医学会肝胆外科学专业委员会主任委员。

从事外科临床工作64年，施行各种手术约4万台次。1983年组建湖南省人民医院肝胆外科小组，从3名医生、3张床位开始，经过30多年的奋斗、拼搏，现在已达床位830张、医护人员375名，年手术量达1万多台次。与同道们开创了治疗肝胆管结石的"肝胆管盆式内引流"、肝胆管结石外科手术治疗"24字原则"、入肝14条途径。收治医源性近段胆管损伤病例804例，并提出了医源性近段胆管损伤的分类与治疗原则，主张解剖性肝切除，所著《解剖性肝切除手术操作病例精选》2012年由人民卫生出版社出版。

获国家发明专利8项、省部级科研成果8项，发表论文400余篇，著有《临床胆石病学》《吴金术肝胆胰外科》《医源性胆道损伤诊治与防范》《医用创面胶在肝胆外科的应用》《肝胆胰外科手术疑难病例精选》《复杂肝胆胰疾病诊治难点与创新》等15部著作，文字1200万，收集相关专业图片7万余张，录制肝胆胰手术录像1000部，受邀在我国及美国、日本等500多家医院讲学、手术。

先后荣获"全国卫生文明建设先进工作者""湖南省劳动模范""湖南省优秀专家""全国百佳医师""中国医师奖"等称号，2019年荣获被中华医学会、中国医师协会授予的"中国胆道外科终身成就奖"。

前　言

从事肝胆外科工作已经60余年，长期的临床工作使我明白了一条真理，创新是战胜困难之源，创新是医学发展的动力，创新是医生成长之本。

抚今追昔，感慨万千。

1983年，湖南省人民医院成立肝胆外科小组，3个人、3张床，年手术量18台。如今，肝胆外科8个病区、830张床，医护人员375名，硕士研究生、博士研究生占80%，年手术量达1.1万台，2019年获国家自然科学基金、湖南省自然科学基金，被SCI收录文章21篇，参加全国手术比赛多次获一等奖，多次举办国内、国际肝胆学术会议。我本人由中华医学会、中国医师协会授予"中国胆道外科终身成就奖"。

创新是培养高水平人才的立足之本。几十年来，我把肝胆胰外科手术的创新战难点点滴滴记录下来，每日3000字，从不间断。先后发表论文400余篇，著书15部，文字1200万字，彩色手术照片7万余张，手术录像1000余部。

我从近1年诊治的肝胆胰疾病中选择130余例，团队合作，编成本书。每个病例分成病史、手术名称、手术难点、手术过程、术后五个部分，配有手术照片图及手绘图，希望能给读者亲临手术现场之感。

生命不息，写作不止。

由于水平有限，难免存在不足，恳请读者斧正。

吴金术

2022年6月1日

目 录

概　述

回顾世界医学发展史，医学是在与困难的搏斗中前进，在开拓创新中发展。

近些年来，肝胆胰外科手术日益增多，手术难度不断提升，肝胆胰外科手术的难度表现在术前诊断、手术时机及手术方式，三者相辅相成、唇齿相依。

一、诊断

（一）查询病史

肝胆管结石女性发病率高于男性发病率，目前多发年龄为55岁左右。肝癌发病率男性高于女性，多发年龄50岁左右。胰头癌发病率男性高于女性，多发年龄60岁左右。

肝的囊性病变患者，应查询其是否来自包囊虫病地区。急性化脓性胆管炎患者要查询其是否来自华支睾吸虫疫区。

肝胆管结石患者约有90%幼年时患过胆道蛔虫。曾有一例30岁女性肠蛔虫患者，诊断为肝胆管结石、胆总管狭窄，施行肝胆管盆式Roux-en-Y术，取出胆结石135g、蛔虫尸体8条。

肝癌患者约90%患有乙型肝炎，病程15～20年后约10%并发肝硬化、门静脉高压，其中约1%并发肝细胞癌。

慢性胰腺炎、糖尿病是胰头癌发病的基础。

肝胆管结石的临床表现千变万化。胆管结石、胆管口狭窄，以及由于胆石产生一系列并发症，如胆汁性肝硬化、胆源性肝脓肿、胆管瘘、肝肥大－萎缩征等。

不明原因的"感冒"、寒战、发热是肝内胆管结石的特征。

右上腹痛伴寒战、发热、黄疸是肝胆管结石、胆管梗阻的常见表现，一侧肝胆管结石、肝右管或肝左管梗阻，黄疸较浅；左右肝二侧胆管狭窄、梗阻，黄疸较深。

右上腹痛，寒战、发热，梗阻性黄疸，呕血或便血，而且有周期性，提示胆道出血。

右上腹痛，高热持久，右肝区叩击痛，示胆源性肝脓肿可能。

右上腹痛，寒战、发热、黄疸伴咳嗽，吐黄色苦味胆汁痰，提示肝胆管结石并支气管胆瘘的可能。

肝胆管结石可由因胆石症施行多次、多种肝胆道手术引起，因此应查询手术名称、术后有无并发症、哪一级医院施行、手术历时多久、出血量、术后医嘱等。2021年4月，笔者收治一例男性患者，74岁，肝内胆管结石，在既往11年间先后施行胆囊切除、胆管探查T形管引流8次，末次手术历时16小时，失血量达2000ml。本次施改良肝胆管盆式Roux-en-Y术，解除肝左、右管口狭窄，历时8小时，失血量达200ml，取出胆石45g。另一例女性患者，57岁，因肝胆管结石先后施行包括右肝后叶切除的各类肝胆道手术7次，经检查发现肝右管口狭窄、右肝萎缩，并发右膈下脓肿，施右半肝切除而获得成功。

胆囊切除致医源性近段胆管损伤，湖南省人民医院1990～2020年先后收治804例，前次胆囊切除历时长，一般达4～6小时，是其共同特点。

右上腹痛、纳滞、体重减轻、乙型肝炎病史20年者，要想到肝癌的可能。

左上腹痛，牵涉至左背部且糖尿病患者，有胰腺癌腹腔干淋巴结转移的可能。

（二）体格检查

心率慢、心动徐缓，提示进行肝胆手术易发生迷走反射。患者呼吸增快，提示腹膜炎、胸膜腔积液、肺部感染。

体温升高、心率加快、血压下降、黄疸、剑突右下方有压痛、白细胞计数（WBC）↑、中性粒细胞（N）

百分比↑、血小板计数（PLT）↓，提示严重胆道感染。

重度梗阻性黄疸，持续时间长或略有波动，或经皮肝穿刺胆道引流（PTCD）后黄疸下降不明显，提示外科手术胆道减压效果不佳。

剑突下触及肝，提示左肝外叶肥大。乙型肝炎患者扪及质硬肝脏，提示肝癌可能。右腰背部抬举痛示右肝后叶下段、胰头肾周炎性疾病的可能。

老年人结石性胆囊炎常伴有右肝萎缩、胆囊位置移于右膈下或右肾前方，体检时常右上腹软、Murphy征（-），易被误诊为肺炎、胸膜炎。约20年前，一例65岁男性患者，右胸痛、发热、咳嗽5天，T 39℃，R 28次/分，P 90次/分，BP 128/80mmHg，无黄疸，右肺背部可闻及细湿啰音，腹壁软，Murphy征（-），WBC 13.8×10^9/L，N 0.92，PLT 168×10^9/L，胸部X线片诊断为"盘状肺炎"（右肺），收住呼吸内科，给予氧、抗生素等治疗，病情无明显好转，请笔者会诊。检查发现，R 28次/分，右肺背部无明显啰音，腹平、软，无压痛、反跳痛，剑突右下方有深压痛，右锁骨中线上第5肋间压痛，局部叩击痛明显，做B超、CT检查发现胆囊移位于右膈下，胆囊大小约8cm×5cm、壁厚、内有多发结石，确诊为"结石性胆囊炎"。立即转肝胆外科，急症施开腹胆囊切除。胆囊局灶性坏死、多发结石，胆囊位于右膈下。术后恢复平顺，第10天痊愈出院。

（三）腹膜腔穿刺

腹膜腔穿刺是一种非常简单的检查方法。如何提高检查的阳性率？以下方面值得注意。

（1）穿刺点：①病史查询，扪触腹痛的压痛点或叩诊腹部浊音区；②床旁B超或CT所示病灶区。

（2）体位、摇床：使拟穿刺点处于低位。

（3）观察穿刺液的物理性状：黄色胆汁提示胆汁性腹膜炎；混浊咖啡样液提示为出血、坏死性胰腺炎。

（4）穿刺液镜下检查：注意红细胞、白细胞、脓细胞。

（5）穿刺液生化检查：出血坏死性胰腺炎的血清淀粉酶显著升高。

（四）血清肿瘤标志物

甲胎蛋白（AFP）＞1000ng/ml，提示有肝细胞癌的可能；糖类抗原19-9（CA19-9）升高，见于胰腺癌、胆管癌；癌胚抗原（CEA）升高，见于肠癌。

（五）血清生化检查

总胆红素（TBIL）、结合胆红素（DBIL）：按TBIL划分为轻度黄疸（＜150μmol/L）、中度黄疸（150～300μmol/L）、重度黄疸（＞300μmol/L）。

总蛋白（TP）、白蛋白（ALB）正常值：TP 63～65g/L，ALB 35～45g/L。

天冬氨酸转氨酶（AST）、丙氨酸转氨酶（ALT）正常值：AST 8～45U/L，ALT 5～40 U/L。

前白蛋白（PA）、血清胆碱酯酶（ChE）正常值：PA 170～420mg/L，ChE 4300～10 050U/L。

碱性磷酸酶（ALP）、谷氨酰转肽酶（γ-Gt）正常值：ALP 40～160U/L，γ-Gt 11～50U/L。

（六）影像学检查

电子计算机技术在医学上的广泛应用使医学诊断的准确度大幅度提高，目前临床上应用的影像学技术越来越多。具体包括：B超；内镜逆行胰胆管造影（ERCP）；PTCD；计算机断层扫描（CT）、CT动脉造影（CTA）、CT静脉造影（CTV）；磁共振成像（MRI）、磁共振胰胆管成像（MRCP）、普美显MRI；正电子发射计算机体层显像（PET）/CT；经T形管胆道造影；经皮肝胆囊穿刺置管及胆道造影。

B超不仅无损伤、安全简便，可重复性确定病变，而且可进行在B超引导下的肿块穿刺活检、术中B超引导肝的小肿瘤微波射频和氩气刀等治疗。B超已作为诊断胆石症的常用手段，其胆囊结石诊断的准确率达98%，B超是诊断肝内胆管结石的初筛方法。

ERCP及PTCD常可用于胆道疾病的诊断及治疗，如胆道形态、结构的显影、胆道支架及引流管的放置、Oddi括约肌的切开及胆道取石等。

CT、MRI是诊断肝胆胰疾病最为实用的手段。CT一般包括平扫、增强扫描（动脉期）、增强扫描（静脉期及延迟期）。

MRI做横切面T$_1$和T$_2$加权成像，目前增加了造影剂的增强检查，提高了显像的效率。普美显MRI已显示了诊断小肝癌的优越性。

MRCP：1991年Watener首先用于临床，可清晰显现胆管、胰管的影像，已是检查肝胆管结石、肝胆肿瘤不可少的手段。

肝、胆、胰及腹膜后巨大肿瘤,术前必须理清肿瘤的供瘤血管和出瘤血管,以及肿瘤与第一肝门、第二肝门、第三肝门的关系。胰头肿瘤应理清与门静脉、肠系膜上静脉、腹腔动脉干、脾静脉、肝总动脉、肝固有动脉的关系。对此,1980年Hisa等报道了CTA、CTV,推动了肝胆胰外科的发展,帮助外科医师制订了更为详尽的方案,提升了外科医师战胜疾病的信心和勇气。

目前,检测手段越来越多、越来越新,但不应无限制叠加,将所有检查都用在同一患者身上,而应根据患者的实际情况选择适当的检测手段,达到诊疗的最好效果。

肝胆管结石是常见疾病,诊断包括胆石、胆管狭窄、胆管变异及并发症4个方面。一般地说,若B超、CT可以达到目的,则无须再做MRI检查,甚至PET/CT检查等。

一例74岁患者,左腰背部疼痛30天,体检B超发现胰体尾部癌。入院后CT检查发现胰体部肿块累及门静脉,而加做CTA、CTV、MRCP检查,显示胰体肿块处门静脉、肠系膜上静脉癌栓,长度3cm。取上中腹白线切口中,显现门静脉、肠系膜上静脉、腹腔动脉干、肝总动脉、肝固有动脉及胃左动脉,施胰体尾、脾切除,术后恢复平顺。

(七)合并症

对于肝胆胰外科疑难手术病例,除了确认疾病本身的诊断外,尚应认真分析是否存在合并症。肝胆胰疾病好发年龄多在老年,合并症如高血压、冠心病、糖尿病、肾功能不全等的发生率约为80%,且随着年龄的增长,合并症发生率增加。

二、手术时机

应正确把握手术时机,不要贻误手术时机。这方面有几个问题值得注意。

1.注意疾病诊断明确,手术指征无误,有合并症,但可以承受手术的情况。如一例83岁男性患者,全肝结石,肝左管口、胆总管出口狭窄,并急性梗阻性化脓性胆管炎(AOSC),合并高血压、糖尿病已30年。急症施改良盆式Roux-en-Y术,取石280g,历时3小时,失血量约10ml。术后恢复平顺,无胆石残留。

2.肝胆胰外科疑难手术,手术中要重视各个细小环节。

3.认真分析有无阻碍手术的"拦路虎",如肝胆管结石、胆管狭窄、AOSC、有无入肝内的肝十二指肠韧带门静脉海绵样变、有无进达主要肝内胆管不能通过的胆管狭窄等。一例83岁男性患者,肝胆管结石,胆总管口及左肝外叶胆管口相对狭窄、AOSC。笔者阅片后,急症施胆肠Roux-en-Y术,肝内虽有胆石,但胆管重度扩张,没有进达肝内胆管清除胆石的障碍,于是急症手术,施行肝胆管盆式Roux-en-Y术而获成功,第10天康愈出院。

4.有弥漫性腹膜炎症,一般不宜施择期手术,但有的病例应据情施治。一例22岁女性患者,因结石性胆囊炎在外院施腹腔镜胆囊切除致医源性近段胆管损伤,合并胆漏、弥漫性胆汁性腹膜炎22天,查T 39℃,R 20次/分,P 114次/分,BP 108/64mmHg。神清,腹部明显膨胀,满腹压痛、反跳痛,以右上腹为著。CT示肝内胆管轻度扩张,腹膜腔大量积液,腹膜腔穿刺获黄色胆汁。急症施腹膜腔清创,吸出脓性胆汁15 000ml。由于胆管壁、肠管壁"针感"好,施肝胆管盆式Roux-en-Y术,术后12天康复出院。

5.有无因胆道感染长期使用抗生素,有无厌氧菌感染,如果有厌氧菌感染,宜准备后择期手术,备有效的抗生素。

6.肝胆管结石、AOSC、凝血功能检查时间延长、继发性血小板减少,但无静脉输液处针孔流血不止,不是胆道减压的禁忌。

7.血糖升高,但胰岛素控制达8～10mmol/L以下。

8.配合同血型浓缩红细胞、血小板、凝血酶原复合物、纤维蛋白原等。

9.需要多科协作或医院间协作时,应认真研究制订手术方案,组织团队团结协作。

10.患者及其家属同意、理解手术。

三、手术方式

1.手术方式与诊断紧密结合

（1）肝内胆管结石，合并肝左管口狭窄，施内吻合改良盆式内引流术。

（2）肝内胆管结石，合并肝左管肝右管口狭窄，左右肝萎缩、尾叶肥大，施左右半肝切除、T形管引流术。

（3）十二指肠乳头癌，施胰头十二指肠切除术。

（4）医源性近段胆管损伤Ⅲ级，施改良盆式Roux-en-Y术。

（5）右肝巨大肝细胞癌，施右半肝切除。

2.传统开腹手术还是腹腔镜手术，要根据实际情况选择

（1）传统开腹手术，效果肯定，目前尚无其他方式取代，不可轻易放弃。

（2）21世纪以来腹腔镜外科迅速发展，已成为常见手术。

（3）以患者健康为重，腹腔镜中转开腹是对患者负责，应注意杜绝微创变巨创。

3.麻醉是手术进行的基础，也是手术成功的安全保障。麻醉医师应全面细致地、时刻观察患者，全面掌握患者情况。

4.体位、切口、拉钩。肝胆胰外科手术体位多取平仰卧位。开腹手术切口应根据手术方式、肋缘夹角、体重肥胖度决定，一般取右上腹"反L鱼钩"形切口、"屋顶"形切口、"奔驰标志"形切口、Y形切口、"直T"形切口、白线切口等（图0-0-1）。

胸背部加垫，厚6～10cm，有利于肝的显露。全腹自动牵开器是肝胆胰外科手术不可缺少的器械。

5.肝胆胰外科手术的成功诀窍

（1）胆囊切除，注意"辨、切、辨"程序。

（2）肝胆管结石并狭窄，注意灵活掌握入肝14条路径，控制入肝血流，施改良盆式Roux-en-Y术。

（3）肝癌肝切除，注意Glisson鞘外阻断入肝血流，第二肝门解剖经前路劈肝，熟练使用超声刀。

（4）胰头十二指肠切除，注意门静脉、肠系膜上静脉轴的显现，Child法重建消化道。

（5）腹膜后巨大肿瘤的切除，显现腔静脉，处理入肿瘤的血管。

（6）坚持以患者健康为中心，明确疾病解难的关键，认真细致地完成手术的每一个环节。高危患者手术宜简勿繁，宜小勿大，宜快勿慢。

一例67岁男性患者，右上腹痛、寒战、发热、黄疸3天。患高血压多年，4个月前因心肌梗死在外院做冠状动脉旁路移植术。T 38.9℃，R 22次/分，P 89次/分，BP 150/90mmHg。神清，轻度黄疸，心律齐，双肺未闻及啰音。腹平，右上腹壁稍紧张，剑突右下方有压痛，叩击右肝区示心窝部疼痛，未触及肝、胆囊，Murphy征（＋），无腹水。右腰背部抬举痛，脊柱、四肢无畸形。WBC 27.3×10^9/L，N 0.97，PLT 11×10^9/L，TBIL 128μmol/L，DBIL 96μmol/L，TP 67g/L，ALB 36g/L，ALP 256U/L，γ-Gt 326U/L，PA 76mg/L，ChE 3243U/L，AST 86U/L，ALT 98U/L。肌钙蛋白6.5ng/ml，肌红蛋白160ng/ml。血清钠136mmol/L，血清氯96mmol/L。

心电图示ST段下移，室性期前收缩。CT：肝内外胆管扩张。胆总管内径3.2cm，胆管内多发胆石。胆囊大小约12cm×4cm，内有多颗胆石。肝肾夹角积液，脾大8个肋单元。无门静脉海绵样变。

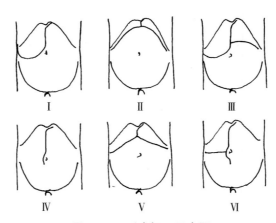

图0-0-1　手术切口示意图

Ⅰ."反L鱼钩"形切口；Ⅱ."屋顶"形切口；Ⅲ.Y形切口；Ⅳ.中上腹白线切口；Ⅴ."奔驰标志"形切口；Ⅵ."直T"形切口

诊断：肝胆管结石。结石（S）：S_2、S_3、S_5、S_8、S_6、S_7、CBD、G；胆管狭窄（St）：BCD；胆管变异（A）：无；并发症（C）：AOSC；失水酸中毒；继发性血小板减少；胆汁性肝硬化。合并：高血压；心肌梗死，冠状动脉旁路移植术后。

笔者认为诊断明确，胆道败血症加重了心肌梗死。患全肝结石，手术有1%的希望。于是立即急症手术，施改良盆式Roux-en-Y术，历时2小时，失血量约30ml，取出胆石128g。术后恢复平顺，无胆石残留。

附：本书缩略语

缩写	中文名称	缩写	中文名称
S_1	肝尾叶左管	LHD	肝左管
S_2	肝左外叶上段胆管	RHD	肝右管
S_3	肝左外叶下段胆管	LLBD	肝左外叶胆管
S_4	肝左内叶胆管	LIBD	肝左内叶胆管
S_5	肝右前叶下段胆管	RABD	肝右前叶胆管
S_6	肝右后叶下段胆管	RPBD	肝右后叶胆管
S_7	肝右后叶上段胆管	CBD	胆总管
S_8	肝右前叶上段胆管	CHD	肝总管
S_9	尾状叶右管		

第一章

胆囊切除术

1882年Langenbuch完成世界首例胆囊切除术，1986年Muret报道世界第一例腹腔镜胆囊切除术。至今，胆囊切除术已普及。

一、胆囊切除术的指征

①胆囊结石性慢性胆囊炎；②非结石性慢性胆囊炎；③胆囊坏疽；④胆囊穿孔；⑤胆囊脓肿；⑥胆囊积水；⑦胆石性急性胆囊炎；⑧非胆石性急性胆囊炎；⑨胆囊息肉；⑩胆囊腺肌瘤；⑪胆囊壁钙化；⑫胆囊癌；⑬胆囊瘘（胆囊外瘘、胆囊十二指肠瘘、胆囊结肠瘘、胆囊胃瘘等）；⑭胆囊外伤；⑮胆囊管静脉曲张；⑯Mirizzi综合征；⑰胆囊畸形（多个胆囊、胆囊管异位）；⑱胆管空肠内引流术；⑲胆囊结核；⑳肝叶切除；㉑胆管囊状扩张症；㉒十二指肠乳头旁憩室。

二、胆囊切除术的方式

①腹腔镜胆囊切除术，约占85%；②开腹胆囊切除术（open cholecystectomy，OC）；③电视腹腔镜胆囊切除术（laparoscopic cholecystectomy，LC）；④针孔胆囊切除术；⑤自然孔道胆囊切除术；⑥胆囊次全切除术。

三、胆囊切除的难点

①胆囊三角解剖结构不清；②肝硬化、门静脉高压症、胆囊周静脉曲张；③Mirizzi综合征；④胆囊异位于右肾前；⑤胆囊炎症致胆囊壁结构不清；⑥胆囊管开口异位；⑦胆囊炎症形成胆囊周围脓肿；⑧肝内胆管异位开口于胆囊；⑨胆囊癌累及肝、结肠、十二指肠；⑩胆囊邻近器官瘘，如胆囊十二指肠瘘。

四、手术关键

①恰当体位、合适的切口、腹部自动牵开器；②坚持"辨、切、辨"三字程序；③安置Pringle止血带，必要时阻断入肝血流，切除胆囊；④掌握"弃车保帅"的原则，"车"是病变胆囊，"帅"是邻近器官；⑤游离、托出右肝，显现胆囊；⑥术中行快速病理切片检查以明确诊断，根据诊断结果切除胆囊及受累器官。

病例1　结石性胆囊炎LC后2年，胆管癌，施姑息性切除、改良盆式Roux-en-Y术

【病史】 患者，女，66岁。胆道术后2年，黄疸10天。2年前，因"结石性胆囊炎"在当地医院施LC（腹腔镜胆囊切除术），历时4.5小时，手术平顺。

T 36.5℃，R 20次/分，P 71次/分，BP 91/40mmHg。神清合作，皮肤、巩膜轻度黄染。心、肺正常。腹平，右上腹示腹腔镜港口瘢痕3个。腹壁软，剑突右下方压痛，叩击右肝区示心窝部不适，无胃振水声，腹水征（－）。双下肢无水肿。WBC $6.3×10^9$/L，N 0.67，PLT $280×10^9$/L，AFP 2.27ng/ml，CA19-9 1.89U/ml，TBIL 91.9μmol/L，DBIL 64.5μmol/L，TP 65g/L，ALB 38.6g/L，AST 112U/L，ALT 92U/L，ALP 225U/L，γ-Gt 22.5U/L，PA 214mg/L，ChE 6677U/L。MRCP（2020年3月20日，外院）：肝总管缺如，"菱角"征（＋）。肝内胆管轻度扩张，无胆石、无积气。胆总管内径约0.6cm（图1-1-1）。CT（2020年3月29日，外院）：肝内胆管轻度扩张，肝总管壁厚。无腹水（图1-1-2）。CT增强扫描：静脉期未见肝十二指肠韧带静脉曲张（图1-1-3），动脉期肝动

脉显像不清（图1-1-4）。

【诊断】　胆总管癌（上段）。

【手术名称】　姑息性胆管癌切除，肝胆管盆式Roux-en-Y术。

【手术难点】　①确定胆管癌。②姑息性切除胆管癌。

【手术过程】

1.择期手术，取平仰卧位，全身麻醉，取右上腹"反L"形切口（图1-1-5）入腹。术中所见：无腹水，大网膜上无曲张静脉。肝呈暗棕色，表面光整，肝叶形态、比例无明显失衡，质地稍硬，无结石感、结节感。大网膜、胃窦、十二指肠球部与一级肝门、肝总管致密粘连。肝总管、胆总管可见一硬块，外径约2cm，质地坚硬，可扪及数个钛夹。周围数个肿大淋巴结，外径约2cm，质地柔软，而L$_7$、L$_8$淋巴结不肿大。胆管硬块从肝总管、肝左管伸入肝方叶后，胆管肿块以下为一硬索状物达胰腺，外径约0.8cm。

2.离断肝脏面粘连带，显现肝十二指肠韧带、肝方叶、

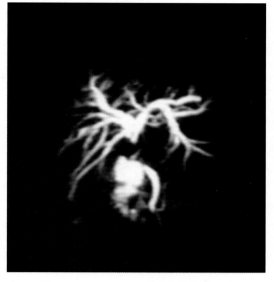

图1-1-1　MRCP示"菱角"征（＋）

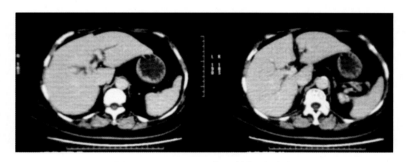

图1-1-2　CT示肝内胆管轻度扩张

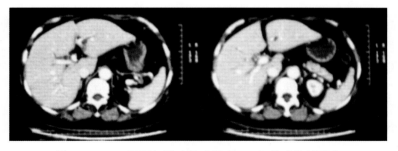

图1-1-3　CT增强扫描（静脉期）：无门静脉海绵样变

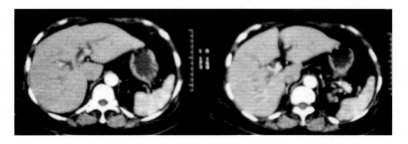

图1-1-4　CT增强扫描（动脉期）：未见肝动脉显影

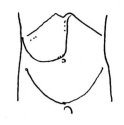

图1-1-5　手术切口示意图

十二指肠球部、胃窦部及肝外胆管，沟通温斯洛孔，放置Pringle止血带。从胆管硬块上取出钛夹4枚，沟通肝外胆管后方，于硬块中段横断，见胆管壁厚0.3cm、胆管内径约0.2cm，溢出胆汁。用1号胆道扩张器直接伸入十二指肠，"四边法"切开胆总管（图1-1-6）。

3.游离肝方叶基部，显现肝左管，"四边法"切开肝左管、肝右管，剔除瘢痕组织，组成肝胆管盆，内径达2cm。

4.循胆管远段剥离至胰腺上缘，钳夹、横断、移除胆管硬块，缝闭胆管远端。病理检查报告：胆管腺癌。

5.提取桥袢空肠，施行改良盆式Roux-en-Y术。逐层关腹。手术历时3小时，失血量约50ml，安返病房。本例手术绘图见图1-1-6。

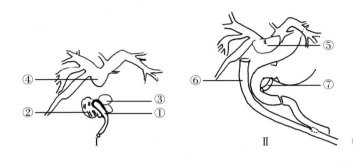

图1-1-6　手术示意图
Ⅰ.术前；Ⅱ.术后
① 胆总管；② 钛夹；③ 淋巴结；④ 肝总管；⑤ 肝胆管盆；⑥ 桥袢空肠；⑦ 胆总管胰腺段

【术后】　无胆漏、出血等并发症，黄疸迅速下降，第6天复查TBIL 35μmol/L、DBIL 24μmol/L，恢复平顺。

【经验与体会】

1.根据病理报告结果，本例诊断为胆管腺癌。

（1）从术前到病理切片报告之前，笔者偏向于医源性胆道损伤，依据在于：①2年前因结石性胆囊炎施行LC，而且历时4.5小时。②术前MRCP示"菱角"征。③肿瘤标志物AFP、CA19-9等均正常。④术中胆总管硬结质韧、坚，淋巴结肿大、质软，胆管硬结处剖面无"鱼肉"观，而L_7、L_8淋巴结不肿大。

（2）最终诊断为胆管腺癌，依据为：①医源性胆道损伤后，患者多有胆道感染征象，而本例无。②医源性胆道损伤时，毁损处胆管硬，而邻近的胆管远段近于正常，而毁损以上的胆管扩张、感染，但本例毁损以下的胆管呈硬索样，延伸至胰腺。

2.胆管癌的治疗首选根治性切除。本例胆管癌原发部位在胆总管上段，因此本例切除胆总管中、上段，从范围上来说基本够了。至于邻近部位淋巴结清除，特别是L_{13}、L_{12}淋巴结，如能廓清则益于患者。本例肝十二指肠韧带淋巴结虽然肿大，但质地柔软，颜色红润，故予以保留。需行随访观察。

3.肝胆管盆式Roux-en-Y术对本例是恰当的选择。

病例2　结石性胆囊炎，误诊为胆囊癌，治疗过程中逐渐纠正，施胆囊切除、胆肠Roux-en-Y术

【病史】　患者，男，57岁。胆囊切除、胆道T形管引流后胆漏42小时。间发右上腹痛1年，在当地医院诊断为"胆囊结石"，均经抗生素治疗缓解。7天前发现黄疸、皮肤瘙痒，伴以发热，在当地医院诊为"胆囊结石、胆总管结石、AOSC"，经抗生素处理效果不佳，而于42小时前急症施胆囊切除、胆道双T形管引流、腹腔引流术，手术经过十分困难，历时6小时。术后腹腔引流管引流墨绿色胆汁120ml/d，伴以腹痛、腹胀，施MRCP检查发现胆总管缺损1.5cm，转来我院。患高血压、糖尿病多年。

T 36.7℃，R 20次/分，P 89次/分，BP 139/77mmHg。神清合作，皮肤、巩膜中度黄染。心律齐、无杂音，双肺呼吸音清。腹平，浅静脉不曲张，示右上腹腹直肌旁切口长13cm，并有3条引流管，一根T形管引流

墨绿色胆汁，另一根T形管无胆汁引流，一根腹腔引流管引流混浊胆汁。腹壁软，剑突右下方压痛，Murphy征（＋），叩击右肝区示心窝部疼痛，无胃振水声，无明显腹水征。右腰背部无抬举痛，脊柱、四肢无明显异常。WBC $10.26×10^9/L$，N 0.862，TBIL 244μmol/L，DBIL 179μmol/L，TP 57g/L，ALB 35.2g/L，AST 35.5U/L，ALT 165.3U/L，PA 133.6mg/L，ChE 5055U/L，γ-Gt 369U/L，ALP 206U/L。

MRCP（2020年6月7日，外院）：肝总管以上胆管轻度扩张，胆总管上段缺如，胆总管远段纤细。CT（2020年6月9日，湖南省人民医院）：肝轮廓清，表面光整，形态、比例无失衡。肝内外胆管不扩张，无胆石、无积气。胆囊仍存、壁厚。无明显腹水。CT增强扫描（静脉期）：胆总管上段增强，腹腔动脉干可见一钙化淋巴结，约1.5cm×1cm大小。CTA：肝动脉健存。CTV：门静脉系健存。

【诊断】　结石性慢性胆囊炎急性发作，合并胆总管上段梗阻、AOSC。施胆囊残留部分切除、胆总管双T形管引流术。合并医源性胆道损伤Ⅲ型、胆漏、腹膜炎。

【手术名称】　腹膜腔清创、引流，胆肠Roux-en-Y术。

【手术难点】　①诊断不明，是胆囊管癌，还是结石性胆囊炎、Mirizzi综合征？②手术方式不明，为什么切除了胆囊还有胆囊？为什么胆总管放两根T形管？③胆囊"切除"后，胆漏的具体部位在哪里？④胆囊切除后胆漏已近48小时，手术部位及腹膜炎症水肿十分严重，术中出血、术后胆漏可能性大。

【手术过程】

1.急症，取平仰卧位，气管插管下全身麻醉，延长原切口呈"S"形（图1-2-1）入腹。术中所见：腹膜腔积胆汁500ml，腹膜被胆汁染色，腹膜上无癌性结节。肝呈棕红色，表面光整，肝叶形态、比例无失衡。胆总管外径约1cm、质硬，其近段、中段各置14号T形管一根，近段胆管呈焦黑色，漏胆汁，两根引流管口相距3cm。L_{13}、L_{12}、L_8、L_9淋巴结肿大，质中等硬度。胆囊底、体仍存，断面敞开。胃十二指肠正常，胰头部、胰体部软。

2.吸出胆汁，以生理盐水、"三合一液"（生理盐水450ml＋络合碘50ml＋去甲肾上腺素1支）冲洗、清创腹膜腔。

3.拔除腹膜腔引流管及T形管，拔除胆总管的下引流管时见T形管横臂插至肝门隆突，而且十分顺畅（图1-2-2）。

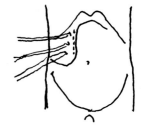

图1-2-1　手术切口示意图

4.游离、显现肝总动脉、腹腔动脉干、肝固有动脉及肝左右动脉、门静脉，清除L_8、L_9、L_{13}、L_{12}淋巴结。脉络化肝动脉系及门静脉系，送快速病理切片，回报未见癌细胞。

5.于胰腺上缘处横断胆总管，切缘送快速病理切片，回报切缘净。将胆管从下向肝门推移，进一步扪触，并以止血钳插入肝左、右管，发现胆囊床窄小，无癌症依据。肝左、右管壁光整，活动性可，不支持胆囊癌、胆总管癌。而断肝总管，移除胆囊底、体部及肝外胆管，显示肝总管残端光润正常，再送胆囊、胆管标本行进一步病理检查，仍报告未见癌细胞。术野清洁。

6.提取桥袢空肠，施胆肠Roux-en-Y术，未放置胆管引流。逐层关腹，放置腹膜腔引流管。手术历时4小时，失血量约50ml，术中生命体征平稳，安返病房。本例手术绘图见图1-2-2。

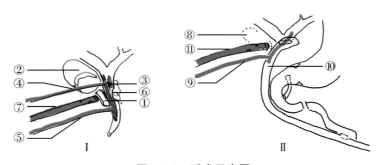

图1-2-2　手术示意图

Ⅰ.术前；Ⅱ.术后

①残留胆囊管；②残留胆囊底、体部；③胆总管破损漏胆处；④胆总管上T形管；⑤胆总管下T形管；⑥肿大淋巴结；⑦腹膜腔引流管；⑧胆囊床；⑨T形管；⑩桥袢空肠；⑪胆肠吻合口后引流管

【术后】 无胆漏、出血、腹膜腔脓肿等并发症，黄疸迅速下降，恢复平顺。第7天复查TBIL 61μmol/L，DBIL 37μmol/L。病理切片报告：胆囊炎、胆管炎。

【经验与体会】

1.诊断 最终还是胆囊炎、胆囊结石并Mirizzi综合征Ⅰ型。

（1）原来诊断为胆囊癌的线索

1）无腹痛，出现黄疸，皮肤瘙痒。

2）上次胆囊切除术中发现胆囊硬，胆总管呈硬索状，L_8、L_9、L_{12}、L_{13}淋巴结肿大，术者的感觉为癌，而且做胆总管两根T形管放置，是术者当时对无法手术根治性切除的无奈的处理。

（2）本次术前误诊的依据

1）上次手术情况形成胆管癌的"印象"。

2）本次术中所见，胆囊、胆管外观产生癌的可能性大，因此做肝十二指肠韧带脉络化。

（3）根据术中所见，诊断为胆囊炎并Mirizzi综合征Ⅰ型。①拔除T形管，胆道通畅，不支持胆管癌。②胆囊床窄小，无胆囊癌征象，更无胆囊癌累及肝总管、肝右管迹象。③术中先后2次行多处标本病理检查，未见癌细胞。

2.手术 本例最终根据术中所见及快速病理切片结果施行胆肠Roux-en-Y术，选择了正确的术式。

病例3 胆囊结石并胆囊十二指肠瘘、肝胆管结石，施胆囊切除、改良盆式Roux-en-Y术

【病史】 患者，男，74岁。上腹痛、寒战、发热、黄疸3个月。4年前，因腹痛在当地医院诊断为"胆囊炎、胆囊结石、胆石性肠梗阻"，施肠切开取石术。由于胆囊、十二指肠、胆管致密粘连，从而未行手术处理。

T 36.7℃，R 19次/分，P 58次/分，BP 157/88mmHg。神清合作，皮肤、巩膜无黄染。心律齐、无杂音，双肺呼吸音清。腹平，可见陈旧性腹部切口瘢痕一条。腹壁软，未及肝、胆囊、脾，剑突右下方压痛，叩击右肝区示心窝部疼痛，胃振水声（＋），腹水征（－）。切口周围未扪及明显包块，无高调肠鸣。脊柱、四肢无畸形。WBC $4.48×10^9/L$，N 0.54，PLT $161×10^9/L$，TP 61.9g/L，ALB 37.1g/L，TBIL 25.3μmol/L，DBIL 15μmol/L，AST 16.5U/L，ALT 24.4U/L，ALP 192U/L，γ-Gt 262U/L，PA 242mg/L，ChE 3051U/L。

MRCP（2020年5月30日，湖南省人民医院）：肝内、外胆管重度扩张，充填大量气体、胆石。胆囊不清，胰管不扩张。CT（2020年5月31日，湖南省人民医院）：双肺透亮度升高，可见多个大小不等类圆形透亮影，双肺纹理增粗。右下肺背侧可见少量斑索影，边缘较清。左胸腔可见少量积液。肝轮廓清，表面光整，左肝外叶肥大。肝内、外胆管重度扩张，积大量气体、胆石。胆总管内径2.5cm。脾大6个肋单元。胆囊壁与十二指肠球部相连通，胆囊内积气、胆石。

【诊断】

1.结石性慢性胆囊炎，胆囊十二指肠瘘，反流性胆管炎。并肝胆管结石。S：全肝；St：BCD；A：无；C：胆汁性肝硬化。

2.肺气肿，肺大疱，肺纤维化。

【手术名称】 胆囊切除，十二指肠修补，改良盆式Roux-en-Y术。

【手术难点】 ①胆囊、十二指肠、胆总管致密粘连，分离粘连易致肠损伤。②横断胆总管困难，易致门静脉损伤。③腹内广泛粘连。

【手术过程】

1.择期手术，取平仰卧位，气管插管下全身麻醉，取中上腹白线切口（图1-3-1）入腹。术中所见：无腹水，腹膜上无癌性结节。肝色泽棕红，表面光整，左肝外叶肥大，肝质地稍硬、无明显结石感。肝外胆管外径约2.5cm，明显结石感、气囊感。胆囊萎陷，大小约5cm×3cm，亦存胆石。胆囊底与十二指肠粘连，瘘口外径约2cm。胃腔不大。肠间、肠与腹膜广泛膜性粘连。

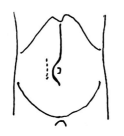
图1-3-1 手术切口示意图

2."四边法"切开胆总管、肝总管，内径约2.3cm，其内大量胆泥、胆石及

脓性胆汁，予以清除。辨清右肝胆管，胆总管远端通过3号胆道扩张器。

3.安置Pringle止血带，先后结扎、切断胆囊管、胆囊动脉，剥离胆囊，切断胆囊、十二指肠球部瘘管，瘘管内径约1.5cm，移除胆石。胃造瘘，放置14号长臂T形管，长臂入十二指肠降部，修补十二指肠瘘。

4.横断胆总管，组成肝胆管盆，内径约3cm。用"三合一液"冲洗、清洁肝内各胆管。

5.松解肠粘连，提取桥袢空肠，施改良盆式Roux-en-Y术，放置肝胆管盆引流管。逐层关腹，手术历时4小时，失血量约50ml。取出胆石、胆泥约100g。安返病房。本例手术绘图见图1-3-2。

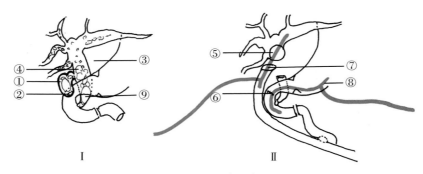

图1-3-2　手术示意图

Ⅰ.术前；Ⅱ.术后

①胆囊；②胆囊十二指肠瘘；③胃；④肝总管；⑤肝胆管盆；⑥十二指肠瘘修补；⑦肝胆管盆引流管；⑧胃造瘘管；⑨胆总管

【术后】　无胆漏、出血、腹腔脓肿、坠积性肺炎、呼吸功能不全等并发症，恢复平顺。

【经验与体会】

1.本例为结石性慢性胆囊炎，由于并发胆囊十二指肠瘘、反流性胆管炎、肝胆管结石，最终引发结石性肠梗阻等，同时合并肺气肿、肺大疱、肺纤维化等，手术难度大、危险性高，但手术平顺，获得成功。

2.胆石切除需注意以下方面。①先切开胆总管，清除肝外胆管结石。其一，辨清肝右管；其二，方便、有效地放置Pringle止血带。②先后结扎、切断胆囊管、胆囊动脉。③先剥离胆囊，显现胆囊十二指肠瘘口，贴近胆囊切断胆囊十二指肠瘘管。

3.十二指肠瘘口修补注意以下几点。①剔除瘘口上胆囊壁组织。②先做胃造口，放置长臂T形管。③以4/0薇乔线全层、间断、内翻缝合。④5/0 Prolene线浆肌层包埋修补处。

4.改良盆式Roux-en-Y术注意以下几个方面。①断胆总管，组成肝胆管盆。②充分检查全部小肠，从回盲部逆行到屈氏韧带。③切除桥袢空肠，完成改良盆式Roux-en-Y术。④放置肝胆管盆引流管。

病例4　结石性慢性巨大胆囊炎、肝胆管结石、胆总管出口狭窄，施胆囊切除、改良盆式Roux-en-Y术

【病史】　患者，女，65岁。间发右上腹痛50年，复发伴黄疸、寒战3天。幼小时常呕吐蛔虫。15年前诊断为"胆石症"，在当地医院施胆总管探查、T形管引流术。

T 39℃，R 22次/分，P 92次/分，BP 153/100mmHg。神清合作，皮肤、巩膜重度黄染。心律齐、无杂音，双肺呼吸音清。右上腹胆囊区膨隆，浅静脉不曲张。右上腹腹壁较紧张，触及胆囊、剧痛，胆囊大小约10cm×6cm。未触及肝、脾，无胃振水声，无腹水征，叩击右肝区示心窝部剧痛。右腰背部无抬举痛，脊柱、四肢无畸形。WBC 11.9×10⁹/L，N 0.781，PLT 116×10⁹/L，TBIL 343μmol/L，DBIL 276μmol/L，TP 62g/L，ALB 32g/L，AST 172U/L，ALT 166U/L，PA 41mg/L，ChE 3561U/L，γ-Gt 633U/L，ALP 295U/L。

CT（2020年7月10日，湖南省人民医院）：肝轮廓清，表面光整，肝形态、比例无明显失衡。肝内、外胆管重度扩张，胆总管内径达2.2cm，各胆管内充填大量胆石。胆囊巨大，约12cm×13cm×10cm，壁厚约0.3cm（图1-4-1）。增强扫描未见门静脉海绵样变。胰管不扩张，脾大，达9个肋单元。无腹水。

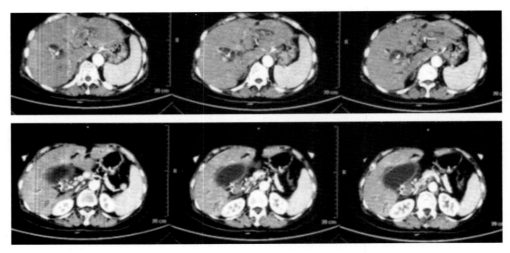

图 1-4-1　CT：胆囊巨大

【诊断】　肝胆管结石，ENBD 后。S：S_2、S_3、S_4、S_1、S_6、S_7、S_5、S_8、BCD、G；St：BCD、LHD；A：无；C：胆汁性肝硬化、门静脉高压。AOSC：局限性腹膜炎。

【手术名称】　胆囊切除，改良盆式 Roux-en-Y 术。

【手术难点】　①结石性慢性胆囊炎急性发作，胆囊巨大，与十二指肠、胃窦、结肠致密粘连，切除时易出血、易致胃肠道损伤、撕裂。②全肝内、外胆管结石，胆管重度扩张，胆管远端真性狭窄、致 AOSC，胆汁性肝硬化、门静脉高压，右上腹局限性腹膜炎，术中胆石难以清除干净、易出血，术后可能发生肝功能不全、腹膜腔脓肿。

【手术过程】

1.术前高压氧舱治疗 10 天，PTCD 10 天，预防性使用抗生素等。择期手术，取平仰卧位，气管插管下全身麻醉，取上腹 Y 形切口（图 1-4-2）入腹。术中所见：无腹水，腹膜上无癌性结节，大网膜上无静脉曲张。肝呈棕红色，表面光整，肝质地稍硬，左、右肝均可触及结石感。胆囊巨大，与胃、十二指肠、结肠、大网膜致密粘连成包块，大小约 15cm×13cm×10cm。胆囊张力大，胆囊床宽大。该肿块包绕肝十二指肠韧带，胃窦、十二指肠延长、变形（图 1-4-3），但胃壁不厚、胃腔不大。肝外胆管位于胆囊左后方，温斯洛孔几乎闭塞。胰头不大，脾下极平脐。

2.辨清胃窦、十二指肠、结肠、肝圆韧带，钝性配合锐性分离（图 1-4-4），显现胆囊底、体的大部分（图 1-4-5），切开胆囊底、体部，吸出脓性胆汁 500ml 及数十粒小胆石（图 1-4-6）。显现胆总管、胆囊管（图 1-4-7）。用"四边法"切开肝总管、胆总管，清除肝外胆管结石（图 1-4-8）。

3.安置 Pringle 止血带（图 1-4-9），沿肝圆韧带途径切开肝左管口、肝左管，去除肝左管内胆石（图 1-4-10），辨清肝右管。阻断入肝血流，用电刀于胆囊浆肌层下移除胆囊（图 1-4-11）。

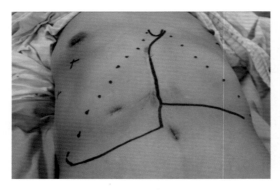

图 1-4-2　切口

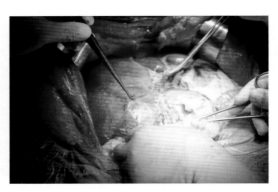

图 1-4-3　胆囊胀大

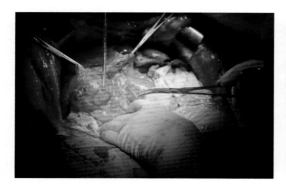

图 1-4-4　手指左上方为胆囊

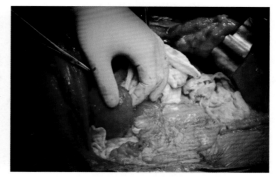

图 1-4-5　手指捏压处为胆囊

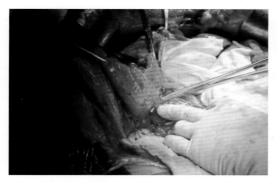

图 1-4-6　胆石脱出

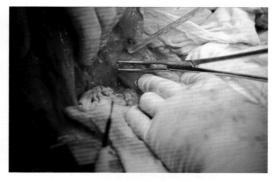

图 1-4-7　钳夹处为胆囊管

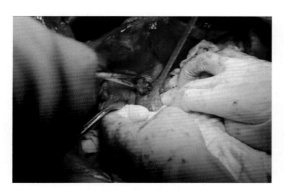

图 1-4-8　吸引器吸管处为已切开的肝外胆管

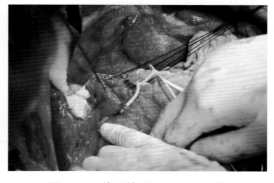

图 1-4-9　橡皮管为 Pringle 止血带

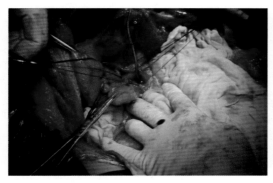

图 1-4-10　钳尖处为肝左管

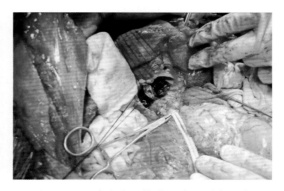

图 1-4-11　右上方手指前下方为剥离胆囊

4.直视下逐一清除左肝内叶胆管、左肝外叶上下段胆管、左肝尾叶胆管、右肝前叶胆管及右肝后叶上下段胆管结石，至肝内、外胆管结石感消失。胆总管远端仅能通过3号胆道扩张器头，横断胆总管，建立肝胆管盆，内径约4.5cm（图1-4-12）。

5.提取桥袢空肠，完成改良盆式Roux-en-Y术，放置肝胆管盆引流管，注水测试无胆漏、无出血。逐层关腹。手术历时4小时，失血量30ml，取出胆石62.7g（图1-4-13）。术中生命体征平稳，安返病房。本例手术绘图见图1-4-14。

【术后】 无胆漏、出血、肝功能不全等并发症，复查CT无胆石残留，恢复平顺。

【经验与体会】

1.本例手术虽然困难，但手术的策略准确。首先排空胆囊，显现、清除肝外胆管结石，弄清肝内胆管走行，阻断入肝血流，切除胆囊。然后沿肝圆韧带途径切开肝左管，直视下清除肝内各胆管结石，施行改良盆式Roux-en-Y术。手术历时4小时，失血量仅30ml，术后恢复平顺。

2.本病例胆管狭窄、胆总管末端梗阻，选择施行改良盆式Roux-en-Y术十分必要、准确，即内引流指征明确。

3.本例胆囊巨大，炎性粘连严重。清除肝外胆管结石，阻断入肝血流，用电刀于胆囊浆膜下移除胆囊。无失血情况下移除胆囊是成功的经验和技巧之一。

4.本例经肝圆韧带途径。由于肝左管粗大，肝方叶萎缩变小，未切除肝方叶。加之无肝桥，直接切开肝左管简便、可行。

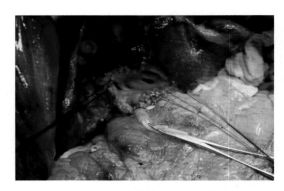

图1-4-12　线牵拉处为肝胆管盆

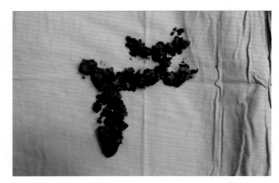

图1-4-13　胆石树

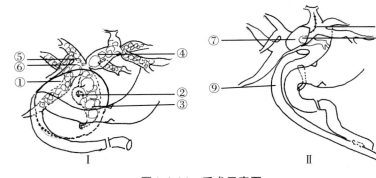

图1-4-14　手术示意图

Ⅰ.术前；Ⅱ.术后

①胆囊；②胆囊管；③胆总管；④肝左管；⑤右肝前叶胆管；⑥右肝后叶胆管；⑦肝胆管盆；⑧左肝尾叶胆管口；⑨桥袢空肠；⑩肝圆韧带途径胆管切开缝闭线

病例5　高龄患者左肝外叶下段胆管结石、胆管口狭窄、胆囊结石，合并冠心病，施胆囊切除、内吻合T形管引流术

【病史】　患者，女，83岁。间发右上腹痛、寒战、发热50年，复发加重10天。既往诊断为"溃疡病"。患"高血压、冠心病"多年。

T 37.6℃，R 20次/分，P 82次/分，BP 133/71mmHg。神清合作，皮肤、巩膜轻度黄染。心律齐，无杂音。双肺呼吸音清。腹平、软，未及肝、胆囊、脾，Murphy征（＋），剑突右下方压痛，叩击右肝区示心窝部不适，无胃振水声，无腹水征。脊柱、四肢正常。WBC $5.6×10^9$/L，N 0.725，PLT $226×10^9$/L，HGB 116g/L，TBIL 47.7μmol/L，DBIL 30.7μmol/L，TP 62g/L，ALB 34.7g/L，AST 195U/L，ALT 361.6U/L，AMY 837U/L，CRP 46.1 mg/L，AFP 2.19ng/ml。

B超（2020年8月5日，外院）：胆囊炎，胆囊结石，左肝外叶胆管结石。CT（2020年8月10日，外院）：左肝外叶下段胆管扩张，多发结石。胆总管内径1.3cm，未见胆石。胆囊扩大，其内未见胆石（图1-5-1）。

【诊断】　肝胆管结石。S：S_3、G；St：S_3；A：无；C：AOSC。合并高血压；冠心病。

【手术名称】　胆囊切除，胆总管探查，左肝外叶胆管、左肝外叶下段胆管口内吻合，T形管引流术。

【手术难点】　①患者高龄，胆石症尤其是左肝外叶胆管结石并胆管真性狭窄，应采取哪种手术方式？②左肝外叶胆管与左肝外叶下段胆管口内吻合。

【手术过程】

1.择期手术，取平仰卧位，气管插管下全身麻醉，取右上腹"反L"形切口入腹。术中所见：无腹水，腹膜上无癌性结节。肝色泽棕红，表面光整，右肝稍大，左肝外叶下段示纤维改变、结石感明显。右肝质软，无明显结石感。肝外胆管外径约1.3cm，无明显结石感。胆囊大小约7cm×6cm，可扪及结石感（图1-5-2）。胰、脾无明显异常。

2.离断肝脏面、胆囊周粘连，显现肝十二指肠韧带、胆囊。肝方叶肥大，覆盖肝左管（图1-5-3）、左肝前纵沟。安置Pringle止血带。

3.结扎、切断胆囊动脉、胆囊管，移除胆囊，游离左肝方叶（图1-5-4）。

4.阻断入肝血流，移除肝方叶（图1-5-5），敞开左肝前纵沟，显现肝左管。用"四边法"切开肝外胆管、

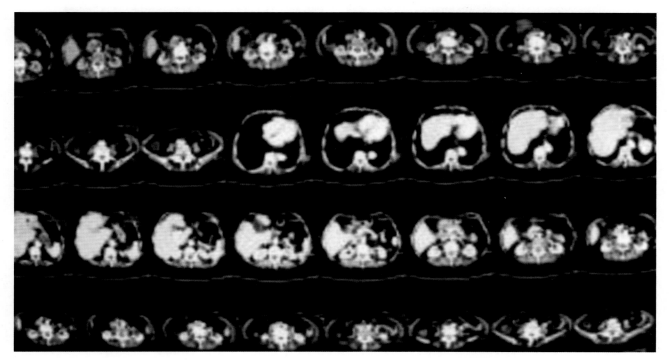

图1-5-1　CT：左肝外叶下段胆管扩张，多发结石

肝左管、左肝内叶胆管（图1-5-6），胆总管远端通过3号胆道扩张器。见左肝外叶胆管口呈针尖样狭窄，位于左肝外叶胆管后壁（图1-5-7）。

　　5.经左肝外叶下段胆管结石感途径切开左肝外叶下段胆管（图1-5-8），清除其内胆石（图1-5-9）。

　　6.止血钳伸入左肝外叶下段胆管，达左肝外叶胆管口（图1-5-10）作引导，用"四边法"切开左肝外叶胆管与左肝尾叶胆管口（图1-5-11），逐渐延长切口，使其内吻合口直径达2cm（图1-5-12），自由通过8号胆道扩张器（图1-5-13）。

　　7.放置14号T形管，一横臂进达左肝外叶下段胆管（图1-5-14），配合胆道镜检查胆管远段无胆石。

　　8.先后缝闭左肝外叶下段胆管切口及肝外胆管切口，注水测试无胆漏、无出血。逐层关腹。手术历时2小时，失血量约100ml，取出胆石20g，安返病房。本例手术绘图见图1-5-15。

　　【术后】　无胆漏、出血、心肺功能不全等并发症，恢复平顺。

　　【经验与体会】　老年人胆石症常有合并症，其发生率约为85%，其合并症多为高血压、冠心病、慢性支气管炎等，心肺功能也受到一些影响。这类患者，胆道疾病指征明确，手术宜简不宜繁、宜小不宜大、宜快不宜

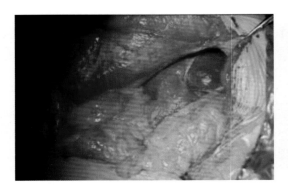

图1-5-2　钳尖处为肿大胆囊

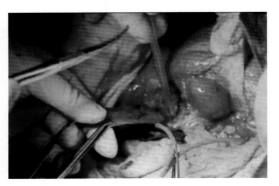

图1-5-3　吸引器右侧为肥大的肝方叶

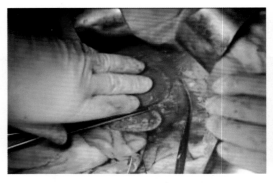

图1-5-4　左侧钳尖处为肥大的肝方叶

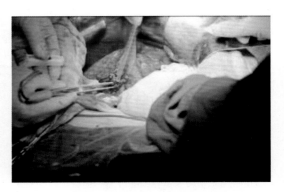

图1-5-5　双极电凝处为肝方叶

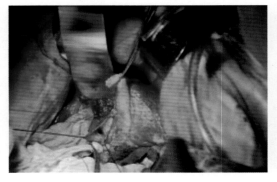

图1-5-6　线牵拉处为切开的肝左管

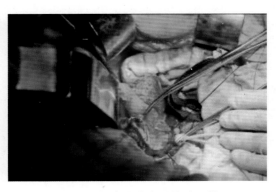

图1-5-7　钳尖处为左肝外叶胆管口

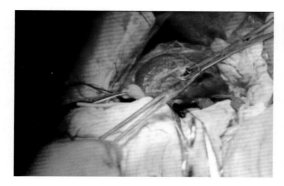

图 1-5-8　钳尖处为切开的左肝外叶下段胆管

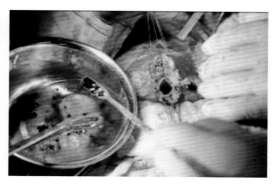

图 1-5-9　碗内为胆石

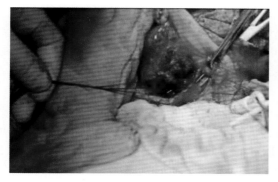

图 1-5-10　右上方为止血钳

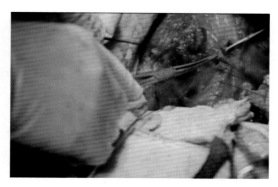

图 1-5-11　右上方为切开的左肝外叶胆管

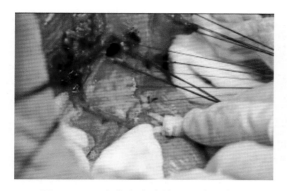

图 1-5-12　中央上方牵线处为内吻合口

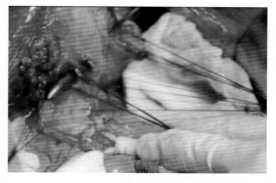

图 1-5-13　左侧为胆道扩张器头

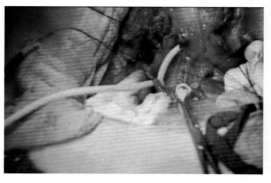

图 1-5-14　橡皮管为长臂T形管

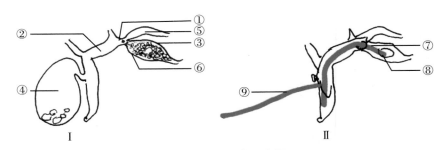

图 1-5-15　手术示意图

Ⅰ.术前；Ⅱ.术后

① 左肝外叶胆管；② 肝左管；③ 左肝外叶下段胆管；④ 胆囊；⑤ 左肝外叶上段胆管；⑥ 左肝外叶下段胆管口；⑦ 左肝外叶胆管、左肝外叶下段胆管口内吻合口；⑧ 经左肝外叶下段胆管结石感途径切口；⑨ T形管

慢。本例患者83岁，患左肝外叶下段胆管结石，合并其胆管真性狭窄、结石性胆囊炎，合并高血压、冠心病等，其主要矛盾是胆囊结石、胆囊炎、左肝外叶下段胆管结石，而患者合并高血压、冠心病，生活能自理，故可以承受胆囊切除、左肝外叶胆石的处理。对于左肝外叶下段胆管结石，可以施左肝外叶切除，亦可施左肝外叶胆管、左肝外叶下段胆管内吻合、T形管引流，内吻合创伤小，故而选择后者，实践证明，这种选择恰当。说明在选择手术方式上，医师应以患者为中心。

在施行左肝外叶胆管、左肝外叶下段胆管内吻合时，宜注意以下方面：①安置Pringle止血带，充分游离左肝外叶。②沿肝圆韧带途径切开肝左管、左肝外叶胆管，显现左肝外叶下段胆管口。③经结石感途径切开左肝外叶下段胆管，清除胆石，循胆管插入止血钳，内引导顶出左肝外叶下段胆管口。④用"四边法"以5/0薇乔线缝扎、切开左肝外叶下段胆管与左肝外叶胆管，使之从针尖大小扩大到2cm。⑤放置14号T形管达左肝外叶下段胆管。⑥用4/0 PDS线连续缝闭胆管，注水测试。

病例6　急性结石性胆囊炎并胆囊坏死、局限性腹膜炎，合并酒精性肝硬化、门静脉高压、胆源性胰腺炎16天，施胆囊切除术

【病史】　患者，男，54岁。右上腹痛、寒战、发热、恶心、呕吐16天。曾多家医院就诊，诊断为"结石性胆囊炎"，经用抗生素、解痉等药物处理后症状未缓解，后转来我院。患"酒精性肝硬化、门静脉高压"已3年。1986年，因"十二指肠球部溃疡"在外院施十二指肠溃疡修补术。

T 36.8℃，R 21次/分，P 66次/分，BP 105/67mmHg。神清合作，皮肤、巩膜无黄染。心律正常、无杂音，双肺呼吸音清。腹平，无浅静脉曲张，可见右上腹经腹直肌切口瘢痕，长约13cm。腹壁软，未触及肝、胆囊、脾，剑突右下方有压痛，叩击右肝区示心窝部疼痛，无胃振水声，无腹水征。脊柱、四肢无畸形。WBC $3×10^9$/L，N 0.399，PLT $146×10^9$/L，RBC $3.56×10^{12}$/L，PA 63mg/L，ChE 2029U/L，TBIL 18.9μmol/L，DBIL 14.2μmol/L，ALT 60.9U/L，AST 68U/L，ALP 282U/L，γ-Gt 247.7U/L，TP 60g/L，ALB 30g/L，AMY 168U/L。CT：胆囊大小约10cm×6cm，壁厚0.6cm，"双边征"（＋），黏膜中断，胆囊内见胆石。右肝周无液体积聚，肝轮廓清，肝内外胆管不扩张。胰肿胀，全胰管不扩张（图1-6-1）。

【诊断】　急性结石性胆囊炎，合并胆囊坏死、局限性腹膜炎、胆源性胰腺炎。酒精性肝硬化、门静脉高压。

【手术名称】　腹腔镜中转开腹，胆囊切除术、腹膜腔引流术。

【手术难点】　①急性结石性胆囊炎，并胆囊坏死、局限性腹膜炎、胆源性胰腺炎，合并酒精性肝硬化、门静脉高压。

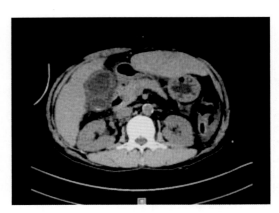

图 1-6-1　CT：胆囊肿大、壁增厚，胆囊黏膜中断，胆囊内结石

②病程已达16天，内科治疗效果不佳。③腹腔镜胆囊切除中转开腹。

【手术过程】

1.择期手术，取平仰卧位，气管插管下全身麻醉，腹腔镜探查中转开腹，延长原切口呈"反L"形（图1-6-2）入腹。术中所见：无腹水，大网膜静脉轻度曲张，无癌性结节。肝色泽棕红，肝表面呈苦瓜皮样（图1-6-3），肝叶（段）形态、比例失衡，肝质地硬，无结石感。胆囊大小约12cm×6cm×6cm，被大网膜、胃十二指肠炎性包裹，胆囊充血水肿，多处坏死。肝十二指肠韧带肿胀、深陷。胰头、体肿胀。温斯洛孔闭塞。十二指肠、胃无明显异常，无梗阻征象。

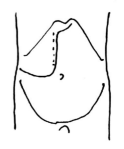

图1-6-2　手术切口示意图

2.钳夹、离断胃窦、十二指肠与肝脏面的粘连（图1-6-4），钝性分离胆囊周围粘连。安置Pringle止血带失败，肝固有动脉扪诊不清。

3.浆肌层下迅速剥离胆囊（图1-6-5）直达胆囊管，钳夹、切断胆囊管，移除胆囊（图1-6-6）。创面用"三合一液"纱布垫湿敷，渗血停止（图1-6-7）。放置胆囊床引流管，逐层关腹。手术历时1.5小时，失血量约200ml，安返病房。

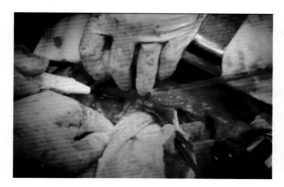

图1-6-3　肝表面呈苦瓜皮样

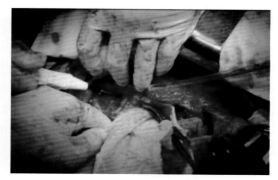

图1-6-4　钳尖处为粘连带

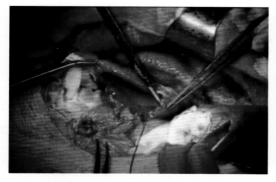

图1-6-5　钳子夹持处为胆囊浆肌层

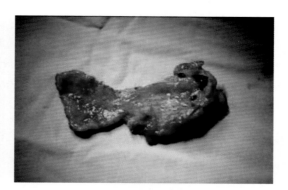

图1-6-6　胆囊

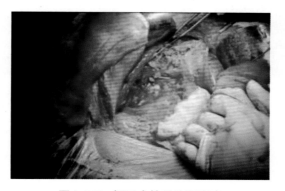

图1-6-7　镊子夹持处为胆囊床

【术后】 无腹腔脓肿、胆漏、出血等并发症，恢复平顺。

【经验与体会】 对于胆囊结石、胆囊炎，胆囊切除已是一种常见手术。目前约98%的胆囊结石、胆囊炎采取腹腔镜切除胆囊，胆囊的开腹切除只限于少数特殊的病例。如本例急性结石性胆囊炎并胆囊坏死、局限性腹膜炎、胆源性胰腺炎16天，合并酒精性肝硬化、门静脉高压，"苦瓜皮"肝，施行胆囊切除是十分困难、十分危险的。

1. 类似本例的情况，手术治疗时有几种方式可供选择。①经皮肝胆囊穿刺，置胆道引流管，3个月后再行手术。②急症施胆囊造瘘，3个月后再择期手术。③急症下胆囊次全切除。④急症胆囊切除。

2. 施行本例胆囊切除应注意以下方面。①有2位外科临床经验丰富的医师参加手术。②辨明胆总管，看清胆囊管，按规定切断胆囊管，快速移除胆囊。③辨清十二指肠、胃、肝固有动脉、门静脉、胆囊床，避免医源性损伤。④纵行切开胆囊，浆膜下快速剥离胆囊。⑤使用"三合一液"或"三合一液"纱布垫清创术野。⑥患者的安全第一，掌握有进有退，适可而止，宜择期手术。

病例7 结石性胆囊炎、胆道蛔虫、胆管炎、胆总管狭窄，施胆囊切除、改良盆式Roux-en-Y术

【病史】 患者，女，60岁。间发右上腹痛伴黄疸6个月。病后就诊多家医院。1个月前（2020年11月16日，外院）CT示胆总管中下段壁增厚、强化，胆管、主胰管扩张，腹膜后多发肿大淋巴结，胆囊壁增厚、多发低密度影，胆囊黄色肉芽肿。MRI（2020年11月16日，外院）报告肝门胆管结石，胆总管下段狭窄，胆囊炎。4天前，外院MRI报告肝内胆管多发结石，胆囊壁多发囊肿破裂。

T 36.5℃，R 20次/分，P 74次/分，BP 115/70mmHg。神清合作，皮肤、巩膜轻度黄染。心、肺正常。腹平，浅静脉不曲张。腹壁软，未扪及肝、胆囊、脾，剑突右下方有压痛，叩击右肝区示心窝部不适，Murphy征（-），无胃振水声，腹水征（-）。脊柱、四肢无异常。WBC 6.26×10^9/L，N 0.706，PLT 210×10^9/L，CRP（C反应蛋白）14mg/L，TP 66g/L，ALB 32.7g/L，TBIL 34.3μmol/L，DBIL 24.2μmol/L，AST 115U/L，ALT 95U/L，ALP 1073U/L，γ-Gt 1333U/L，PA 129mg/L，ChE 4024U/L。

CT（2020年12月30日，湖南省人民医院）：胆管均匀增厚、强化，以胆总管增厚为甚。肝内胆管轻度扩张，其内可见浅片状高密度影。胆管内示引流管。胆囊壁增厚，与肝门胆管分界不清（图1-7-1）。增强扫描示肝实质强化较均匀（图1-7-2）。MRCP（2021年1月1日，湖南省人民医院）：肝内胆管不同程度扩张，管腔内可见短T_2信号灶，肝门区胆管不均匀狭窄，胆囊不肿大，胆囊内信号均匀。考虑为"肝门胆管癌"可能性大（图1-7-3）。

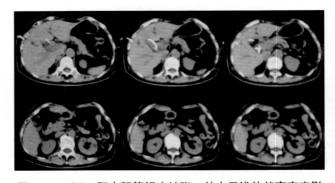

图1-7-1 CT：肝内胆管轻度扩张，其内示浅片状高密度影

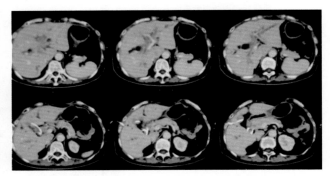

图1-7-2 CT增强扫描（静脉期）：肝实质均匀强化

【诊断】 结石性胆囊炎，合并胆囊胆管瘘。胆道蛔虫、胆管炎、胆管狭窄，PTCD后。

【手术名称】 改良盆式Roux-en-Y术。

【手术难点】 ①胆囊、肝门胆管病变不清，胆囊及胆管壁增厚，术中难以解剖。②病史不清，诊断不明，探查性很强。

【手术过程】

1.择期手术，取平仰卧位，气管插管下全身麻醉，取右上腹"反L"形切口（图1-7-4）入腹。术中所见：无腹水，腹膜上无癌性结节。肝周广泛粘连，尤以肝脏面为著。肝呈棕红色，表面光整，肝叶形态、比例无失衡，肝质地稍硬，无结石感。一级肝门与十二指肠球部、胃窦部粘连。胆囊大小约4cm×4cm，壁厚，结石感不明显。胰头不硬，脾不大，胃无梗阻征象。

2.离断肝周粘连，安置全腹自动牵开器，右膈下塞盐水垫，显现胆囊、肝十二指肠韧带、十二指肠球部，可见胆囊管与胆总管瘘口，内径约0.2cm。

3.留置胆囊管1cm，切除胆囊。

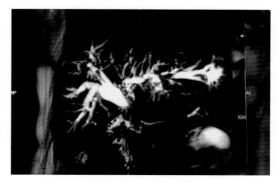

图1-7-3　MRCP：肝内胆管扩张，左肝内充填缺损，肝总管区不均匀狭窄

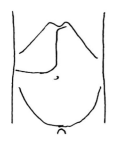

图1-7-4　手术切口示意图

4.顺胆囊管残段进达肝总管，溢出脓性胆汁、胆泥、胆石及蛔虫尸体一条（图1-7-5）。分离肝方叶与肝左管粘连，显现肝左管，用"四边法"沿肝圆韧带途径切开肝左管。沿胆囊床途径切开肝右管，直视下清除各肝内胆管泥沙，拔除PTCD导管（图1-7-6），切除残留胆囊管。

5.横断胆总管，远段胆管通畅但细小，仅能通过3号胆道扩张器头，拼合近段胆管，组成肝胆管盆，内径达3cm（图1-7-7）。

6.胆管病理切片报告胆管炎，未见癌细胞。

7.提取桥袢空肠，施改良盆式Roux-en-Y术。逐层关腹。手术历时3小时，失血50ml，安返病房。本例手术绘图见图1-7-8。

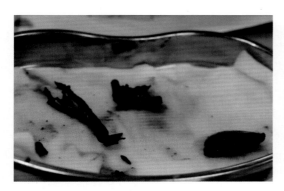

图1-7-5　蛔虫尸体胆石

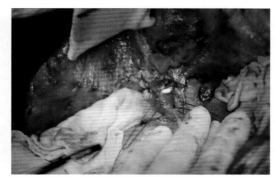

图1-7-6　中心白色导管为PTCD导管

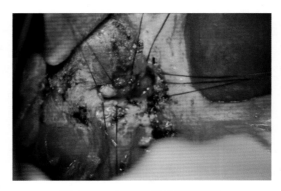

图1-7-7　线牵拉处为肝胆管盆

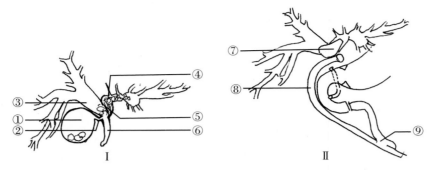

图 1-7-8　手术示意图

Ⅰ.术前；Ⅱ.术后

① 胆囊；② 胆囊管；③ 肝右管；④ 肝左管；⑤ 蛔虫尸体；⑥ 胆总管；⑦ 肝胆管盆；⑧ 桥祥空肠；⑨ 空肠、桥祥空肠吻合

【术后】 无胆漏、出血等并发症，恢复平顺。病理切片报告胆管炎。

【经验与体会】

1.本例难点的克服，笔者注意了以下方面。①经胆囊管途径进入肝总管。②经肝圆韧带途径切开肝左管。③经胆囊床途径显现右肝内胆管。④施行改良盆式 Roux-en-Y 术。

2.本例经胆囊管途径宜注意以下方面。①辨清胆囊、胆总管及十二指肠，看清胆囊管汇入肝总管处。②顺胆囊管插入弯纹式钳入肝总管。

3.在20世纪80年代，胆道蛔虫病十分常见，也是剖腹探查的常见原因。①蛔虫喜碱怕酸、钻孔、扭结成团。②胆道蛔虫的临床特点：阵发性、突然心窝部剧烈绞痛，而腹部体征轻微，不痛时像正常一样，发作时呕吐蛔虫。③胆道蛔虫的治疗：药物治疗，阿苯达唑、中药驱蛔汤；手术治疗，胆道探查取蛔术。20世纪60年代笔者曾给一例胆道蛔虫患者从胆道取出蛔虫132条。

病例8　胆囊癌，施 S_4、S_5 肝及胆囊切除、肝胆管盆式 Roux-en-Y 术

【病史】 患者，女，64岁。上腹痛、黄疸15天。胆囊结石病史15年。

T 36.5℃，R 20次/分，P 70次/分，BP 170/80mmHg。神清合作，皮肤、巩膜重度黄染。心、肺正常。腹平，浅静脉无曲张。腹壁软，未触及肝、胆囊、脾，剑突右下方有压痛，右肝区无叩击痛，Murphy征（-），无胃振水声，无腹水征。脊柱、四肢正常。WBC $5.94×10^9$/L，N 0.662，PLT $286×10^9$/L，CA19-9 376U/ml，AFP 9.65ng/ml，TP 54.2g/L，ALB 36g/L，TBIL 365μmol/L，DBIL 256μmol/L，AST 138U/L，ALT 114U/L，ALP 403U/L，γ-Gt 164U/L，PA 306mg/L，ChE 6650U/L。

B超（2020年12月20日，湖南省人民医院）：肝内胆管扩张，左、右三级胆管较宽处分别为0.51cm、0.54cm，肝右管、肝总管内可见中等回声组织影充填，约2.7cm×2.1cm，局部与胆囊管显示不清。胆总管不清，门静脉内径正常。胆囊大小约6.1cm×4cm，壁毛糙，透声差，胆囊内可见多个结石。CT（2020年12月31日，湖南省人民医院）：肝左叶较大，肝内胆管扩张，肝门部胆管壁厚、管腔狭窄，增强扫描显示病灶明显强化。全肝实质未见异常密度灶及异常强化密度灶。胆囊增大、壁增厚，呈轻度强化，胆囊内可见多个胆石（图1-8-1）。MRCP（2021年1月1日，湖南省人民医院）：左、右肝内胆管扩张。肝门胆管及胆总管未见显示，呈截断改变。胆囊显影，其内可见多个结石（图1-8-2）。

【诊断】 结石性胆囊炎。合并胆囊癌，累及右肝前叶、左肝内叶，L_8、L_7、L_{13} 淋巴结转移，肝总管受累。

【手术名称】 胆囊癌并 S_4、S_5 肝根治性切除，胆肠 Roux-en-Y 术。

【手术难点】 ①肝右动脉、门静脉右干的剥离、显现。②肝胆管盆的建立。

【手术过程】

1.择期手术，取平仰卧位，气管插管下全身麻醉，取右上腹"反L"形切口（图1-8-3）入腹。术中所见：无腹水，大网膜上无静脉曲张，腹壁、腹膜上无癌性结节。肝色泽棕红，表面光整，左肝外叶肥大，肝质地软、无结石感。肝十二指肠韧带无门静脉海绵样。肝总管外径约1.5cm，质地呈硬索状，迁延至肝右管、肝左

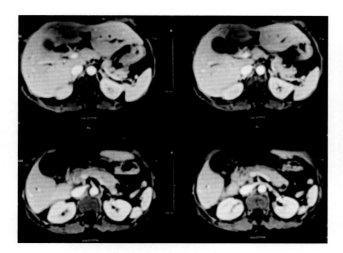

图 1-8-1 CT：胆囊大，壁厚薄不均，其内多个胆石

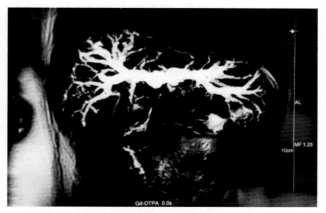

图 1-8-2 MRCP：肝总管未见显示，肝内胆管扩张

管。L₁₃、L₁₂、L₇、L₈ 淋巴结肿大。胆囊大小约 7cm×4.5cm，胆囊体外观呈鱼肉样，质地坚硬，蔓延至 S₄、S₅ 肝（图 1-8-4）。胃十二指肠及结肠无异常。

2.游离 L₇、L₈、L₁₂、L₁₃ 淋巴结（图 1-8-5），充分显现腹腔动脉干、肝总动脉、胃十二指肠动脉、肝固有动脉、胃左动脉（图 1-8-6）、胃右动脉（图 1-8-7），结扎、切断 S₄₋ᵦ 脉管（图 1-8-8）。

3.离断右肝膈冠状韧带（图 1-8-9）、肝肾韧带达肝后腔静脉右侧。

4.移除 S₄、S₅、胆囊、肝总管、胆总管。

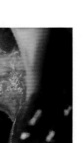

图 1-8-3 手术切口示意图

（1）放置肝后腔静脉套带及肝固有动脉套带（图 1-8-10）。

（2）标示切肝线（图 1-8-11）。

（3）钳夹、刮吸、劈离肝（图 1-8-12），达右肝前蒂（图 1-8-13）。

（4）用组织剪（图 1-8-14）游离肝右动脉（图 1-8-15）及门静脉右肝前叶支（图 1-8-16），离断右肝后叶及肝左管，移除右肝前叶、左肝内叶及肝总管、胆总管上段。各支残留胆管分别放入导管，先后共8根（图 1-8-17）。

（5）以 6/0 薇乔线将邻近胆管断端拼合组成肝胆管盆，提取桥袢空肠，施改良盆式 Roux-en-Y 术（图 1-8-18）。放置好引流导管，逐层关腹。手术历时5小时，失血约200ml。

【术后】 无胆漏、出血、腹腔脓肿及肝功能不全等并发症，恢复平顺。病理切片报告：胆囊腺癌，L₇ 淋巴结转移，胆管切缘净。

【经验与体会】

1.本例胆囊癌施行胆囊及 S₄、S₅ 肝切除，淋巴结清扫及胆肠 Roux-en-Y 术，属于扩大切除，虽不是 R₀ 切除，

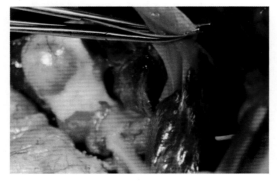

图 1-8-4 胆囊

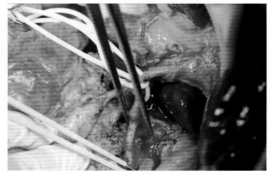

图 1-8-5 镊子尖处为肝固有动脉

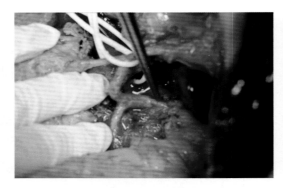

图 1-8-6　镊子尖处为腹腔动脉干

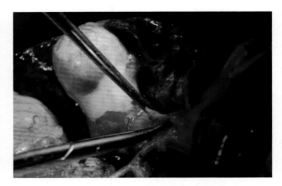

图 1-8-7　剪刀尖处为胃右动脉

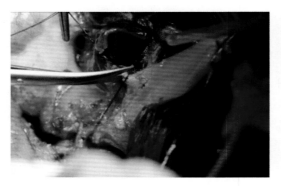

图 1-8-8　剪刀尖处为 S_{4-b} 脉管

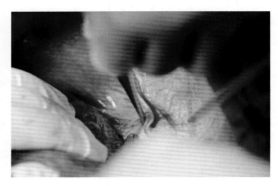

图 1-8-9　手指前方为肝冠状韧带

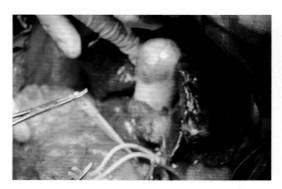

图 1-8-10　左下方为腔静脉套带，右下方为 Pringle 止血带

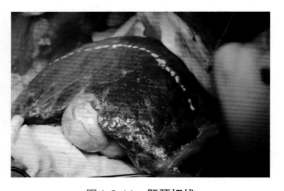

图 1-8-11　肝预切线

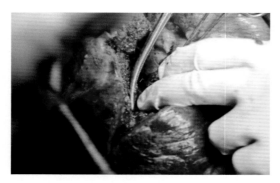

图 1-8-12　劈离肝

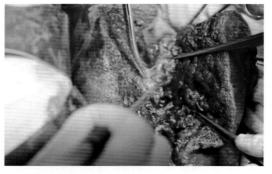

图 1-8-13　剪刀尖处为右肝前蒂

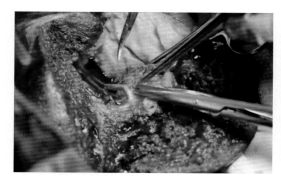

图1-8-14　剪刀尖处为肝右动脉

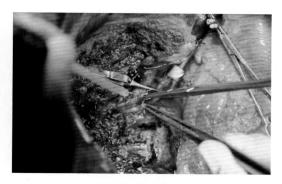

图1-8-15　吸引器头处为肝左动脉

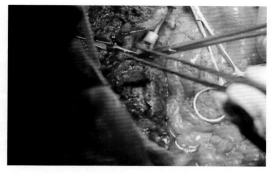

图1-8-16　镊子尖处为门静脉右肝前叶支

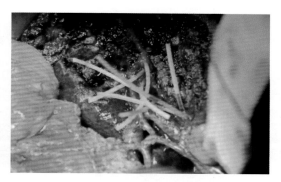

图1-8-17　导管置入肝断面胆管

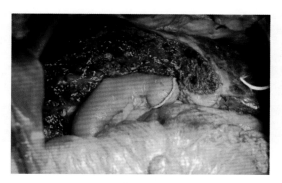

图1-8-18　桥袢空肠、肝胆管盆吻合

但切除也是较为彻底。

2.胆囊癌转移途径多种多样，如直接浸润，淋巴结转移，肝动脉、门静脉转移，神经鞘转移等，因治疗效果常欠佳，提示单个手术切除显然不够，多科协作是治疗胆囊癌所需。

3.肝脏的劈离方法很多，哪一种效果最好尚难定论，尚需进一步观察比较。

4.胆囊癌扩大切除，各家意见尚不统一。一些学者认为扩大切除方法效果好，胆囊癌扩大根治后5年生存率达50%，但亦有作者报告广泛切除术后患者的生存期未见延长。

病例9　巨大结石性胆囊炎，并胆囊十二指肠瘘、胆石性肠梗阻，施胆囊切除、胃次全切除、肠切开取石术

【病史】　患者，女，60岁。间发上腹痛20年，复发伴呕吐、腹胀、肛门停止排气、排便20天。15年前，B超发现"胆囊结石"。患"冠心病"10年。

T 36.6℃，R 20次/分，P 73次/分，BP 115/84mmHg。神清合作，无黄疸。心律齐、无杂音，双肺呼吸音清。腹胀满，可见肠型。腹壁软，剑突右下方有压痛，胆囊未扪及，Murphy征（＋），叩击右肝区示心窝部疼痛，

无胃振水声，无腹水征，右上腹有压痛，位置尚不固定，未扪及肝、脾。脊柱、四肢正常。WBC 10.9×10⁹/L，N 0.837，PLT 381×10⁹/L，TP 70g/L，ALB 33g/L，TBIL 9.8μmol/L，DBIL 3.1μmol/L，AMP 36U/L，CRP 21.98mg/L，K⁺ 4.68mmol/L，Na⁺ 135mmol/L，Cl⁻ 102mmol/L。

CT（2021年1月7日，外院）：腹部胀满，肠管胀气，多个液-气平面，右下腹见肠内巨大胆石，约4.5cm×5cm。肝轮廓清，表面光整。肝内、外胆管不扩张，无胆石、无积气。胆囊大小约5cm×6cm，壁厚约0.4cm，其内胆石约5cm×4.5cm（图1-9-1）。增强扫描（静脉期）：胆囊壁厚，其内充填胆石、气体。胃不扩张（图1-9-2）。

【诊断】 结石性慢性胆囊炎。合并胆囊十二指肠瘘；胆石性肠梗阻。

【手术名称】 胆囊切除、胃次全切除、毕Ⅱ式重建、肠切开取石、肠减压术。

【手术难点】 ①胆囊巨大，胆囊切除困难。②胃次全切除困难。

【手术过程】

1.择期手术，取平仰卧位，气管插管下全身麻醉，取右上腹"反L"形切口（图1-9-3）入腹。术中所见：

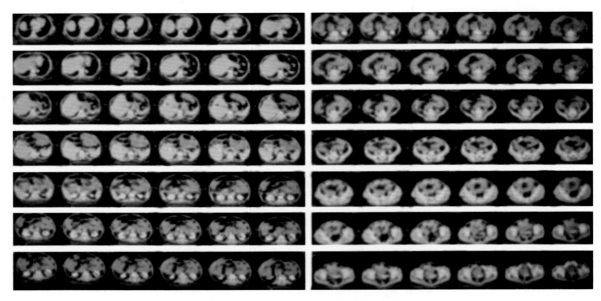

图1-9-1 CT：右下腹、胆囊巨大胆石

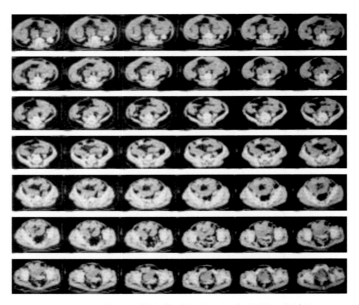

图1-9-2 CT增强扫描（静脉期）：胆囊壁厚，充填胆石

无腹水，腹膜上无癌性结节。全部小肠胀气，颜色红，距回盲瓣部20cm处见一胆石，约5cm×4.5cm×4cm，嵌顿肠管。肝色泽红，表面光整，形态、比例正常，肝质地软，无结石感、结节感。肝外胆管外径约1.3cm。胆囊灰白，大小约6cm×6cm×5cm，壁厚，胆囊内充填胆石。胆囊与十二指肠球部形成内瘘，瘘口扪触约3cm，贴紧幽门环。胃壁厚，胃腔扩大。

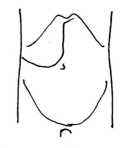

图1-9-3 手术切口示意图

2.挽出小肠，纵行切开胆石嵌顿处回肠，取出胆石，减压肠管，吸出肠液约2700ml，缝闭肠切口，还纳腹膜腔。

3.切除胆囊。

（1）离断胆囊十二指肠瘘口，内径达5.5cm。

（2）安置Pringle止血带，用"四边法"切开胆总管，将导尿管插入肝右管。

（3）阻断入肝血流，浆肌层下剥离胆囊。

（4）经胆总管切口注水入肝内胆管，见一针尖大小孔眼漏水，立即以4/0薇乔线修补，放置14号T形管，注水测试无胆漏、无出血。

4.胃次全切除、毕Ⅱ式重建消化道。

（1）于胃大弯无血管区横断胃体。

（2）沿胃大小弯游离胃、十二指肠球，取直线切割闭合器断十二指肠球部，移去胃70%，浆肌层包埋残端。

（3）施胃空肠吻合。用"三合一液"冲洗腹膜腔，放置腹膜腔引流管，逐层关腹。手术历时2.5小时，失血量30ml，安返病房。本例手术绘图见图1-9-4。

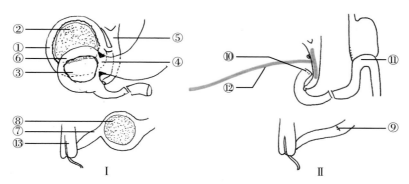

图1-9-4 手术示意图

Ⅰ.术前；Ⅱ.术后

①胆囊；②胆囊结石；③胆囊十二指肠瘘；④幽门；⑤胆总管；⑥十二指肠；⑦回肠；⑧胆石；⑨回肠切口缝闭；⑩十二指肠残端；⑪胃空肠吻合；⑫T形管；⑬盲肠

【术后】 无胆漏、肠漏、胃漏、腹膜腔脓肿等并发症，恢复平顺。

【经验与体会】

1.胆囊结石并发胆囊十二指肠瘘甚为常见，但直径达5cm的胆石致胆囊十二指肠瘘口达5.5cm，而且瘘口位于幽门环，甚为少见。在本例中，如此大的结石嵌顿在幽门环且不出现幽门梗阻、呕吐，原因尚不明。

2.本病例胆囊切除难度大，但胆囊切除完整且没有出血，对此笔者注意了以下方面。①充分离断胆囊与十二指肠瘘，注意"弃车保帅"，尽量保住十二指肠。②安置Pringle止血带。③先做胆总管切开，放导管入肝右管，保护胆管防损伤。④阻断入肝血流，浆肌层内剥离胆囊。⑤经胆管切口注水测试有无胆漏，如有立即缝补。

3.本例胃次全切除难以处理的地方是胃窦、十二指肠球部，对此宜注意以下方面。①于胃大弯无血管区断胃。②沿胃大小弯游离胃，达幽门环下。③牵拉十二指肠球瘘口，直线切割闭合器断十二指肠球部。④毕Ⅱ式重建消化道。

病例 10　十二指肠溃疡并胆囊十二指肠瘘、瘘管破裂、局限性腹膜炎，合并高血压、糖尿病、房间隔缺损修补后，施胆囊切除、胃次全切除术

【病史】 患者，男，62岁。间发右上腹痛20余年，复发伴寒热、呕吐10天。30年前，因"心房间隔缺损"在外院施房间隔缺损修补术。患"高血压"，常服"氯氨地平"。患"糖尿病"，服"降糖药"。常有呕气、反酸。

T 37℃，R 20次/分，P 63次/分，BP 123/65mmHg。神清合作，皮肤、巩膜无黄染。心律齐、无杂音，双肺呼吸音清。腹平，浅静脉无曲张。腹壁软，右上腹有压痛，尤以剑突右下方为著，未扪及肝、胆囊、脾。Murphy征（＋），叩击右肝区示心窝部疼痛，肝浊音界存在，无胃振水声，无腹水征，肠鸣音存在。右腰背部较僵硬，脊柱、四肢无异常。WBC 10.54×10⁹/L，N 0.752，PLT 226×10⁹/L，HGB 124g/L，PT 11.2s，APTT 32.6s，TT 16.6s，TP 64g/L，ALB 40g/L，TBIL 10.6μmol/L，DBIL 2.7μmol/L，AST 14.7U/L，ALT 7.9U/L，ALP 49.3U/L，γ-Gt 16.4U/L，PA 256mg/L，ChE 6996U/L，BS 8.2mmol/L。

B超（2021年1月23日，湖南省人民医院）：①心脏超声，房间隔缺损修补术后，左心室舒张功能减退。

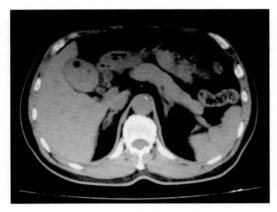

图1-10-1　CT：胆囊胀大、壁毛糙，其内积气、胆石

②肝胆超声，肝内胆管不扩张，无胆石、积气，胆囊大小约9.2cm×4cm，壁毛糙，见大回声光团伴声影。CT（2021年1月23日，湖南省人民医院）：肝轮廓清，表面光整。肝内、外胆管不扩张，无胆石、无积气。胆囊大小约10cm×5cm，壁毛糙，内有胆石及少许积气（图1-10-1）。右膈下少许气体。胰管不扩张，脾不大。无腹水。

【诊断】 慢性十二指肠球部溃疡，合并胆囊炎、胆囊结石；胆囊十二指肠瘘。合并瘘破裂、局限性腹膜炎；房间隔缺损修补术后；高血压；糖尿病。

【手术名称】 胆囊切除、胃次全切除、胆总管长臂T形管引流、毕Ⅱ式重建。

【手术难点】 ①十二指肠球部溃疡巨大、瘘口大，并胆囊瘘，局部粘连严重。②合并房间隔缺损修补术后、高血压、糖尿病，对手术承受力差。

【手术过程】

1. 急症手术，取平仰卧位，气管插管下全身麻醉，取右上腹"反L"形切口（图1-10-2）入腹。术中所见：右肝肾夹角、右膈下显示胆汁积液，量约20ml。腹膜上无癌性结节，大网膜无静脉曲张。肝色泽棕红，表面光整，肝叶形态、比例无失衡，肝质地软，无结石感。胆囊大小约9cm×4cm，充血、水肿。胆囊体与十二指肠球部有一瘘管破裂，其破口直径约3cm，见胆囊内为胆石充填（图1-10-3）。十二指肠瘘口壁厚，距幽门环约3cm。胃壁厚、胃腔大。胰、脾未见异常。

2. 辨清十二指肠球部，迅速分离胆囊与十二指肠间粘连，离断瘘管（图1-10-4）。

3. 结扎、切断胆囊动脉、胆囊管，浆膜下移除胆囊（图1-10-5）。

4. 游离胃大弯（图1-10-6）、胃小弯达幽门环，于胃大弯无血管区以直线切割闭合器断胃（图1-10-7）。

5. 以1号圆针丝线间断、内翻缝闭十二指肠球部瘘口（图1-10-8）。

6. 施胃空肠吻合，放置14号T形管入胆总管。用"三合一液"冲洗、清洁术野，放置好引流管，逐层关腹。手术历时2.5小时，失血量约50ml，安返病房。本例手术绘图见图1-10-9。

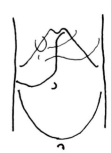

图1-10-2　手术切口示意图

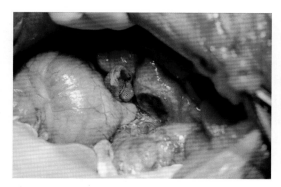

图1-10-3　右侧为胀大的胆囊

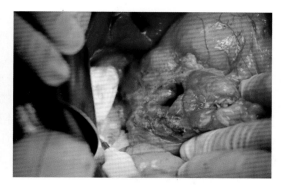

图1-10-4　右侧示十二指肠瘘口

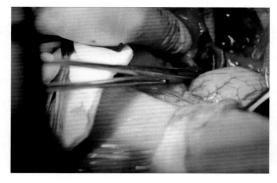

图1-10-5　钳尖处为胆囊

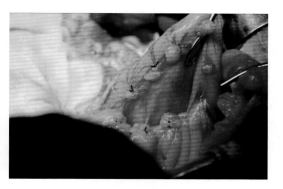

图1-10-6　左侧为胃

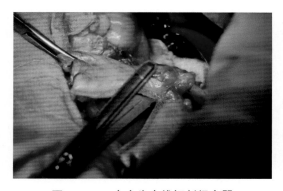

图1-10-7　中央为直线切割闭合器

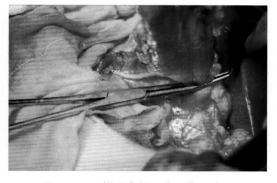

图1-10-8　钳子尖处示十二指肠瘘口

【术后】　无胆漏、十二指肠漏、胃漏，无出血，无心血管意外，亦无糖尿病加重，恢复平顺。

【经验与体会】

1.本例十二指肠球部溃疡，并胆囊十二指肠瘘破裂、局限性腹膜炎，合并心房间隔缺损修补术后，并存糖

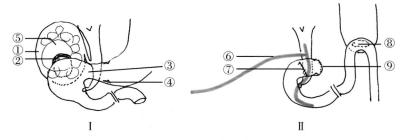

图1-10-9　手术示意图

Ⅰ.术前；Ⅱ.术后

①胆囊；②胆囊瘘口；③十二指肠球部；④幽门；⑤胆囊结石；⑥T形管；⑦十二指肠瘘修补；⑧胃空肠吻合口；⑨十二指肠残端

尿病、高血压，急症施胆囊切除、胃次全切除，术后平顺，说明手术时间、指征、方式准确。

2.当今高龄肝胆道疾病患者的数量明显增加，如果按20世纪80年代的标准，许多病例将失去手术时机，延误治疗。一例87岁女性外院患者，结石性急性胆囊炎，合并冠脉旁路移植、高血压、慢性病，在某院施"经皮肝胆囊置管外引流"17天后，导管脱出，腹痛依旧。如何进一步处理，急请笔者会诊。本地医师意见分别为"目前不能手术，2个月后再说""可以手术，只能开腹"。麻醉医师认为麻醉可以进行，心内科医师认为手术不能施行。笔者了解了病情，体检发现患者生命体征平稳，腹壁软，Murphy征（＋）。CT示胆囊不大、壁不厚，与肝间隙可见。腹内无液体，输液处无出血、青紫斑。笔者认为目前可行亚急症手术，以腹腔镜为宜，并立即与患者家属交换意见，讨论手术时机、手术方式及并发症的可能性，家属表示理解，同意手术。在全身麻醉下做腹腔镜胆囊切除，历时40分钟，失血量约2ml，顺利完成手术。术后第2天起床活动、进食，恢复平顺。

病例11　结石性胆囊炎、胆囊坏疽、胆总管结石，PTCD后并心动徐缓，施胆囊切除、胆总管T形管引流术

【病史】　患者，男，53岁。右上腹胀痛、尿黄、眼黄1个月，PTCD后20天。1个月前，CT发现胆囊占位，20天前诊断为"胆囊癌"，施PTDC，尿黄、眼黄迅速减轻。

T 36.3℃，R 20次/分，P 52次/分，BP 108/72mmHg。神清合作，皮肤、巩膜轻度黄染。心、肺正常。腹平，浅静脉不曲张。腹壁软，剑突右下方有压痛，叩击右肝区示心窝部疼痛不适，未扪及肝、胆囊、脾，无胃振水声，无腹水征。脊柱、四肢正常。PTCD导管口位于左上腹（图1-11-1）。WBC 4.36×10⁹/L，N 0.811，PLT 133×10⁹/L。肝功能：（2021年1月19日）TP 70g/L，ALB 44g/L，TBIL 187μmol/L，DBIL 137μmol/L，AST 190U/L，ALT 303U/L，ALP 317U/L，CA19-9 570U/ml。（2021年2月22日）TP 55g/L，ALB 35.5g/L，TBIL 28.4μmol/L，DBIL 26μmol/L，AST 78.3U/L，ALT 29.8U/L，ALP 115U/L，γ-Gt 63.9U/L，PA 251mg/L，ChE 4975U/L，AFP 254ng/ml，CA19-9 56U/ml。

B超：胆囊癌。MRCP（2021年2月，湖南省人民医院）：肝内外胆管不扩张，肝总管、胆囊管汇合处充填缺损面积约0.8cm×0.6cm，未见胆囊（图1-11-2）。CT（2021年2月，湖南省人民医院）：肝轮廓清，表面光整，肝叶（段）比例无失衡。肝内胆管稍扩张，未见胆石、积气。肝外胆管内径约1cm。胆囊壁增厚，壁厚约0.7cm，呈哑铃状，约5cm×3cm（图1-11-3）。增强扫描（静脉期）显示无门静脉海绵样变（图1-11-4）。

【诊断】　结石性胆囊炎、胆囊坏疽，合并胆总管结石、AOSC，PTCD后；心动过缓。

【手术名称】　胆囊切除，胆总管探查，T形管引流术。

【手术难点】　①诊断是胆囊结石、胆囊炎、胆囊结肠瘘，还是胆囊癌累及结肠？②胆囊可能与结肠瘘难以分离。③防止医源性近段胆管损伤，安全切除胆囊。④防止术后胆漏。

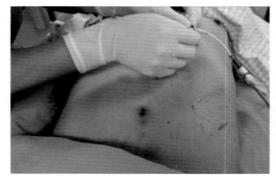

图1-11-1　右上方白色导管为PTCD导管

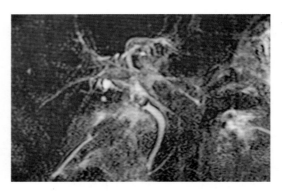

图1-11-2　MRCP：肝总管胆石

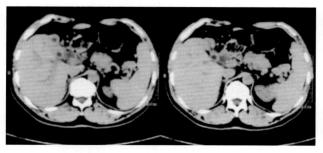

图1-11-3 CT：胆囊呈哑铃状

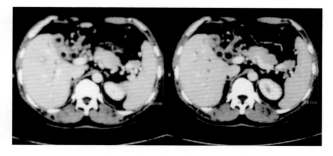

图1-11-4 CT增强扫描（静脉期）：无门静脉海绵样变

【手术过程】

1.经过查询病史、体格检查、血清生化资料及影像学资料，符合结石性胆囊炎、胆总管结石可能性大，施开腹胆囊切除、胆总管探查术。

2.择期手术，取平仰卧位，气管插管下全身麻醉，取右上腹"反L"形切口（图1-11-5）入腹。术中所见：无腹水，腹膜上无癌性结节。大网膜、结肠与胆囊粘连成约6cm×5cm×4cm的团块，质地硬。肝色泽棕红，表面光整，质地软，无结节感、结石感，肝形态、比例无失衡。胆总管外径约1.5cm，可扪及结石感。胃壁不厚、胃腔不大，结肠无梗阻征象。

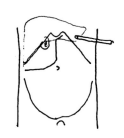

图1-11-5 手术切口示意图

3.主管医师分离胆囊粘连，历时约1小时，尚感困难。此时患者心率逐降至42～46次/分，血压90/60mmHg，立即经静脉注入阿托品0.3mg，心率升至56次/分。笔者当即洗手上台完成以下手术。①先以利多卡因液滴洒一级肝门、二级肝门，扪触及结合术前病史、血清生化资料、影像学检查，笔者觉得应诊断为结石性胆囊炎并坏疽穿孔，与结肠致密融合，但可以分离。于是立即以手指钝性将结肠分离，显示胆囊坏疽、穿孔，与结肠间形成脓肿（图1-11-6）。②安置Pringle止血带，穿刺胆总管获胆汁，用"四边法"予以切开（图1-11-7），示胆管壁厚约0.2cm、腔径约1cm，其内胆石大小为0.8cm×0.6cm×0.6cm（图1-11-8），与胆囊内胆汁性状相同。延长胆管切口达肝总管，探查肝左、右管，内径分别为0.7cm、0.6cm。胆总管远段胆石片4块，各约0.3cm×0.4cm、0.3cm×0.3cm、0.3cm×0.5cm、0.3cm×0.3cm，胆管远端能顺利通过3号胆道扩张器头。③10号导尿管插入肝右管（图1-11-9），阻断入肝血流，钝性配合锐性分离迅速剥离切除坏疽胆囊（图1-11-10）。胆道刮匙刮除胆囊床坏疽组织，出血处以双极电凝止血。胆囊内胆石4颗、肝总管胆石1颗，形状、大小相同，均为胆固醇性（图1-11-11）。主管医师放置14号T形管，以4/0薇乔线关闭胆管切口（图1-11-12），外以肝圆韧带覆盖（图1-11-13）。注水测试无胆漏、无出血。逐层关腹。手术历时50分钟，失血量约30ml。安返病房。

【术后】 无胆漏、肠漏、出血、肝功能不全等并发症，恢复平顺。病理切片示胆囊炎。

【经验与体会】

1.本病例系结石性胆囊炎、胆囊坏疽并胆总管结石、AOSC，不是胆囊结石并胆囊癌。①右上腹胀痛，黄

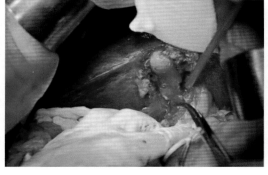

图1-11-6 图中拉钩下方示胆囊

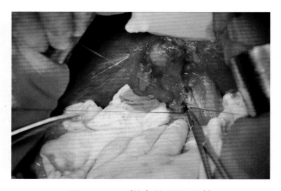

图1-11-7 钳尖处示胆总管

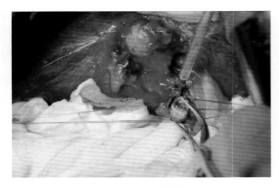

图 1-11-8　钳夹胆石

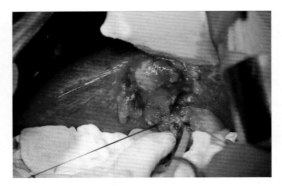

图 1-11-9　右下方为导尿管

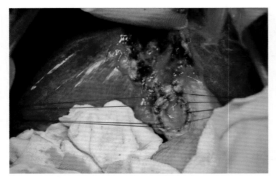

图 1-11-10　右上方为胆囊床

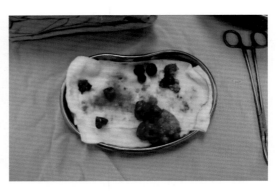

图 1-11-11　胆囊、胆石标本

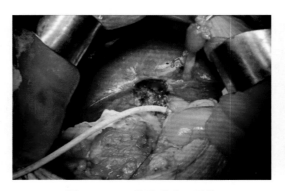

图 1-11-12　橡胶管为 T 形管

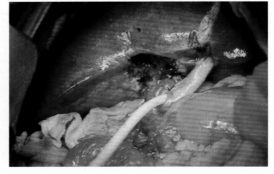

图 1-11-13　橡皮管右上方为肝圆韧带

疸急剧上升达中度，PTCD 后迅速下降。②黄疸明显，系阳黄，剑突右下方压痛，叩击右肝区示心窝部疼痛。③血常规：N 0.811。肝功能：20 天前黄疸为梗阻性黄疸，当时 ALT 明显增高，提示胆道急性梗阻、肝细胞破坏。④MRCP 示肝总管充填缺损，支持为胆石所致。⑤术中探查支持为胆石，无胆囊癌依据。⑥术后病理切片报告为炎症。⑦术后恢复平顺。

2. 本例心动过缓，术中牵拉第一肝门、第二肝门，易致迷走牵拉反射、心搏骤停而死亡。本例出现了心率减慢至 42 次 / 分，血压下降，经全身麻醉、阿托品、利多卡因等处理，加之手术顺利切除胆囊、胆道减压，此段时间仅经历 10 分钟，避免了严重后果。

3. 这类患者的手术探查应注意以下方面。①手术轻巧、迅速，时刻注意迷走反射、心搏骤停。②手术探查注意事项：是肿瘤，还是胆囊结石？胆囊与结肠粘连能否分离？胆总管在哪里？如何切除胆囊？如何防止术后胆漏？③胆囊与结肠的分离注意"弃车保帅"，迅速钝性分离。④切除胆囊以防止损伤胆管，注意：肝右管内放置导尿管。钝性加锐性分离，快速施行。放置 Pringle 止血带，阻抗入肝血流下进行胆囊切除。⑤防止术后胆漏：用薇乔线连续缝闭胆管切口。胆管引流管适当，不能太大。肝圆韧带盖被胆管切口。

病例 12　结石性胆囊炎并 Mirizzi 综合征 Ⅱ 型，施改良盆式 Roux-en-Y 术

【病史】　患者，男，57 岁。发现胆囊结石 3 年，黄疸 1 个月，PTCD 后 20 天。

T 37℃，R 20 次 / 分，P 85 次 / 分，BP 115/67mmHg。神清合作，皮肤、巩膜中度黄染。心律齐、无杂音，双肺呼吸音清。腹平，浅静脉无曲张。腹壁软，剑突右下方有压痛，Murphy 征（－），叩击右肝区示心窝部疼痛，未扪及肝、胆囊、脾，无胃振水声，无腹水征。双腰背部无抬举痛，脊柱、四肢正常。WBC 8.5×10⁹/L，N 0.71，PLT 226×10⁹/L，TBIL 206μmol/L，DBIL 156μmol/L，TP 67g/L，ALB 37g/L，AST 62U/L，ALT 169U/L，ALP 402U/L，γ-Gt 301U/L，PA 151mg/L，ChE 6313U/L，AFP 2.18ng/ml，CA19-9 1.31U/ml。

CT（2021 年 3 月，湖南省人民医院）：肝轮廓清，表面光整，肝叶形态、比例无失衡。肝内胆管轻度扩张（图 1-12-1），无积气。肝总管壁厚，胆管腔不清（图 1-12-2）。胆囊不大，大小约 3cm×2cm，壁厚（图 1-12-3）。MRCP（2021 年 3 月，湖南省人民医院）：肝总管似缺如，其上肝内胆管轻度扩张，无胆石、无积气。胆总管内径 0.6cm。胆囊腔不规则、不大（图 1-12-4）。

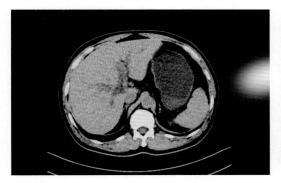

图 1-12-1　CT：肝内胆管轻度扩张

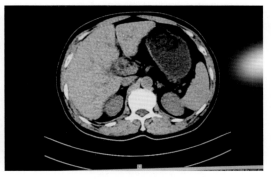

图 1-12-2　CT：肝总管壁增厚

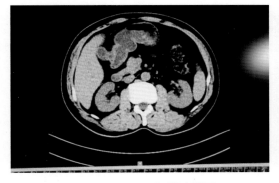

图 1-12-3　CT：胆囊壁增厚

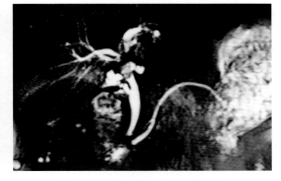

图 1-12-4　MRCP：肝总管缺如

【诊断】　结石性胆囊炎，合并 Mirizzi 综合征 Ⅱ，合并 AOSC、PTCD 后。

【手术名称】　胆囊切除、肝胆管盆式 Roux-en-Y 术。

【手术难点】　①肝门胆管结构紊乱，病变性质欠明确，是采取切除胆囊、T 形管引流还是胆肠内引流术？②左肝管口针尖大小，肝门胆管壁厚，如何解除狭窄？③胆总管壁周静脉曲张，如何横断？

【手术过程】

1. 择期手术，取平仰卧位，气管插管下全身麻醉，取右上腹"反 L"形切口（图 1-12-5）入腹。术中所见：无腹水，腹膜上无癌性结节。肝色泽暗棕色，表面光整，肝形态、比例无失衡，肝质地稍硬。胆囊大小约 4cm×3cm×3cm，质硬。胆总管外径约 1cm。肝总管外径约 1.5cm，壁厚，与胆囊管致密粘连、融合。

2. 安置 Pringle 止血带，阻断入肝血流。从胆囊床上剥离胆囊，剖成三瓣，胆囊管口约 0.6cm。胆总管、胆

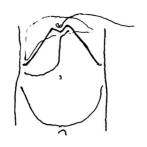

图 1-12-5　手术切口示意图

总管上段壁厚，管壁厚约0.35cm。肝左管口针尖大小，约0.1cm。肝右管内径约0.7cm，积胆石，予以清除。进一步如何处理？是做T形管引流还是胆肠Roux-en-Y术？请笔者会诊。

3.笔者洗手上台完成以下手术。

（1）胆囊质韧不脆，肝门胆管壁韧而不脆，结合术前各方面资料，符合炎症。肝左管壁厚，胆管口针尖大小，宜做胆囊切除、肝胆管盆式Roux-en-Y术，并送快速病理切片检查。

（2）切除胆囊。

（3）沿肝圆韧带途径用"四边法"切开肝左管口、肝左管，肝左管内径约0.8cm。

（4）切开肝右管口，肝右管内径达0.9cm。快速病理切片报告：胆囊腺肌症、胆管壁非典型性增生。

（5）探查胆总管远段，通过3号胆道扩张器头，胆管腔内径约0.6cm。

（6）胆总管周围致密粘连，许多侧支血管，以4/0 Prolene线缝扎横断胆总管，近肝门段内吻合，拼合组成肝胆管盆，内径达3cm。

4.提取桥祥空肠，施改良盆式Roux-en-Y术。逐层关腹，手术历时3.5小时，失血量约20ml，结石为胆固醇性。安返病房。本例手术绘图见图1-12-6。

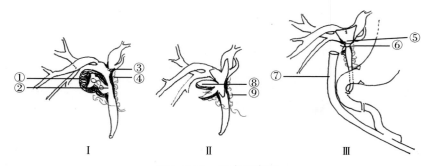

图 1-12-6　手术示意图

Ⅰ.术前；Ⅱ.胆囊切开后；Ⅲ.术后

①胆囊；②胆囊管胆总管瘘口；③肝左管口；④胆总管壁增厚；⑤肝胆管盆；⑥胆总管缝扎线；⑦桥祥空肠；⑧胆囊切开；⑨曲张静脉侧支

【术后】　无胆漏、无出血，黄疸逐渐消退，恢复平顺。

【经验与体会】

1.结石性胆囊炎并Mirizzi综合征Ⅱ，手术治疗目前有两种：肝胆管盆式Roux-en-Y术，胆囊修补、肝总管T形管引流术，约10%的患者采取肝胆管盆式Roux-en-Y术，本例采取第一种形式，获得手术成功。

2.本例采取改良盆式Roux-en-Y术的理由如下：①胆囊腺肌症、胆管非典型性增生。②肝左管口针尖大小，狭窄。

3.肝左管口狭窄的解除采取以下方法：①肝圆韧带途径切开肝左管口、肝左管。②移除胆囊，用"四边法"切开肝总管。

4.本例胆总管横断。由于本例胆总管壁厚，炎症较重，周围侧支血管多，横断胆管采用4/0 Prolene线缝扎胆管。

病例13　结石性胆囊炎并胆总管结石，腹腔镜中转开腹，施胆囊切除、T形管引流术

【病史】　患者，男，66岁。反复右上腹痛1年，复发伴发热10天。在外院多次B超检查诊断为"胆囊结石"，不同意手术治疗。

T 36.3℃，R 20次/分，P 110次/分，BP 116/69mmHg。神清合作，皮肤、巩膜轻度黄染。心、肺正常。腹平，浅静脉无曲张。右上腹壁较紧张，有压痛、反跳痛，胆囊大小约3cm×2cm，明显触痛。叩击右肝区示心窝部疼痛，未扪及肝、脾，无胃振水声，无腹水征。双腰背部无抬举痛，脊柱、四肢正常。WBC 3.36×10⁹/L，N 0.617，PLT 546×10⁹/L，TP 54.9g/L，ALB 31.6g/L，TBIL 147μmol/L，DBIL 133μmol/L，AST 60U/L，ALT 61U/L，ALP 409U/L，γ-Gt 366U/L，PA 110mg/L，ChE 3776U/L，CA19-9 36.5U/ml，AFP 4.3ng/ml。

CT（2021年5月31日，湖南省人民医院）：肝总管内示多发高密度影，大者直径2.1cm，其上肝内胆管扩张。胆囊胀大，壁厚约0.7cm，胆囊内示直径1.7cm的结石。肝大小无失衡，主胰管不扩张。无腹水（图1-13-1）。增强扫描（静脉期）：无门静脉海绵样变（图1-13-2）。MRCP（2021年5月31日，湖南省人民医院）：肝内、外胆管轻度扩张，胆总管上段见胆石充填，大小约1.7cm×1.5cm。胆囊大小约7cm×3.5cm，主胰不扩张（图1-13-3）。

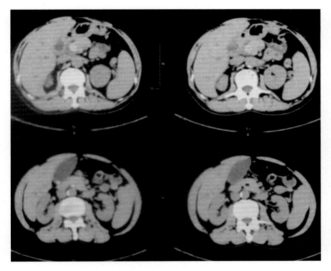

图1-13-1 CT：肝内胆管轻度扩张，示肝总管、胆囊内结石

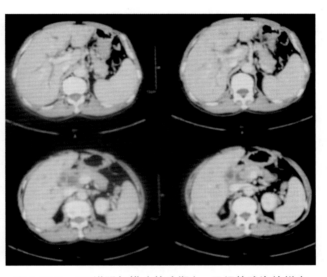

图1-13-2 CT增强扫描（静脉期）：无门静脉海绵样变

【诊断】 结石性胆囊炎，胆总管结石。

【手术名称】 腹腔镜胆囊切除中转开腹，胆总管探查、T形管引流术。

【手术难点】 ①胆囊壁增厚，胆囊三角解剖结构不清。②腹腔镜胆囊切除时，胆囊管切破，寻找胆总管困难。

【手术过程】

1.急症手术，取平仰卧位，气管插管下全身麻醉，"三点式"腹腔镜入腹，见胆囊肿大，约10cm×4cm，充血、水肿，胆囊三角不清。肝总管、胆总管粗大，质地坚硬。无腹水，腹膜上无癌性结节。肝色泽棕红，表面光整，肝叶形态无失衡。腹腔镜艰难切除胆囊大部后（图1-13-4），胆囊管残端破损、漏胆汁，进一步切开胆总管困难而中转开腹。

2.取右上腹"反L"形切口（图1-13-5）入腹。胆囊已次全切除，胆囊管切破，溢少许胆汁，胆囊三角淋巴结肿大，断面渗血。肝总管、胆总管呈硬索样，横径2.5cm，长约2cm。

（1）放置好全腹自动牵开器，右膈下填塞纱布垫托出肝，用"三合一液"冲洗术野，吸净，更换敷料。

（2）放置Pringle止血带。

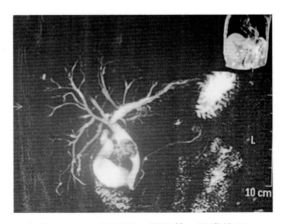

图1-13-3 MRCP：胆总管、胆囊结石

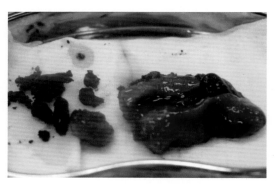

图1-13-4　胆石、胆囊标本

（3）于肝总管结石感明显处用"四边法"予以切开，长度约2.5cm，清除其内胆石，局部胆管壁厚0.6cm，胆管腔直径约1.5cm。向肝门探查肝左、右管通畅，探查胆总管远端通过6号胆道扩张器头。残留胆囊管长约1.5cm，周围与肿大淋巴结致密粘连，肿大淋巴结团块大小约3cm×2cm。放置好T形管及腹腔引流管，逐层关腹。手术历时3小时，失血量约50ml，取出胆石5g。胆囊标本送病理切片检查。本例手术绘图见图1-13-6。

【术后】　无胆漏、无出血，黄疸迅速减退，术后第3天复查TBIL 41μmol/L、DBIL 27μmol/L，恢复平顺。病理切片报告胆囊炎。

【经验与体会】

1.结石性胆囊炎，98%的患者采用腹腔镜施胆囊切除可获成功，但本例腹腔镜中转开腹获手术成功，说明本手术有一定难度。

2.面对这样一个难题，中转开腹后，如何攻克?

（1）先查询病史、阅读血清资料及CT、MRCP资料，查看术野，认为炎症可能性大，胆总管必须探查。

（2）根据已切除的胆囊，不支持胆囊癌。

（3）手术中注意：① 扪触胆囊管周淋巴结，符合炎症，胆囊管符合炎症。② 胆总管质硬，符合胆石嵌顿及胆管炎。③ 胆总管允许切开，无切开"拦路虎"。④ 调整好切口、拉钩，托出肝，安置Pringle止血带。⑤ 辨清肝左管、胆总管，确定胆管位置，穿刺胆管获胆汁。⑥ 用"四边法"切开结石感明显处胆总管，顺胆管延长胆切口，清除胆石，先后探查肝内、肝外胆管。⑦ 直视下缝扎残存胆囊管。⑧ 做胆总管右侧壁戳孔，放置14号T形管，缝闭胆管切口。⑨ 放置T形管及腹腔引流管。⑩ 术中及术后使用"亚胺培南"。

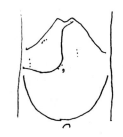

图1-13-5　手术切口示意图

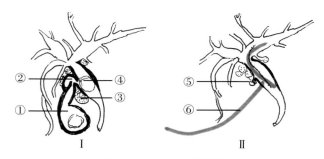

图1-13-6　手术示意图

Ⅰ.术前；Ⅱ.术后

① 胆囊；② 胆囊管；③ 肿大淋巴结；④ 胆总管结石；⑤ 胆囊管残端；⑥ T形管

病例14　胆囊癌、胆总管癌，施胆囊癌根治联合胰头十二指肠切除术

【病史】　患者，女，67岁。上腹痛、恶心、呕吐2天，无寒战、发热，未呕血、便血，无消化道溃疡、肝内胆管结石病史。

T 36.3℃，R 20次/分，P 72次/分，BP 108/63mmHg。神清合作，皮肤、巩膜黄染明显。心律齐、无杂音，双肺呼吸音清。腹平，浅静脉无曲张，无胃肠型。腹壁软，右上腹胆囊区可扪及约3cm×2cm的肿块、无触痛，剑突右下方有压痛，叩击右肝区示心窝部不适，未扪及肝、脾，胃振水声（＋），无腹水征。脊柱、四肢正常。WBC 7.48×10⁹/L，N 0.86，PLT 158×10⁹/L，Hb 137g/L，TP 66g/L，ALB 42g/L，TBIL 48.9μmol/L，

DBIL 27.4μmol/L，ALP 575U/L，γ-Gt 559U/L，AST 69U/L，ALT 59U/L，CA19-9 745U/ml，AFP 13ng/ml。

CT（2021年8月2日，外院）：胆囊增大，约11cm×6cm，其壁厚薄不均，最厚处达3cm。肝外胆管扩大，外径约5cm，壁厚薄不均，最厚处达3cm，未见胆石。肝内胆管轻度扩张。胰管不扩张，脾不大，无腹水（图1-14-1）。增强扫描（静脉期）：无门静脉海绵样变（图1-14-2）。MRCP（2021年8月3日，外院）：肝外胆管重度扩张，壁厚薄不均，胆管腔内充填不均。胆囊胀大，其内充填不均。主胰管不扩张（图1-14-3）。

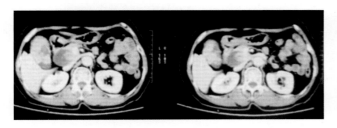

图1-14-1　CT：胆囊增大，壁厚薄不均，胆管增粗

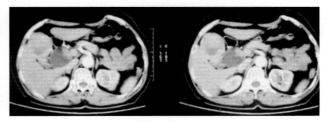

图1-14-2　CT增强扫描（静脉期）：无门静脉海绵样变

【诊断】　胆囊、胆管息肉恶变。

【手术名称】　胆囊、肝S_4及S_5部分切除，胰头十二指肠切除术。

【手术难点】　一次切除胆囊、肝S_4及S_5、胰头十二指肠，手术范围、难度大。

【手术过程】

1. 择期手术，取平仰卧位，气管插管下全身麻醉，取右上腹"反L"形切口（图1-14-4）入腹。术中所见：无腹水，大网膜上无静脉曲张。肝色泽棕红，表面光整，肝叶比例无失衡，质软、无结石感。胆囊胀大，颜色呈鱼肉样，质地硬，大小约12cm×7cm×6cm（图1-14-5）。胆总管外径约6cm，张力大，可扪及胆管内软组织充填。胃十二指肠胀大、壁厚（图1-14-6）。胰头稍大，质稍硬，脾不大，L_7、L_8、L_{13}、L_{12}淋巴结稍大。

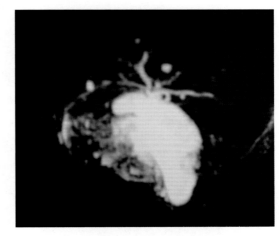

图1-14-3　MRCP：胆囊、肝外胆管明显扩张，腔内充填不均

2. 安放全腹自动牵开器及Pringle止血带（图1-14-7），标示好切肝线（图1-14-8）。结扎、切断胆囊管、胆囊动脉，阻断入肝血流，用超声刀（图1-14-9）切除胆囊及肝S_4、S_5（图1-14-10）。

3. 用"四边法"切开胆总管，显示息肉样肿块，大小约3cm×6cm，其根部达胆总管下段（图1-14-11）。横断肝总管，脉络化肝固有动脉、门静脉（图1-14-12），缝扎、切断胃十二指肠动脉。

4. 剥离十二指肠、胰头，显现胰后腔静脉（图1-14-13）、腹主动脉，从胰头上推开横结肠系膜，显现胰头沟下凹及肠系膜上静脉，沟通胰头沟（图1-14-14），直线切割闭合器断胃（图1-14-15）。

5. 超声刀断胰颈，胰管内径约0.2cm。于肠系膜上动脉右侧钳夹切断胰钩突纤维板，整体移除胰头十二指肠标本（图1-14-16），胰管放入外径0.15cm导管并固定。

6. 先后施套入式胰肠吻合（图1-14-17）、胆肠吻合口（图1-14-18）及胃肠吻合（图1-14-19），分别放置胆道T形管、胰导管。逐层关腹，手术历时4小时，失血量200ml，胰头十二指肠标本送病理科，胆囊及胆管肿块外观相似。安返病房。本例手术绘图见图1-14-20。

【术后】　无胰漏、胆漏、胃肠吻合口漏等并发症，恢复平顺。病理切片报告：胆囊、胆管息肉恶性变。

【经验与体会】

1. 胆囊癌十分常见，根治性切除的范围较以前扩大，术后生存时间报告不一。

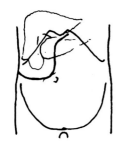

图1-14-4　手术切口示意图

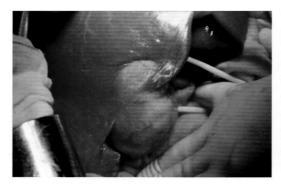

图 1-14-5　手指前方为胆囊

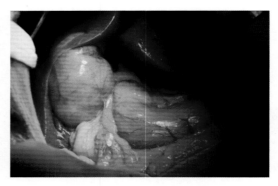

图 1-14-6　胆囊下方为胀大的胃

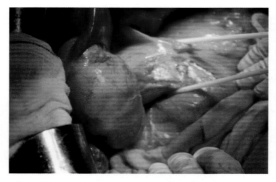

图 1-14-7　左侧为全腹自动牵开器

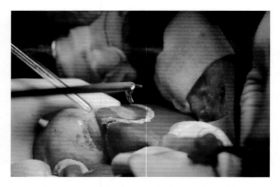

图 1-14-8　超声刀下方为肝及切肝线

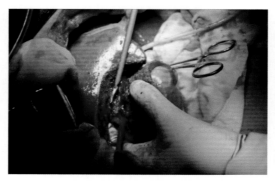

图 1-14-9　中央为超声刀

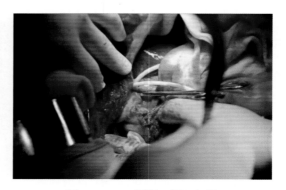

图 1-14-10　胆囊、肝已切除

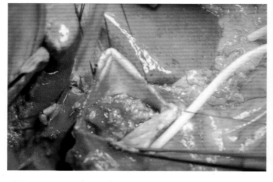

图 1-14-11　镊子牵拉处为已切开的胆总管边缘

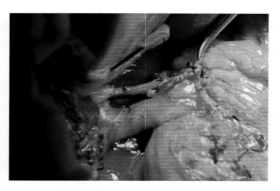

图 1-14-12　中央为门静脉

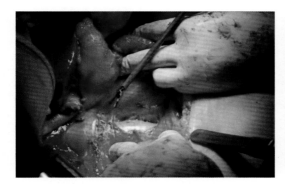

图 1-14-13　左手前上方为胰后腔静脉

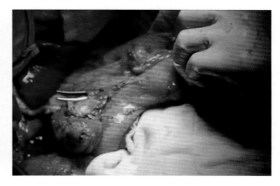

图 1-14-14　长弯钳前方为胰头沟

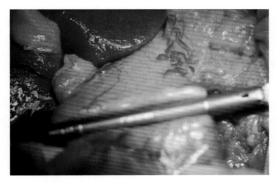

图 1-14-15　下方为直线切割闭合器

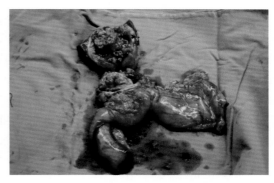

图 1-14-16　胰头十二指肠、胆囊标本

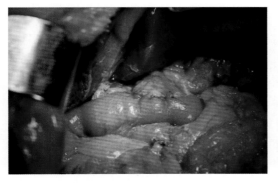

图 1-14-17　右侧为胰肠吻合

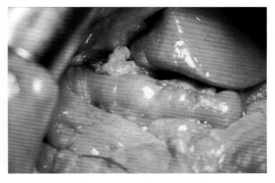

图 1-14-18　左上示胆肠吻合

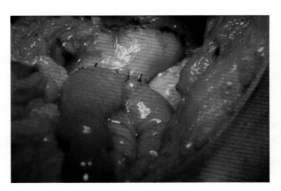

图 1-14-19　正上方示胃肠吻合

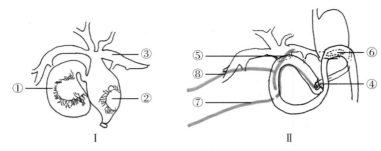

图 1-14-20　手术示意图

Ⅰ.术前；Ⅱ.术后

①胆囊；②胆总管肿瘤；③左肝外叶胆管；④胰肠吻合；⑤胆肠吻合；⑥胃肠吻合；⑦胰管引流管；⑧胆道 T 形管引流

目前胆囊癌合并肝 S_4、S_5 切除，胆囊癌及肝 S_4、S_5 切除并右半结肠切除，胆囊癌及肝 S_4、S_5 切除并胰头十二指肠切除已十分常见。本例为胆囊癌与肝 S_4、S_5 及胰头十二指肠切除，手术顺利，术后平顺，且历时仅 4 小时，失血量仅 50ml，患者十分满意。

2. 本例胆囊癌合并肝 S_4、S_5 切除，笔者注意了以下方面。①足够长的切口，全腹自动牵开器放置。②右膈下填塞纱布垫，托出肝。③安置 Pringle 止血带。④超声刀配合钳夹法切肝。

3. 胰头十二指肠切除，笔者注意了以下方面。①先切除胆囊及肝 S_4、S_5 后，扩大了手术野。②先断肝总管，结扎、切断胰头十二指肠动脉，脉络化肝十二指肠韧带。③剥离十二指肠胰头，分离结肠系膜，显现胰头沟下凹及胰系膜上静脉，断胃，沟通胰头沟，断胰颈，移除胰头十二指肠标本。④按 Child 法重建消化道。

病例 15　结石性胆囊炎，胃十二指肠复合溃疡、大出血，施急症胆囊切除、胃次全切除术

【病史】　患者，男，70 岁。溃疡病 20 年，腹痛、黑便 4 天，无寒战、发热、黄疸。既往多次胃镜检查发现"胃十二指肠复合性溃疡"，予以抗酸治疗。这次曾给予艾可奥美拉唑、奥曲肽、氨甲环酸处理，输血 400ml，仍便血 2000ml，而转入外科。

T 36.5℃，R 20 次/分，P 91 次/分，BP 126/70mmHg。神清合作，面色苍白，无黄疸。心律齐、无杂音，双肺呼吸音清。腹平，浅静脉无曲张。右上腹壁较紧张，有压痛、反跳痛以剑突右下方为著，叩击右肝区示心窝部疼痛，无胃振水声，无腹水征。右腰背部较紧张，脊柱、四肢正常。WBC $10.2×10^9$/L，N 0.75，PLT $86×10^9$/L，Hb 80g/L，TBIL 11.3μmol/L，DBIL 3.7μmol/L，TP 44.5g/L，ALB 23g/L。

CT（2021 年 8 月，外院）：肝轮廓清，表面光整，肝叶形态、比例无明显失衡。肝内、外胆管不扩张，无胆石、无积气。胆囊胀大，约 10cm×6cm，壁厚约 0.6cm，水肿带清楚（图 1-15-1）。增强扫描（静脉期）显示胆囊黏膜不完整，周围未见积液（图 1-15-2）。胃镜（2021 年 8 月，外院）：十二指肠多发溃疡。

【诊断】　结石性胆囊炎、坏疽，合并十二指肠溃疡、上消化道出血、失血性贫血。

【手术名称】　胆囊切除、胃大部分切除。

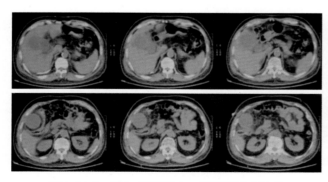

图 1-15-1　CT：胆囊胀大，示胆囊壁水肿带

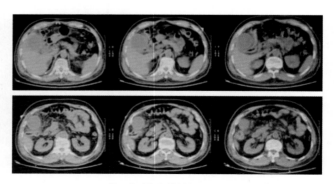

图 1-15-2　CT 增强扫描（静脉期）：胆囊黏膜不完整

【**手术难点**】　①胆囊炎症，水肿严重，切除易出血。②胃十二指肠复合巨大溃疡，十二指肠残端难以处理，易漏、易出血。③结肠粘连、融合，易致肠穿孔。

【**手术过程**】

1.急症手术，取平仰卧位，气管插管下全身麻醉，取右上腹"反L"形切口（图1-15-3）入腹。术中所见：腹水量约150ml，黄色混浊，大网膜上无静脉曲张。胆囊胀大，约12cm×8cm，充血、水肿，局灶坏死，与十二指肠、结肠炎性致密粘连成炎性包块。十二指肠延长，其球部后壁可扪及溃疡凹陷，直径约3cm，距幽门环约1.5cm。胃壁厚，胃腔扩张。肝色泽棕红，表面光润，质地软。胆总管外径约1.2cm。结肠、小肠胀气、积血明显。胰头不大，稍硬，脾大小如常。

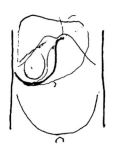

图1-15-3　手术切口示意图

2.切皮，入腹，放置全腹自动牵开器，右膈下填塞纱布垫，托出肝。吸出胆囊周积液，紧贴胆囊钝性分离胆囊（图1-15-4），结扎、切断胆囊管、胆囊动脉，移去胆囊，胆总管完整。

3.穿刺结肠，肠塌陷。距屈氏韧带20cm戳孔，减压小肠（图1-15-5）。放出血性肠液约2000ml及少许血凝块。

4.离断胃大弯无血管区胃结肠韧带及肝胃韧带，用直线切割闭合器断胃（图1-15-6）。游离胃大、小弯达幽门环，于幽门环上1cm断胃（图1-15-7），移除胃70%，取肠减压口与胃吻合（图1-15-8）。

5.用1号丝线做十二指肠残端间断浆肌层包埋（图1-15-9）。用"三合一液"冲洗、清洁腹膜腔，放置温斯洛孔右侧引流管，清点器械、敷料无误，逐层关腹，手术历时3小时，失血100ml。安返病房。本例手术绘图见图1-15-10。

【**术后**】　无胆漏、梗阻性黄疸、出血、胃肠吻合口漏、十二指肠瘘等并发症，恢复平顺，第8天康复出院。

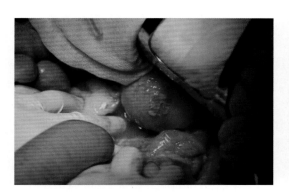

图1-15-4　右侧中部示胆囊

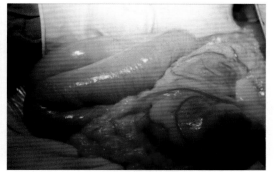

图1-15-5　上部为小肠

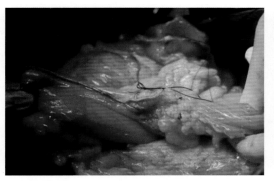

图1-15-6　中部左侧为断胃后

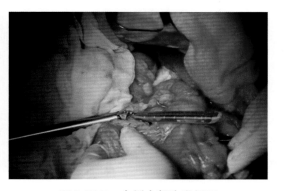

图1-15-7　右侧中部为幽门环

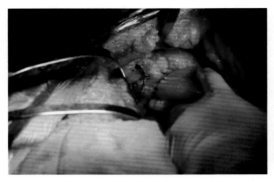
图1-15-8　右上方为胃肠吻合

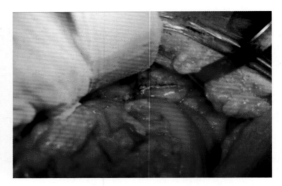
图1-15-9　右上方为十二指肠残端浆肌层包埋

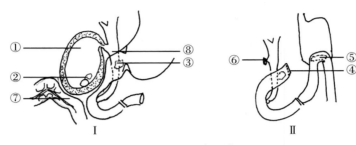

图1-15-10　手术示意图

Ⅰ.术前；Ⅱ.术后

① 胆囊；② 胆囊内结石；③ 十二指肠溃疡；④ 十二指肠残端；⑤ 胃空肠吻合口；⑥ 胆囊残端；⑦ 结肠；⑧ 胆总管

【经验与体会】　本例系结石性胆囊炎、胆囊局灶坏死，并存胃十二指肠复合溃疡、出血，急症施胆囊切除、胃次全切除获得手术成功，康复出院，有几点值得讨论。

1.本例结石性胆囊炎、胆囊局灶坏死存在。

2.本例消化道出血，量大，是十二指肠、胃复合溃疡所致。其依据如下：①既往溃疡病史，无腹痛、黄疸出血的胆管出血临床过程。②多次胃镜检查发现胃十二指肠复合溃疡。③术中发现十二指肠球部后壁巨大溃疡。④胃次全切除后，出血终止。

3.胆囊切除注意事项：①适当的腹部手术切口，充分显露术野。②钝性分离胆囊、结肠间粘连，辨清肝总管、胆总管、胆囊管，再切除胆囊。③先结扎、切断胆囊管、胆囊动脉，浆膜下剥离胆囊。

4.胃次全切除的注意事项：①先后做结肠穿刺减压，距屈氏韧带20cm处行空肠减压。②先断胃底，再从左向右沿胃大、小弯游离达幽门环。③用直线切割闭合器于幽门上1cm断胃。20世纪80年代，十二指肠球部巨大溃疡，断胃多用班氏法，有效地杜绝了十二指肠残端漏的发生。

第二章
胆总管T形管（导管）引流术

1090年，Ludwig Courvoisier首先报道胆总管探查、T形管引流术，100多年来，其手术技术发生巨大变化。

一、T形管引流术指征

① AOSC；② 医源性胆道损伤；③ 肝、胆管外伤；④ 胆道肿瘤；⑤ 胆管囊状扩张症；⑥ 肝切除术后；⑦ 胰头十二指肠外伤；⑧ 胰头肿瘤；⑨ 胰腺炎；⑩ 肝移植术；⑪ 胆管畸形；⑫ 十二指肠乳头旁憩室。

二、胆道T形管引流的方式

① 开腹胆道T形管引流；② 腹腔镜胆道T形管引流；③ 开腹胆道穿刺法T形管引流术（1990年吴金术首先报道）；④ 经皮肝胆道置管引流（PTCD）；⑤ 经十二指肠镜胆道置管引流术（ENBD）；⑥ 经皮肝胆囊穿刺置管术。

三、胆道T形管引流术的困难

① 胆管壁薄、腔细；② 胆管壁厚、胆管腔纤细；③ 肝十二指肠门静脉海绵样变，胆管壁静脉曲张；④ 胆管壁浆肌层与黏膜分离；⑤ 胆管壁炎症、充血、水肿；⑥ 肝总管、肝右动脉或肝固有动脉位置变异，如肝右动脉跨越肝总管、胆总管；⑦ 十二指肠、胃窦与肝总管、胆总管致密粘连、融合；⑧ 肝方叶肥大，包埋、覆盖肝总管、胆总管；⑨ 温斯洛孔粘连，无法放置Pringle止血带。

四、手术关键

1.安置Pringle止血带，或显现肝固有动脉予以夹持。

2.辨清、显现以下解剖结构：①肝圆韧带、左肝前纵沟、肝方叶。②肝十二指肠中的肝动脉、胆总管、门静脉，肝固有动脉具有搏动、位于左侧；门静脉粗大、位于后方；唯独胆总管位于右前方，具有韧性的索状囊性感。

3.胆管穿刺，注意以下几点：①穿刺点一般选择肝总管，但对医源性胆道损伤，穿刺肝左管成功率常高于胆总管。②穿刺胆管过程中注意第一个突破口不宜过深，以免刺入门静脉，拔针时注意进针的深度。

4.进达胆总管的路径：①胆囊管途径。②肝圆韧带肝左管途径。③胆总管途径。注意开腹胆总管探查时应充分利用"四边法"，缝合时宜全层缝合胆管壁。

5.如何放置T形管。100多年来，T形管经胆管切口引出，但其胆漏发生率为12%。1990年，吴金术创用穿刺法放置T形管（图2-0-1），基本上不发生胆漏。临床应用宜注意以下方面：①持针器夹大圆针头部，带1号或4号丝线，针尾顶起肝总管右侧壁（图2-0-1 Ⅰ），电刀灼针尾顶起胆管壁，灼通。②针带出丝线，丝线带T形管直臂（图2-0-1 Ⅱ）。③引出T形直臂（图2-0-1 Ⅲ）。④用4/0 Prolene线缝闭胆管切口。

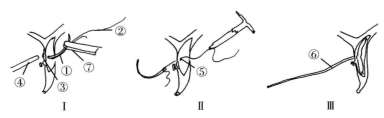

图2-0-1　穿刺法放置T形管法示意图

Ⅰ.大圆针穿刺胆总管右侧壁；Ⅱ.线带T形管；Ⅲ.T形管直臂通过胆总管右侧壁后

①大圆针；②4号丝线；③胆总管右侧壁；④电刀；⑤穿刺孔；⑥T形管直臂；⑦持针器

病例1　肝胆管结石，并发AOSC、肺部感染，PTCD无效，血小板11×10⁹/L，立即开腹手术胆道减压，获救

【病史】 患者，男，61岁。复发右上腹痛、黄疸、发热5天。5天前，突然右上腹剧烈疼痛，伴以发热、黄疸，WBC 16.4×10⁹/L，N 0.94，PLT 131×10⁹/L。B超、CT检查发现，胆总管及肝内胆管扩张、积胆石，诊断为"肝胆管结石、AOSC"，当即予以PTCD，引流出脓性胆汁150ml，并给予"亚胺培南"2g静脉滴注，每8小时1次。昨日起，血压难以维持，PTCD引流胆汁30ml/d，黄疸加深，PLT 11×10⁹/L。CT发现肺部呈云雾状，血氧饱和度下降（给全氧输入仅80%）。病情危重而急请笔者会诊。10年前（2010年），施OC胆道探查、T形管引流术。5年前，诊断为"胆总管结石"施胆总管探查、T形管引流术。

T 38.7℃，R 24次/分，P 97次/分，BP 97/64mmHg。镇静状态，皮肤、巩膜中度黄染，无出血、青紫斑。气管插管，血性痰液，双肺可闻及啰音。腹平，浅静脉不曲张，可见右上腹陈旧性切口瘢痕一条，长约20cm。腹壁软，剑突右下方稍紧张，未扪及肝、胆囊、脾，无胃振水声，腹水征（-）。脊柱、四肢如常。PT 17s，APTT 56s，TT 17.8s。TP 55g/L，ALB 32g/L，AST 115U/L，ALT 124U/L，TBIL 164μmol/L，DBIL 136μmol/L，PA 124mg/L，ChE 3241U/L，C₁₂正常。

CT（2020年5月16日，当地医院）：肝轮廓清，表面光整，肝叶形态无失常。肝内外胆管扩张，肝总管内径约2.4cm，肝右管、肝左管及胆总管示胆石，PTCD导管不清，肝内外胆管无积气。无腹水。

【诊断】 肝胆管结石。S：RHD、LHD、BCD；St：BCD；A：无；C：AOSC。继发性血小板减少；失水、酸中毒（重度）；凝血功能不全；肺部感染。

【手术名称】 胆总管探查、取石、T形管引流。

【手术难点】 ①继发性血小板减少，凝血功能不佳，担心术中出血不止、死亡。②肺部感染重，担心术后呼吸功能衰竭、死亡。③因已做了PTCD，效果不佳，担心手术效果不佳。

【手术过程】

1.会诊后立即送手术室，取平仰卧位，气管插管下全身麻醉，取原右上腹"反L"形切口（图2-1-1）入腹。术中所见：无腹水，腹膜上无癌性结节。肝周广泛膜性粘连，肝呈暗棕色，表面光整，形态无明显失衡，肝质地稍硬，无明显结石感。胆囊未见。肝外胆管外径约2.5cm，张力不大，可扪及结石感。无门静脉海绵样变。胰头软，胃十二指肠正常，脾不大。

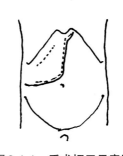

图2-1-1　手术切口示意图

2.迅速离断肝脏面粘连，显现肝外胆管。

3.用"四边法"切开肝总管、胆总管上段，直视下清除胆总管结石，大小约3cm×2.5cm×1.8cm；肝左管内结石，大小约1cm×0.8cm×0.7cm，以及脓性胆泥、胆汁，并发现残株胆囊管约3cm×1cm，内存胆石2枚，直径约0.7cm，予以清除。拔除PTCD导管，查导管内有脓性絮状物。

4.配合胆道镜检查肝内外胆管，未见胆石。胆道镜伸入十二指肠腔，胆管壁附着脓性絮状物。

5.经胆总管右侧壁戳孔引出16号T形管直臂，4/0 Prolene线连续缝闭胆管切口，注水测试无胆漏、无出血。逐层关腹。手术历时1.5小时，失血量约20ml，取出胆石约15g。呼吸内科医师借助气管插管做纤维支气管镜检查，吸出约20ml血性痰液后带气管导管返回ICU，并备气管切开包于床旁。本例手术绘图见图2-1-2。

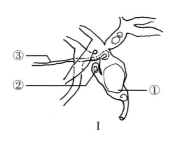
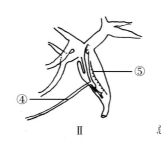

③ ② ① Ⅰ　　④ ⑤ Ⅱ

图2-1-2　手术示意图
Ⅰ.术前；Ⅱ.术后
①胆总管；②残留胆囊管；③PTCD导管；④T形管；⑤胆总管切口缝闭

【术后】　无胆漏、出血、肝功能不全等并发症，呼吸逐渐好转，血小板逐渐回升，恢复平顺。嘱3个月后再施胆道手术。

【经验与体会】

1.肝胆管结石、AOSC是胆石的常见并发症之一，最有力的救治手段是有效的胆道减压，常用的有PTCD、ENBD及开腹胆道切开减压等。本例PTCD效果不佳，说明PTCD有效，但受各种因素影响，必须认真、严格观察。本例PTCD效果不佳的原因：①胆石致AOSC，胆石呈泥沙状，胆汁呈脓性，大量絮状物易堵塞导管。②PTCD导管细小，易被脓性胆泥堵塞。

2.当PTCD引流不畅时，应立即施行开腹胆道减压。

3.本例施行急症胆道探查，应该是可行的、唯一的选择。①胆石为胆漏、脓性胆汁，很多脓性絮状物。②胆石主要在胆总管内，而胆总管直径达2.5cm，可以清除。③没有门静脉海绵样变，无进达胆管障碍。④肺部病变继发胆道梗阻感染，而且该院有纤维支气管镜。⑤血小板计数减少时继发胆道感染，病根为胆道梗阻感染。⑥患者不能搬运，当地医院无其他手段。⑦血小板计数减少，凝血功能受到影响，但无输液针孔出血不止征象。⑧心、肾功能可以承受手术探查胆道。

4.手术的目的是胆道探查，清除胆总管结石，手术以简、快为原则，不宜做内引流。

5.抗生素切不可滥用。本例体重40kg，使用"亚胺培南"达2g、每8小时1次，立即减量至0.5g、每8小时1次。

病例2　原发性胆总管结石，先后6次行胆总管T形管引流，终施改良盆式Roux-en-Y术

【病史】　患者，女，77岁。6次肝胆道术后，复发右上腹痛、寒战、发热，黄疸1年，加重7天。1992年诊断为"胆石症"施OC。2000年又因"胆总管结石"在当地医院施胆总管T形管引流术。2003年，施胆道探查术。2006年，施左肝外叶切除、T形管引流术。2016年，诊断为"胆总管结石"，请院外医师会诊，再施胆总管探查、T形管引流术。2018年，再因"胆总管结石"施胆总管取石、T形管引流术。

T 36.7℃，R 20次/分，P 71次/分，BP 154/80mmHg。神清合作，皮肤、巩膜轻度黄染。心律齐、无杂音，双肺呼吸音清。腹平，多条陈旧性手术切口瘢痕，无浅静脉曲张。腹壁软，未及肝、胆囊、脾，剑突右下方压痛，叩击右肝区示心窝部不适，无胃振水声，无腹水征。双下肢无水肿，活动好。WBC $7.4×10^9$/L，N 0.71，PLT $147×10^9$/L，TBIL 74μmol/L，DBIL 61μmol/L，TP 67g/L，ALB 41g/L，AST 55U/L，ALT 45U/L，γ-Gt 225U/L，ALP 221U/L。

CT（2020年5月，外院）：肝轮廓清，表面光整，左肝外叶缺如，右肝肥大，肝内外胆管轻至中度扩张。胆总管内径约1.8cm，可见多个胆石。肝内胆管少许积气。无腹水。未见十二指肠乳头旁憩室，无门静脉海绵样变。MRCP（2020年5月，外院）：肝内外胆管中度扩张，胆总管有多个结石。

【诊断】　胆总管结石、多次胆道术后，合并Oddi括约肌功能不全。

【手术名称】　改良盆式Roux-en-Y术。

【手术难点】　既往多次（6次）肝、胆管术后，腹内粘连严重，难于显现肝十二指肠韧带及一级肝门，可能损伤十二指肠、右侧结肠。

【手术过程】

1.择期手术，取平仰卧位，气管内全身麻醉，取右上腹"反L"形切口（图2-2-1）入腹。术中所见：无腹水，腹膜上未见癌性结节，无静脉曲张。大网膜十二指肠与第一肝门、肝十二指肠韧带致密粘连、融合，未见肝圆韧带，无左肝外叶，左肝内叶萎缩，肝膈亦广泛粘连。肝呈棕红色，表面光整，质地硬，未及结石感、结节感。胆总管可及结石感。胆囊未见。无门静脉海绵样变。胃壁不厚，胃体不大。胰、脾无明显异常。

2.离断肝周粘连，显现肝方叶、左肝管及少许肝总管，穿刺获胆汁。温斯洛孔粘连、封闭，无法放置Pringle止血带，但可扪及肝固有动脉。

3.用"四边法"切开肝左管、肝总管，胆管壁厚0.5cm，胆管腔1.6cm，直视

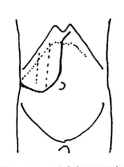

图2-2-1　手术切口示意图

下清除胆石。锐性分离十二指肠球部与胆总管粘连，显现胆总管上段长度约3.5cm，8号胆道扩张器顺利通过十二指肠。左右肝内胆管无胆石，亦未发现胆总管十二指肠瘘。

4.横断胆总管，近段组成肝胆管盆，内径达3cm。

5.提取桥袢空肠，经结肠后施改良盆式Roux-en-Y术。放置导管于肝胆管盆，测试无胆漏、无出血。此过程发现温斯洛孔右侧一肿块，大小约2cm×1.5cm×1.5cm，与右肾相连，未予以处理。逐层关腹。手术历时3小时，失血量约100ml，取出胆石5g，术中生命体征平稳，安返病房。本例手术绘图见图2-2-2。

【术后】 恢复平顺。

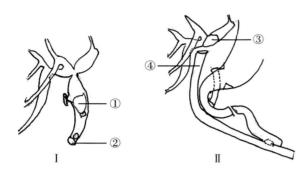

图2-2-2 手术示意图
Ⅰ.术前；Ⅱ.术后
①胆总管结石；②胆管出口松弛；③肝胆管盆；④桥袢空肠

【经验与体会】

1.本例30年期间因胆总管结石先后6次行胆总管探查、胆总管T形管引流，1次左肝外叶切除，再发胆总管结石而施胆肠盆式内引流术。胆总管结石可原发，亦可继发，国外多继发胆囊结石，我国多继发肝内胆管结石，由此可见，本例多为原发胆总管结石。据本次术中所见，可能与Oddi括约肌功能不全相关。

2.原发胆总管结石的原因甚多，如十二指肠乳头旁憩室、Oddi括约肌失功能、胆总管与十二指肠内瘘、胆总管憩室样囊状扩张、胆总管囊肿、医源性近段胆管损伤等。

3.外科手术是治疗原发胆总管结石的首选方法，治疗原则是去除致使原发性胆总管结石的原因，行胆肠Roux-en-Y术。

病例3 结石性急性胆囊炎，胆石嵌顿胆囊管、胆总管，施胆囊切除、胆总管探查、T形管引流术

【病史】 患者，男，42岁。间发右上腹痛、寒战、发热2个月。2个月前，因突然右上腹痛伴寒战、发热入住某院，经MRI、MRCP等检查，诊为"结石性胆囊炎，胆囊管、胆总管末端结石嵌顿，AOSC"，施行PTCD，辅以抗生素等处理，症状逐渐缓解，2天前转来我院。

T 36.7℃，R 22次/分，P 111次/分，BP 99/72mmHg。神清合作，皮肤、巩膜无黄染。心律齐、无杂音，双肺呼吸音清。腹平，浅静脉不曲张，示PTCD导管从右锁骨中线上第6肋间引出，引流物为墨绿色胆汁，无恶臭。腹壁软，右上腹壁稍紧张，剑突右下方有压痛，未触及肝、胆囊、脾，叩击右肝区示心窝部右侧不适、疼痛，无胃振水声，腹水征（－）。双腰背部无抬举痛，脊柱、四肢无异常。WBC 14.3×10⁹/L，N 0.772，PLT 467×10⁹/L，TP 75.8g/L，ALB 40.3g/L，TBIL 8.3μmol/L，DBIL 5.3μmol/L，AST 35U/L，ALT 31U/L，PA 200mg/L，ChE 7269U/L。

MRCP（2020年6月，湖南省人民医院）：肝内外胆管轻度扩张。胆总管下段见一胆石，圆形，外径约0.6cm。胆囊胀大，约10cm×5cm，胆囊颈结石嵌顿，圆形，直径约1.3cm。

【诊断】 结石性急性胆囊炎，PTCD后。合并胆囊颈部结石嵌顿，胆囊坏疽，Mirizzi综合征Ⅰ型；胆总管结石、AOSC；局限性腹膜炎。

【手术名称】 胆囊切除、胆总管探查、T形管引流术。

【手术难点】 ①胆囊坏疽，胆囊壁层次不清，胆囊三角解剖结构紊乱，胆囊难以切除。②胆总管远段胆石嵌顿时间已长达2个月，取石过程易致胆总管远段穿孔。

【手术过程】

1.取平仰卧位，气管内全身麻醉，行右上腹"反L"形切口（图2-3-1）入腹。主管医师次全切除胆囊，并称胆囊管与肝总管汇合处戳破长约0.4cm，进一步如何处理，请笔者会诊。笔者见术野出血多，肝仍藏在右膈下，肝总管未见显现，胆囊床留较多胆囊壁及胆囊床脓肿，立即洗手上台。

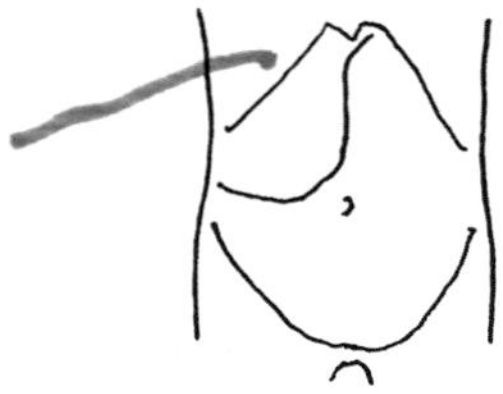

2.笔者完成以下手术

（1）调整自动牵拉器位，右膈下填塞纱布垫托出右肝。"三合一液"冲洗术野，清洁、止血，换"三合一液"盐水垫，切开残留胆囊管，安置Pringle止血带。

（2）剔除肝总管前方增厚的浆膜，显现胆总管，肝左、右管。

（3）剔除残留胆囊壁，清除胆囊床脓肿。

（4）"四边法"切开肝总管、肝左管口，切除过多的胆囊管，探查肝左、右管无胆石且通畅。

（5）以刮匙完整取出胆总管远段胆石1枚，与术前MRCP显示一致。先后放入8号导尿管达十二指肠，配合使用纤维胆道镜检查，Oddi括约肌正常。

（6）做肝总管右侧壁戳孔，放置14号T形管，以4/0 PDS线连续缝闭胆管切口，测试无胆漏、无出血。安置腹腔引流管、T形管，清点器械、敷料无误，逐层关腹，手术历时1.5小时，失血量约100ml，标本送检。安返病房。本例手术绘图见图2-3-2。

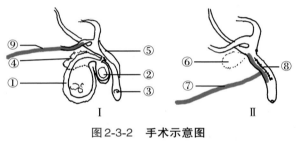

图2-3-1 手术切口示意图

图2-3-2 手术示意图

Ⅰ.术前；Ⅱ.术后

① 胆囊壁；② 胆囊管结石嵌顿；③ 胆总管远段胆石；④ 残存胆囊壁；⑤ 肝总管前壁增厚的浆膜；⑥ 胆囊床；⑦ T形管；⑧ 胆管切口缝闭；⑨ PTCD导管

【术后】 无胆漏、出血等并发症，恢复平顺。病理切片报告为胆囊炎、胆囊壁坏疽。

【经验与体会】 本例胆囊切除应注意以下方面：①遵循"辨、切、辨"三字程序。②在阻断入肝血流下完整切除胆囊为宜。

病例4 结石性胆囊炎，并胆总管结石嵌顿、AOSC，施胆囊切除、胆总管切开取石、长臂T形管引流术

【病史】 患者，男，32岁。间发右上腹痛1年，复发伴尿黄5天。1年前，右上腹剧痛，经当地医院B超、CT检查发现"胆囊多发结石"，拒绝手术。5天前，复发右上腹痛，并出现皮肤黄染、尿黄红色、皮肤瘙痒、大便灰白色，在当地医院检查，TBIL 284μmol/L，DBIL 179μmol/L，AST 665U/L，ALT 976U/L，诊为"胆总管结石、AOSC"，转入我院。

T 38℃，R 20次/分，P 78次/分，BP 118/70mmHg，体重100kg。神清合作，皮肤、巩膜重度黄染。心、肺正常。腹平，无浅静脉曲张。腹壁软，未触及胆囊、肝、脾。Murphy征（＋），剑突右下方有压痛，右肝区叩击示心窝部疼痛，无胃振水声，腹水征（－）。脊柱、四肢无异常。WBC 11.5×10^9/L，N 0.88，PLT 214×10^9/L，TBIL 314μmol/L，DBIL 278μmol/L，TP 67g/L，ALB 41.5g/L，AST 715U/L，ALT 988U/L，γ-Gt 214U/L，ALP 315U/L，PA 214mg/L，ChE 8412U/L，CA19-9 37.4U/ml，AFP 13.5ng/ml。

MRCP（2020年6月，湖南省人民医院）：肝内外胆管轻度扩张，胆总管末段示一胆石，大小约

0.5cm×0.3cm。胰管不扩张。胆囊大小约6cm×3.5cm，壁厚0.4cm，其内多个结石。腹膜腔无液体积聚。

【诊断】 慢性结石性胆囊炎急性发作，合并胆总管结石嵌顿，AOSC，毛细胆管炎。

【手术名称】 胆囊切除，胆总管取石，长臂T形管放置。

【手术难点】 胆总管结石嵌顿，采用多种方法取不出。

【手术过程】

1.急症，取平仰卧位，气管内全身麻醉，取上腹白线切口（图2-4-1）入腹。主管医师切除胆囊，后切开肝总管，采用各种方法试图取出胆总管远段嵌顿结石，手术历时3小时，未能取出。没有胆道镜。急请笔者会诊。

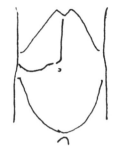

图2-4-1　手术切口示意图

2.笔者见患者肥胖，而切口是上腹白线切口，术野太深。立即洗手上台，完成以下手术。

（1）延长腹壁切口成"反L"形，安置全腹自动牵开器。

（2）做Coker切口，游离胰头十二指肠。

（3）扪触十二指肠乳头，确有一黄豆大小的胆石嵌顿不动，不支持为肿瘤。

（4）向胆总管右侧延长切口达胰头上缘。

（5）用"四边法"切开十二指肠降部，扪触胆石处在术者手中。

（6）用刮匙小心将胆石分块刮出。

（7）以小儿8号带芯气囊导尿管插入，顺利进达十二指肠，注水通畅，无出血、无十二指肠穿通、无胆总管穿通及胰腺穿通。

（8）更换12号长臂T形管，长臂入十二指肠。

（9）长臂T形管直臂经胆总管右侧壁另戳孔引出，4/0 Prolene线缝闭胆总管切口。

（10）4/0 PDS线连续、内翻缝闭十二指肠切口，外以5/0 PDS线做浆肌层包埋，反复注水测试，无胆漏、十二指肠漏、胰漏。T形管引流胆汁。逐层关腹，手术历时4小时，失血量约50ml，取出胆石，与MRCP所示相符。安返病房。

【术后】 无腹痛，T形管引流墨绿色胆汁350ml/d，体温正常，无胆漏、十二指肠漏、胰漏、幽门梗阻等，经T形管胆道造影，显示胆道通畅，无胆石残留。术后黄疸加深，TBIL 320μmol/L，DBIL 279μmol/L。于术后第3天考虑为毛细胆管炎，予以高压氧舱治疗，黄疸逐渐消退。第10天复查TBIL 160μmol/L，DBIL 87μmol/L。

【经验与体会】

1.胆总管结石嵌顿是常见病症，如果处理不当，易致医源性远段胆管损伤。

2.临床上处理胆总管远段结石的方法：取石钳钳夹，刮匙刮取，胆道镜、钬激光取石，经十二指肠乳头切开取石，十二指肠内镜下乳头括约肌切开术（EST）取石。本例采用术中刮匙取出胆石。

3.刮匙取石时的注意事项（图2-4-2）如下。①做Coker切口，游离、显现十二指肠、胰头。②"四边法"向胆总管右侧壁延长切口，尽量靠近胆石。③做十二指肠降部切开，显现十二指肠乳头。④术者左手捏住"胆石处"，刮匙刮取胆石。⑤放置12号长臂T形管，T形管直臂经胆总管右侧壁戳孔引出，长臂入十二指肠。⑥反复检查、测试，无胆管、十二指肠、胰穿通伤。

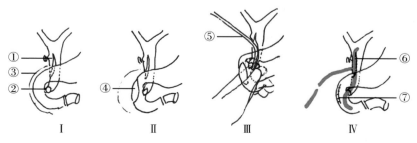

图2-4-2　手术示意图

Ⅰ.延长胆管切口、Coker切口；Ⅱ.十二指肠切开；Ⅲ.刮石；Ⅳ.长臂T形管放置

①胆总管切口延长；②胆总管结石；③十二指肠后腹膜切开；④十二指肠切开；⑤胆总管刮匙；⑥长臂T形管；⑦十二指肠切缘缝闭

病例5　胆总管结石嵌顿，取石困难，施延长胆管切口取出胆石

【病史】　患者，男，63岁。胆总管结石嵌顿，结石取不出。患者因右上腹剧烈疼痛、发热、黄疸5天，经B超、CT检查诊为"结石性胆囊炎，并胆总管结石，AOSC"，施"急症剖腹胆囊切除、胆总管切开取石"。

T 38.3℃，R 20次/分，P 94次/分，BP 132/84mmHg。全身麻醉状态，皮肤、巩膜中度黄染。心、肺无明显异常。腹部切口系右上腹"反L"形切口，安置全腹自动牵开器，肝、胆总管显露尚可，胆囊已移除，胆总管外径约1.8cm，胆管切口位于肝总管，长约1.5cm，胆管壁厚约0.2cm。手术器械台上见取出的一颗胆石，约2cm×1.2cm×1cm。但取石经过30分钟，仍有一块直径约0.8cm的胆石无法取不出。笔者查阅术前影像，与术中情况相符。

【诊断】　结石性胆囊炎，合并胆总管结石嵌顿，取石困难。

【手术名称】　胆总管结石嵌顿取石。

【手术难点】　胆总管远段结石嵌顿时间已达5天，术中可直视胆总管结石取不出。胰头水肿。

【手术过程】

1.笔者洗手上台，扪触胰头、胆总管，确有直径约1cm的结石感。胆道刮匙能碰到胆石，取石钳伸不到胆总管远段。

2.右膈下填塞纱布垫，托出右肝。

3.游离十二指肠胰头，将胆石处握于术者手中，无十二指肠、胰腺损伤。

4."四边法"延长胆管切口达胰腺上缘（图2-5-1Ⅰ）。

5.游离胰头十二指肠，握结石处胆总管远段于手中，取石钳伸入胆管夹取胆石。5号胆道扩张器能顺利通过胆总管远段进入十二指肠。

6.T形管直臂经胆总管右侧壁引出，用4/0 Prolene线连续缝闭胆管切口，注水测试无胆漏。

7.逐层关腹。手术历时2小时，失血量约20ml。安返病房。本例手术绘图见图2-5-1。

【术后】　无胆漏、十二指肠漏、胰漏及创伤性胰腺炎等并发症，恢复平顺。

【经验与体会】　胆总管远段结石嵌顿取出是一个小手术，也是一种危险的手术，本例胆石已嵌顿5天，如果处理不当将致医源性胆道、十二指肠、胰头穿通伤，大出血，腹膜炎等严重并发症。

1.处理胆总管远段结石嵌顿的方法。①EST取石。②胆总管切开取石。③胆总管切开、胆道镜取石、钬激光碎石。④经十二指肠、十二指肠乳头切开取石。⑤胆总管切开，推胆石入十二指肠。

2.本例采取胆总管切开取石，操作时宜注意以下方面。①胆总管切口尽量向胆总管远段延长。②游离胰头十二指肠，握胆石处于术者手中。③用合适的取石钳或胆道刮匙取石。④结石取出后应仔细检查有无医源性胆道、十二指肠、胰、脾损伤，如果有，应立即进行相应的处理。

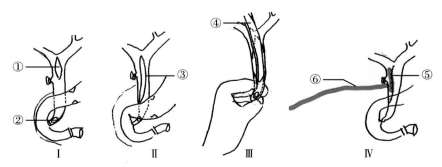

图2-5-1　手术示意图

Ⅰ.胆管切口延长前；Ⅱ.胆管切口延长后；Ⅲ.取石；Ⅳ.缝闭胆管切口

①肝总管切口；②胆总管结石；③胆总管切口延长；④取石钳；⑤缝闭切口；⑥T形管

病例6　右肝尾叶胆管结石、肝左管口狭窄，合并先天性心脏病、糖尿病、高血压，施盆式T形管引流术

【病史】　患者，女，66岁。复发间歇性右上腹痛4个月，加重伴发热7天。8年前，因"胆石症"在当地医院施开腹胆囊切除、胆道T形管引流术。12年前，因"先天性心脏病、房间隔缺损"在外院施房间隔修补术。9年前，因"子宫肌瘤"在外院施"子宫切除术"。患"高血压、糖尿病"已10多年。

T 36.6℃，R 18次/分，P 82次/分，BP 126/66mmHg。神清合作，皮肤、巩膜无黄染。心律齐、无明显杂音，双肺呼吸音清。腹平，浅静脉不曲张，示多条腹部切口瘢痕。腹壁软，剑突右下方有压痛，叩击右肝区示心窝部不适，未及肝、胆囊、脾，无胃振水声，腹水征（－）。脊柱、四肢无异常。WBC $4.66×10^9$/L，N 0.536，PLT $283×10^9$/L，PA 221mg/L，ChE 4632U/L，TBIL 12.3μmol/L，DBIL 6.6μmol/L，TP 57.2g/L，ALB 36.7g/L，AST 14.7U/L，ALT 23U/L，ALP 136U/L，γ-Gt 77.6U/L，GLU 12.8mmol/L。

CT（2020年12月15日，湖南省人民医院）：肝轮廓清、表面光整，肝形态、比例失衡，左肝肥大、右肝萎缩。右肝后叶胆管中度扩张，充填多发胆石。肝外胆管内径约1.2cm，无胆石。未见胆囊（图2-6-1）。增强扫描（静脉期）无门静脉海绵样变（图2-6-2）。MRCP（2020年12月17日，湖南省人民医院）：肝内、外胆管轻度-中度扩张，右肝后叶胆管开口于肝左管，其内多发胆石（图2-6-3）。

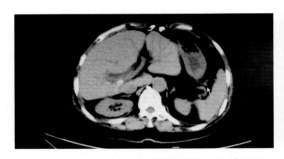

图2-6-1　CT：右肝后叶胆管扩张，充填胆石

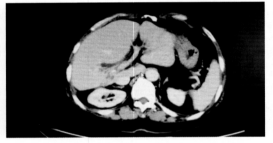

图2-6-2　CT增强扫描（静脉期）：无门静脉海绵样变

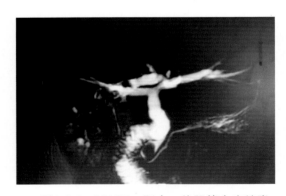

图2-6-3　MRCP：肝内、外胆管中度扩张，多发胆石；右肝后叶胆管异位汇入肝左管

【诊断】　①肝胆管结石。S：S_6、S_7；St：RPBD；A：肝右管缺如，右后叶胆管汇入肝左管；C：肝肥大萎缩征（左肝肥大、右肝萎缩），高位AOSC。②先天性心脏病、房间隔缺损，房间隔缺损封堵术后。③高血压、糖尿病。

【手术名称】　盆式T形管引流术。

【手术难点】　①右肝后叶胆管充填胆石，而且异位开口于肝左管。②肝左管口相对狭窄，肝方叶覆盖肝左管。③右肝后叶切除困难。④先天性心脏病、房间隔缺损封堵术后，高血压、糖尿病。

【手术过程】

1.择期手术，取平仰卧位，气管插管全身麻醉，取右上腹"反L鱼钩"形切口（图2-6-4）入腹。术中所见：无腹水，腹膜上无癌性结节，大网膜上无曲张静脉。肝色泽棕红、表面光整，左肝肥大、右肝萎缩，左肝质软、无结石感，肝桥肥大，肝方叶包裹肝左管，右肝质硬，右肝后叶有结石感。肝外胆管外径约1.3cm，无结石。胆囊未见。胰头软，脾不大，无门静脉海绵样变。

2.离断肝周粘连，显现肝后腔静脉，右膈下填塞纱布垫托出肝，扪触右肝后叶脏面结石感明显。

3."四边法"切开胆总管，未见肝左、右管口，亦未获胆石。

4.安置Pringle止血带，断肝桥（宽度约3cm），分离肝方叶基部，显现肝左管。沿肝圆韧带途径切开肝左管口、肝左管，长度达3cm，示其内径分别为0.9cm、0.8cm，并见到右肝后叶胆管口及右肝前叶胆管口，内径分别为0.8cm、0.6cm，右肝后叶胆管口溢出泥沙样胆石。取石钳、刮匙进入达右肝后叶胆管，清除其内胆石，至结石感消失。

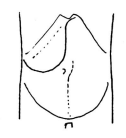

图2-6-4　手术切口示意图

5.配合使用B超检查未见残石。

6.做肝总管左切缘与肝左管下切缘拼合，消除肝左管口狭窄，形成肝胆管盆，内径达3.5cm。放置14号T形管，一横臂入右肝后叶胆管，直臂经肝总管后侧壁戳孔引出。4/0 Prolene线缝闭胆管切口，注水测试无胆漏、无出血。逐层关腹，手术历时2.5小时，失血量约20ml，取出胆石15g。安返病房。本例手术绘图见图2-6-5。

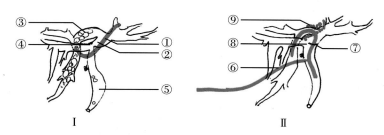

图2-6-5　手术示意图

Ⅰ.术前；Ⅱ.术后

①肝方叶；②肝左管；③右肝后叶胆管；④肝左管口；⑤胆总管；⑥T形管；⑦肝左管与肝总管拼合；⑧肝胆管盆；⑨肝方叶剥离面

【术后】　无胆漏、出血等并发症，复查CT无胆石残留、无左肝管口狭窄。

【经验与体会】

1.本例选择盆式T形管引流是上策。原因如下：①不宜施右肝后叶切除。②盆式T形管引流解除了胆管狭窄，手术简便易行、创伤小。③本患者有心脏病、高血压、糖尿病，难以承受较大手术。④本次术后恢复平顺。

2.本例不宜施右肝后叶切除的原因。①本例右肝后叶胆管异位开口于肝左管，难以完整解剖切除。②即使勉强切除右肝后叶，也可能残留右肝后叶或医源性损伤右肝前叶，甚至导致右半肝切除，给患者带来较大损伤。

3.盆式T形管引流术简便易行。①断肝桥，游离肝方叶基部，显现并开放肝圆韧带途径。②充分游离右肝，有利于右肝后叶胆管结石的清除。③做肝总管左切缘与肝左管下切缘拼合，组成肝胆管盆，充分解除胆管狭窄。

病例7　高龄患者，结石性胆囊炎、坏疽，形成胆囊周围脓肿，肝总管狭小，施胆囊切除、穿刺法胆道T形管引流术

【病史】　患者，女，78岁。间发右上腹痛20年，复发伴发热3个月。20年前，体检发现"胆囊结石"，无症状，惧怕手术。3个月前，B超、CT检查诊断为"结石性胆囊炎、胆囊结肠瘘"，当地医院认为高龄、高危、不宜手术。无脓血大便。患"高血压、冠心病"，服药治疗。

T 36.2℃，R 20次/分，P 74次/分，BP 133/78mmHg。神清合作，无黄疸。心律齐、无杂音，双肺呼吸音清。腹平，浅静脉无曲张。腹壁软，未扪及肝、脾，右上腹扪及一包块约3cm×2cm、质地硬，Murphy征（＋），叩击右肝区示心窝部疼痛，无胃振水声，无腹水征。脊柱、四肢无畸形。WBC 7.69×10⁹/L，N 0.66，PLT 160×10⁹/L，TP 82g/L，ALB 40.2g/L，TBIL 11.53μmol/L，DBIL 4.1μmol/L，AST 18.6U/L，ALT 16.6U/L，ALP 77U/L，γ-Gt 25.7U/L，PA 228mg/L，ChE 6984U/L，CA19-9 16.4U/ml，AFP 8ng/ml。

B超（2021年2月，湖南省人民医院）：胆囊多发结石，胆囊管内径0.4cm。CT（2021年2月，湖南省人民医院）：肝轮廓清，表面光整，形态、比例无失衡。肝内外胆管不扩张，无胆石、无积气。胆囊壁厚，胆囊大小为6cm×4cm，边界欠清，内积胆石约3cm×4cm，胆囊周无积液，胆囊管纤细。全胰管不扩张，脾不大，无腹水（图2-7-1）。增强扫描（静脉期）显示胆囊边界欠清，与十二指肠、结肠相贴（图2-7-2）。

【诊断】 结石性慢性胆囊炎、穿通。合并胆囊周脓肿。

【手术名称】 胆囊切除、穿刺法胆总管T形管引流术。

【手术难点】 ①胆囊坏疽、穿孔，与十二指肠、结肠融合，致密粘连，易致肠穿孔。②胆总管纤细，施胆总管T形管引流困难。

【手术过程】

1.择期手术，取平仰卧位，气管插管全身麻醉，取右上腹"反L"形切口（图2-7-3）入腹。术中所见：无腹水，腹膜上无癌性结节。肝色泽棕红，表面光整，形态、比例无失衡。肝桥宽约4cm，肝方叶不大。可见少许肝左管，肝外胆管外径约0.6cm，肝总管壁厚如索。胆囊约6cm×5cm，质硬，与结肠粘连、融合，局部充血、水肿。十二指肠、结肠无梗阻征象。胰头软，脾不大。

2.切除胆囊

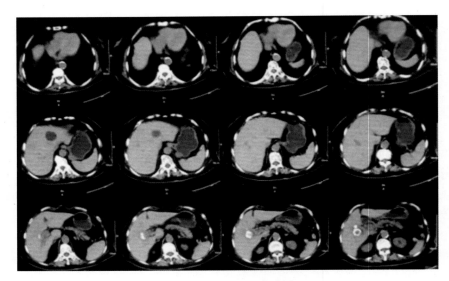

图2-7-1 CT：胆囊壁厚

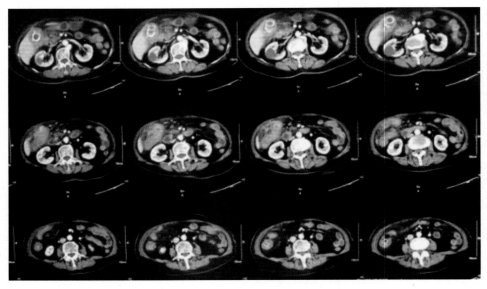

图2-7-2 CT：胆囊与十二指肠、结肠相贴

（1）离断肝周粘连带，显现肝十二指肠韧带，安置全腹自动牵开器。

（2）紧贴胆囊，"弃车保帅"，钝性剥离十二指肠、结肠，显示胆囊与结肠间脓肿，脓液量约30ml。胆囊底坏疽、穿孔，并见胆囊内6块胆石聚成一团，大小约5cm×4cm×4cm（图2-7-4），胆囊壁厚约0.5cm。结肠壁上形成一个周径5cm、深3cm的坑，反复检查无结肠瘘。

（3）浆肌层下剥离、移去胆囊，残留胆囊管长度约3cm。

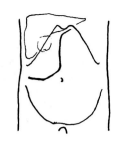

图2-7-3　手术切口示意图

3.施穿刺法胆总管T形管引流术

（1）安置Pringle止血带，离断肝桥，肝下用"三合一液"纱布垫隔离（图2-7-5）。

（2）顺胆囊管途径进达胆总管（图2-7-6），"四边法"予以切开胆囊管、肝总管及肝左管，显示其胆管壁厚约0.2cm，胆管腔分别约0.3cm、0.5cm、0.5cm，以4/0微乔线缝合、牵引胆管壁（图2-7-7）。

（3）切开、牵引肝右管（图2-7-8），肝右管腔约0.5cm（图2-7-9）。

（4）以小分离钳做肝总管右侧壁戳孔（图2-7-10），引柳叶片状12号T形管直臂出胆管（图2-7-11）。

（5）用5/0微乔线缝闭胆管切口（图2-7-12），反复注水测试无胆漏。

4.游离肝圆韧带（图2-7-13），覆盖胆管切口（图2-7-14）。

5.游离局部结肠大网膜填塞结肠"坑凹"（图2-7-15）。

6.放置好引流管，逐层关腹。手术历时2小时，失血量100ml。胆囊送病理学检查，快速病理切片检查报告：炎症。

【术后】　无发热，无腹腔脓肿，T形管引流墨绿色胆汁150～200ml/d，无心血管意外，切口甲级愈合，第8天带T形管出院。

【经验与体会】

1.本例患者，女，78岁。结石性胆囊炎合并高血压、心脏病。笔者选择手术切除胆囊、胆道T形管引流，其理由如下：①胆囊结石、胆囊炎、胆囊坏疽，形成胆囊、结肠间脓肿，有时呈局限性腹膜炎，而发热已达3

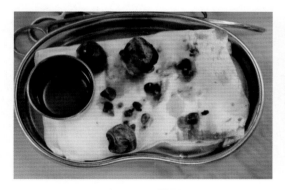

图2-7-4　胆石

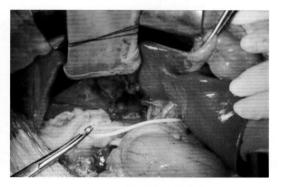

图2-7-5　钳尖处为纱布垫

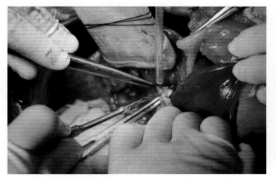

图2-7-6　吸引器头处为胆囊管

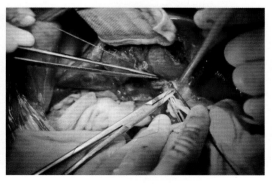

图2-7-7　持针器头处为胆管壁

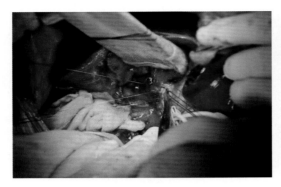

图2-7-8　线牵引处为肝右管

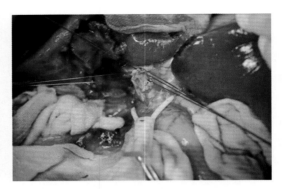

图2-7-9　线牵引处为肝右管

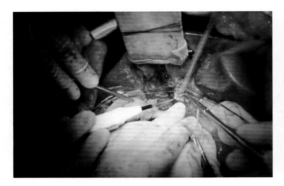

图2-7-10　右下方为直角弯钳

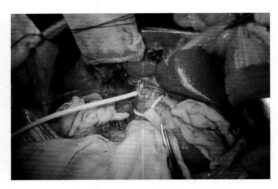

图2-7-11　左侧胶管为T形管

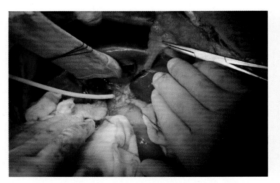

图2-7-12　左侧胶管为T形管

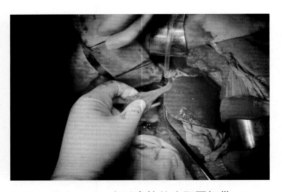

图2-7-13　左手牵拉处为肝圆韧带

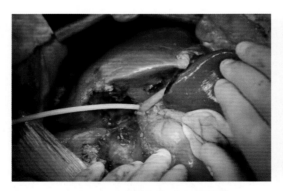

图2-7-14　T形管根部为肝圆韧带

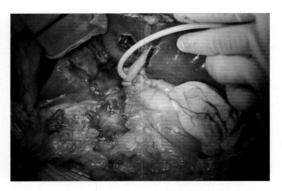

图2-7-15　左下方为大网膜

个月，有明确手术指征。②患者已患高血压、心脏病多年，而胆囊坏疽、胆囊周围脓肿仅3个月，患者并没有因胆囊坏疽、脓肿形成而加重高血压、心脏病，因此可以承受胆道手术。③患者及其家属希望手术，而且对手术的危险性有充分理解和准备。④胆囊切除、胆总管T形管引流是常见手术。

2.本例手术的难点在于如何切除胆囊而不损伤结肠、十二指肠，如何完成胆总管的发现及放置T形管。对此，笔者注意到以下几点。①胆囊切除：注意"弃车保帅"，宁肯次全切除胆囊，也要保护结肠、十二指肠。②肝总管的发现：经胆囊管途径进达肝总管，经肝圆韧带途径切开肝左管，经胆囊床途径切开肝右管。③放置胆道T形管需注意：选择12号T形管，横臂修剪成柳叶状；穿刺法做肝总管右侧壁戳孔，引出T形管直臂；薇乔线缝闭胆总管切口；以肝圆韧带外贴胆总管切口。

病例8　急性结石性胆囊炎、胆总管结石、AOSC，并胆汁性腹膜炎，腹痛缓解，急症施胆囊切除、胆管T形管引流术

【病史】　患者，男，58岁。上腹剧烈疼痛2天。2天前，突然右上腹阵发性绞痛，难以忍受，入当地医院，CT示胆囊炎、胆总管结石，胆总管内径1.3cm，少量腹水。诊为"胆囊炎、胆总管结石、胰腺炎"，予以解痉抗炎等处理后腹痛好转。复查CT，胆总管变细，胆囊变小，黄疸下降，拟出院，请笔者查房。2年前患"胆囊结石"。患"高血压、糖尿病"多年。

T 37.9℃，R 30次/分，P 125次/分，BP 156/95mmHg。神清合作，痛苦面容，呼吸急促，无发绀。心律齐、无杂音，双肺呼吸音无啰音，无胸膜摩擦音。腹胀满，浅静脉无曲张。腹壁紧张，以剑突右下方及左上腹为著。未触及肝、胆囊、脾，无胃振水声，肝浊音界正常，无腹水征。脊柱、四肢正常。实验室检查结果见表2-8-1，表2-8-2。

表2-8-1　血常规结果

日　期	WBC（×10⁹/L）	N（%）	PLT（×10⁹/L）
2021年3月8日（入院）	11.8	96	148
2021年3月12日	17.5	85.7	121.2

表2-8-2　肝功能结果

日　期	TBIL（μmol/L）	DBIL（μmol/L）	ALT（U/L）	AST（U/L）	TP（g/L）	ALB（g/L）
2021年3月8日（入院）	136.4	100.3	237	116.3	68	42
2021年3月12日	37	26	73	37	63	31

CT（2021年3月8日，外院）：肝轮廓清，表面光整，肝叶、段比例无失衡。肝内、外胆管轻-中度扩张，以左肝外叶下段胆管为著。胆总管内径约1.5cm，其远段示一胆石约0.5cm×0.6cm。胆囊大小约6cm×4cm，壁厚约0.3cm，其内未见胆石。膈下无气体、液体积聚。胰不大，边界清楚，胰管不扩张。CT（2021年3月11日，外院）：肝内胆管不扩张，胆总管内径约1.3cm，未见胆石及积气。胆囊约5cm×3cm。可见左肝外叶、脾周有包裹性液体积聚。膈下无气体。胰不大，边界清，全胰管不扩张。脾不大（图2-8-1）。

【诊断】　①急性胆囊炎、胆总管结石、AOSC。合并胆道高压，渗血性、胆汁性腹膜炎。②高血压、糖尿病。

【手术名称】　胆囊切除、T形管引流、腹膜腔清创引流术。

【手术难点】　①确定病情是好转还是不好？该不该急症剖腹手术？②本例为继发性腹膜炎，原发病灶在哪里？手术怎样施行？

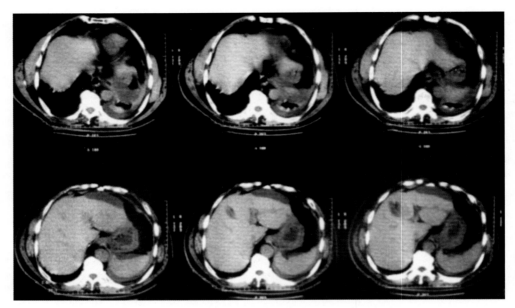

图2-8-1　CT：肝内胆管不扩张，胆囊不大，左上腹液体积聚

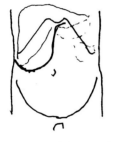

图2-8-2　手术切口示意图

【手术过程】

1.笔者了解病情、进行体格检查、查看血清生化及影像资料后，认为病情未好转，反而恶化了。患者腹痛缓解，而腹膜炎体征加重，这是胆总管结石嵌顿，胆总管内高压，胆汁渗出致胆汁渗出性腹膜炎。与此同时，胆石滑入十二指肠，胆管内高压解除，腹痛随之缓解，黄疸下降，因此这种腹痛缓解是病情加重的表现。由于腹膜炎存在，而且严重弥散，故需立即手术。

2.会诊后立即将患者送入手术室，取平仰卧位，气管插管全身麻醉，取右上腹"反L"形切口（图2-8-2）入腹。术中所见：淡黄色混浊腹水约400ml，腹膜上无癌性结节。肝色泽棕红，表面光整，左肝脏面、胃膈面、脾周均有一层透明囊样液体、黄色脓苔。左肝外叶肥大（图2-8-3），肝质地稍硬，未见胆管穿孔征象。肝十二指肠韧带充血、水肿。胆总管外径约1.5cm，未见穿孔（图2-8-4）。胆囊亦充血、水肿，大小约5cm×3cm，无结石感、无穿孔（图2-8-5）。胃、十二指肠、空肠、回肠示轻度充血、水肿，无穿孔征象。

3.放置Pringle止血带，钳夹、切断胆囊管、胆囊动脉，剥离移去胆囊（图2-8-6）。

4.穿刺胆总管获胆汁，"四边法"切开胆总管，探查胆管：远段胆管顺利通过5号胆道扩张器，无胆石，经肝左、右管口注水未见肝内胆管漏。纤维胆道镜探查肝内、外胆管，无胆石，无胆道穿孔。

5.放置14号T形管入胆总管，T形管直臂经胆总管右侧壁戳孔引出，4/0 Prolene线连续缝闭胆管切口，注水测试无胆漏、无出血（图2-8-7）。

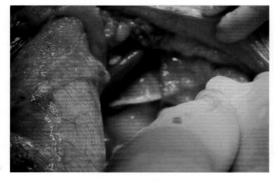

图2-8-3　左肝表面黄色脓苔

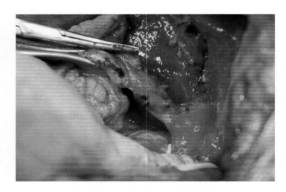

图2-8-4　钳子夹持处为胆囊

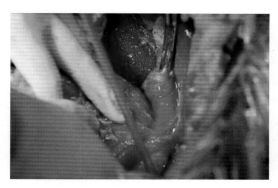

图 2-8-5　示指处为胆囊

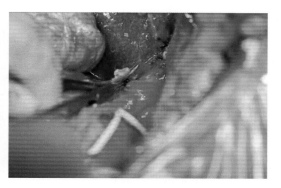

图 2-8-6　乳胶管为 Pringle 止血带

6.游离肝圆韧带盖被胆管（图 2-8-8）。

7.清除脓液、脓苔，用"三合一液"2000ml 冲洗腹膜腔，放置温斯洛孔右侧、左膈下引流管各一根。逐层关腹，手术历时 1.5 小时，失血量约 50ml，清除脓苔及将胆囊标本送病理科检查（图 2-8-9）。安返病房。

【术后】　无胆漏、胆道出血、腹腔残余脓肿、肝功能不全等并发症，恢复平顺。

【经验与体会】

1.本例系胆总管结石嵌顿、胆道高压致渗出性胆汁性腹膜炎，是继发性腹膜炎的一种。

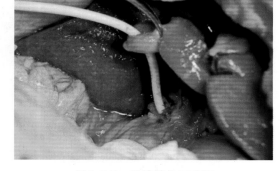

图 2-8-7　乳胶管为 T 形管

2.胆石嵌顿致剧烈的胆绞痛，腹痛缓解，一种可能是胆石"滑动向上"进入宽大胆管，另一种可能是胆石滑动入肠道。因此，切勿以为腹痛缓解就是病好了。作为医师，应严密观察、多方面考虑。①本例剧烈腹痛突然缓解，但腹膜炎出现，而且腹痛虽然减轻，但腹痛范围扩大，说明作为医师一定要"望触叩听"，丝毫不能马虎。②本例剧烈胆绞痛时胆管扩张，胆总管末端胆石嵌顿，而胆绞痛突然缓解后胆管缩小，胆管结石未见，说明胆绞痛缓解与胆石滑入十二指肠相关。③本例胆绞痛缓解，胆石滑入十二指肠，胆红素下降，氨基转移酶急降，白细胞计数、中性粒细胞百分比下降，但腹膜炎加重。④本例并存高血压、糖尿病，应引起高度注意。

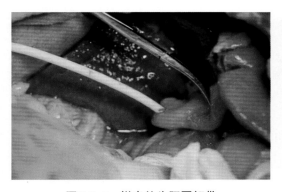

图 2-8-8　钳尖处为肝圆韧带

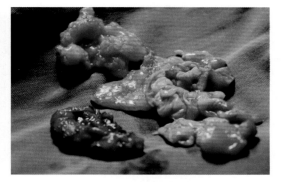

图 2-8-9　胆囊、脓苔

病例 9　肝胆管结石、左肝外叶切除后，右肝后叶胆管内多发结石、胆管相对狭窄，采取右肝后叶胆管结石感途径、长臂 T 形管留置

【病史】　患者，女，54 岁。复发右上腹痛伴寒战、发热 1 年。19 年前，因"胆石症"在某院施胆切胆探、左肝外叶切除、T形管引流术。

T 36.8℃，R 20次/分，P 78次/分，BP 128/68mmHg。神清合作，皮肤、巩膜无黄染。心、肺正常。腹平，浅静脉无曲张，可见右上腹经腹直肌陈旧性切口瘢痕，长16cm。腹壁软，未触及肝、胆囊、脾，无胃振水声，无腹水征。双腰背部无抬举痛，脊柱、四肢正常。WBC 2.8×10⁹/L，N 0.566，PLT 244×10⁹/L，TP 60.9g/L，ALB 38g/L，TBIL 15μmol/L，DBIL 4.8μmol/L，AST 39U/L，ALT 42.9U/L，ALP 168U/L，γ-Gt 186U/L，PA 211mg/L，ChE 8246U/L。

CT（2021年4月，湖南省人民医院）：肝轮廓清，表面光整，未见左肝外叶，左肝内叶、右肝前叶肥大。右肝后叶胆管轻度至中度扩张，其内积胆石、无积气。胆总管不粗，未见胆石。未见胆囊。无腹水，腹膜后无肿大淋巴结（图2-9-1）。MRCP（2021年4月，湖南省人民医院）：肝内、外胆管轻度-中度扩张，右肝后叶胆管充填胆石（图2-9-2）。

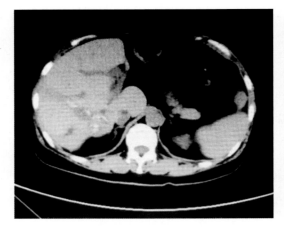
图2-9-1　CT：右肝后叶胆管结石

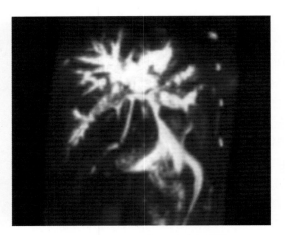
图2-9-2　MRCP：右肝后叶胆管结石

【诊断】　肝胆管结石，左肝外叶切除后。S：S₆、S₇；St：RPBD；A：无；C：胆汁性肝硬化、门静脉高压。肝肥大萎缩征（左肝内叶、右肝前叶肥大，右肝后叶萎缩）。

【手术名称】　经右肝后叶结石感途径、T形管引流术。

【手术难点】　本例肝胆管结石、左肝外叶切除术后，右肝后叶胆管多发结石，右肝后叶胆管口相对狭窄，并胆汁性肝硬化，左肝内叶、右肝前叶肥大，难以承受右半肝或右肝后叶切除，而且解除右肝后叶胆管狭窄困难。

【手术过程】

1. 择期手术，取平仰卧位，气管插管全身麻醉，取上腹Y形切口（图2-9-3）入腹。术中所见：无腹水，腹膜上无癌性结节。肝色泽棕红，表面光整，左肝外叶已切除，左肝内叶、右肝前叶肥大，肝质地硬，右肝与膈肌致密粘连，右肝后叶下段脏面可触及结石感。未见胆囊。肝外胆管外径约1.3cm，未触及胆石。胰头稍硬，脾不大。

2. 离断肝周粘连，安放全腹自动牵开器及Pringle止血带，分离肝肾韧带，显现右肝后叶脏面，结石感明显。

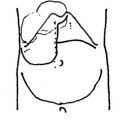
图2-9-3　手术切口示意图

3. 用"四边法"切开胆总管、肝总管及肝左管，显现右肝后叶胆管，取石钳可碰及其内胆石，但取石困难。

4. 阻抗入肝血流，于右肝后叶脏面结石感明显处用"四边法"切开右肝后叶胆管，胆管切开长度达3cm，直视下逐一清除胆石，至原结石感消失。经右肝后叶胆管口插入3号胆道扩张器头，与右肝后叶下段胆管切开处沟通。用止血钳由小到大扩张右肝后叶胆管达大弯钳，并经右肝后叶胆管顺利换置14号长臂T形管（图2-9-4）。

5. 配合使用纤维胆道镜察看右肝后叶各胆管，未见残石。

　　6.关闭胆总管、肝总管切口，适当修剪 T 形管横臂，缝闭右肝后叶胆管切口，注水测试无胆漏、无出血（图 2-9-5）。安置好引流管，清点器械、敷料无误，逐层关腹。手术历时 2 小时，失血量约 50ml，取出胆石 5g（图 2-9-6）。安返病房。本例手术绘图见图 2-9-7。

　　【术后】　无膈下脓肿、胆漏、出血等并发症，复查 CT 无胆石残留，恢复平顺。

　　【经验与体会】

　　1.本例肝胆管结石施行左肝外叶切除后，右肝后叶胆管结石、右肝后叶胆管相对狭窄，合并肝肥大萎缩征。这次手术采取右肝后叶胆管结石感途径、右肝后叶胆管途径放置长臂 T 形管，获得手术成功。说明手术时机、手术方式适合本例患者。

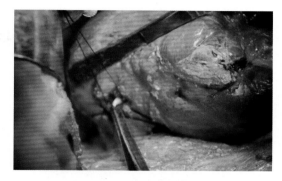

图 2-9-4　镊子尖夹持者为长臂 T 形管

　　2.本例手术难度大，为了克服困难，笔者注意了以下方面。①根据术前病史及影像学资料，以及曾施行左肝外叶切除，拟订以经右肝后叶胆管途径解除右肝后叶胆管狭窄、清除胆石。②取腹部 Y 形切口，使用全腹自动牵开器，获得宽阔术野。③阻断入肝血流，游离右半肝。④经右肝后叶结石感途径及右肝后叶胆管途径。⑤逐步扩张右肝后叶胆管口，解除狭窄。⑥配合纤维胆道镜。⑦留置长臂 T 形管。

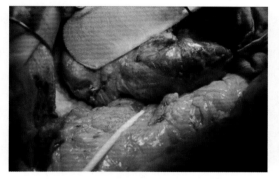

图 2-9-5　黄色胶管为 T 形管

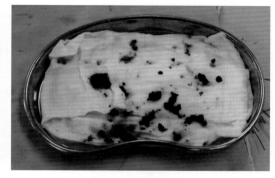

图 2-9-6　胆石

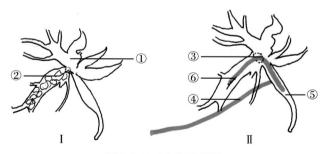

图 2-9-7　手术示意图
Ⅰ.术前；Ⅱ.术后

① 右肝前叶胆管；② 右肝后叶胆管口；③ 右肝后叶胆管扩张后；④ 长臂 T 形管；⑤ 胆总管；⑥ 右肝后叶结石感途径胆管切开后缝闭

病例 10　肝胆管结石，多级胆管狭窄，合并胆汁性肝硬化、门静脉高压，PTCD 后施胆道探查、硬质胆道镜钬激光碎石、T 形管引流术

　　【病史】　患者，男，57 岁。反复右上腹痛 30 年，复发伴寒战、发热、黄疸 4 天。14 年前（2007 年），诊为"胆石症"在当地医院施 OC。2 年前，诊断为"肝胆管结石"在外院施胆总管探查、T 形管引流术。

　　T 36.9℃，R 20 次 / 分，P 101 次 / 分，BP 126/66mmHg。神清合作，皮肤、巩膜示黄染。心、肺正常。腹平，

浅静脉无曲张，可见右上腹陈旧性切口瘢痕2条。右上腹壁稍紧张，剑突右下方明显压痛，叩击右肝区示心窝部疼痛，未见肝、胆囊、脾，无胃振水声，无腹水征。双腰背部无抬举痛，脊柱、四肢正常。WBC 5.06×10⁹/L，N 0.717，PLT 96×10⁹/L，TT 20s，APTT 50s，PT 15s，TP 61g/L，ALB 32g/L，TBIL 54μmol/L，DBIL 44μmol/L，ALP 142U/L，γ-Gt 101U/L，PA 129mg/L，ChE 2017U/L，AST 84U/L，ALT 72U/L。

CT（2021年7月9日，湖南省人民医院）：肝轮廓清，表面光整，肝叶（段）形态、比例无失衡。肝内胆管中度扩张，充填大量胆石，尤以右肝后叶胆管为著，无积气。未见胆囊。脾大8个肋单元（图2-10-1）。CT增强扫描无门静脉海绵样变（图2-10-2）。MRCP（2021年7月10日，湖南省人民医院）：肝内、外胆管中度至重度扩张，充填胆石，尤以右肝后叶、肝外胆管为著（图2-10-3）。

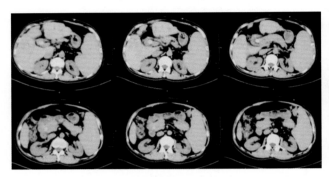

图2-10-1　CT：肝内胆管中度扩张、积石，脾大8个肋单元

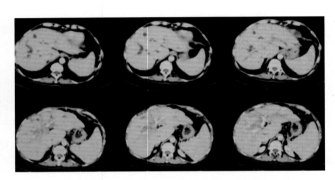

图2-10-2　CT增强扫描（静脉期）：无门静脉海绵样变

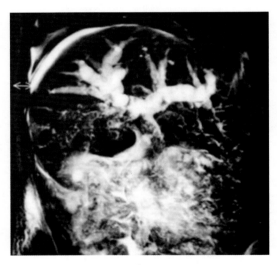

图2-10-3　MRCP：肝内胆管中度扩张、积石

【诊断】　肝胆管结石。S：全肝；St：BCD、RHPBD；A：无；C：胆汁性肝硬化、门静脉高压，AOSC、PTCD后，术中合并凝血酶原缺乏、创面渗血。

【手术名称】　胆管探查、胆道镜取石、T形管引流术。

【手术难点】　①全肝内、外胆管结石，并多级胆管口狭窄、胆汁性肝硬化、门静脉高压。②AOSC。③广泛致密粘连、渗血，凝血酶原缺乏、创面大渗血。

【手术过程】

1. 择期手术，取平仰卧位，气管插管全身麻醉，取右上腹"反L鱼钩"形切口（图2-10-4）入腹。术中所见：无腹水，腹膜上无癌性结节，大网膜上无静脉曲张。大网膜、胃、十二指肠与肝广泛粘连，大网膜呈结节颗粒状（图2-10-5）。肝呈暗棕红色，表面欠光整，肝叶（段）形态、比例无失衡，质地硬，结石感不明显。肝外胆管外径约2cm，有明显结石感。左肝前纵沟被瘢痕粘连封闭。肝方叶稍大，盖被左肝管。未见胆囊。肝十二指肠韧带无门静脉海绵样变，十二指肠淋巴结肿大，温斯洛孔被瘢痕粘连闭塞。胃十二指肠无梗阻征象，胰头稍硬，脾大且下极近左肋缘。

2. 分离肝周、肝膈粘连，创面渗血，无凝血块，渗血量约1500ml。历时1.5小时尚未显现肝外胆管。腹部切口太小，安置全腹自动牵开器，肝仍在右膈下深处，考虑凝血功能不佳是凝血酶原不足所致。笔者嘱麻醉医师速做处理，输注凝血酶原复合物、维生素K、10%葡萄糖酸钙等，并立即洗手上台。

3. 笔者完成手术

（1）延长腹部切口，重新安放全腹自动牵开器，腹膜腔用"三合一液"冲洗、湿敷，右膈下填塞"三合一液"纱布托出肝，创面渗血迅速减少。

（2）断肝桥，游离肝方叶基部，显现肝左管、肝总管。

（3）用"四边法"迅速切开肝总管、肝左管，切口长达3cm（图2-10-6），迅

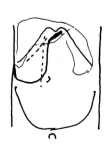

图2-10-4　手术切口示意图

速夹取胆石，用"三合一液"冲洗胆道，大量脓性胆汁、胆石涌出，瞬间创面、胆管渗血终止，检查凝血酶原功能正常。此手术历时16分钟。

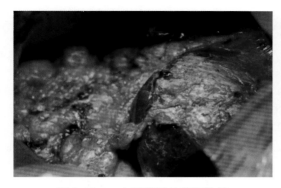
图2-10-5　大网膜呈结节颗粒状

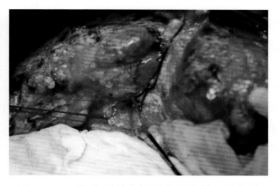
图2-10-6　线牵引处为切开的肝左管、肝总管

4.配合输尿管镜钬激光检查，清除肝内、外胆管结石。放置16号T形管，注水测试无胆漏、无出血。逐层关腹，手术历时3小时，失血量约1600ml，取出胆石约20g（图2-10-7）。安返病房。本例手术绘图见图2-10-8。

【术后】　无胆漏、出血、腹腔脓肿及肝肾功能不全等并发症，无门静脉、脾静脉血栓形成，恢复平顺。嘱出院3个月后来院复查。

【经验与体会】

1.本例肝胆管结石致胆汁性肝硬化、门静脉高压，合并胆道梗阻、感染，经过手术，创面渗血达1500ml，致凝血因子Ⅱ、Ⅶ、Ⅸ、Ⅹ缺乏，创面血液稀薄、无血凝块。此时应行急症处理，如若处理不当，患者可因此出血不止或大出血而死亡。本例当时做了以下急症处理，使患者转危为安。①立即输注凝血酶原复合物、维生素K₃、10%葡萄糖酸钙等。②术野创面用"三合一液"浸泡、湿敷。③快速胆道切开取石，胆道减压。④静脉输入"亚胺培南"。

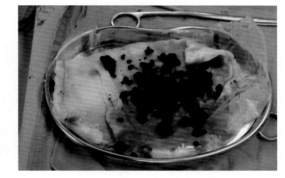
图2-10-7　胆石

2.本例肝胆管结石，多处胆管口狭窄，合并AOSC，胆管内感染、积脓，PTCD效果不佳，手术处理是唯一的选择，而且手术宜快、简，并由有经验的临床医师完成。技术上宜"单刀直入"，直接有效地切开胆管减压。

3.当本例患者渗血控制后，配合硬质输尿管镜钬激光碎石是一种创伤小又有效的选择。如果患者情况好，施1～3级胆管切开，建立肝胆管盆，施行改良盆式Roux-en-Y术，有指征，但本例这次难以承受。

4.本例迅速切开胆管，宜注意以下几点。①适当的腹部切口，显现肝，安置全腹自动牵开器。②分离肝脏面粘连：以肝圆韧带途径为指引，从前向后分离，达肝方叶基部、一级肝门；从右侧向左侧分离到达肝十二指

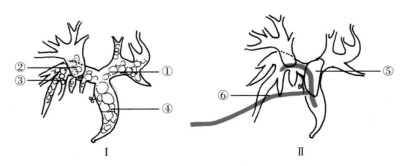
图2-10-8　手术示意图
Ⅰ.术前；Ⅱ.术后
①肝左管；②右肝前叶胆管；③右肝后叶胆管；④胆总管；⑤肝总管、肝左管切开；⑥T形管

肠韧带右前方、肝总管、胆总管结石感处。③辨清肝固有动脉，夹持、套线或放置Pringle止血带。④术者站立在患者的左侧，术者左手在肝十二指肠韧带右侧，用"四边法"切开结石感处，沿肝圆韧带途径延长切口。

病例11 结石性胆囊炎并胆总管结石嵌顿、AOSC，施胆总管探查、胆囊切除、改良盆式Roux-en-Y术

【病史】 患者，男，61岁。间发右上腹疼痛2个月，复发伴黄疸、寒战、发热3天。2个月前，B超检查发现"胆囊结石"，入住当地医院，经解痉、消炎等处理后缓解出院。

T 36.4℃，R 22次/分，P 100次/分，BP 140/63mmHg。神清合作，皮肤、巩膜明显黄染。心、肺正常。腹平，浅静脉无曲张。右上腹壁较紧张，压痛、反跳痛以剑突右下方为著，叩击右肝区示心窝部疼痛。胆囊区可扪及包块约3cm×2cm、局部触痛，未扪及肝、脾，无胃振水声，无腹水征。双腰背部无抬举痛，脊柱、四肢正常。WBC $7.4×10^9$/L，N 0.72，PLT $260×10^9$/L，TBIL 237μmol/L，DBIL 174μmol/L，AST 134U/L，ALT 94U/L，TP 68g/L，ALB 33g/L，CA19-9＞1000U/ml，AFP 7.4ng/ml。

CT（2021年7月29日，外院）：肝轮廓清，表面光整，肝叶比例无失衡。肝内胆管不扩张，未见胆石、胆管积气。肝外胆管内径约1.3cm，胆管胰腺段见一高密度影，横径约0.3cm（图2-11-1）。主胰管不扩张。MRCP（2021年8月5日，外院）：胆总管中段见类圆形充填缺损，其上胆管轻度扩张。胆囊胀大，约16cm×4cm，胆囊折曲，壁增厚（图2-11-2）。B超超声造影（2021年8月，外院）：胆总管下段见一类圆形影，大小约0.82cm，实质内见中低回声混杂回声光团。

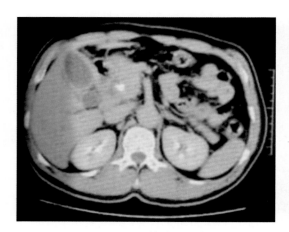

图2-11-1　CT：胆管胰腺段高密度影

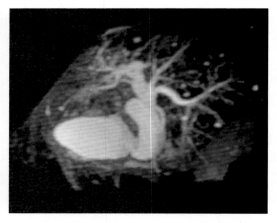

图2-11-2　MRCP：胆总管胰腺段充填缺损，胆囊胀大

【诊断】 结石性胆囊炎，合并胆总管结石、AOSC。合并胆管远段癌？

【手术名称】 胆囊切除、改良肝胆管盆式Roux-en-Y术。

【手术难点】 ①结石性胆囊炎，胆囊胀大、胆囊壁厚，并胆总管结石、AOSC，术中失血较多。②鉴别胆总管是炎症还是癌症。③确定手术方式，是Whipple术还是肝胆管盆式Roux-en-Y术？

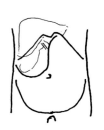

图2-11-3　手术切口示意图

【手术过程】

1.择期手术，取平仰卧位，气管插管全身麻醉，取右上腹"反L"形切口（图2-11-3）入腹。术中所见：无腹水，腹膜上无癌性结节。肝色泽棕红、表面光整，形态、比例无失衡，质地稍硬，无结石、结节感。胆囊胀大，约16cm×4cm，充血、水肿。肝外胆管约1.8cm，未扪及肝总管结石。胰头稍硬，十二指肠乳头不大、质稍硬，十二指肠、胃无梗阻征象，脾不大。

2.安放全腹自动牵开器，右膈下填塞纱布垫，托出肝。沟通温斯洛孔，放置Pringle止血带。阻断入肝血流，结扎、切断胆囊管、胆囊动脉，浆膜下移除胆囊。

3.用"四边法"切开胆总管，有白色脓性胆汁溢出，夹出胆总管远段约1cm×1cm大小的胆石，与CT所示相符。注水冲洗胆管通畅。

4.纤维胆道镜察看胆管，胆管远段未见胆石，取石网顺利进入十二指肠。

5.3号胆道扩张器顺利通过胆管远段，进达十二指肠。考虑为胆石嵌顿胆管远段，胆管炎症的可能性大。

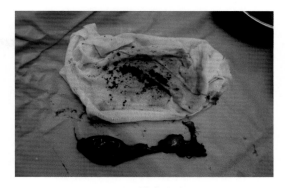

图2-11-4　纱布上为胆石

6.离断胆总管，用"四边法"切开肝总管，肝左、右管，组成肝胆管盆。切取桥袢空肠，施改良盆式Roux-en-Y术，放置肝胆管盆引流管。逐层关腹，手术历时3小时，失血量100ml，取出胆石约3g（图2-11-4）。安返病房。本例手术绘图见图2-11-5。

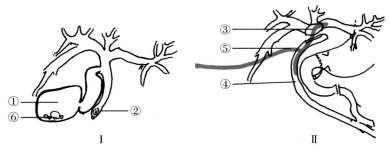

I

II

图2-11-5　手术示意图
Ⅰ.术前；Ⅱ.术后
① 胆囊；② 胆总管结石嵌顿；③ 肝胆管盆；④ 桥袢空肠；⑤ 肝胆管盆引流管；⑥ 胆囊结石

【术后】　无胆漏、出血、腹腔脓肿、肝功能不全等并发症，黄疸迅速下降，CA19-9下降，恢复平顺。胆囊、胆总管病理切片报告胆囊炎、胆管炎。

【经验与体会】

1.本例系胆囊结石、胆囊炎、胆总管结石嵌顿、胆管炎，不是胆管癌。其依据如下：①间发右上腹痛2个月，并发现胆囊多发胆石。②右上腹腹痛、寒热、黄疸，符合AOSC，且为胆石所致。③术前B超、CT、MRCP符合胆管结石，无胰管梗阻、扩张。④术中扪触十二指肠乳头不大，质地稍硬。⑤术中取出胆总管结石后，胆管远端通畅。⑥胆道镜检查胆管远段无肿块，取石网顺利进达十二指肠。⑦胆道扩张器顺利进达十二指肠。⑧术后黄疸迅速下降，CA19-9骤降。⑨病理切片报告为胆管炎症。⑩CA19-9虽＞1000U/ml，但无特异性。

2.由于诊断为胆总管结石、胆总管嵌顿、胆管口狭窄，因此手术的方式改为胆囊切除、胆总管横断、改良盆式Roux-en-Y术。手术时宜注意以下事项：①阻断入肝血流，切除胆囊，减少出血。②横断胆总管，尽量低位切除胆总管。③组成肝胆管盆。④放置肝胆管盆引流管。

第三章
肝胆管结石，肝胆管盆式内引流术

1907年，César-Roux（1857—1934年）首先发表用肠襻做远离食管、胃空肠吻合，治疗食管梗阻，该方法后广泛应用于胆道、胃肠等许多疾病，称为Roux-Y术。1948年，Longmire和Sandford报道肝内胆管空肠吻合术。1949年，Gress报道胆管–空肠–十二指肠间置术，此后Paporlerdo称此为胆道良性病变及后期生存的首选手术。20世纪70年代后期，黄志强提出肝胆管结石外科治疗"十六字原则"，解除胆管狭窄是核心。1983年，吴金术、谌忠友、周海兰等通过200多例肝胆管结石、胆肠内引流的手术，提出肝胆管结石外科手术"24字原则"，为解除肝内胆管狭窄创造了"四边法""入肝8条途径""1～3级胆管切开""肝胆管盆式Roux-en-Y"（hepatobiliary basin type Roux-en-Y）。2002年，王存川报道腹腔镜胆肠内引流术。2016年，吴金术等经过35年1万例肝胆管盆式Roux-en-Y术的摸索、总结，提出改良盆式Roux-en-Y术。2016年，尹新民报道腹腔镜完成复杂肝胆管结石。2018年，吴金术等报道内吻合改良盆式Roux-en-Y术。

一、3种肝胆管盆式内引流术

（一）肝胆管盆式Roux-en-Y术

1.肝胆管盆，入肝8条途径。

2.桥襻空肠，长约35cm，经横结肠系膜戳孔，跨越胃或十二指肠。

3.空肠与桥襻空肠吻合，为端–侧吻合。

（二）改良肝胆管盆式Roux-en-Y术

1.肝胆管盆，入肝14条途径。

2.桥襻空肠，长约35cm，经横结肠肝曲系膜戳孔，与十二指肠同步、平行。

3.空肠与桥襻空肠吻合，为侧–侧吻合。

（三）内吻合改良盆式Roux-en-Y术

1.肝胆管盆，入肝14条途径，内吻合彻底消除肝内胆管口狭窄。

2.桥襻空肠，长约35cm，经横结肠肝曲系膜戳孔，与十二指肠同步、平行。

3.空肠与桥襻空肠吻合，为侧–侧吻合。

二、手术难点

1.既往多次肝胆道手术（左、右半肝切除术），持久"阴黄"，长久广谱抗生素应用。

2.全肝结石，多处胆管狭窄，胆管变异，肝形态、比例失衡等。

3.并发症，如肝肥大–萎缩征、胆汁性肝硬化、门静脉海绵样变、胆瘘等。

三、解决肝胆管盆式Roux-en-Y术难点的"利器"

1.望触叩听，全面仔细了解病情，仔细阅读血清生化资料及影像资料，明确掌握手术指征、手术时机、手术方式，以患者的健康为中心。不可进行手术的情况：①病史不清者；②未做认真体检者；③术前准备不充分者；④对手术指征不明者；⑤对手术方式不清者；⑥合并症不能承受手术者。

2.使用有力的预防性抗生素，有无进达肝门的不可克服的障碍。

3.有效地控制入肝血流。

4.有进达肝门的途径，解除肝内胆管狭窄的经验。

5.胆道镜是清除胆管残石的重要助手。

6.能攻能退，具有必备的器械、设备及团结的团队。

病例1 肝胆管结石，多次左肝切除后，右肝内广泛结石、肝内多级胆管狭窄、肝左管缺如，再次施改良盆式Roux-en-Y术

【病史】 患者，女，50岁。间发右上腹痛40年，再发加重30天。1998年，施开腹胆囊切除术。2002年，诊断为"肝胆管结石"施不规则左肝外叶切除术。2014年，诊断为"肝胆管结石"施左半肝切除术。

T 36.5℃，R 20次/分，P 72次/分，BP 118/70mmHg。神清合作，皮肤、巩膜轻度黄染。心、肺正常。腹平，无浅静脉曲张，可见多条陈旧性手术切口瘢痕。腹壁软，未及肝、胆囊、脾，剑突右下方有压痛，叩击右肝区示心窝部不适，无胃振水声，腹水征（-）。双下肢无水肿。WBC 9.92×10^9/L，N 0.876，PLT 28×10^9/L，TBIL 39.1μmol/L，DBIL 22μmol/L，TP 64g/L，ALB 36.5g/L，AST 83.0U/L，ALT 44U/L，PA 142mg/L，ChE 6621U/L，γ-Gt 589U/L，ALP 472U/L，淋巴结正常。

MRCP（2020年3月28日，湖南省人民医院）：肝总管纤细，似缺如。肝左、右管口狭窄，其上胆管中度扩张，充填大量胆石，尤以右肝前叶上、下段胆管为显。胆总管外径约0.8cm，有少许胆石（图3-1-1）。CT（2020年3月30日，湖南省人民医院）：肝轮廓清，表面光整，左肝外叶未见。肝门胆管狭窄，其上肝左、右管口狭窄。胆管中度扩张，充填大量胆石，尤以右肝前叶、左肝尾叶为著。无腹水。脾大8个肋单元（图3-1-2，图3-1-3）。

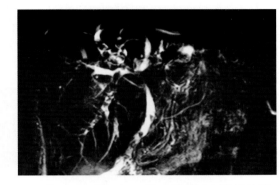

图3-1-1 MRCP：第一肝门以上胆管扩张，肝总管似缺如，胆总管结石

【诊断】 残留肝胆管结石，左肝切除后。S：S_5、S_8、S_6、S_7、LHD、S_1；St：HCD、LHD、RHD、RFBD；A：RHD缺如；C：胆汁性肝硬化、门静脉高压；肝肥大萎缩征（右肝后叶、S_1肝肥大，左肝外叶已切除，左肝内叶、右肝前叶萎缩）。

【手术名称】 改良肝胆管盆式Roux-en-Y术。

【手术难点】 多次肝胆道术后，解除右肝前叶胆管狭窄非常艰险。

【手术过程】

1. 择期手术，取平仰卧位，全身麻醉，取右上腹"反L"形切口（图3-1-4）入腹。术中所见：无腹水，腹膜上无癌性结节。肝色泽棕红，肝膈广泛致密粘连，肝脏面与大网膜、胃十二指肠致密粘连、融合。右肝后叶、S_1肝肥大，左肝内叶、右肝前叶萎缩，右肝广泛结石感。一级肝门深在，肝十二指肠韧带，无门静脉海绵

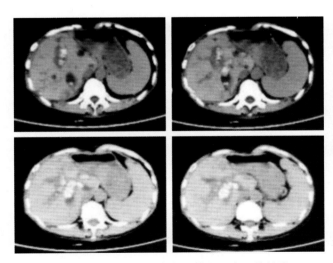

图3-1-2 CT：肝门狭窄，其上肝内胆管扩张

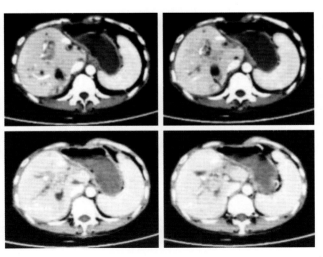

图3-1-3 CT增强扫描（静脉期）：无门静脉海绵样变

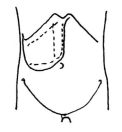

图 3-1-4　手术切口示意图

样变。胆总管外径约1cm，有细小结石感。胰头不大，脾下极平左肋缘。

2.仔细离断肝周粘连，显现肝十二指肠韧带，可清楚扪及肝固有动脉，而温斯洛孔粘连、闭塞，但放置心耳钳可达阻断入肝血流目的。

3.用"四边法"切开胆总管及部分肝总管，内径约0.8cm，取出肝外胆管少许胆石，未见肝左、右管口。

4.用心耳钳钳夹肝十二指肠韧带，钳夹切除部分右肝前叶（图3-1-5），结扎、切断肝中静脉部分终末支，显现左肝管口。沿肝圆韧带途径用"四边法"切开肝左管口、左肝内叶胆管及开口于左肝内叶胆管后壁的左肝外叶胆管口，其内径分别为0.3cm、1.5cm、1.8cm，直视下清除其内胆石。

5.沿胆囊床途径切开肝右管、右肝前叶胆管及右肝前叶下段胆管，其内径分别为1.2cm、1.8cm、1.6cm，直视下清除右肝前叶、后叶肝内胆管结石，直至原肝内、外结石感消失。

6.横断肝总管，拼合组成肝胆管盆，内径达4cm（图3-1-6）。

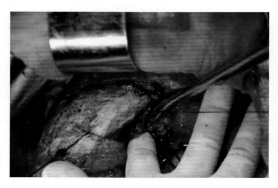

图 3-1-5　右侧为心耳钳

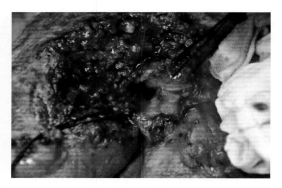

图 3-1-6　中心示肝胆管盆

7.提取桥襻空肠，施行改良盆式Roux-en-Y术。逐层关腹，手术历时5小时，失血量约50ml，取出胆石50g。安返病房。本例手术绘图见图3-1-7。

【术后】　无胆漏、出血、肝功能不全等并发症，复查CT无胆石残留，恢复平顺。

【经验与体会】

1.本例因肝胆管结石，24年期间先后进行了3次肝胆道手术，但其效果是残存肝更为复杂的病变：①残存肝全肝胆石重达50g。②左右肝管口严重狭窄，而肝右管内陷深入肝内达2cm。③并发胆汁性肝硬化、门静脉高压。④肝肥大-萎缩征。⑤由于多次手术，肝周广泛粘连，致使分离粘连困难，手术历时2.5小时。

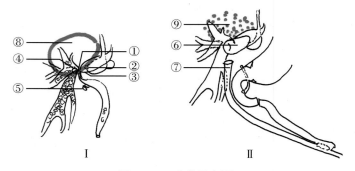

Ⅰ　　　　　Ⅱ

图 3-1-7　手术示意图

Ⅰ.术前；Ⅱ.术后

① 肝右管口；② 左肝外叶胆管口；③ 左肝内叶胆管口；④ 右肝后叶胆管口；⑤ 胆囊管；⑥ 肝胆管盆；⑦ 桥襻空肠；⑧ 右肝前叶（部分）；⑨ 右肝前叶残端

2.胆管变异是再手术的重要原因。本例肝左管近缺如，左肝外叶胆管异位开口于左肝内叶胆管，而且左肝外叶胆管真性狭窄。以前虽施行3次肝胆管手术，其中也施行左肝外叶不规则切除、左半肝切除，但其致病之处的"左肝外叶胆管口狭窄"未做处理，成为再次手术的理由。

3.切肝要规范。

4.右肝前叶胆管狭窄的解除，笔者注意了以下方面：①经肝圆韧带途径显现肝左管及右肝管口。②切除右肝前叶的一部分，达肝中静脉的右侧，并且做终末支的部分结扎、切断。③经胆囊床途径切开肝右管、右肝前叶胆管及右肝前叶下段胆管，充分解除右肝前叶胆管狭窄。④拼合组成肝胆管盆。

病例2　残余右肝及左肝内叶结石，左右肝管狭窄，经肝圆韧带途径、胆囊床途径施改良盆式Roux-en-Y术

【病史】　患者，男，58岁。间发右上腹痛30年，伴寒战、发热1年。20年前，诊断为"结石病"施OC。9年前，因"肝胆管结石、右肝血管瘤"施"左肝外叶切除术、右肝血管瘤挖除术、右肝后叶切除术"。

T 36.5℃，R 20次/分，P 90次/分，BP 130/80mmHg。神清合作，无黄疸。心、肺正常。腹平，可见多条手术切口瘢痕，无浅静脉曲张。腹壁软，未扪及肝、胆囊、脾，剑突右下方有压痛，叩击右肝区示心窝部不适，无胃振水声，无腹水征。双下肢无水肿。WBC 7.16×10⁹/L，N 0.547，PLT 214×10⁹/L，TP 72.9g/L，ALB 44.4g/L，TBIL 13.4μmol/L，DBIL 6.5μmol/L，PA 196mg/L，ChE 87U/L，ALP 100U/L，γ-Gt 514U/L，AST 21U/L，ALT 16.3U/L。CT（2020年3月20日，湖南省人民医院）：肝轮廓清，表面光整，左肝外叶未见，右肝前叶、S₁肝肥大。右肝内胆管中度至重度扩张，充填大量胆石（图3-2-1）。无门静脉海绵样变（图3-2-2）。脾不大。无腹水。MRCP（2020年3月21日，湖南省人民医院）：肝内胆管重度扩张，右肝前叶胆管、左肝尾叶胆管充填大量胆石（图3-2-3）。肝外胆管中度扩张，肝总管可见少许胆石。

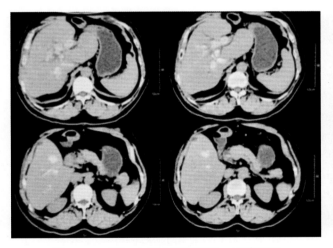
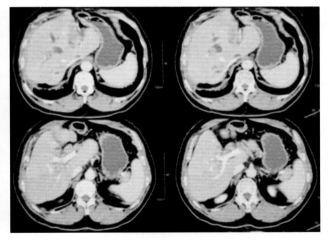

图3-2-1　CT：右肝内胆管扩张，充填胆石　　　　图3-2-2　CT增强扫描（静脉期）：无门静脉海绵样变

【诊断】　肝胆管结石，左肝外叶、右肝后叶切除术后。S：S₅、S₈、S₆、S₁、S₂、HCD；St：LHD、RHD、右肝前叶胆管；A：无；C：胆汁性肝硬化、门静脉高压，肝肥大萎缩征（S₅、S₈、S₁肥大，左肝外叶切除、左肝内叶萎缩）。

【手术名称】　改良盆式Roux-en-Y术。

【手术难点】　①过去曾因胆石症先后施行胆囊切除、左肝外叶切除、右肝后叶切除、右肝肿瘤挖除术，致使肝周粘连严重，肝形态、比例失调。②左右肝内、外胆管多发结石，左右肝管口真性狭窄，难以进达肝内以解除胆管狭窄。③肝胆管结石病史冗长，并发胆汁性肝硬化、门静脉高压及肝肥大-萎缩征，形态、比例失调，胆管、脉管位置失常。

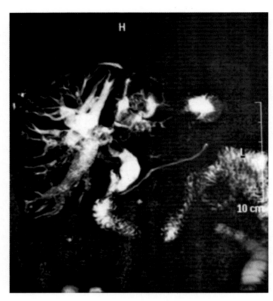

图3-2-3　MRCP：肝内胆管扩张，充填胆石

【手术过程】

1.择期手术，取平仰卧位，全身麻醉，取右上腹"反L鱼钩"形切口（图3-2-4）入腹。

2.离断肝周致密粘连，纱布垫填塞右膈下，托出右肝，安置Pringle止血带。

3.切除肝方叶，显现肝左管，用"四边法"切开肝总管、胆总管（图3-2-5）及肝左管，清除肝左管、左肝尾叶及左肝内叶胆管结石（图3-2-6），显现肝右管口狭窄（图3-2-7）。

4.行肝右管、右肝前叶胆管内吻合（图3-2-8），然后循胆囊床途径用"四边法"切开肝右管、右肝前叶及右肝前叶下段胆管，做肝右管、右肝前叶胆管内吻合，使其内径达1.8cm。直视下先后清除右肝前叶及右肝后叶胆管内胆石，至肝内外结石感消失。

5.横断肝总管，拼合组成肝胆管盆，内径达4.5cm（图3-2-9）。

6.提取桥祥空肠，施行内吻合改良盆式Roux-en-Y术。逐层关腹。手术历时4.5小时，失血量约50ml，取出胆石约45g。安返病房。本例手术绘图见图3-2-10。

【术后】　无胆漏、出血、败血症、肝功能不全等并发症，复查CT无胆石残留。

【经验与体会】

1.本例肝胆管结石病史长达30年，10年前因肝胆管结石施行左肝外叶切除、右肝后叶部分切除、右肝血管瘤挖除，术后症状依旧。术后仅10年，剩余的肝又长满了胆石，比术前更多，而且由于胆石残存于右肝、左肝内叶各个胆管，并发肝左管口、肝右管口真性狭窄，胆汁性肝硬化，肝形态、比例失调，给治疗带来更多的困难。由此提醒：肝胆管结石的治疗不只是取石，更不是切肝，切肝应慎重。

2.解除胆管狭窄是治疗肝胆管结石的核心，而本例的外科手术难点是解除肝右管、右肝前叶胆管及肝左管口狭窄。对此，本例采取了以下措施：①取平仰卧位，垫胸背部，行足够长的腹部切口，右肋下填塞纱布垫。②离断肝周粘连，显现肝十二指肠韧带、肝脏面，安置Pringle止血带。③经肝圆韧带途径，切除肝方叶，显现肝左管，切开肝左管口、肝左管，清除左肝内叶、肝左尾叶、肝左管内胆石，并显现肝右管口。④经胆囊床途径切开肝右管口、右肝前叶胆管口，清除右肝各胆管内胆石。为此，先做肝右管与肝左管内吻合。⑤组成肝胆管盆，施行改良盆式Roux-en-Y术。

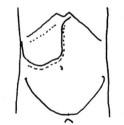

图3-2-4　手术切口示意图

3.操作细节：肝胆管结石的外科手术是一个十分细腻的过程，一针一线一结都影响、涉及手术的效果。①本肝虽广泛粘连，但关键在右肝的游离，而不是左肝残端。②本例在肝粘连松解时发现肝广泛致密粘连，这与前次手术电刀电凝的分离不无相关。20世纪80年代肝胆管结石多次手术的病例很多，但粘连没有目前这样难以分离。曾有一病例因肝胆管结石先后施行8次肝胆道手术，笔者给其施行第9次手术，即肝胆管盆式内引流术，结果历时仅3小时，失血量不足20ml，那个时代没有电刀、电凝，均是用手指钝性分离或用手术刀、剪刀锐性分离。虽然粘连是多方面原因造成的，但与分离粘连的方法、器械相关。③右肝前叶胆管狭窄的解除。本例使用了肝右管与肝左管的内吻合，虽允许切开内吻合的长度不长，仅0.8cm，但对右肝前叶胆管的显露、切开创造了方便。

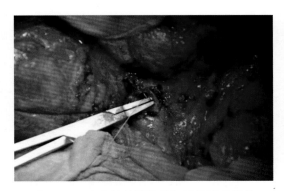

图3-2-5　中央持针器处为切开的肝外胆管

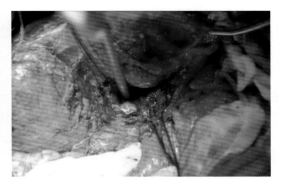

图3-2-6　线牵引处为肝左管

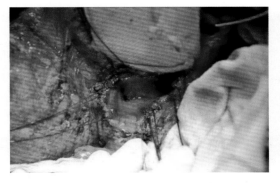

图3-2-7　中心示肝右管口狭窄

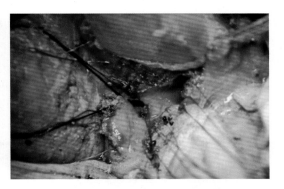

图3-2-8　中心线牵拉处为肝右管、右肝后叶胆管内吻合口

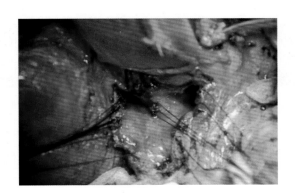

图3-2-9　线牵拉处为肝胆管盆

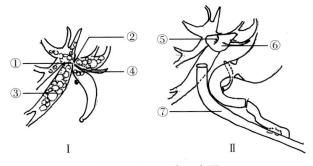

图3-2-10　手术示意图

Ⅰ.术前；Ⅱ.术后

①肝右管口；②肝左管口；③右肝前叶下段胆管；④肝总管；⑤肝右管、肝左管内吻合；⑥肝胆管盆；⑦桥袢空肠

病例3　肝胆管结石，合并右肝后叶下段胆管口狭窄、肝肥大－萎缩征，先后8次手术效果不佳，施内吻合改良盆式Roux-en-Y术

【病史】　患者，女，53岁。间发右上腹痛伴寒战、发热40年，复发加重2天。20余年间，先后施行8次肝胆道手术。2000年，诊断为"胆石症"，在当地医院施胆囊切除术。2003年，因"胆石症"施左肝外叶切除术。2006年，因"胆石症"施胆总管探查、T形管引流术。2007～2008年，因"胆石症"先后5次施十二指肠纤维胆道镜取石。

T 36.3℃，R 20次/分，P 75次/分，BP 122/75mmHg。神清合作，皮肤、巩膜无黄染。心、肺正常。腹平，浅静脉不曲张，右上腹见多条手术切口瘢痕。腹壁软，未见肝、胆囊、脾，剑突右下方有压痛，叩击右肝区示局部疼痛，无胃振水声，腹水征（-）。脊柱、四肢正常。WBC 5×10⁹/L，N 0.565，PLT 156×10⁹/L，TBIL 15μmol/L，DBIL 5.6μmol/L，PA 215mg/L，ChE 8061U/L，AST 22U/L，ALT 15.8U/L，ALP 104U/L，γ-Gt 50U/L，TP 73g/L，ALB 41.8g/L，CA19-9 7.9U/ml。

CT（2020年5月10日，湖南省人民医院）：肝轮廓清，表面光整，尾叶肥大，左肝外叶萎缩。右肝后叶胆管中度扩张，积胆石、无积气。肝外胆管内径约1.6cm，未见积石。胆囊未见，脾大9个肋单元。无腹水（图3-3-1）。增强扫描（静脉期）：无门静脉海绵样变（图3-3-2）。

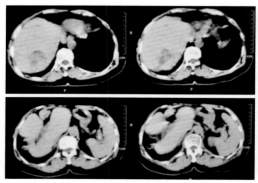 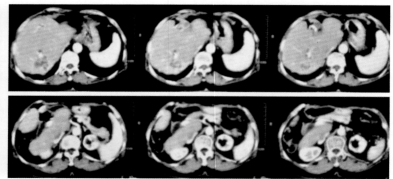

图3-3-1　CT：右肝后叶胆管结石，尾叶肥大　　图3-3-2　CT增强扫描（静脉期）：无门静脉海绵样变

【诊断】　残留肝胆管结石。S：S₆、S₇；St：RPBD；A：无；C：胆汁性肝硬化，门静脉高压。肝肥大萎缩征（尾叶肥大、左肝萎缩）。

【手术名称】　内吻合改良肝胆管盆式Roux-en-Y术。

【手术难点】　①20余年因肝胆管结石先后8次行肝胆管手术。②右肝后叶下段胆管狭窄，位置深在。③左肝外叶已切除，左肝内叶萎缩，右肝后叶肥大，尾叶肥大，不能切除右肝后叶，增加了右肝后叶胆管狭窄解除的困难。

【手术过程】

1.择期手术，取平仰卧位，垫高胸背部8cm，气管插管下全身麻醉，取上腹"Ｊ"形切口（图3-3-3）入腹。术中所见：无腹水。腹膜上无癌性结节，大网膜上无曲张静脉。肝呈棕红色，肝周广泛致密粘连，未见左肝外叶，肝方叶不大，肝表面尚光整，质地稍硬，右肝后叶下段可扪及结石感。肝十二指肠韧带无静脉曲张。肝外胆管外径约2cm，未扪及结石感。未见胆囊。胃十二指肠正常。脾大，脾下极齐平左肋缘。

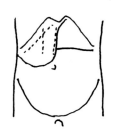

图3-3-3　手术切口示意图

2.离断肝周粘连，安放全腹自动牵开器，右膈下填塞纱布垫托出右肝。

3.用"四边法"切开肝总管、胆总管，沿肝圆韧带途径切开肝左管，沿胆囊床途径切开肝右管（图3-3-4），胆总管远段通过6号胆道扩张器头，肝外胆管内径约1.8cm，肝左管内径约1.5cm，肝右管内径约1.6cm，右肝后叶胆管内径

1.5cm，其内无胆石。可见右肝后叶下段胆管狭窄环，内径约0.5cm，经此可见右肝后叶下段胆管内结石。

4.用"四边法"切开右肝后叶下段胆管狭窄处，直视下清除其内胆石及右肝后叶下段胆管内胆石（图3-3-5），原结石感消失。做右肝后叶下段胆管与右肝后叶胆管内吻合，使其口径达1.5cm。

5.横断胆总管，组成肝胆管盆，内径约4.5cm。

6.提取桥襻空肠，施内吻合改良盆式Roux-en-Y术，未放胆道引流管。逐层关腹，手术历时4小时，失血量约50ml，取出胆石15g（图3-3-6）。安返病房。本例手术绘图见图3-3-7。

【术后】　无胆漏、出血、膈下脓肿、肝功能不全等并发症，复查CT无胆石残留，恢复平顺。

【经验与体会】

1.本例肝胆管结石并右肝后叶下段胆管口狭窄，右肝后叶肥大不能切除，加之先后因肝胆管结石施行各类肝胆道手术8次，因此如何解除右肝后叶下段胆管口狭窄是本例手术的难点。笔者采取以下方法获得手术成功。

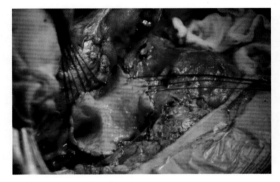

图3-3-4　左上方线牵拉处为肝右管

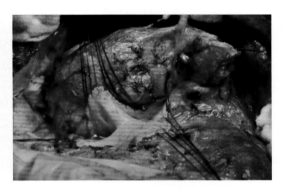

图3-3-5　左下方为已切开的右肝后叶下段胆管

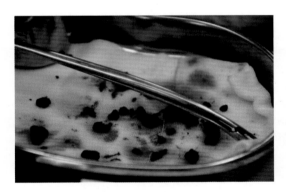

图3-3-6　胆石

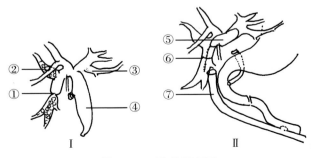

图3-3-7　手术示意图

Ⅰ.术前；Ⅱ.术后

① 右肝后叶下段胆管狭窄；② 右肝后叶上段胆管；③ 左肝尾叶胆管；④胆总管；⑤ 肝胆管盆；⑥ 右肝后叶下段胆管、右肝后叶胆管内吻合；⑦ 桥襻空肠

（1）充分够长的腹部"⌣"形切口，同时胸背部垫枕，右膈下填塞纱布垫，加上全腹自动牵开器，使右肝得以充分显露。

（2）离断粘连，充分显现并游离右肝。

（3）采用肝圆韧带途径、胆囊床途径，用"四边法"切开肝左管、肝右管、右肝后叶下段胆管，狭窄的右肝后叶下段胆管被充分显露。

（4）做右肝后叶下段胆管与右肝后叶胆管口内吻合，使右肝后叶下段胆管口从0.5cm扩大至1.5cm，从而直视下清除右肝后叶下、上段胆管结石。

（5）施内吻合改良盆式Roux-en-Y术。

2. 本例因肝胆管结石先后8次施行各类肝胆道手术，术后效果不佳。说明肝胆管结石的外科手术核心是解除胆管狭窄。

病例4　肝胆管结石并门静脉海绵样变，施内吻合改良盆式Roux-en-Y术

【病史】　患者，女，58岁。间发心窝部疼痛40多年，疼痛复发20天，PTCD后15天。32年前（1990年），因"胆石症"在当地医院施OC胆道T形管引流术。2016年，诊断为"肝胆管结石"，在当地医院再次施胆道T形管引流术。

T 36.4℃，R 20次/分，P 74次/分，BP 117/65mmHg。神清合作，皮肤、巩膜轻度黄染。心律齐、无杂音，双肺呼吸音清。腹平，可见右上腹多条腹部手术切口瘢痕，浅静脉不曲张。腹壁软，未触及肝、胆囊、脾，剑突右下方有压痛，叩击右肝区示心窝部不适，无胃振水声，腹水征（−）。双下肢无水肿。WBC 25.8×10⁹/L，N 0.925，PLT 75×10⁹/L，TBIL 78μmol/L，DBIL 50.5μmol/L，TP 54.9g/L，ALB 35.9g/L，ALT 929U/L，AST 906U/L，PA 108.5mg/L，ChE 3822U/L，γ-Gt 280U/L，ALP 139U/L。

CT（2020年5月9日，湖南省人民医院）：肝轮廓清，表面光整，形态、比例无明显失衡。肝内外胆管中−重度扩张，充填胆石。胆总管内径达3.5cm。未见胆管积气（图3-4-1）。脾大8个肋单元，全胰管不扩张。无腹水。增强扫描（静脉期）显示门静脉海绵样变（图3-4-2）。

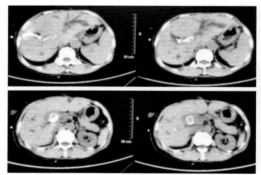
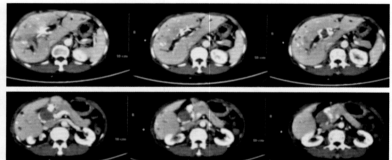

图3-4-1　CT：肝内、外胆管中−重度扩张　　　图3-4-2　CT增强扫描（静脉期）：门静脉海绵样变

【诊断】　肝胆管结石。S：S₅、S₈、BCD；St：BCD、RPBD；A：无；C：胆汁性肝硬化、门静脉海绵样变。

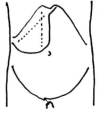

图3-4-3　手术切口示意图

【手术名称】　内吻合改良盆式Roux-en-Y术。

【手术难点】　肝胆管结石并发胆汁性肝硬化、门静脉海绵样变。

【手术过程】

1. 择期手术，取平仰卧位，气管插管下全身麻醉，取右上腹"反L"形切口（图3-4-3）入腹。

2. 离断肝周广泛粘连，显现肝十二指肠韧带，见肝十二指肠韧带处广泛静脉曲张，胆总管外径约2cm，有明显结石感；肝方叶肥大，盖被肝左管（图3-4-4）。

3. 用"四边法"切开胆总管，取出肝外胆管结石（图3-4-5）。安置Pringle

止血带（图3-4-6），断肝桥，切除肝方叶，沿肝圆韧带途径切开肝左管口、肝左管（图3-4-7），拔除原PTCD导管（图3-4-8）。

　　4.右肝后叶胆管口较细小，内径约0.8cm。做右肝后叶胆管与右尾叶胆管口内吻合，使其口径扩大至1.5cm，清除其内胆石（图3-4-9）。

　　5.横断胆总管，组成肝胆管盆，其内径达4cm（图3-4-10）。

　　6.提取桥袢空肠，施盆式Roux-en-Y术。逐层关腹。手术历时3.5小时，失血量约50ml，取出胆石25g。本例手术绘图见图3-4-11。

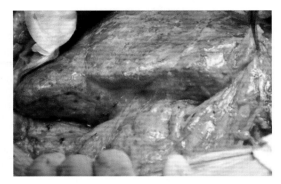

图3-4-4　肝方叶肥大

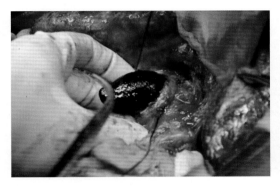

图3-4-5　肝外胆管结石

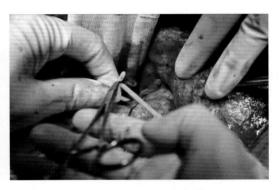

图3-4-6　Pringle止血带

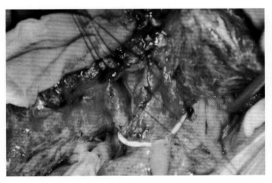

图3-4-7　线牵拉处为切开的肝左管

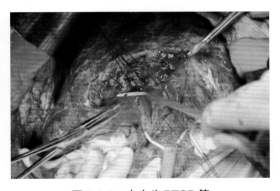

图3-4-8　中央为PTCD管

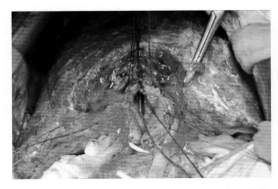

图3-4-9　刮匙尖所在处为右肝后叶胆管与右尾叶胆管内吻合口

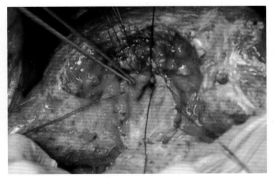

图3-4-10　线牵拉处为肝胆管盆

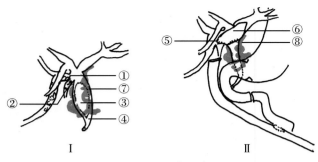

图 3-4-11　手术示意图

Ⅰ.术前；Ⅱ.术后

① 右肝后叶胆管口；② 右肝尾叶胆管口；③ 胆石；④ 胆总管；⑤ 右肝后叶胆管与右尾叶胆管内吻合；⑥ 肝胆管盆；⑦ 曲张门静脉；⑧ 胆管前壁与后壁缝合

【术后】　无胆漏、出血等并发症，复查无胆石残留，恢复平顺。

【经验与体会】

1.肝胆管结石常见并发胆汁性肝硬化、门静脉海绵样变都是医学的难题，术中易致难以处理的大出血，而本例术中出血仅 50ml。为此，笔者注意了以下事项：①术前阅读 CT 片，虽然门静脉海绵样变，但胆总管右前壁有一血管间隙，其间无血管覆盖。②胆总管粗大，其内胆石大。③术中见胆总管粗大，右前壁有血管盘绕，用"四边法"切开胆总管无血管间隙，完整挤出胆石。④胆总管胆石取出后，安置 Pringle 止血带，然后在阻断入肝血流下沿肝圆韧带途径切开肝左管，施胆管内吻合。⑤断胆总管，采用门脉钳钳夹胆管前壁，再予以横断，切缘用 4/0 Prolene 线缝扎，再以 4/0 Prolene 线将胆管前壁下前切缘与胆管后壁连续缝合。

2.胆总管壁不宜全部横断，以免胆管门静脉自然分流被破坏。

3.肝十二指肠韧带门静脉海绵样变，除胆管周围门静脉曲张外，胆管壁内静脉亦可曲张，因此取石宜轻巧、细致挤压为妥。

病例 5　肝胆管结石，1974 ～ 2020 年先后施行 5 次胆肠内引流手术，再施改良盆式 Roux-en-Y 术

【病史】　患者，女，65 岁。1974 ～ 2020 年，先后施胆肠 Roux-en-Y 等 5 次手术，再复发右上腹痛、寒战、发热 3 个月。1974 年，外院施 OC。1984 年，外院施胆总管探查、T 形管引流术。1994 年，外院施胆总管探查、T 形管引流术。2009 年，外院施左肝外叶切除、胆总管 T 形管引流术。2016 年，因"肝胆管结石、胆汁性肝硬化、门静脉海绵样变"在我院施胆肠 Roux-en-Y 术。

T 36.6℃，R 20 次/分，P 62 次/分，BP 96/69mmHg。神清合作，无黄疸。心、肺正常。腹平，浅静脉不曲张，可见多条陈旧性腹部切口瘢痕，无切口可复性肿块。腹壁软，未及肝、胆囊、脾，剑突右下方有压痛，叩击右肝区示心窝部疼痛，Murphy 征（＋），无胃振水声，腹水征（－）。双腰背部无抬举，脊柱、四肢无畸形。WBC 3.68×10^9/L，N 0.732，PLT 127×10^9/L，TP 58.6g/L，ALB 36.4g/L，TBIL 12μmol/L，DBIL 4.7μmol/L，AST 24U/L，ALT 18U/L，ALP 103U/L，γ-Gt 80U/L，PA 82mg/L，ChE 5504U/L。

CT（2020 年 7 月 20 日，湖南省人民医院）：肝轮廓清，表面光整，未见左肝外叶。肝内胆管中度扩张，充填胆石、气体（图 3-5-1）。肝十二指肠韧带示门静脉曲张、海绵样变（图 3-5-2）。

【诊断】　肝内胆管结石，胆肠内引流术后。S：S_1、S_2、S_3、S_5、S_8、S_6、S_9、HCD；St：LHD；A：无；C：胆汁性肝硬化，门脉海绵样变。空肠-桥袢空肠吻合口扭转，不完全肠梗阻，反流性胆管炎。

【手术名称】　空肠-桥袢空肠矫治、整形，改良肝胆管盆 Roux-en-Y 术。

【手术难点】　①既往施行左肝外叶切除、胆肠 Roux-en-Y 术等 5 次肝胆道手术，腹内广泛粘连。②并发胆汁性肝硬化、门静脉海绵样变。③空肠-桥袢空肠吻合口扭转，需矫治整形。

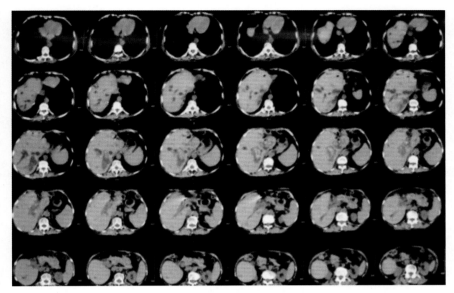

图3-5-1　CT：肝胆管扩张，积石、积气

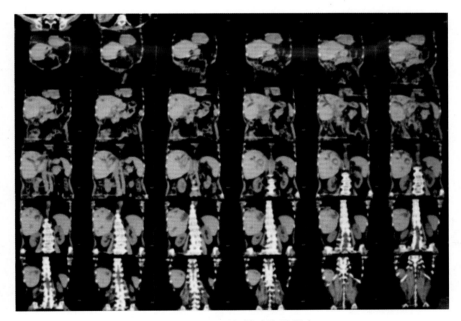

图3-5-2　CT：门静脉海绵样变

【手术过程】

1.择期手术，取平仰卧位，气管插管下全身麻醉，延长原右上腹"反L"形切口（图3-5-3）入腹。术中所见：无腹水，大网膜上无曲张静脉，腹膜上无癌性结节。肝周广泛致密粘连，肝色泽棕红，左肝外叶、胆囊已切除，肝质地较硬，具有结石感。原为肝总管与桥襻空肠Roux-en-Y吻合，肝总管外径约2cm、长约2cm。一级肝门周静脉曲张（图3-5-4）。肝总管-桥襻空肠吻合口外径约1.5cm，桥襻空肠肥厚，长约40cm，结肠后位。空肠-桥襻空肠吻合口近段肥大，呈"小胃"，而且折叠致不全梗阻，空肠盲段长约5cm（图3-5-5），许多膜性粘连带。

2.用"四边法"切开肝总管前壁，沿肝圆韧带途径切开肝左管，沿胆囊床途径切开肝右管、右肝前叶胆管，直视下清除各肝内胆管胆石、胆泥，以"三合一液"冲洗肝内胆管，配合胆道镜检查无胆石残留。拼合组成肝胆管盆，内径

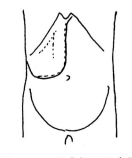

图3-5-3　手术切口示意图

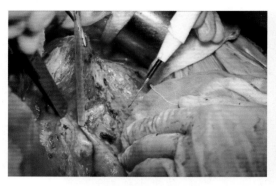
图3-5-4　肝门周静脉曲张

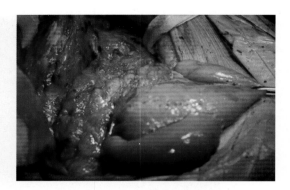
图3-5-5　"反流小胃"

达4cm。

3.向上牵拉横结肠，显现空肠与桥襻空肠的粘连团块，离断局部粘连带，理顺空肠与桥襻空肠吻合口，用切割闭合器切除空肠盲段3cm，以4/0薇乔线做空肠-桥襻空肠同步缝合，长10cm，可见"反流小胃"消失。逐层关腹。手术历时3.5小时，失血量50ml，取出胆石、胆泥约120g，安返病房。本例手术绘图见图3-5-6。

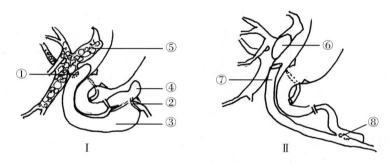

图3-5-6　手术示意图
Ⅰ.术前.　Ⅱ.术后

①胆肠吻合口；②粘连带；③"反流小胃"；④空肠盲段；⑤肝石；⑥肝胆管盆；⑦桥襻空肠；⑧空肠-桥襻空肠吻合口矫治后

【术后】　无胆漏、出血等并发症，复查CT无胆石残留，恢复平顺。

【经验与体会】　本例肝内胆管无狭窄，胆肠吻合口无狭窄，桥襻空肠为结肠后位，桥襻空肠长达40cm，与十二指肠同步、平行，唯独空肠与桥襻空肠吻合口扭转、不完全肠梗阻，形成巨大"反流小胃"、反流性胆管炎，致术后全肝结石，再次手术。

病例6　肝胆管结石，左半肝切除后复发右肝结石，一级肝门移位胸骨后，施改良盆式Roux-en-Y术

【病史】　患者，女，75岁。复发右上腹痛、寒战、发热、黄疸1年。21年前，诊断为"胆石症"施胆囊切除术。3年前，诊断为"肝胆管结石"施扩大左半肝切除术，后并胆源性肝脓肿。

T 36.3℃，R 20次/分，P 74次/分，BP 120/49mmHg。神清合作，皮肤、巩膜浅黄染。心律齐，无杂音。双肺呼吸音清。腹平，浅静脉不曲张，见多条陈旧性腹部手术切口瘢痕。腹壁软，未及肝、胆囊、脾，叩击右肝区示心窝部不适、疼痛，无胃振水声，腹水征（-）。双腰背部无抬举痛，脊柱、四肢正常。WBC 11.12×10⁹/L，N 0.803，PLT 173×10⁹/L，TBIL 46.3μmol/L，DBIL 24.4μmol/L，TP 69.9g/L，ALB 37.8g/L，PA 116.3mg/L，ChE 4042U/L，AST 28U/L，ALT 36U/L，ALP 405U/L，γ-Gt 1062U/L，CA19-9 103.68U/ml，AFP 1.15ng/ml。

CT（2020年7月22日，湖南省人民医院）：肝轮廓清，表面光整，左肝未见，右肝肥大。肝内胆管中度扩张，其内胆管充填胆石（图3-6-1）。一级肝门移位至胸骨后。肝实质内无异常影像征。未见胆囊，脾不大，全

胰管不扩张。MRCP（2020年7月21日，湖南省人民医院）：左肝已切除，右肝肥大。右肝内胆管中度扩张、延长，充填大量胆石。一级肝门移位至胸骨后。肝外胆管不扩张，无明显胆石。胰管不扩张（图3-6-2）。

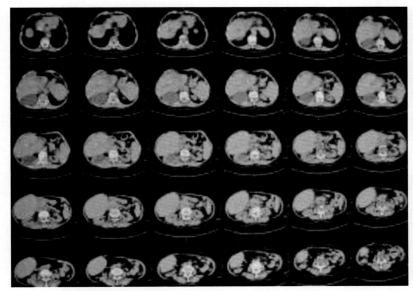

图3-6-1　CT：肝内胆管中度扩张、充填胆石，左半肝缺如

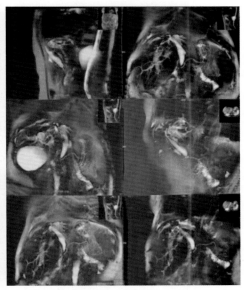

图3-6-2　MRCP：肝内、外胆管扩张，充填胆石；一级肝门移位于胸骨后

【诊断】　肝胆管结石，左半肝切除术后。S：S$_5$、S$_8$、S$_6$、S$_7$、S$_1$、S$_9$；St：RHD、RPBD；A：无；C：胆汁性肝硬化、门静脉高压。右肝肥大。一级肝门移位至胸骨后。

【手术名称】　改良肝胆管盆式Roux-en-Y术。

【手术难点】　①右肝膈、右肝断面广泛致密粘连，难以分离。②一级肝门移位，显现一级肝门困难。③肝右管、右肝后叶胆管真性狭窄。

【手术过程】

1.择期手术，取平仰卧位，气管插管下全身麻醉，取原右上腹"反L"形切口（图3-6-3）入腹。术中所见：无腹水，腹膜上无癌性结节、无静脉曲张。肝

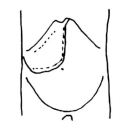

图3-6-3　手术切口示意图

膈、肝胃间致密粘连融合。左肝未见。右肝色棕红、肥大，肝质地硬，具结石感。肝十二指肠韧带无静脉曲张。胆总管外径约1.3cm，无结石感。胆囊已切除。一级肝门位于胸骨后。胰头不大，脾下极位于左肋缘以上3cm。

2.电刀分离肝膈、肝胃粘连，以及一级肝门与胃窦十二指肠粘连，显现胆总管。安置Pringle止血带，用"四边法"切开胆总管、肝总管，沿肝圆韧带途径切开肝左管，清除S$_1$胆管内胆石（图3-6-4）。显现肝右管口约0.4cm，止血钳插入肝右管、右肝前叶胆管，阻断入肝血流，用"四边法"予以切开。进一步将止血钳伸入右肝后叶胆管，切开右肝后叶胆管，使其胆管从0.4cm扩大至1.5cm，直视下逐一清除右肝内各胆管结石（图3-6-5）。

3.配合术中B超，右肝内各胆管结石基本清除（图3-6-6）。

4.横断胆总管，近段拼合组成肝胆管盆，内径达4cm（图3-6-7）。

5.提取桥襻空肠，施改良盆式Roux-en-Y术，放置肝胆管盆引流管。逐层关腹。手术历时5小时，失血量100ml，取出胆石65g，安返病房。本例手术绘图见图3-6-8。

【术后】　无腹腔脓肿、胆道出血、肝功能不全等并发症，复查CT无胆石残留，恢复平顺。

【经验与体会】

1.本例肝胆管结石既往先后施行胆囊切除、左半肝切除、T形管引流术，特别第2次左半肝切除后不足2年，

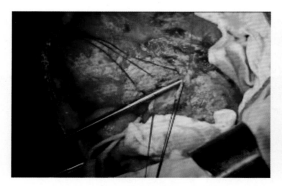
图3-6-4 钳尖处示已切开的肝左管

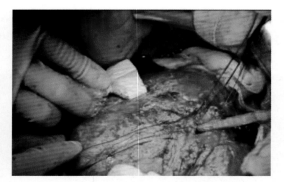
图3-6-5 线牵拉处示第一肝门右侧；中央上方为B超探头

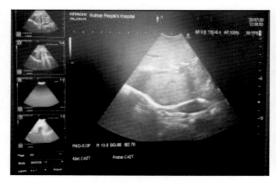
图3-6-6 B超：肝内胆管无胆石

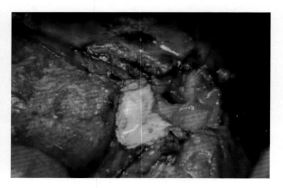
图3-6-7 中央为肝胆管盆

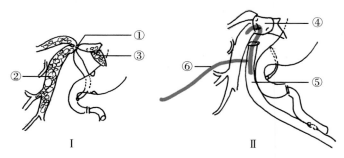
图3-6-8 手术示意图
Ⅰ.术前；Ⅱ.术后
①肝右管口；②右肝后叶胆管口；③左肝尾叶胆管；④肝胆管盆；⑤桥袢空肠；⑥肝胆管盆引流管

症状依旧，而且肝内结石比术前还多，一级肝门移位比术前更严重，说明肝叶切除对本例而言弊多利少。

2.左半肝切除后，右肝更加肥大，肝内的胆管延长、扭曲，一级肝门移位不利于胆汁的排出，加之术中对胆道的损伤，胆管黏膜损伤致使胆石形成更多，说明肝叶切除应严格掌握指征。

3.本次对本例患者施行盆式Roux-en-Y术，估计近期效果尚可，但由于右肝严重胀大，一级肝门位置高，右肝内胆管扩张、延长，产生"花瓶效应"，仍然可产生胆石、胆管炎。因此，如果本例患者年龄小一些，施行改良双口盆式内引流术的效果会好些。

病例7 肝胆管结石，先后施行左半肝切除、胆肠Roux-en-Y术，再施内吻合改良盆式Roux-en-Y术

【病史】 患者，女，49岁。间发右上腹痛20多年，复发伴寒战、发热4个月。20多年前，诊断为"肝胆管

结石"，先后2次在当地医院施行胆道手术。2019年，因"肝胆管结石"在外院施左半肝切除、胆肠内引流术。

T 36.9℃，R 22次/分，P 72次/分，BP 105/65mmHg。神清合作，皮肤、巩膜无黄染。心、肺正常。腹平，浅静脉不曲张，可见多条陈旧性腹部切口瘢痕，无切口疝。腹部软，剑突右下方有压痛，叩击右肝区示心窝部疼痛不适，未扪及肝、胆囊、脾，无胃振水声，腹水征（－）。脊柱、四肢正常。WBC $3.36×10^9$/L，N 0.616，PLT $89×10^9$/L，TBIL 8.0μmol/L，DBIL 3.5μmol/L，TP 66.1g/L，ALB 38g/L，ALT 26.5U/L，AST 38U/L，PA 183mg/L，ChE 5957U/L，ALP 186U/L，γ-Gt 152.6U/L。

CT（2020年8月11日，湖南省人民医院）：肝轮廓清，表面光整，右肝肥大，左半肝未见，左肝尾叶肥大。示右肝后叶及尾叶胆管重度扩张，充填胆石。右肝后叶胆管口真性狭窄，右肝后叶胆管几乎与左肝管平行（图3-7-1）。脾大10个肋单元。胆囊未见。无腹水。增强扫描（静脉期）显示一级肝门右侧的门静脉，而左肝管与左肝尾叶胆管间无门静脉显示。肝十二指肠韧带上无门静脉海绵样变（图3-7-2）。

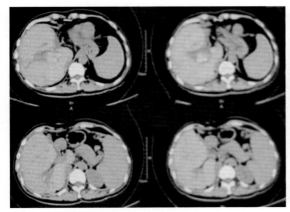

图3-7-1　CT：右肝后叶、尾叶胆管扩张，充填胆石

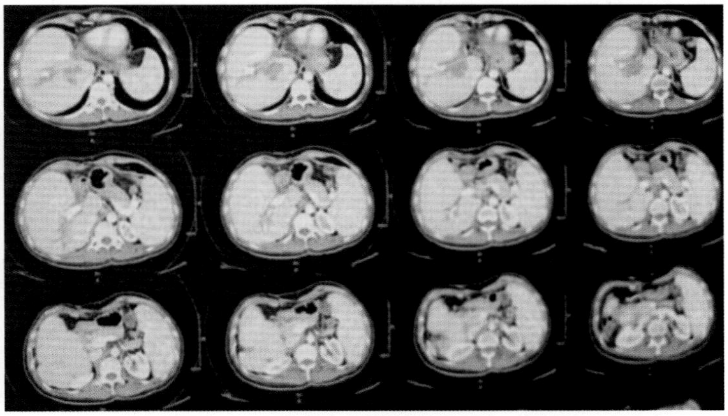

图3-7-2　CT增强扫描（静脉期）：无门静脉海绵样变

【诊断】　肝胆管残留结石，左半肝切除、胆肠Roux-en-Y术后。S：S_6、S_7、S_8、S_1；St：左肝尾叶胆管、右肝管；A：无；C：胆汁性肝硬化、门静脉高压（巨脾、脾功能亢进）。一级肝门狭窄（左肝尾叶胆管口、右肝管口）；胆肠吻合口于一级肝门狭窄以下；桥袢空肠位于结肠前位，冗长、扭曲；高位AOSC。

【手术名称】　左肝尾叶胆管、肝左管内吻合，改良盆式Roux-en-Y术。

【手术难点】　①既往多次肝胆管手术（含左半肝切除、胆肠内引流术等），腹内广泛粘连。②一级肝门竖直深潜，合并胆汁性肝硬化、门静脉高压，一级肝门右侧门静脉右干与右肝管紧贴，仅留经一级肝门左侧"唯一一条路"入肝。③桥袢空肠严重粘连、扭曲。

【手术过程】

1.择期手术，取平仰卧位，胸背部垫高8cm，气管插管下全身麻醉，取右上腹"反L"形切口（图3-7-3）入腹。术中所见：无腹水，腹膜上无癌性结节，肝十二指肠韧带无静脉曲张，肝周广泛致密粘连。右肝色泽棕红、肥大、质硬，结石感不清，右肝前叶向前突出。左肝尾叶肥大，致密一级肝门深潜。未见胆囊。原为胆肠Roux-en-Y术，桥袢空肠的长度约55cm，结肠前位。桥袢空肠吻合在胆总管上，近段桥袢粘连、扭曲，跨越十二指肠、胃窦及结肠。空肠、桥袢空肠吻合未形成"反流小胃"。十二指肠、胃无明显异常，胰头不大，脾下极平左肋缘。

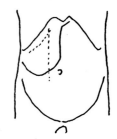

图3-7-3　手术切口示意图

2.离断肝膈、肝脏面粘连，右膈下填塞纱布垫，托出右肝。游离、显现桥袢空肠，离断胆管、空肠吻合口，示其内径约0.6cm，而一级肝门狭窄处距吻合口2.5cm（图3-7-4）。分离一级肝门右侧，见门静脉右干。进一步如何处理，主管医生请笔者上台。

3.笔者了解病史、查看术前CT片及术野情况后，洗手上台完成以下手术。

（1）安置Pringle止血带，紧贴肝左管壁用电刀分离胆管壁与肝之间的粘连，并以无损伤线缝扎、牵引胆管壁，变浅一级肝门（图3-7-5）。

（2）用直角弯钳探查左肝尾叶胆管及肝左管，显现左肝尾叶胆管像"竖井"一直向后、再向左侧，位于肝左管后。于是以直角弯钳钩起左肝尾叶胆管，切开左肝尾叶胆管口和肝左管，先以4/0无损伤薇乔线分别缝扎切缘、牵引，继续用"四边法"延长肝左管、左尾叶胆管切口（图3-7-6），使其内吻合口径达2.2cm（图3-7-7），直视下搔刮夹出左肝尾叶胆管内结石及右肝后叶、右肝前叶胆管结石（图3-7-8），示指伸入肝内胆管，未扪及结石感，8号胆道扩张器头自由伸入肝内胆石（图3-7-9）。

（3）横断胆总管，组成肝胆管盆，内径达4cm（图3-7-10）。

（4）游离桥袢空肠，切除粘连扭曲的桥袢空肠近段15cm，做结肠肝曲系膜戳孔，经此移桥袢空肠达肝胆管盆，与十二指肠同步、平行。

4.做肝胆管盆与桥袢空肠吻合，放置肝胆管盆引流管。逐层关腹，手术历时4小时，失血量约150ml，取出胆石约50g。安返病房。本例手术绘图见图3-7-11。

【术后】 无胆漏、出血、肝功能不全等并发症，复查CT无胆石残留，恢复平顺。

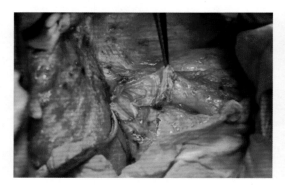

图3-7-4 镊子牵引处为桥袢空肠

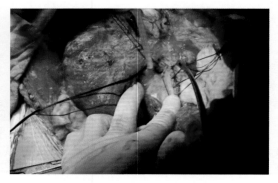

图3-7-5 线牵引处为一级肝门

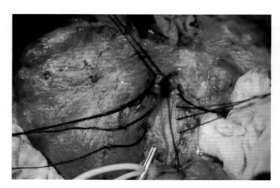

图3-7-6 右下方线牵拉处为肝左管、左肝尾叶胆管口

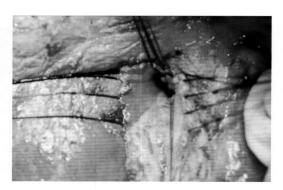

图3-7-7 右上方示内吻合口

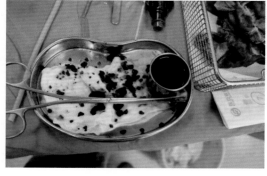

图3-7-8 胆石

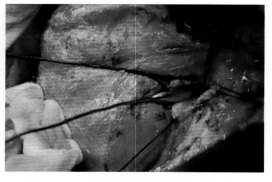

图3-7-9 8号胆道扩张器头进入内吻合口

【经验与体会】

1.本手术难度大，手术解除一级肝门狭窄，而且呈"竖井"样，但笔者首次采用一系列方法终于顺利攻破这一难题，艰难地获得本例手术的成功。①安置Pringle止血带。②用"四边法"沿肝圆韧带途径切开肝左管。③用直角弯钳勾出左肝尾叶胆管，用"四边法"逐步切开肝左尾叶胆管、肝左管，施内吻合，使其内吻合口直径达2.2cm，从而较好地解除了本例胆管狭窄，清除了左肝尾叶、右肝后叶胆管内的结石。

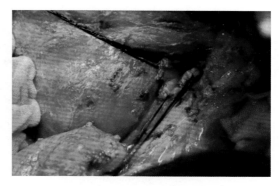

图3-7-10　线牵拉处为肝胆管盆

2.本例1年前在外院施左半肝切除、胆肠Roux-en-Y术，效果不佳。其原因与以下方面有关。

（1）本病例不适合做左半肝切除，其肝左管与左肝尾叶胆管平行，左半肝切除，不可完整解剖性切除。术后可能出现：胆漏；胆源性肝脓肿；左肝尾叶胆管极度扩张，形成"竖井"样胆管狭窄等。本例即出现第3种情况。

（2）肝胆管结石，胆肠吻合口宜在胆管狭窄以上，不能在狭窄胆管以下。

（3）桥袢空肠的长度不宜太长，以35cm左右为宜。

（4）桥袢空肠以与十二指肠同步、平行为妥。

图3-7-11　手术示意图
Ⅰ.术前；Ⅱ.术后
① 肝左管；② 左肝尾叶胆管口；③ 右肝后叶上段胆管；④ 右肝后叶下段胆管；⑤ 胆总管；⑥ 胆总管、桥袢空肠吻合口；⑦ 原桥袢空肠；⑧ 肝左管、左肝尾叶胆管内吻合；⑨ 肝胆管盆；⑩ 桥袢空肠

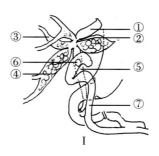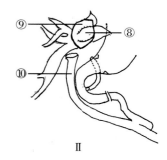

Ⅰ　　　　Ⅱ

病例8　肝胆管结石、肝方叶肥大，先后施胆肠Roux-en-Y术后复发大量胆石，再施肝方叶切除、改良盆式Roux-en-Y术

【病史】　患者，女，58岁。复发右上腹痛伴寒战、发热3天。1984年，因"胆道蛔虫"在当地医院施胆囊切除术。1995年，因"肝胆管结石"施胆肠吻合术。2015年，因"肝胆管结石"施部分肝切除、胆肠Roux-en-Y术。

T 37℃，R 20次/分，P 100次/分，BP 120/70mmHg。神清合作，皮肤、巩膜无明显黄染。胸廓无畸形，双肺呼吸音清，心律齐、无杂音。腹平，可见右上腹"反L"形切口瘢痕，长20cm，无切口可复性肿块，浅静脉不曲张。腹壁软，剑突右下方有压痛，叩击右肝区示心窝部疼痛，肝在剑突下3cm可及，Murphy征（-），无胃振水声，腹水征（-）。脊柱、四肢无畸形。WBC $1.54×10^9$/L，N 0.91，PLT $41×10^9$/L，AST 148U/L，ALT 138U/L，TBIL 56.7μmol/L，DBIL 40.5μmol/L，TP 61g/L，ALB 36.5g/L，PA 124mg/L，ChE 4357U/L。

经皮肤穿刺胆道造影（2020年8月17日，外院）：肝内、外胆管重度扩张，大量结石负影，造影剂进一肠道，无造影剂外漏。胆肠吻合口在肝门狭窄以下（图3-8-1）。CT（2020年8月16日，外院）：肝轮廓清，表面光整，右肝萎缩、左肝肥大。肝内、外胆管重度扩张，充填大量胆石、气体，尤以左肝为著（图3-8-2）。无腹水。脾大9个肋单元。增强扫描（静脉期）显示无门静脉海绵样变（图3-8-3）。

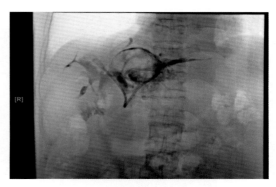

图3-8-1　经皮穿刺胆道造影：肝内、外胆管重度扩张，充填胆石

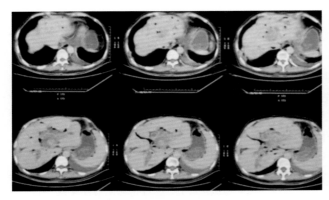

图3-8-2　CT：肝内、外胆管重度扩张，充填胆石

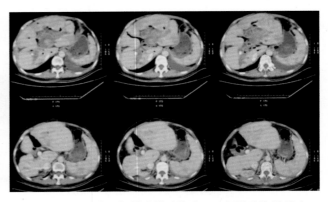

图3-8-3　CT增强扫描（静脉期）：无门静脉海绵样变

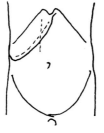

图3-8-4　手术切口示意图

【诊断】　肝胆管结石Roux-en-Y术。S：全肝；St：一级肝门；A：无；C：胆汁性肝硬化、门静脉高压（巨脾）。反流性胆管炎。

【手术名称】　肝方叶切除，改良肝胆管盆式Roux-en-Y术。

【手术难点】　①既往先后3次肝胆道手术（部分肝切除、胆肠Roux-en-Y术），腹内广泛炎性粘连。②原胆肠吻合口在一级肝门，而肝方叶肥大，如"门帘"阻挡胆管出口，去除这种狭窄困难。③桥袢空肠粘连严重，松解、游离桥袢困难。

【手术过程】

1.择期手术，取平仰卧位，气管插管下全身麻醉，取原"反L"形切口（图3-8-4）入腹。术中所见：无腹水，腹膜上无癌性结节。肝周及桥袢空肠广泛粘连。肝色泽棕红色，左肝肥大、右肝萎缩，肝质地较硬，左肝结石感明显，肝方叶肥大、覆盖在肝肠吻合口前方、未见肝桥。原为胆管-空肠Roux-en-Y吻合，吻合口长约2.5cm，位于肝方叶之后。桥袢空肠长约40cm，较肥大，与周围广泛粘连，未见空肠-桥袢空肠"反流小胃"。胃、十二指肠、胰头无明显异常，脾下极平左肋缘。

2.离断肝周粘连（图3-8-5），显现左肝前纵沟、肝方叶、肝十二指肠韧带，放置Pringle止血带（图3-8-6）。

3.游离桥袢空肠，显现原胆肠吻合口处，用门静脉钳钳夹桥袢空肠，离断原胆肠吻合口。原吻合口长约2cm，呈狭窄线形（图3-8-7），完全位于肝方叶后。

4.阻断入肝血流，钳夹、切除肝方叶（图3-8-8），原胆肠吻合敞开，大小约3.5cm×2cm（图3-8-9），直视下逐一清除肝内各胆管结石、胆泥、脓性胆汁（图3-8-10）。

5.拼合、整形组成肝胆管盆（图3-8-11）。

6.离断桥袢空肠粘连，切除桥袢空肠近段6cm，另做结肠肝曲系膜戳孔，离断空肠、桥袢空肠吻合口周围粘连，经结肠肝曲系膜戳孔引桥袢空肠达肝胆管盆，施改良盆式Roux-en-Y术。另外加做空肠-桥袢空肠同步缝合6针、长8cm。逐层关腹。手术历时3.5小时，失血量约50ml，取出胆石、胆泥约150g，安返病房。本例手术绘图见图3-8-12。

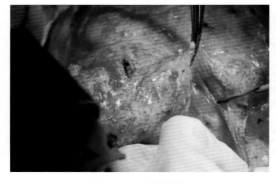

图3-8-5　肝周粘连

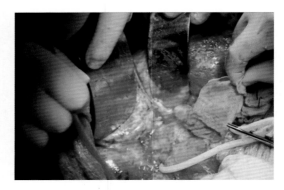

图3-8-6　右下方皮管为Pringle止血带

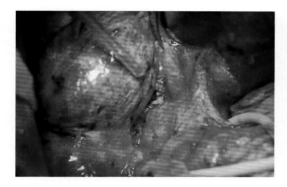

图3-8-7　吸引器头处示原胆肠吻合口

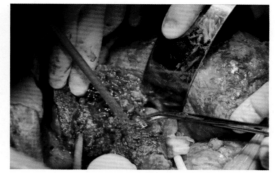

图3-8-8　吸引器处为肝方叶残端

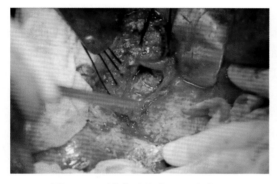

图3-8-9　线牵引处为胆肠吻合口

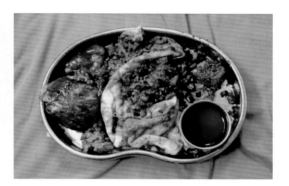

图3-8-10　胆石

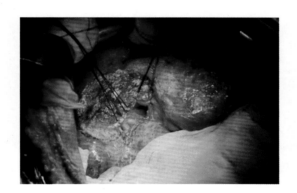

图3-8-11　线牵引处为肝胆管盆

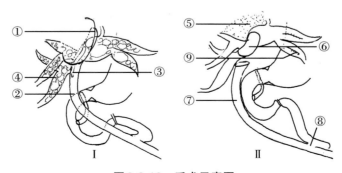

图3-8-12　手术示意图

Ⅰ.术前；Ⅱ.术后

①肝方叶；②桥袢空肠；③胆肠吻合口；④肝石；⑤肝方叶断面；⑥肝胆管盆；⑦桥袢空肠整复后；⑧空肠-桥袢空肠矫治后；⑨S₃结石感途径缝闭

【术后】 无胆漏、出血、肝功能不全等并发症，复查CT无胆石残留，恢复平顺。

【经验与体会】 肝胆管结石的外科手术治疗需遵循"24字原则"，其手术的核心是"解除狭窄"。从本例来说，前次手术在肝胆管与空肠吻合、桥襻空肠的径路及空肠-桥襻空肠吻合的大方向上是对的，为什么术后不到5年全肝内长满了胆石呢？从这次术中所见，肝方叶肥大，像门帘一样阻碍了肝内胆汁排除，加上桥襻空肠的粘连、折曲，致胆汁反流，促使胆石迅速大量形成，说明肥大的肝方叶致使胆肠吻合口外源性狭窄，构成本例胆石形成的主要原因。本次手术克服了许多困难，如切除了肥大的肝方叶、敞开了胆肠吻合口、解除了狭窄，获得良好的手术效果。

病例9 肝胆管结石并左右二级肝门狭窄，施双口内吻合、改良盆式Roux-en-Y术

【病史】 患者，女，69岁。间发上腹痛40多年，复发伴寒战、发热15天。35年前，施"胆囊切除术"。

T 36.2℃，R 20次/分，P 82次/分，BP 133/85mmHg。神清合作，皮肤、巩膜无明显黄染。心律齐、无杂音，双肺呼吸音清。腹平，浅静脉不曲张。腹壁软，未及肝、胆囊、脾，剑突右下方有压痛，叩击右肝区示心窝部疼痛不适，无胃振水声，腹水征（-）。脊柱、四肢无畸形。WBC 19.3×10⁹/L，N 0.896，PLT 133×10⁹/L，CA19-9 306.9U/ml，AFP 7.49ng/ml，AST 13.4U/L，ALT 22.8U/L，TBIL 12.46μmol/L，DBIL 4.46μmol/L，PA 101mg/L，ChE 3401U/L，TP 52.8g/L，ALB 28.15g/L，ALP 119.5U/L，γ-Gt 363.7U/L。

CT（2020年8月15日，湖南省人民医院）：肝轮廓清，表面光整，左肝内叶明显肥大，右肝萎缩。左肝外叶胆管、右肝后叶胆管及肝外胆管重度扩张，其内充填胆石。左右二级肝门狭窄，肝右管、肝左管延长（图3-9-1）。脾大7个肋单元。增强扫描（静脉期）显示无门静脉海绵样变（图3-9-2）。MRCP（2020年8月16日，湖南省人民医院）：肝内、外胆管中度至重度扩张，尤以左肝外叶、右肝后叶胆管为著，其内充填大量胆石。左肝及右肝二级肝门狭窄，左肝管延长（图3-9-3）。残留胆囊约2.5cm×1cm。

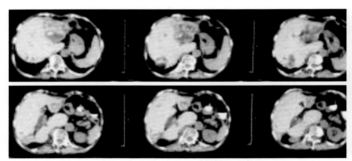

图3-9-1 CT：左肝及右肝后叶胆管扩张，积胆石

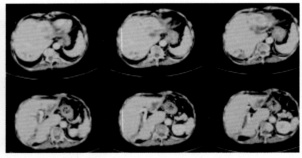

图3-9-2 CT增强扫描（静脉期）：无门静脉海绵样变

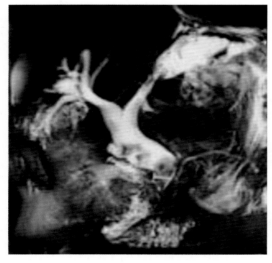

图3-9-3 MRCP：左、右二级肝门狭窄

【诊断】 肝胆管结石。S：S₂、S₃、S₆、S₇、BCD；St：左、右二级肝门狭窄；A：肝左管、肝右管延长，右二级肝门右移上升；C：胆汁性肝硬化、门静脉高压。肝肥大萎缩征（左肝内叶肥大、右肝萎缩）；AOSC；残株胆囊炎。

【手术名称】 左肝外叶胆管、肝左管内吻合，肝右管、肝后叶胆管双口内吻合，改良肝胆管盆式Roux-en-Y术。

【手术难点】 ①左右二级肝门狭窄，解除胆管狭窄困难。②肝肥大-萎缩征，肝形态、比例失调，特别是右二级肝门移位、升高明显。③右肝后叶动脉跨越右肝后叶胆管前壁。

【手术过程】

1.择期手术，取平仰卧位，气管插管下全身麻醉，取右上腹"反L鱼钩"形切口（图3-9-4）入腹。术中所见：无腹水，腹膜上无癌性结节，大网膜上无静脉曲张。肝呈棕红色，左肝内叶肥大、右肝萎缩。左肝外叶示纤维较多、充血水肿，肝质

地较硬。右肝后叶及左肝外叶结石感明显。肝外胆管外径达2cm，可扣及结石感。胆囊萎陷，大小约3cm×1.5cm。右二级肝门近右肾，左二级肝门偏左。肝十二指肠韧带无门静脉海绵样变。胃十二指肠、胰无明显异常，脾不大。

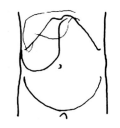

图3-9-4　手术切口示意图

2.安置Pringle止血带，切除胆囊，离断肝周粘连韧带，游离左、右肝，右膈下填塞纱布垫托出右肝。

3.无肝桥，肝方叶不肥大，钳夹、牵引肝圆韧带，用"四边法"切开胆总管、肝总管及肝左管、左肝外叶胆管，其胆管壁厚约0.1cm，管腔内径分别为2.5cm、2cm、1.5cm、1cm。展现肝右管口，内径约1.5cm。左肝尾叶胆管口、左肝内叶胆管口及左肝外叶胆管口的内径分别为0.2cm、0.5cm、0.2cm。挤压左肝外叶，脓性泥沙样胆汁经胆管口溢出。

4.经左肝外叶下段、上段结石感途径切开，先后清除其胆管内部分胆石、胆泥，并与左肝外叶胆管沟通（图3-9-5）。做左肝外叶胆管与左肝外叶下段胆管内吻合，使其内吻合口扩大至1.5cm，进一步在直视下清除左肝外叶胆石，至结石感消失。以4/0 PDS线先后缝闭左肝外叶上、下段胆管切口。

5.用"四边法"先切开右肝后叶下段胆管，清除其内胆石，逐步延长切口达右肝后叶下段胆管。然后用"四边法"延长切开右肝后叶胆管，靠拢右肝后叶下段胆管口。扣触发现右肝后叶下段胆管内径约0.2cm，其前方有右肝后叶动脉跨越，不能切断。以4/0 PDS线做右肝后叶胆管与右肝后叶下段胆管壁切缘连续、外翻缝合（图3-9-6），其缝合胆管切缘长达2.5cm（图3-9-7）。

6.横断胆总管，近段拼合组成肝胆管盆，内径达5cm（图3-9-8）。

7.提取桥襻空肠，完成改良盆式Roux-en-Y术，将14号长臂T形管经左肝内吻合口放置入左肝外叶下段胆管腔（图3-9-9），注水测试无胆漏、无出血。逐层关腹。手术历时4小时，失血量约20ml，取出胆石25g（图3-9-10），安返病房。本例手术绘图见图3-9-11。

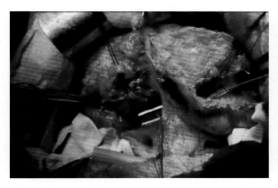

图3-9-5　右半侧示左肝外叶上、下段胆管切开，与左肝管沟通

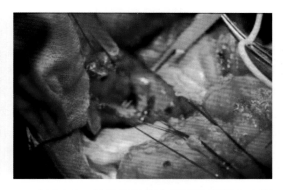

图3-9-6　钳子尖处为右肝后叶胆管与右肝后叶下段胆管内吻合口

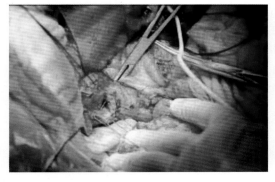

图3-9-7　线牵引处为内吻合口边缘

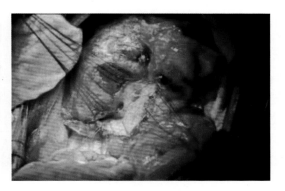

图3-9-8　线牵引处为肝胆管盆

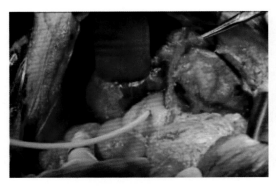

图3-9-9 胶管为肝胆管盆引流管

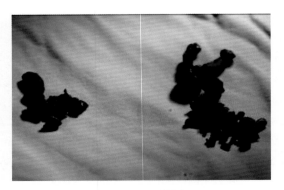

图3-9-10 胆石

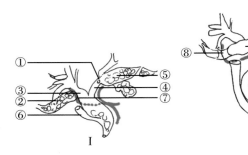

图3-9-11 手术示意图

Ⅰ.术前；Ⅱ.术后

① 左肝外叶下段胆管口；② 右肝后叶下段胆管；③ 右肝后叶胆管；④ 肝左管；⑤ 左肝外叶下段胆管；⑥ 残留胆囊；⑦ 右肝前叶动脉；⑧ 右肝后叶胆管与右肝后叶下段胆管内吻合；⑨ 左肝外叶胆管与左肝外叶下段胆管内吻合口；⑩ 肝胆管盆

【术后】 无胆漏、出血、肝功能不全等并发症，复查CT无胆石残留。

【经验与体会】 本例术前CT、MRCP提示左肝外叶胆管及右肝后叶胆管结石、胆管口狭窄、二级肝门外移，合并左肝外叶及右肝后叶萎缩，具有切肝（左肝外叶、右半肝）的指征，但一旦切除肝后，仅剩下左肝内叶，对日后患者的健康影响较大。术者采取经肝圆韧带途径，做左肝外叶胆管与左肝外叶下段胆管内吻合，以及经右肝后叶胆管途径，施右肝后叶胆管与右肝后叶下段胆管内吻合，成功地解除了胆管狭窄，清除了胆石，保留了左肝外叶和右半肝，减少了对患者的创伤，术后恢复平顺，无胆石残留，获得较好的临床效果。

1.左肝外叶胆管与左肝外叶下段胆管内吻合时，宜注意以下方面：①足够长的腹部切口。②充分游离左肝外叶。③经过肝圆韧带途径切开肝左管、左肝外叶胆管，显现左肝外叶下段胆管口。④经左肝外叶上、下段胆管结石感途径切开胆管，清除胆石，与左肝外叶胆管沟通，插入止血钳作引导，内外结合施左肝外叶胆管与左肝外叶下段胆管内吻合。⑤灵活运用"四边法"行内吻合。⑥经由内吻合口放置长臂T形管。

2.右肝后叶胆管与右肝后叶下段胆管内吻合时，宜注意以下方面：①充分游离右半肝，纱布垫填塞右膈下以托出右肝。②先经肝圆韧带途径切开肝左管，再经右肝后叶胆管途径，充分切开右肝后叶胆管，经结石感途径切开右肝后叶下段胆管。③仔细扪触右肝后叶下段胆管口前方有无右肝后叶动脉支或静脉跨越，结果发现有动脉跨越。④做右肝后叶胆管狭窄处二侧胆管切缘"内吻合"拼合。本例胆管切缘拼合线长达2.5cm，局部组成一个宽大的肝胆管盆。⑤稍做右肝后叶下段胆管缝合，达内吻合线左前方。

病例10 肝胆管结石并胆汁性肝硬化、门静脉海绵样变，施胆囊次全切、改良盆式Roux-en-Y术

【病史】 患者，男，57岁。间发上腹部疼痛不适1年，复发伴黄疸2个月，无呕血、便血史。诊断为"肝

门胆管狭窄"，就诊于多家医院，认为手术困难、危险。

T 36.8℃，R 20次/分，P 83次/分，BP 100/58mmHg。神清合作，皮肤、巩膜中度黄染。心、肺正常。腹平，浅静脉不曲张。腹壁软，剑突右下方有压痛，叩击右肝区示心窝部疼痛，未扪及肝、胆囊、脾，无胃振水声，腹水征（−）。脊柱、四肢无异常。WBC 5.18×10⁹/L，N 0.716，PLT 100×10⁹/L，AFP 3.69ng/ml，CA19-9 253.36U/ml，PA 210mg/L，ChE 4810U/L，AST 46.8U/L，ALT 115.5U/L，TP 61.97g/L，ALB 34.46g/L，TBIL 63.81μmol/L，DBIL 56.12μmol/L，γ-Gt 793.9U/L，ALP 427.8U/L。

彩色B超（2020年8月7日，湖南省人民医院）：肝左、右管汇合处多发结石，门静脉主干及右支呈海绵样变。CT（2020年8月17日，湖南省人民医院）：肝门胆管多发结石，伴胆管扩张，PTCD导管入肝左管（图3-10-1）。CTV：门静脉主干及右支狭窄，周围多发增粗、纡曲、侧支形成。脾大（图3-10-2）。MRCP（2020年8月7日，湖南省人民医院）：肝内胆管扩张，右肝内胆管见多发结节状充盈缺损，肝总管狭窄。胆总管显示可。胆囊不大，胰管不扩张（图3-10-3）。

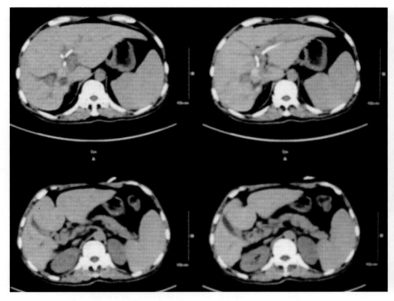

图3-10-1　CT：第一肝门胆管多发结石

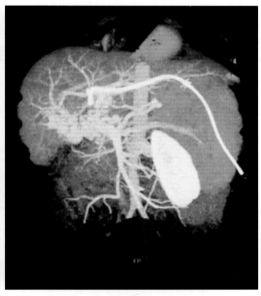

图3-10-2　CTV：门静脉主干、门静脉右支狭窄

【诊断】　肝胆管结石。S：HCD；St：HCD；A：无；C：AOSC。胆汁性肝硬化、门静脉海绵样变。

【手术名称】　胆囊次全切除，改良盆式Roux-en-Y术。

【手术难点】　①肝胆管结石并胆汁性肝硬化、门静脉海绵样变，安置Pringle止血带困难。②胆囊静脉曲张，切除胆囊困难。③肝方叶肥大，门静脉海绵样变，切除肝方叶困难。

【手术过程】

1.择期手术，取平仰卧位，气管插管下全身麻醉，取"倒T"形切口（图3-10-4，图3-10-5）入腹。术中所见：无腹水，腹膜上无癌性结节，大网膜上无曲张静脉。肝呈棕红色，表面光整，肝形态、比例无明显失衡，质地硬，无结石感。肝方叶肥大、覆盖肝左管，一级肝门深陷肝方叶后。胆囊中等大小，肝总管、胆总管上满布曲张静脉，外径约1cm，并包绕胆囊管，沿胆囊管迁延到胆囊的左侧壁伸入肝中（图3-10-6）。胆总管外径约1.5cm，壁厚约0.5cm，其内静脉曲张。胃十二指肠无明显异常，胰头不大，脾下极达左肋缘上3cm。

2.沟通温斯洛孔，安置Pringle止血带（图3-10-7）。于胆囊管缝扎曲张静脉（图3-10-8），次全切除胆囊。

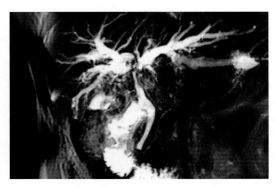

图3-10-3　MRCP：第一肝门狭窄，右肝后叶胆管结石

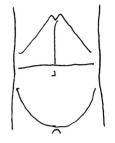

图3-10-4　手术切口示意图

3.阻断入肝血流，切除肝方叶（图3-10-9），显现肝左管。

4.于肝左管结石感明显处，用"四边法"予以切开（图3-10-10），直视下清除肝左管、肝右管及肝总管内结石（图3-10-11），并延长切开肝总管1cm，示肝胆管盆（图3-10-12），内径2cm。配合胆道镜进一步检查肝内各胆管，未见残石。

5.提取桥襻空肠，完成改良盆式Roux-en-Y术。逐层关腹。手术历时4小时，失血200ml，取出胆石10g（图3-10-13），安返病房。本例手术绘图见图3-10-14。

【术后】　无胆漏、出血、肝功能不全等并发症，无胆石残留，恢复平顺。

【经验与体会】

1.肝胆管结石并胆汁性肝硬化、门静脉海绵样变，是医学的难题之一，通过这些年临床工作经验的积累，本例手术成功，这是经验的体现。这种手术的困难在于肝硬化、门静脉海绵样变，阻挡了入肝途径。文献报道这类患者每切开胆管1cm，失血量达3300ml，而本例手术历时4小时，切开胆管、组成直径2cm肝胆管盆，失血量200ml，术后复查无残留胆石，恢复平顺。术中笔者注意了以下方面：①取"倒T"形切口，术野宽大，

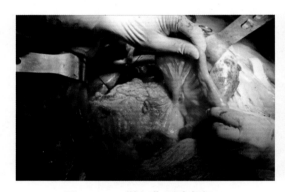

图3-10-5　"倒T"形腹部切口

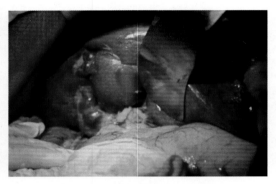

图3-10-6　胆囊壁静脉曲张

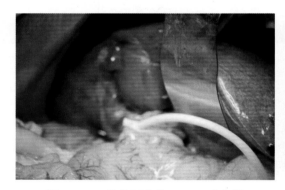

图3-10-7　拉钩下方为Pringle止血带

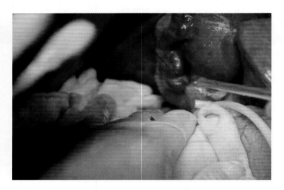

图3-10-8　右上方为胆囊

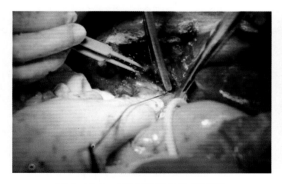

图3-10-9　镊子夹持处为肝方叶

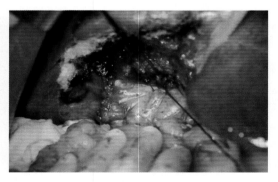

图3-10-10　线牵拉处为肝左管

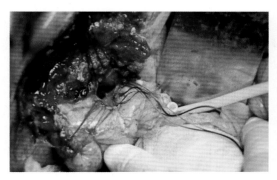
图3-10-11 线牵拉处为肝左、右管结石

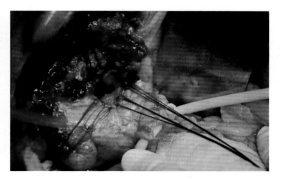
图3-10-12 线牵拉处为肝胆管盆

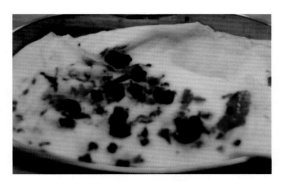
图3-10-13 胆石

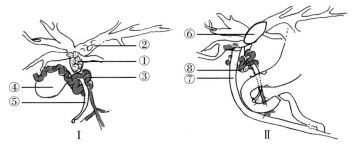
图3-10-14 手术示意图

Ⅰ.术前；Ⅱ.术后

①肝总管结石；②肝左管；③曲张门静脉支；④胆囊；⑤胆总管；⑥肝胆管盆；⑦桥袢空肠；⑧残留胆囊管

显露充分。②右膈下填塞纱布垫，托出右肝，安置全腹自动牵开器。③安置Pringle止血带。④次全切除胆囊，结扎经胆囊入肝的粗大门静脉支。⑤切除肝方叶，显现肝左管，经肝圆韧带途径入肝。⑥据术前影像检查提示，肝左管前方无曲张粗大静脉覆盖，局部结石感明显，用"四边法"切开局部肝左管，沿肝圆韧带途径逐步延长切开肝左管、肝总管上部，组成直径达2cm的肝胆管盆。⑦配合胆道镜。⑧施行改良盆式Roux-en-Y术。⑨术中动作轻巧，防止损伤胆管壁上曲张静脉。

2.肝十二指肠韧带门静脉海绵样变是自体自然分流的一种表现，手术中不可将其周围静脉支全部——结扎而破坏自体自然分流，致术后新生门静脉支曲张、破裂大出血、肝衰竭。因此，在胆管壁上血管"峡谷"上缝扎一部分静脉是安全的。

3.处理门静脉海绵样变，切开胆管壁必须做以下准备：①术前仔细阅读CT、CTV，寻找胆管壁无血管区或血管"峡谷"区，即拟切开点。②尽量安置Pringle止血带，安置时防止撕裂曲张门静脉侧支。③必备止血钳、艾利斯钳、门脉钳、4/0 ~ 5/0薇乔线、PDS线、Prolene线。④确定胆管壁"切开点"。

4.据术中情况选择适当的胆管手术方式，如不断胆总管肝胆管盆、胆总管壁横行缝扎、胆管壁内曲张静脉缝扎等。

病例11 肝胆管结石，施胆肠Roux-en-Y术后8年，并肝左管口狭窄、肝肥大-萎缩征，施改良盆式Roux-en-Y术

【病史】 患者，女，54岁。复发心窝部疼痛、寒战、发热3个月。2012年，因"肝胆管结石"（图3-11-1）施肝胆管盆式Roux-en-Y术，当时取石250g，手术历时6小时，术后复查仍有少量残石（图3-11-2）。

T 36.5℃，R 20次/分，P 74次/分，BP 117/71mmHg。神清合作，皮肤、巩膜无黄染。心、肺正常。腹平，可见右上腹"反L"形切口瘢痕（图3-11-3），浅静脉不曲张。腹壁软，肝在剑突下6cm可扪及，质地硬，无明显触痛。剑突右下方有压痛，叩击右肝区示心窝部疼痛，未扪及胆囊、脾，无胃振水声，腹水征（-）。脊柱、四肢无异常。WBC 7.8×10⁹/L，N 0.74，PLT 224×10⁹/L，TBIL 24μmol/L，DBIL 16μmol/L，TP 68g/L，ALB 38g/L，AST 55U/L，ALT 45U/L，ALP 248U/L，γ-Gt 336U/L，PA 85mg/L，ChE 4784U/L。

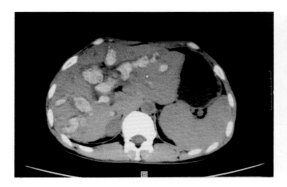

图3-11-1 CT：肝内胆管多发结石

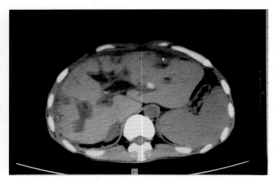

图3-11-2 CT：首次术后复查仍有少许胆石

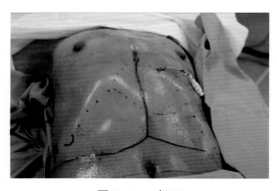

图3-11-3 切口

CT（2020年9月30日，湖南省人民医院）：肝轮廓清，表面光整，左肝外叶肥大、右肝萎缩。肝内外胆管重度扩张，充填巨块胆石及气体。脾大8个肋单元，未见胆石。无腹水，肝内胆管大量结石（图3-11-4）。增强扫描（静脉期）显示无门静脉海绵样变（图3-11-5）。

【诊断】 肝胆管结石，胆肠Roux-en-Y术后。S：S₂、S₃、S₅、S₈、S₆、S₇、BCD；St：LHD；A：无；C：胆汁性肝硬化、门静脉高压。反流性胆管炎。肝肥大-萎缩征（左肝外叶肥大、右肝萎缩）。

【手术名称】 改良盆式Roux-en-Y术。

【手术难点】 ①已施胆肠内引流，当时手术艰难，行多处结石感途径切开。②肝胆管结石弥散全肝，并肝肥大-萎缩征、胆汁性肝硬化。

【手术过程】

1.择期手术，取平仰卧位，气管插管下全身麻醉，取上腹Y形切口（图3-11-6）入腹。术中所见：无腹水，腹膜上无癌性结节，大网膜上无曲张静脉。肝脏、肝脏面广泛致密粘连（图3-11-7），肝呈棕红色、表面尚光整，左肝外叶肥大、左肝内叶、右肝萎缩，肝质地硬、结石感明显。未见胆囊。原为胆肠Roux-en-Y术，胆肠吻合口外径约2cm，吻合口位于肝总管上，桥袢空肠近段粘连、扭曲。肝外胆管外径约2cm，可扪及结石感。桥袢穿越结肠肝曲系膜，为空肠、桥袢空肠端-侧吻合，示"反流小胃"，无同步缝合，桥袢空肠长约45cm。胆总管已横断。胰头稍硬、无肿块。脾下极距左肋缘4cm。

2.离断肝膈面、脏面粘连（图3-11-8），显现、游离桥袢空肠（图3-11-9）及原胆肠吻合口。

3.用门静脉钳钳夹桥袢空肠，横断胆肠吻合口（图3-11-10），示肝总管大量胆石，直视下予以清除。进一

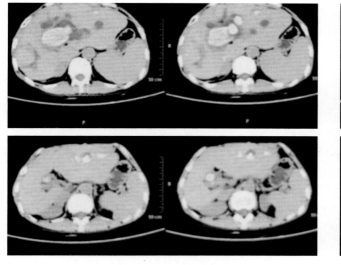

图3-11-4　CT：肝内胆管大量胆石

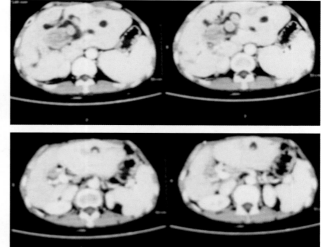

图3-11-5　CT增强扫描（静脉期）：无门静脉海绵样变

步用手指伸入肝探查，发现肝左管狭窄，内径约1cm（图3-11-11）。

4.循肝圆韧带途径用"四边法"切开肝左管口、肝左管，长达3cm（图3-11-12），直视下清除左肝内各胆管结石及右肝内胆管结石，以"三合一液"冲洗、清洁肝内各胆管，组成肝胆管盆（图3-11-13），内径4cm。

5.松解桥襻空肠粘连，切除桥襻近段约3cm，做空肠、桥襻空肠同步缝合，施桥襻空肠、肝胆管盆吻合（图3-11-14）。逐层关腹。本例手术绘图见图3-11-15。

【术后】无胆漏、出血、肝功能不全等并发症，复查CT无残石。

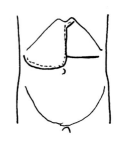

图3-11-6　手术切口示意图

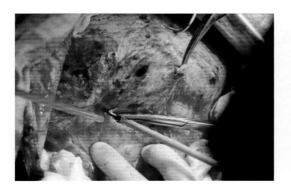

图3-11-7　肝广泛粘连

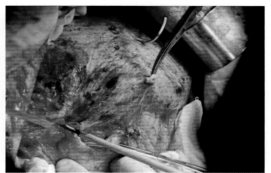

图3-11-8　钳子夹持处为肝脏面粘连

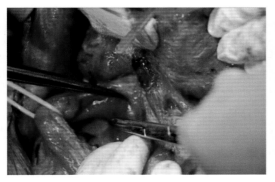

图3-11-9　皮筋牵拉处为桥襻空肠

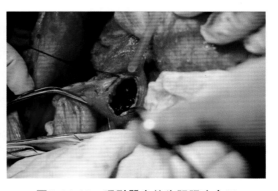

图3-11-10　吸引器尖处为胆肠吻合口

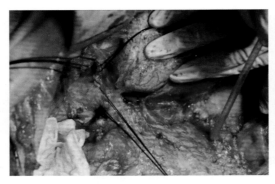

图 3-11-11　线牵引处为原胆肠吻合口

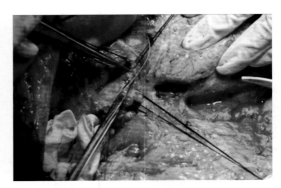

图 3-11-12　线牵拉处为肝左管

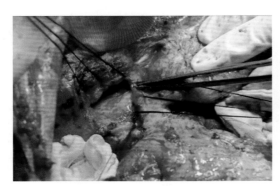

图 3-11-13　线牵拉处为肝胆管盆

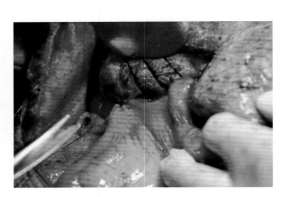

图 3-11-14　中下方为桥袢空肠

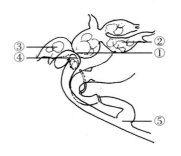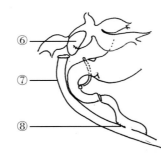

图 3-11-15　手术示意图

Ⅰ.术前；Ⅱ.术后

① 肝左管口；② 左肝外叶下段胆管；
③ 右肝后叶胆管；④ 肝总管、桥袢空肠
吻合口；⑤ 空肠、桥袢空肠端-端吻合；
⑥ 肝胆管盆；⑦ 桥袢空肠；⑧ 同步缝合

【经验与体会】

1.肝胆管结石，2012 年施胆肠 Roux-en-Y 术，当时清除胆石达 250g，术后 8 年复发胆石。以上说明：①胆肠 Roux-en-Y 术有效。②胆肠 Roux-en-Y 术中的任何一个环节均将影响手术效果。

2.据这次术中所见，做了以下处置：①做肝胆管与桥袢空肠吻合，彻底解除胆管狭窄。②切除粘连扭转的桥袢空肠近段。③做空肠、桥袢空肠同步缝合。

3.肝胆管结石原因不清，治疗方法很多，肝胆管盆式内引流是治疗肝胆管结石有效的方法，但必须坚持"24 字原则"，耐心细致地做好每一个环节，才能获得较好的效果。

病例 12　肝胆管结石、右肝前叶胆管狭窄、右肝前叶肝内多发结石，并肝肥大萎缩征，施内吻合改良盆式 Roux-en-Y 术

【病史】　患者，女，52 岁。反复间断心窝部疼痛 46 年，复发伴畏寒、发热 3 个月。幼小时常患"胃病"，有时伴以呕吐、排出蛔虫，诊断为"胆道蛔虫"。

T 36.8℃，R 21 次/分，P 80 次/分，BP 116/69mmHg。神清合作，黄疸（-），心、肺（-）。腹平，浅静脉不曲

张。腹壁软，未扪及肝、胆囊、脾，剑突右下方有压痛，叩击右肝区（＋），腹水征（－）。脊柱、四肢（－）。WBC 6.12×10⁹/L，N 0.684，PLT 265×10⁹/L，ALT 42U/L，AST 52U/L，ALP 281U/L，γ-Gt 253U/L，TBIL 25.6μmol/L，DBIL 5.7μmol/L，TP 25.7g/L，ALB 43.5g/L，AFP 4.2ng/ml，CA19-9 9.39U/ml。

CT（2020年10月9日，外院）：右肝内胆管中度扩张，多发结石，以右肝前叶为显（图3-12-1）。胆囊大小约7cm×4cm，无胆石。左肝外叶肥大，右肝萎缩（图3-12-2）。MRCP（2020年10月17日，外院）：右肝内胆管中度扩张，多发结石。胆囊大小正常（图3-12-3）。

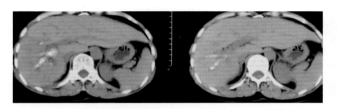

图3-12-1　CT：右肝内胆管扩张，积胆石

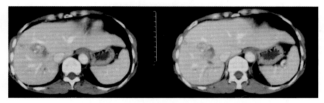

图3-12-2　CT：左肝肥大，右肝萎缩

【诊断】　肝胆管结石。S：S₅、S₈、S₆、S₉；St：RFBD；A：右肝前叶、后叶胆管异位；C：胆源性肝硬化、门静脉高压。AOSC；肝肥大萎缩征（左肝外叶肥大、右肝后叶萎缩）。

【手术名称】　经胆囊床途径，施内吻合改良盆式Roux-en-Y术。

【手术难点】　①肝胆管结石，合并胆汁性肝硬化、肝右管口真性狭窄。②肝肥大-萎缩征，左肝外叶肥大、右肝后叶萎缩。

【手术过程】

1.择期手术，取平仰卧位，胸背部加垫（图3-12-4），气管插管下全身麻醉，取"奔驰标志"形切口（图3-12-5）入腹。术中所见：无腹水，腹膜上无癌性结节。肝呈棕红色，表面光整，左肝外叶肥大、右肝后叶萎缩（图3-12-6），右肝前叶结石感明显。胆囊大小约7cm×5cm，无明显结石感。胆总管外径约1.5cm，无结石感。胃十二指肠如常，胰头软，脾不大。

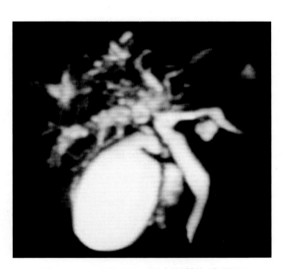

图3-12-3　MRCP：肝内胆管多发结石

2.顺逆结合切除胆囊（图3-12-7）。

3.安置Prinlge止血带（图3-12-8），断肝桥，移除肝方叶（图3-12-9），敞开肝圆韧带途径（图3-12-10）。用"四边法"切开胆总管、肝总管（图3-12-11），沿肝圆韧带途径切开肝左管，长度达4cm，其内径分别为1.5cm、1.3cm、1.3cm。并显现右肝前叶胆管口、右肝后叶胆管口及左肝内胆管口，其内径分别为0.5cm、0.8cm、0.5cm（图3-12-12），经探查右肝前叶胆管内大量胆石。

4.沿胆囊床途径切开右肝前叶胆管（图3-12-13）、右肝前叶下段胆管（图3-12-14），长度达2cm，胆管内径分别为1.3cm、1.5cm，直视下逐一清除右肝前叶各胆管结石（图3-12-15）及右肝后叶下段胆管少许胆石。

5.配合使用纤维胆道镜检查各肝内胆管，取出少许胆管残石约1g（图3-12-16）。

6.横断胆总管，拼合组成肝胆管盆（图3-12-17），内径约4cm。做右肝前叶胆管、右肝管内吻合，吻合口内径达1.5cm（图3-12-18）。

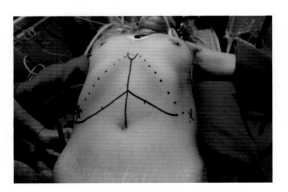

图3-12-4　体位

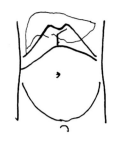

图3-12-5　手术切口示意图

7.切取桥祥空肠，施行内吻合改良盆式Roux-en-Y术，放置14号T形管入肝胆管盆，注水测试无胆漏、出血（图3-12-19）。逐层关腹。手术历时4小时，失血量约20ml，取出胆石约30g（图3-12-20）。安返病房。本例手术绘图见图3-12-21。

【术后】　无胆漏、出血、肝功能不全等并发症，复查CT无胆石残留，恢复平顺。

【经验与体会】

1.本例肝胆管结石为右肝前叶胆管结石并右肝前叶胆管口狭窄（内径约0.3cm）、右肝前叶胆管与右肝后叶胆管异位、肝肥大-萎缩征、胆汁性肝硬化。原主管医生拟施右肝前叶切除，经采取内吻合改良盆式Roux-en-Y术而获得手术成功，保存了右肝，术后平顺。

2.施行内吻合改良盆式Roux-en-Y术时宜注意以下方面：①足够长的腹壁切口，胸背部垫高，使用全腹自动牵开器。②右膈下填塞纱布垫，托出右肝。③安置Pringle止血带，先移除胆囊。④经肝圆韧带途径入肝，显现狭窄的右肝前叶胆管口。⑤用"四边法"沿胆囊床途径切开右肝前叶胆管、右肝前叶下段胆管，彻底解除胆管狭窄。⑥内吻合，组成肝胆管盆。⑦改良盆式Roux-en-Y术。

3.术中配合使用纤维胆道镜，有益于降低残石率。

4.手术细节：①切开肝内胆管，宜在阻断入肝血液下进行。②胆总管横断，以钳夹、缝扎为宜（图3-12-22）。③肝胆管盆与桥祥空肠吻合，宜先做吻合口后壁连续、外翻缝合，而肝右管宜做间断缝合、结扎（图3-12-23）。

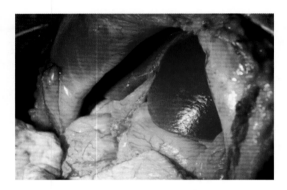

图3-12-6　左肝外叶肥大

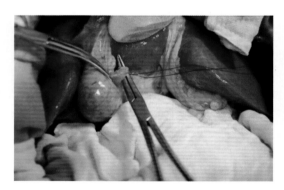

图3-12-7　钳夹处为胆囊

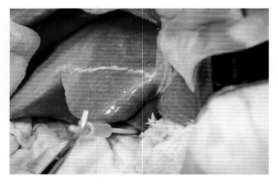

图3-12-8　左下方为Pringle止血带

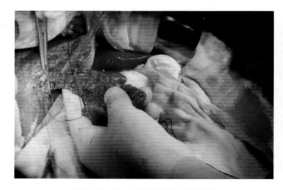

图3-12-9　手捏处为肝方叶

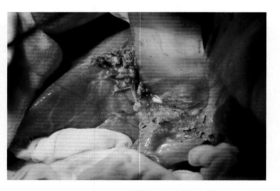

图3-12-10　拉钩下方为肝左管

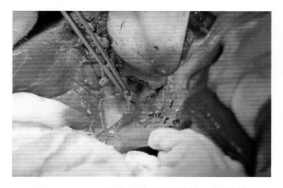

图 3-12-11　拉钩下方为肝总管、胆总管

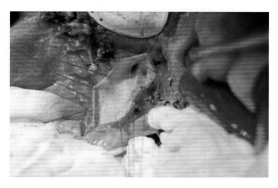

图 3-12-12　线牵拉处为切开的胆管

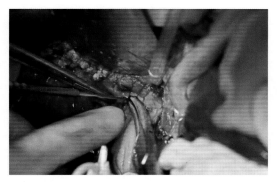

图 3-12-13　下方钳子处为右肝前叶胆管

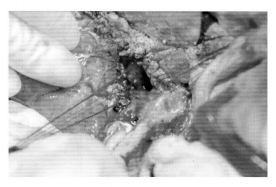

图 3-12-14　线牵拉处为右肝前叶下段胆管

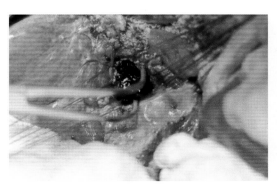

图 3-12-15　钳尖处为右肝前叶胆管

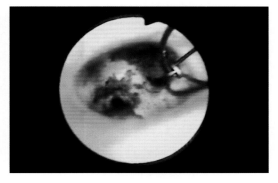

图 3-12-16　胆道镜

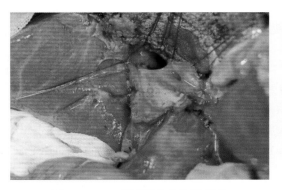

图 3-12-17　线牵拉处为肝胆管盆

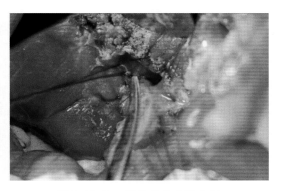

图 3-12-18　钳尖处为内吻合口

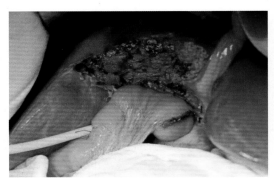

图 3-12-19　左下方为肝胆管盆引流管

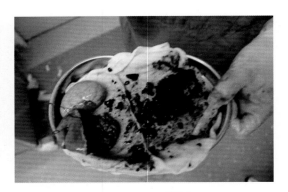

图 3-12-20　胆石

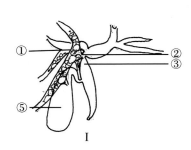

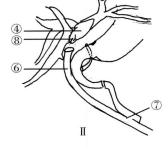

I

II

图 3-12-21　手术示意图

I.术前；II.术后

① 右肝后叶胆管口；② 右肝前叶胆管；③ 胆总管；④ 肝胆管盆；⑤ 胆囊；⑥ 桥袢空肠；⑦ 空肠、桥袢空肠吻合；⑧ 右肝后叶胆管、右肝管内吻合

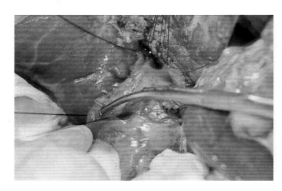

图 3-12-22　钳子处为胆总管

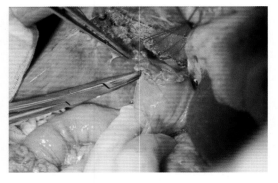

图 3-12-23　镊子处为肝右管

病例13　肝胆管结石、左肝外叶下段胆管口狭窄、左肝外叶肥大，施肝左管、左肝外叶下段胆管内吻合，T 形管引流术

【病史】　患者，男，73 岁。间发右上腹痛 50 年，复发伴寒战、发热 15 天。幼小时患"胆道蛔虫"。

T 36.5℃，R 20 次 / 分，P 72 次 / 分，BP 124/70mmHg。神清合作，无黄疸。心、肺正常。腹平，浅静脉不曲张。腹壁软，剑突右下方有压痛，叩击右肝区示心窝部疼痛，未扪及肝、胆囊、脾，无胃振水声，无腹水征。脊柱、四肢无畸形。WBC 4.68×10⁹/L，N 0.589，PLT 279×10⁹/L，TBIL 16.8μmol/L，DBIL 6.2μmol/L，TP 67.5g/L，ALB 38g/L，AST 30U/L，ALT 20U/L，AFP 3.4ng/ml，CA19-9 9.6U/ml。

CT（2020 年 10 月 21 日，外院）：肝轮廓清，表面光整，左肝外叶肥大，其内胆管中度扩张，充满胆石（图 3-13-1）。增强扫描（静脉期）显示肝外胆管不扩张，胆囊不大，无门静脉海绵样变（图 3-13-2）。MRCP（2020 年 10 月 21 日，外院）：左肝外叶胆管中度扩张、延长，充满结石。示左肝外叶胆管缺如，右肝及肝外胆管不扩张。胆囊稍大，未见其内有胆石（图3-13-3）。

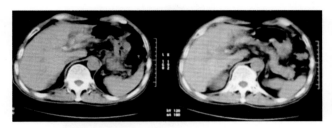

图3-13-1　CT：左肝外叶肥大，充填胆石

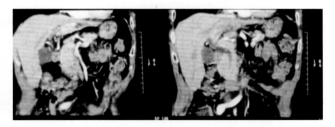

图3-13-2　CT增强扫描（静脉期）：无门静脉海绵样变

【诊断】　肝胆管结石。S: S_2、S_3；St: S_2、S_3；A: Lack of LLBD；C: 高位 AOSC。左肝外叶肥大、左肝内叶萎缩。

【手术名称】　肝左管、左肝外叶下段胆管内吻合，T形管引流术。

【手术难点】　不仅要清除左肝外叶胆石，而且要解除胆管狭窄，保全肥大的左肝外叶。

【手术过程】

1.择期手术，取平仰卧位，胸背部垫枕，取上腹"奔驰标志"形切口（图3-13-4）入腹。术中所见：无腹水，腹膜上无癌性结节。肝呈棕红色，表面光整，左肝外叶稍肥大（图3-13-5），左肝外叶上、下段结石感明显，右肝无结石感。胆囊大小约7cm×4cm，无结石感。肝外胆管外径约1.3cm，无结石感。肝桥宽3cm，肝方叶肥大。肝右动脉跨越肝总管前方（图3-13-6）。胃十二指肠无异常。胰头不大，质地软。脾不大。

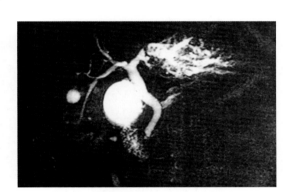

图3-13-3　MRCP：左肝外叶胆管扩张，大量胆石

2.切除胆囊（图3-13-7），安置 Prinlge 止血带。

3.敞开肝圆韧带途径。横断肝桥（图3-13-8）。切除肝方叶。

4.游离肝右动脉，套线，显现胆总管、肝总管及肝左管、左肝内叶胆管（图3-13-9），穿刺胆管获得胆汁（图3-13-10）。用"四边法"切开胆总管、肝总管（图3-13-11）、肝左管、左肝内叶胆管（图3-13-12），显现左肝外叶下段胆管口、上段胆管口，其内径分别为0.5cm、0.6cm。用"四边法"进一步切开左肝外叶下段胆管，长度约1cm，胆石部分脱出（图3-13-13），清除其胆石，显示左肝外叶下段胆管，长度约1cm（图3-13-14）。继续延长切开左肝外叶下段胆管（图3-13-15），长度约1cm（图3-13-16）。

5.阻断入肝血流，先后切开左肝外叶下段胆管（图3-13-17）及上段胆管（图3-13-18），清除其内胆石（图3-13-19），与肝左管沟通，原结石感消失。以4/0 Prolene线缝闭胆管切口。

6.以4/0薇乔线做左肝外叶下段胆管、肝左管吻合（图3-13-20），使其胆管口从原来的0.5cm扩大到1.2cm（图3-13-21）。

7.放置长臂T形管，长横臂入左肝外叶下段胆管（图3-13-22），直臂经胆总管右侧壁戳孔引出（图3-13-23），4/0薇乔线连续缝闭胆管切口，注水测试无胆漏、无出血（图3-13-24）。逐层关腹。手术历时3小时，失血量约20ml，取出胆石30g，安返病房。本例手术绘图见图3-13-25。

【术后】　无胆漏、出血、膈下脓肿等并发症，恢复平顺。

【经验与体会】

1.本例的核心问题是左肝外叶该不该切除。根据中华医学会《肝胆管结石病诊断治疗指南》而言，本例无左肝纤维萎缩囊性变、无肝脓肿、无胆管癌变，故无左肝外叶切除指征。

2.不切除左肝外叶，左肝外叶下段胆管口真性狭窄怎么办？本例左肝外叶下段胆管口真性狭窄，施左肝外叶下段胆管、肝左管内吻合，其胆管口从0.5cm扩

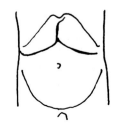

图3-13-4　手术切口示意图

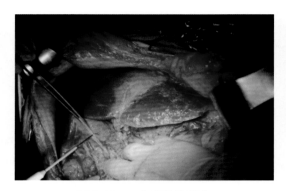

图 3-13-5　左肝外叶肥大

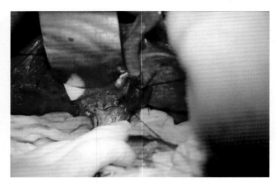

图 3-13-6　中指上方示肝右动脉

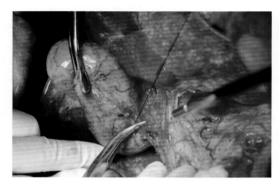

图 3-13-7　卵圆钳夹持处为胆囊

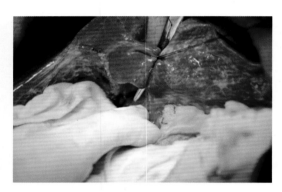

图 3-13-8　线缝扎处为肝桥

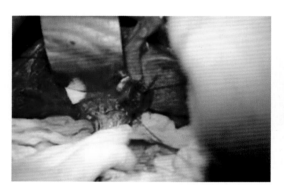

图 3-13-9　拉钩下方为肝外胆管

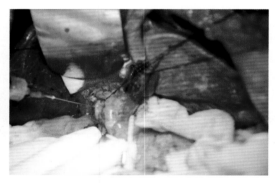

图 3-13-10　注射器穿刺胆总管

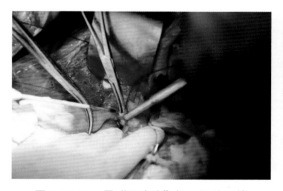

图 3-13-11　用"四边法"切开肝外胆管

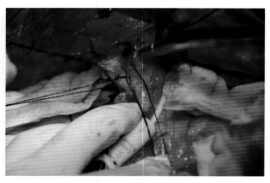

图 3-13-12　线牵拉处为肝左管

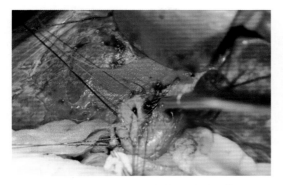

图3-13-13　胆石处为左肝外叶胆管

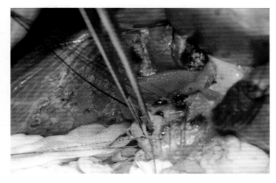

图3-13-14　镊子右上方为左肝外叶胆管

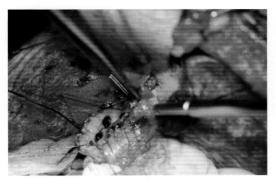

图3-13-15　钳尖处为左肝外叶胆管

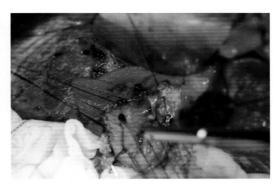

图3-13-16　左肝外叶下段胆管切开

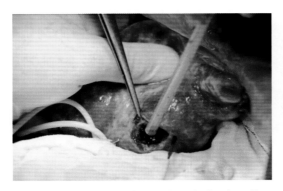

图3-13-17　吸引器尖处为左肝外叶下段胆管

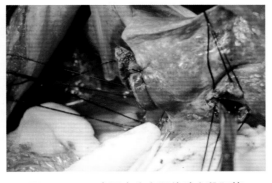

图3-13-18　右下方为左肝外叶上段胆管

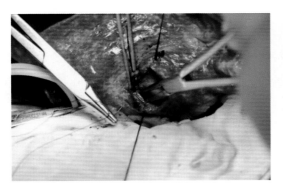

图3-13-19　钳子伸入左肝外叶胆管

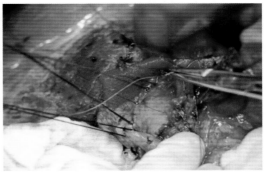

图3-13-20　针缝合处为左肝外叶下段胆管、肝左管

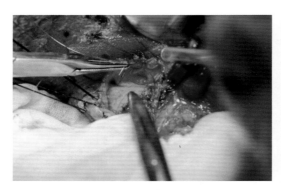
图3-13-21　内吻合口

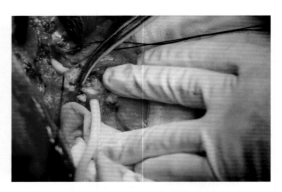
图3-13-22　左下方为橡皮管

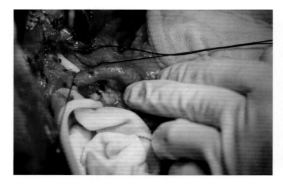
图3-13-23　左侧为长臂T形管

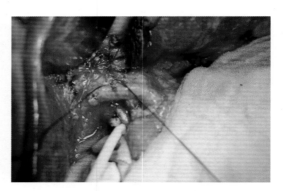
图3-13-24　左下方为引流管

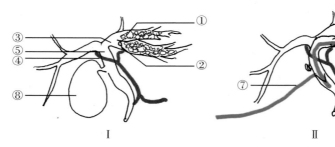

图3-13-25　手术示意图

Ⅰ.术前；Ⅱ.术后

① 左肝外叶上段胆管口；② 左肝外叶下段胆管口；③ 肝左管；④ 肝右动脉；⑤ 肝总管；⑥ 肝左管、左肝外叶下段胆管内吻合；⑦ T形管；⑧ 胆囊

大至1.0cm。

3.左肝外叶下段胆管口狭窄解除后，放置T形管，一则可防止胆漏，二则可防止内吻合口粘连闭塞。

4.左肝外叶下段胆管口狭窄解除，宜注意以下方面：①阻断入肝血流，经肝圆韧带途径切开肝左管、左肝内叶胆管，显示左肝外叶下段胆管口。②直视下做左肝外叶下段胆管、肝左管内吻合，切口缘以4/0微乔线间断缝合。③经左肝外叶下段结石感途径切开胆管，经此取石与肝左管沟通。④放置T形管，其一横臂经内吻合口入左肝外叶下段胆管。

病例14　肝胆管结石，施行盆式内引流，19年后施结石感途径胆道镜取石，仅2年再施改良盆式Roux-en-Y术

【病史】　患者，女，50岁。复发间歇右上腹痛、寒战、发热、黄疸3年。21年前（1999年），诊断为"肝胆管结石"，在当地医院施胆肠内引流术。2018年"肝结石"复发，就诊当地医院，施左肝外叶下段胆管切开

取石，术中配合胆道镜取石。

T 36.6℃，R 20次／分，P 94次／分，BP 111/68mmHg。神清合作，无黄疸。心律正常、无杂音，双肺呼吸音清。腹平，浅静脉不曲张，可见右肋缘下切口瘢痕，长14cm。腹壁软，未触及胆囊，于剑突下3cm可触及肝，无触痛，肝质地较硬，叩击右肝区示心窝部疼痛，无胃振水声，腹水征（－）。双腰背部无抬举痛，脊柱、四肢无畸形。WBC $2.59×10^9$/L，N 0.557，PLT $147×10^9$/L，TP 60.59g/L，ALB 31.8g/L，TBIL 15.56μmol/L，DBIL 11.38μmol/L，AST 36.5U/L，ALT 29.6U/L，ALP 122U/L，γ-Gt 121U/L，PA 163mg/L，ChE 4835U/L，CA19-9 15.4U/ml。

CT（2020年10月25日，湖南省人民医院）：肝轮廓清，表面光整，左肝外叶肥大、左肝内叶萎缩。肝外胆管重度扩张，肝外及左肝内胆管充填大量胆石、积气。脾大8个肋单元（图3-14-1）。增强扫描（静脉期）显示无门静脉海绵样变（图3-14-2）。

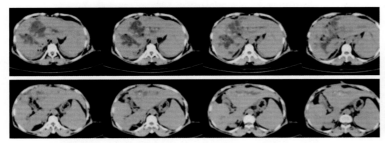

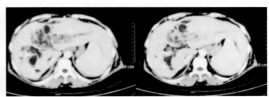

图3-14-1　CT：肝内、外胆管重度扩张，积胆石

图3-14-2　CT增强扫描（静脉期）：无门静脉海绵样变

【诊断】　肝胆管残留结石，胆肠内引流术后。S：S₃、S₂、S₅、BCD；St：LHD；A：无；C：肝肥大－萎缩征（左肝外叶肥大、左肝内叶萎缩）。胆汁性肝硬化、门静脉高压；反流性胆管炎。

【诊断】　肝胆管残留结石，胆肠内引流术后。S：S_3、S_2、S_5、BCD；St：LHD；A：无；C：肝肥大－萎缩征（左肝外叶肥大、左肝内叶萎缩）。胆汁性肝硬化、门静脉高压；反流性胆管炎。

【手术名称】　改良盆式胆肠Roux-en-Y术。

【手术难点】　①多次肝胆道手术，腹内广泛粘连。②肝胆管结石已施行胆肠内引流、结石感途径切开配合胆道镜取石。③肝胆管结石并肝肥大－萎缩征，一级肝门位置旋转移位至右肾前方。④反复多次反流性胆管炎，肝及胆管充血、水肿。

【手术过程】

1. 择期手术，取平仰卧位，胸背部垫枕，气管插管下全身麻醉，取"奔驰标志"切口（图3-14-3）入腹。术中所见：无腹水，腹膜上无癌性结节。肝膈面、脏面广泛致密粘连。肝呈棕红色，表面尚光整，左肝外叶肥大、左肝内叶萎缩，左肝前纵沟被瘢痕组织粘连覆盖，未见肝圆韧带及镰状韧带，肝质硬，左肝外叶明显结石感，一级肝门贴近右肾。胆囊未见，肝外胆管被桥祥空肠粘连覆盖。原为胆管、空肠Roux-en-Y术，桥祥空肠长约50cm，经横结肠系膜戳孔（图3-14-4）达一级肝门。原为肝总管与桥祥空肠吻合，吻合口外径约2cm，可扪及结石感。空肠、桥祥空肠吻合为端－侧吻合，外径约2cm，局部呈"反流小胃"（图3-14-5）。胰头不大，质稍硬。胃十二指肠未见明显异常。脾下极末达左肋缘。

2. 离断肝膈面粘连，右膈下填塞纱布垫托出右肝，游离左肝。以电刀仔细离断肝、大网膜、胃粘连。游离桥祥空肠，显现十二指肠、胆管、桥祥空肠吻合口，横断胆管、桥祥空肠吻合口（图3-14-6），其内径2cm。肝外胆管内大量食物残渣、胆石、胆泥、气泡，予以清除。显现肝左管口狭窄，内径约1cm（图3-14-7），胆管远段松弛，顺利通过术者示指。

3. 经肝圆韧带途径切开肝左管口、肝左管达左肝内叶胆管（图3-14-8），直视下轻松清除左肝外叶上、下段胆管结石、胆泥及脓性胆汁（图3-14-9）。

4. 横断胆总管（图3-14-10），近段拼合组成肝胆管盆（图3-14-11），缝闭胆总管远侧端。

5. 游离原桥祥空肠，松解桥祥粘连，切除近段约5cm。另经结肠肝曲系膜戳

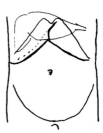

图3-14-3　手术切口示意图

孔达肝胆管盆，与肝胆管吻合。另做空肠桥袢空肠同步缝合10cm，放置肝胆管盆引流管。注水测试无胆漏、无出血。逐层关腹。手术历时4.5小时，失血量约150ml，取出胆石55g。本例手术绘图见图3-14-12。

【术后】 无胆漏、出血等并发症，复查CT无残石（图3-14-13，图3-14-14）。

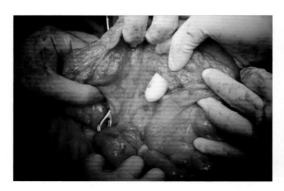

图3-14-4 手指穿越处为横结肠系膜孔

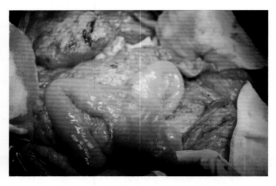

图3-14-5 中央示"反流小胃"

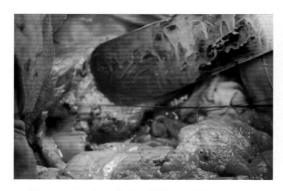

图3-14-6 左下方为胆管与桥袢空肠吻合口

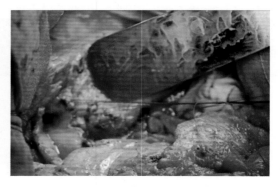

图3-14-7 线牵拉处为肝左管口

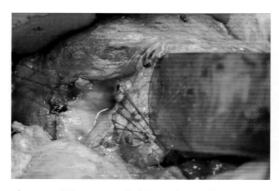

图3-14-8 线牵拉处为肝左管

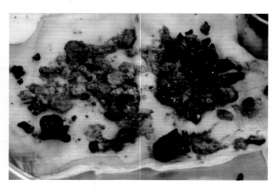

图3-14-9 胆石

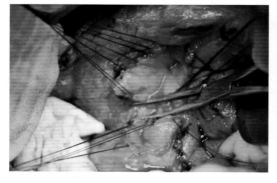

图3-14-10 钳子处为横断的胆总管

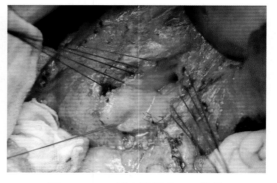

图3-14-11 线牵拉处为肝胆管盆

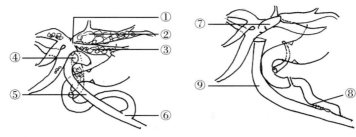

图3-14-12　手术示意图

Ⅰ.术前；Ⅱ.术后

① 肝左管口；② 左肝外叶上段胆管；③ 左肝外叶下段胆管；④ 胆肠吻合口；⑤ 原桥袢空肠；⑥ 空肠、桥袢空肠端-侧吻合；⑦ 肝胆管盆；⑧ 同步缝合；⑨ 桥袢空肠

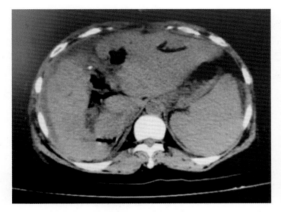

图3-14-13　CT：无胆石残留（1）

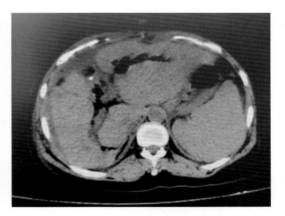

图3-14-14　CT：无胆石残留（2）

【经验与体会】

1.本例因肝胆管结石先后3次手术：1999年，施胆肠Roux-en-Y术（盆式内引流术）；2018年，施经左肝外叶下段结石感途径及胆道镜取石；2020年，施改良肝胆管盆式Roux-en-Y术。值得注意的是，第一次手术至第二次手术间隔19年，而第二次至第三次手术仅间隔2年。说明盆式内引流的效果明显优于单纯取石，说明肝胆管的外科手术治疗应遵循"24字原则"，而解除狭窄是手术治疗的核心。

2.本次术中，见到前次手术的不当之处主要在于以下方面：①肝左管口狭窄位于胆肠吻合口之上，而胆肠吻合口在肝总管上。②桥袢空肠经横结肠系膜戳孔，而不是穿越结肠肝曲系膜戳孔，没有与十二指肠同步平行。③空肠与桥袢空肠吻合为端-端吻合，形成"反流小胃"。说明桥袢空肠一定要与肝胆管吻合，桥袢空肠途经结肠肝曲系膜戳孔，与十二指肠同步平行，空肠、桥袢空肠宜作侧-侧吻合且同步平行，这即是改良盆式Roux-en-Y术。

3.胆总管宜横断。

4.胆道镜经结石感途径取石是治疗肝胆管结石的一种有益的手段，特别是术中配合使用，能有效降低残石率，这已成为共识。但本例的诊治只是一种手段之一，绝不是治疗肝胆管结石的唯一手段。

病例15　肝胆管结石并左、右半肝纤维萎缩，施左、右半肝切除，胆总管T形管引流术

【病史】 患者，男，55岁。间发心窝部疼痛46年，复发4天，黑大便3天。23年前（1997年），诊断为"胆石症"，在当地医院施胆囊切除术。4天前复发，呈绞痛性，无寒战、发热、黄疸，就近入当地医院诊断为"肝胆管结石、肝硬化"，自行口服"中药"，先后解黑色大便4次，无头晕、心悸。HGB 169g/L，TBIL 69μmol/L，DBIL 33.9μmol/L。经介绍来我院治疗。

T 36℃，R 20次/分，P 90次/分，BP 116/80mmHg。神清合作，皮肤、巩膜轻度黄染。心律齐、无杂音，双肺呼吸音清。腹平，浅静脉不曲张，可见4个腹腔镜港口瘢痕。腹壁软，剑突右下方有压痛，叩击右肝区示

心窝部不适、疼痛，无胃振水声，无腹水征。脊柱、四肢无异常。WBC 7.67×10⁹/L，N 0.792，PLT 68×10⁹/L，HGB 133g/L，TP 59.85g/L，ALB 39.8g/L，TBIL 36.97μmol/L，DBIL 13.6μmol/L，AST 23.7U/L，ALT 30.2U/L，ALP 76U/L，γ-Gt 49U/L，PA 65mg/L，ChE 4500U/L，AFP 4.78ng/ml，CA19-9 14.8U/ml。

CT（2020年11月2日，湖南省人民医院）：肝轮廓清，表面光整，左、右肝萎缩，尾叶肝极度肥大。左、右肝内胆管、肝外胆管中度扩张，左、右肝内胆管示胆石。胆囊未见（图3-15-1）。脾大8个肋单元。腹膜后无肿大淋巴结，无腹水。增强扫描（静脉期）显示无门静脉海绵样变，未见左肝门静脉矢状部（图3-15-2）。冠状面示尾叶极度扩大，左、右肝萎缩，一级肝门右移（图3-15-3）。

【诊断】 肝胆管结石。S：S₂、S₃、LHD；St：LHD；A：无；C：肝肥大萎缩征（左、右肝萎缩，尾叶肥大）。胆汁性肝硬化、门静脉高压（脾亢）。

【手术名称】 左、右肝切除，T形管引流术。

【手术难点】 ①肝胆管结石病史长达40年。②肝胆管结石并肝左管、肝右管狭窄，左、右肝萎缩，尾叶肥大，胆汁性肝硬化，门静脉高压。③一级肝门移位，肝周广泛致密粘连。

【手术过程】

1.择期手术，取平仰卧位，气管插管下全身麻醉，取右上腹"反L"形切口（图3-15-4）入腹。术中所见：无腹水，腹膜上无癌性结节，大网膜上无静脉曲张。肝周广泛粘连（图3-15-5），肝呈棕红色、表面尚光整，左、右肝萎缩，尾叶肥大，而且左肝呈纤维薄片样，左、右肝质地硬，尾叶质软、无明显结石感。一级肝门右移。肝十二指肠韧带肥大、无门静脉海绵样变。胆囊未见。胆总管外径约1.5cm，无结石感。胃十二指肠无梗阻征象，胰头稍硬，脾下极近左肋缘。

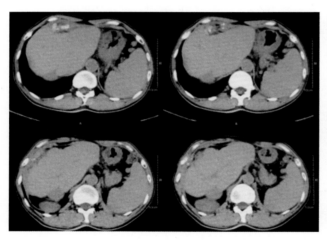

图3-15-1　CT：左、右肝内胆管多发结石，尾叶极度肥大

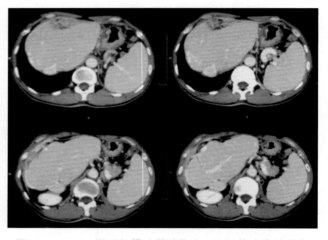

图3-15-2　CT增强扫描（静脉期）：无门静脉海绵样变

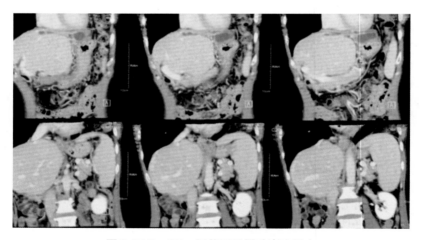

图3-15-3　CT：冠状面示尾叶高度肥大

2.离断肝膈面粘连带，游离左半肝，显示Relatis沟（图3-15-6）及肝十二指肠韧带左侧，游离左肝（图3-15-7）。

3.沟通温斯洛孔，安置Prinlge止血带，用"四边法"切开胆总管（图3-15-8），顺势先后切开肝左管、肝右管，未见左右尾叶胆管口。

4.游离、显现肝右动脉、门静脉右干末段，先后予以结扎（图3-15-9）、切断（图3-15-10）。以长弯钳沟通肝左管末端（图3-15-11），予以切断、取石（图3-15-12）。解剖第一肝门，长弯钳沟通肝右管、右门静脉、肝右动脉末段（图3-15-13）。

5.用3号胆道扩张器先后探查肝右管（图3-15-14）、肝左管、左尾叶胆管（图3-15-15）。

6.进一步解剖显现第二肝门，肝左静脉及肝中静脉共干（图3-15-16），用长弯钳予以沟通（图3-15-17），用直线切割闭合器予以离断（图3-15-18）。

7.经Relatis沟水平位向右劈离肝（图3-15-19）。显现肝右静脉，沟通（图3-15-20）、切断（图3-15-21），劈离、移除左、右肝（图3-15-22）。

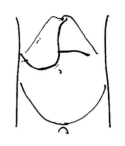

图3-15-4　手术切口示意图

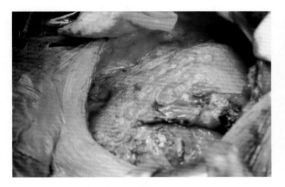

图3-15-5　显示为肝

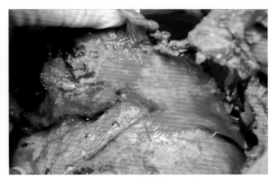

图3-15-6　显示Relatis沟

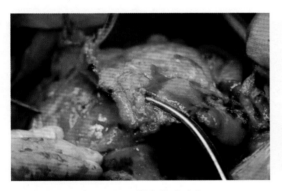

图3-15-7　钳尖处为左肝

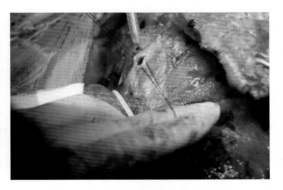

图3-15-8　中央为Pringle止血带

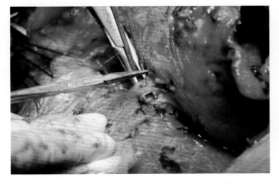

图3-15-9　钳尖处为右肝动脉、门静脉右干

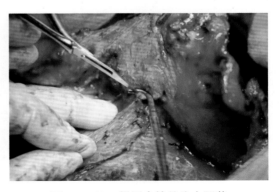

图3-15-10　钳子夹持处为右肝蒂

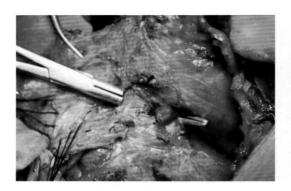

图 3-15-11　钳子前方为肝左管末端

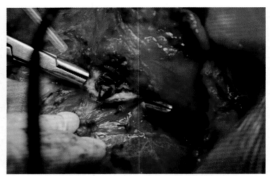

图 3-15-12　钳子前方为肝左管

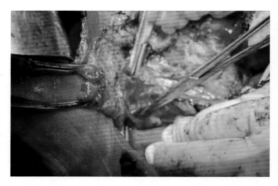

图 3-15-13　正中钳子的前方为右肝蒂

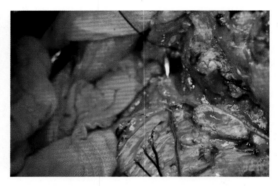

图 3-15-14　右上方示 3 号胆道扩张器头

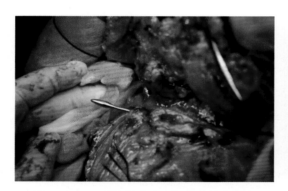

图 3-15-15　手指前方为 3 号胆道扩张器头

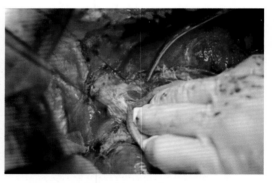

图 3-15-16　钳子头部为肝中、肝左静脉共干

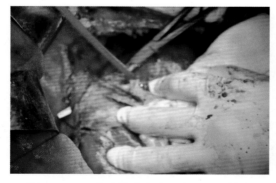

图 3-15-17　长弯钳前方为肝中、肝左静脉

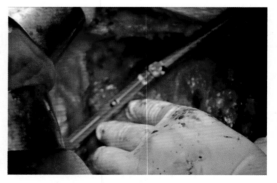

图 3-15-18　切割闭合器

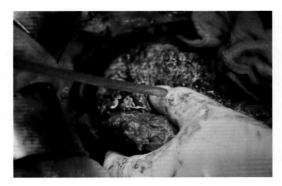

图3-15-19　拇指处为肝

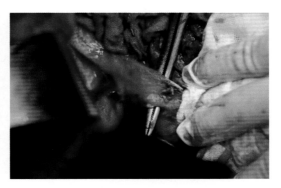

图3-15-20　钳子前方为肝右静脉

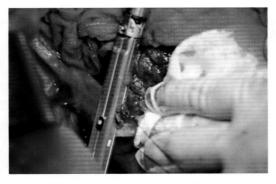

图3-15-21　切割闭合器

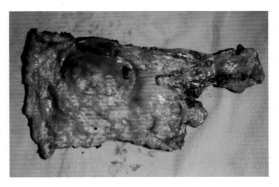

图3-15-22　肝标本

8.进一步探查肝右管（图3-15-23）、肝左管、左尾叶胆管，放置胆总管14号T形管，注水测试无胆漏、出血。

9.放置好腹膜腔引流管，彻底清洁术野，逐层关腹。手术历时3小时，失血量约200ml。安返病房。

【术后】　无胆漏、出血、腹腔脓肿及肝功能不全等并发症，复查CT，尾叶良好。

【经验与体会】

1.肝胆管结石并左、右半肝纤维萎缩，施行左、右半肝切除，是最复杂的手术之一。自2014年至今湖南省人民医院已开展此类手术8例，经过随访，效果满意。在前面的基础上，技术有所进步，逐渐成熟了。其进步表现在以下方面：①左、

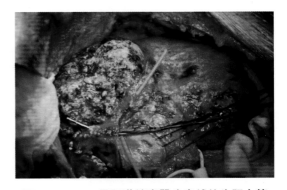

图3-15-23　3号胆道扩张器头穿越处为肝右管

右半肝离断的平面及方法。以前几例断肝的平面是切开肝左、右管，找到尾叶胆管口，而后在尾叶胆管口以远离断门静脉和动脉、胆管。而本例有所不同，左肝离断是在从肝外看到左尾叶胆管后直接一次断离胆管、门静脉、肝左动脉，而右肝离断是在肝右管末端一次切断肝右管、肝右动脉及门静脉右干。显然，这种方式更快捷，但有损伤尾叶胆管之虑。②肝静脉的离断。本次采用沟通法，以直线切割闭合器离断，干净利落。

2.T形管的应用，本例宜注意以下方面：①T形管不宜过大或过细，本例用14号T形管。②T形管一横臂应放置达左尾叶胆管内，以防止术后发生胆漏。③T形管关闭宜用可吸收的薇乔线。

病例16　肝胆管结石、右肝前叶胆管狭窄，先后3次胆道手术，效果不佳，再施内吻合改良盆式Roux-en-Y术

【病史】　患者，女，64岁。复发右上腹痛2个月，伴寒战、发热加重15天，PTCD后14天。先后于1980年、

2000年、2013年因"肝胆管结石"在外院施肝胆道手术（术式不明）。

T 36.8℃，R 20次/分，P 84次/分，BP 124/70mmHg。神清合作，无黄疸。心、肺正常。腹平，右上腹可见多条陈旧手术切口瘢痕。腹壁软，剑突右下方有压痛，叩击右肝区示心窝部疼痛，未扪及肝、胆囊、脾，无胃振水声，腹水征（－）。脊柱、四肢无异常。WBC 3.91×10⁹/L，N 0.588，PLT 205×10⁹/L，TP 55.75g/L，ALB 37.64g/L，TBIL 18μmol/L，DBIL 12.3μmol/L，AST 14.4U/L，ALT 34U/L，ALP 87.8U/L，γ-Gt 101U/L，PA 230mg/L，ChE 7437U/L。

CT（2020年11月6日，湖南省人民医院）：PTCD后CT示肝轮廓清、表面光整，肝叶（段）比例无失衡。肝内外胆管轻-中度扩张，右肝前叶胆管呈囊样、充填胆石。肝外胆管内径约1.5cm，无胆石。未见胆囊（图3-16-1）。脾大6个肋单元。增强扫描（静脉期）显示无门静脉海绵样变（图3-16-2）。MRCP（2020年11月6日，湖南省人民医院）：肝内、外胆管中度扩张，右肝前叶胆管囊样扩张、充填胆石（图3-16-3），胆总管出口狭窄。

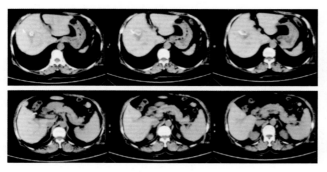

图3-16-1　CT：肝内、外胆管扩张，充填胆石

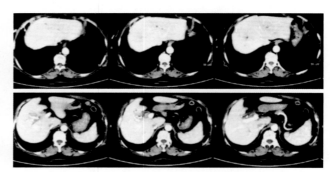

图3-16-2　CT增强扫描（静脉期）：无门静脉海绵样变

【诊断】　肝胆管结石，多次胆道术后。S：S₅、S₈；St：RFBD、CD；A：无；C：胆汁性肝硬化。高位AOSC。

【手术名称】　内吻合改良盆式Roux-en-Y术。

【手术难点】　①既往多次肝胆管手术，而且术式不详。②患者肥胖。③右肝前叶胆管结石，胆管口狭窄。

【手术过程】

1.择期手术，取平仰卧位，胸背部加垫（图3-16-4），取右上腹"反L鱼钩"形切口（图3-16-5）入腹。术中所见：无腹水，腹膜上无癌性结节。肝脏面广泛粘连，肝色泽棕红（图3-16-6），表面光整，肝叶比例无失衡，一级肝门右侧可触及结石感，PTCD导管插入右肝前叶胆管（图3-16-7）。肝外胆管外径约2.5cm，无结石感。未见胆囊（图3-16-8）。胃十二指肠无异常，胰头稍硬，脾不大。

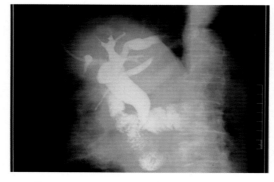

图3-16-3　MRCP：肝内、外胆管扩张，右肝内胆管结石

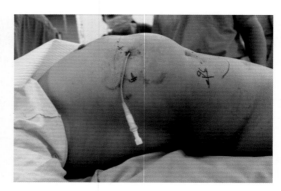

图3-16-4　体位

2. 离断肝周粘连带，右膈下填塞纱布垫，托出右肝，安置 Pringle 止血带。

3. 断肝桥，游离肝方叶基部，显现肝右管，用"四边法"切开肝总管、胆总管及肝左管（图3-16-9）。

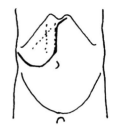

图 3-16-5　手术切口示意图

4. 经胆囊床途径切开肝右管，显现 PTCD 导管、右肝前叶胆管口、右肝后叶胆管口（图3-16-10）。拔除 PTCD 导管，缝闭瘘管（图3-16-11），右肝后叶胆管口径约0.4cm（图3-16-12）。

5. 沿胆囊床途径用"四边法"切开肝右管、右肝前叶胆管及右肝前叶下段胆管，长度达2.5cm，直视下清除右肝前叶各胆管内胆石（图3-16-13）。

6. 横断肝总管，组成肝胆管盆，右肝前叶胆管口能通过术者拇指，内径达2.2cm。胆总管远段能通过5号胆道扩张器。缝闭远侧胆总管断端。

7. 提取桥袢空肠，施内吻合改良盆式 Roux-en-Y 术，肝胆管放置T形管。逐层关腹。手术历时3.5小时，失血量约30ml，取出胆色素结石15g。安返病房。本例手术绘图见图3-16-14。

【术后】　无胆漏、出血等并发症，恢复平顺。

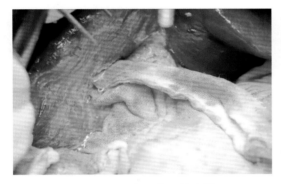

图 3-16-6　右下方示纱布垫

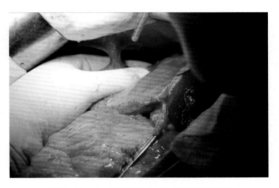

图 3-16-7　手指捏处为 PTCD 导管

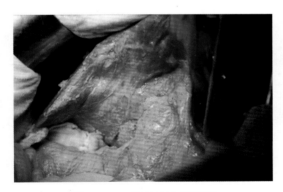

图 3-16-8　拉钩下为胆囊床

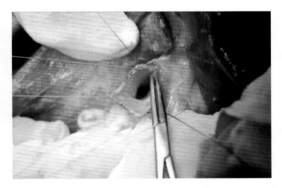

图 3-16-9　钳尖处为胆总管

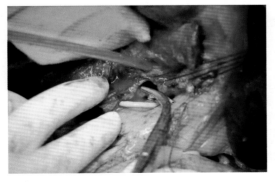

图 3-16-10　钳尖处为 PTCD 导管

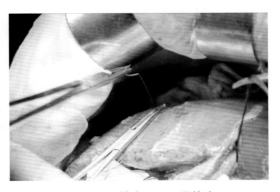

图 3-16-11　缝合 PTCD 导管瘘口

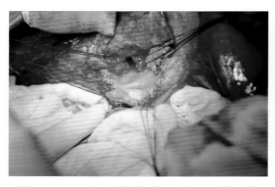
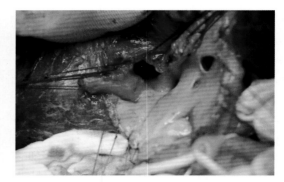

图 3-16-12　左上侧线牵引处为右肝后叶胆管　　　　图 3-16-13　线牵引处为右肝内胆管

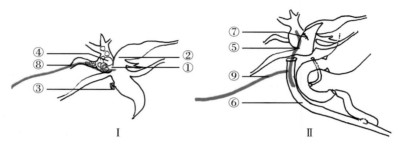

图 3-16-14　手术示意图

Ⅰ.术前；Ⅱ.术后

① 右肝前叶胆管口；② 肝左管；③ 胆囊管残端；④ 胆石；⑤ 肝胆管盆；⑥ 桥袢空肠；⑦ 右肝前叶胆管、右肝管内吻合；⑧ PTCD 导管；⑨ T 形管

【经验与体会】

1. 本例手术难度大，但手术进行顺利，主要注意了以下方面：①取平仰卧位，胸背部加垫。②行右上腹"反 L 鱼钩"形切口，安置全腹自动牵开器，右膈下填塞纱布垫。③经肝圆韧带途径切开肝左管，切断缝扎 PTCD 瘘管，托出右肝。④经胆囊床途径，用"四边法"切开肝右管、右肝前叶胆管及右肝前叶下段胆管，充分解除右肝前叶胆管口狭窄。⑤行自身胆管壁内吻合，修复胆管，使右肝前叶胆管口从 0.4cm 扩大至 2.2cm。

2. 本例选择内吻合改良盆式 Roux-en-Y 术的理由：①右肝前叶胆管口狭窄，建立宽大的肝胆管盆。②胆总管出口狭窄。

3. 本例系肝胆管结石，先后 3 次胆道手术（包括胆肠内引流术），胆管狭窄未解除，效果欠佳。说明肝胆管结石外科手术治疗的核心是解除胆管狭窄。

4. 右肝前叶胆管狭窄解除、内吻合的过程如图 3-16-15 所示。

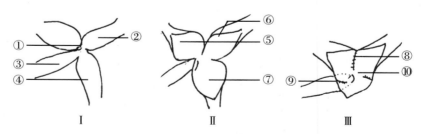

图 3-16-15　右肝前叶胆管狭窄内吻合示意图

Ⅰ.术前；Ⅱ.胆管狭窄切开后；Ⅲ.内吻合

① 右肝前叶胆管狭窄；② 肝左管；③ 右肝后叶胆管；④ 胆总管；⑤ 右肝前叶胆管切开后；⑥ 肝左管切开后；⑦ 肝总管切开后；⑧ 右肝前叶胆管与肝左管吻合；⑨ 右肝前叶胆管右切缘与肝总管右切缘吻合；⑩ 肝胆管盆

病例 17　肝胆管结石、肝内外胆管多处狭窄，并肝肥大-萎缩征、胆汁性肝硬化，施内吻合改良盆式 Roux-en-Y 术

【病史】　患者，女，71岁。复发右上腹痛、寒战、发热3天。幼小时患有胆道蛔虫，曾在当地诊断为"胆囊结石、肝内胆管结石"。

T 36.3℃，R 20次/分，P 65次/分，BP 158/74mmHg。神清合作，皮肤、巩膜无黄染。心律齐、无杂音，双肺呼吸音清。腹平、软，剑突右下方有压痛，叩击右肝区示心窝部疼痛，无胃振水声，腹水征（-）。双腰背部无抬举痛，脊柱、四肢无异常。WBC $2.91×10^9$/L，N 0.597，PLT $89×10^9$/L，TP 59.29g/L，ALB 32.39g/L，TBIL 31.52μmol/L，DBIL 25.4μmol/L，AST 73U/L，ALT 65U/L，ALP 240U/L，γ-Gt 456U/L，PA 89mg/L，ChE 3294U/L，CA19-9 31U/ml，AFP 2.02ng/ml。

CT（2020年11月17日，湖南省人民医院）：肝轮廓清，表面光整，肝形态、比例无明显失调。肝内、外胆管中度至重度扩张，充填大量结石，肝实质内无异常密度灶、强化灶。胆囊稍大，壁不厚。脾大8个肋单元。主胰管不扩张。腹膜后无肿大淋巴结，无腹水（图3-17-1）。增强扫描（静脉期）显示无门静脉海

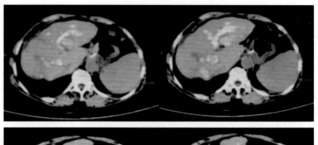

图3-17-1　CT：肝内胆管中度至重度扩张，充填胆石

绵样变（图3-17-2）。MRCP（2020年11月16日，湖南省人民医院）：肝内、外胆管扩张，其内多发类圆形充盈缺损。胆囊较大。主胰管不扩张（图3-17-3）。

【诊断】　肝胆管结石。S：S_2、S_3、S_4、S_6、S_8、S_5、S_7、HCD、BCD；St：LHD、RPBD、BCD；A：无；C：AOSC。胆汁性肝硬化、门静脉高压。肝肥大萎缩征（左肝外叶肥大、左肝内叶萎缩、右肝后叶萎缩、右肝前叶肥大）。

【手术名称】　经多条入肝途径，施内吻合改良盆式 Roux-en-Y 术。

【手术难点】　①肝胆管结石病程长达60年。②全肝内、外胆石，肝左管、右肝后叶胆管及胆总管出口狭窄，并胆汁性肝硬化、门静脉高压、肝肥大萎缩征。

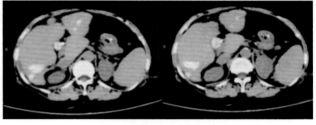

图3-17-2　CT增强扫描（静脉期）：无门静脉海绵样变

【手术过程】

1.择期手术，取平仰卧位，胸背部垫高（图3-17-4），气管插管下全身麻醉，取右上腹"反L"形切口（图3-17-5）入腹。术中所见：无腹水，腹膜上无癌性结节，大网膜上无曲张静脉。肝呈暗棕色，表面欠光整，左肝外叶、右肝前叶肥大（图3-17-6），左肝内叶、右肝后叶萎缩，但方叶稍大、覆盖于肝左管上。全肝及肝外胆管结石感明显，肝外胆管外径约2.3cm。肝十二指肠韧带无门静脉海绵样变。胆囊大小约10cm×4cm，其内无结石感。胰头稍大，脾下极齐

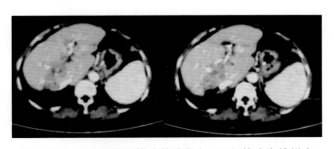

平左肋缘。

2.安置全腹自动牵开器，离断肝周粘连，右膈下填塞纱布垫托出右肝，安置 Pringle 止血带，移除胆囊，切除肝方叶。

3.用"四边法"切开肝外胆管，清除其内胆石，示肝左管口狭窄，内径约0.3cm。经S_{4-b}胆管途径顺行切开左肝内叶胆管、肝左管、肝左管口，直视下清除其内胆石，其内径分别为1.3cm、2cm、0.4cm（图3-17-7），并

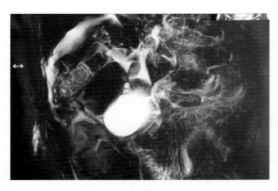

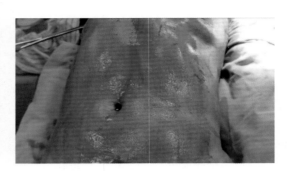

图3-17-3　MRCP：肝内、外胆管扩张，充填胆石

图3-17-4　体位

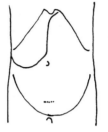

图3-17-5　手术切口示意图

显现左肝外叶胆管口内径约0.5cm及其内胆石。另外可见右肝前叶胆管口及右肝后叶胆管口，其内径分别为0.3cm、0.6cm，右肝后叶胆管内大量胆石。

4.先后经左肝外叶上段、下段胆管结石感明显处做局部切开，直视下清除其内胆石，并与肝左管沟通，至原结石感消失。逐一缝闭胆管切口（图3-17-8）。

5.做右肝后叶胆管、右肝前叶胆管内吻合，使右肝后叶胆管口扩大至1.4cm（图3-17-9）。直视下逐一清除右肝各叶段胆石。

6.横断胆总管，组成肝胆管盆，内径约4cm（图3-17-10）。

7.提取桥袢空肠，施内吻合改良盆式Roux-en-Y术，放置导管入肝胆管盆，注水测试无胆漏、无出血。逐层关腹。手术历时4小时，失血量约50ml，取出胆石56g（图3-17-11）。本例手术绘图见图3-17-12。

【术后】　无胆漏、出血、肝功能不全等并发症，复查仅少许胆石残留（图3-17-13），恢复平顺。

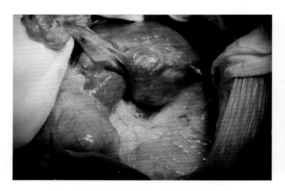

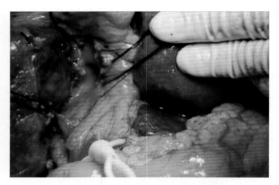

图3-17-6　左肝外叶、右肝前叶肥大

图3-17-7　线牵引处为已切开的肝左管、左肝内叶胆管

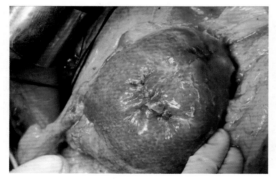

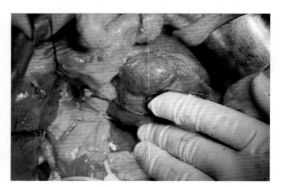

图3-17-8　左肝外叶

图3-17-9　线牵引处为右肝前叶、后叶胆管内吻合

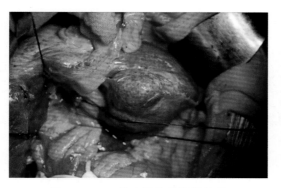 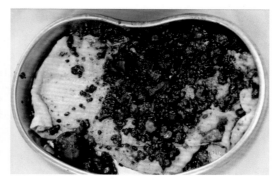

图 3-17-10　线牵引处为肝胆管盆　　　　　图 3-17-11　胆石

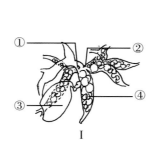 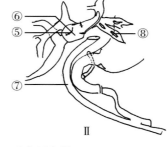

图 3-17-12　手术示意图

Ⅰ.术前；Ⅱ.术后

① 右肝后叶胆管口；② 肝左管口；③ 胆囊；④ 胆总管；⑤ 右肝后叶、前叶胆管内吻合；⑥ 肝胆管盆；⑦ 桥襻空肠；⑧ 左肝外叶胆管结石感途径

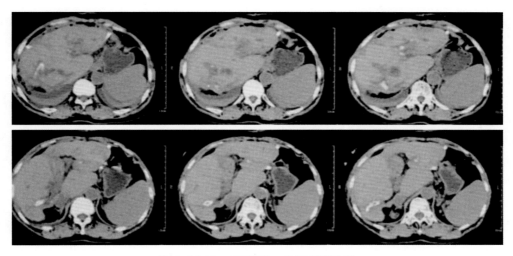

图 3-17-13　CT 复查：少许胆石残留

【经验与体会】

1.本例手术难度大，能顺利完成，术后恢复平顺，令人欣慰。笔者克服困难做了以下处理：①认真做好术前准备，高压氧舱治疗 14 天，给予预防性抗生素（亚胺培南）。②取平仰卧位，胸背部垫高，行右上腹"反 L 鱼钩"形切口，全腹自动牵开器，右膈下加垫托出肝。③放置 Pringle 止血带，移除胆囊，切除肝方叶，敞开肝圆韧带途径，显现 S_{4-b} 胆管、肝左管。④用"四边法"切开胆总管、肝总管，并经 S_{4-b} 胆管途径顺行切开左肝内叶胆管、肝左管及肝左管口，"会师"于肝总管，解除肝左管口真性狭窄。⑤用"四边法"切开肝右管，显现右肝前叶胆管及后叶胆管口，做右肝后叶、前叶胆管口内吻合，使右肝后叶胆管口从 0.3cm 扩大至 1.5cm，以便直视下清除右肝后叶胆管内结石，至结石感消失。⑥横断胆总管，拼合组成肝胆管盆。⑦施肝胆管盆与桥襻

空肠吻合。

2.本例为高龄、高危患者，术后恢复平顺，说明手术指征、时机、方式适合、恰当。

病例18 肝胆管结石，胆肠Roux-en-Y术后并发巨大桥袢结石，施改良盆式Roux-en-Y术

【病史】 患者，女，58岁。复发右上腹痛17年，再发伴寒战、发热7天。17年前诊断为"肝胆管结石"在外院施胆肠Roux-en-Y术。

T 36.5℃，R 20次/分，P 74次/分，BP 113/60mmHg。神清合作，无黄疸。心、肺正常。腹平，可见陈旧右上腹直肌切口瘢痕。腹壁软，剑突右下方有压痛，叩击右肝区示心窝部疼痛，示触及肝、胆囊、脾，无胃振水声，腹水征（-）。双腰背部无抬举痛，脊柱、四肢正常。WBC 6.06×10⁹/L，N 0.796，PLT 123×10⁹/L。C₁₂（多肿瘤标志物12项联合检测）：CA19-9 47.45U/ml，AFP 0.9ng/ml。TP 57.7g/L，ALB 32.59g/L，TBIL 29.29μmol/L，DBIL 20.3μmol/L，AST 65.1U/L，ALT 69U/L，ALP 226.2U/L，γ-Gt 226.6U/L，PA 93.35mg/L，ChE 6259U/L。

CT（2020年11月20日，湖南省人民医院）：肝体积缩小，左肝外叶萎缩、右肝肥大，桥袢空肠内见一巨大结石影，约5.3cm×3.8cm。未见胆石。胆总管内见一胆石，大小约2.3cm×1.7cm。左肝内胆管轻度扩张，见多发结石。脾、胰正常。

【诊断】 肝胆管结石，胆肠Roux-en-Y术后。并桥袢结石；左肝外叶、胆总管结石，左肝外叶胆管狭窄；反流性胆管炎。

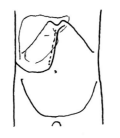

图3-18-1 手术切口示意图

【手术名称】 改良盆式Roux-en-Y术。

【手术难点】 ①肝胆管结石，胆肠Roux-en-Y术后，长期胆道梗阻、感染。②胆肠内引流术后，并发巨大桥袢结石，桥袢周围炎性粘连，术中易致门静脉、十二指肠、结肠损伤。③胆肠Roux-en-Y术后并发肝内胆管结石、肝左管狭窄、胆汁性肝硬化、肝肥大萎缩征。

【手术过程】

1.择期手术，取平仰卧位，气管插管下全身麻醉，胸背部垫枕，取右上腹"反L"形切口（图3-18-1）入腹。术中所见：无腹水，腹膜上无癌性结节，大网膜上无曲张静脉。肝周广泛致密粘连，肝色泽棕红、表面光整，右肝肥大、左肝萎缩，肝方叶细小，肝质地硬，结石感不显。桥袢空肠肥大，可扪及结石，大小约5cm×4cm，与右肝脏面致密粘连。桥袢空肠与胃、十二指肠、结肠致密粘连成一炎性团块。原为胆肠Roux-en-Y重建，桥袢长约40cm，于横结肠系膜戳孔引入一级肝门，空肠与桥袢空肠为侧-侧吻合，同步缝合约8cm，无明显"反流小胃"。胰头稍硬，脾不大。

2.强力离断肝膈粘连，安置全腹自动牵开器，无法安置Pringle止血带。紧贴桥袢空肠分离、显现胃、十二指肠、横结肠及肝方叶、肝圆韧带，纵行切开结石处桥袢空肠，完整取出其内胆石（图3-18-2），示局部肠管壁增厚、肿胀、糜烂，有2处破裂，破孔各约1cm（图3-18-3）。于原胆肠吻合口离断胆肠吻合口，切断、移去桥袢空肠近段7cm（图3-18-4）。直视下清除胆总管远段胆石，其远端通过6号胆道扩张器。肝门显示原胆肠吻

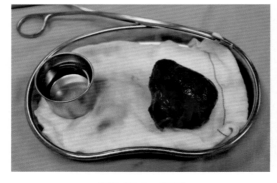

图3-18-2 胆石

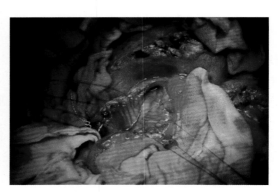

图3-18-3 肠壁增厚

合口约4cm，胆总管内径约1.8cm，肝右管口内径1.6cm，肝左管已切开，示左肝内叶胆管口内径约0.3cm（图3-18-5）。

3.用"四边法"切开左肝内叶胆管长约1.5cm，直视下清除其内胆石（图3-18-6）。

4.以4/0 PDS线间断缝闭胆总管口，组成肝胆管盆，内径达4cm。

5.整复原桥袢空肠，施改良盆式Roux-en-Y术，14号T形管置于肝胆管盆（图3-18-7），注水测试无胆漏、无出血。逐层关腹。手术历时4小时，失血量约100ml，取出胆石95g（其中桥袢结石重81g），安返病房。本例手术绘图见图3-18-8。

【术后】 无胆漏、出血等并发症，复查CT无胆石残留，恢复平顺。

【经验与体会】

1.笔者17年前因肝胆管结石施肝胆管盆Roux-en-Y术，存在以下不足之处：①桥袢空肠扭曲，致胆汁排出

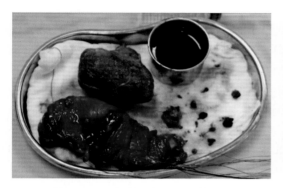

图3-18-4 盘中下方为切除空肠袢

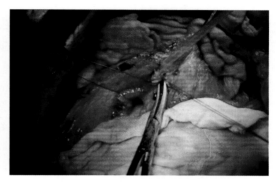

图3-18-5 钳尖处为左肝内叶胆管

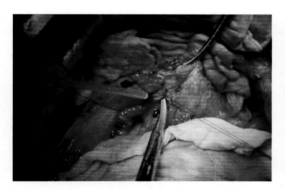

图3-18-6 钳尖处为左肝内叶胆管

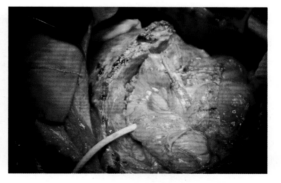

图3-18-7 左下方为14号T形管

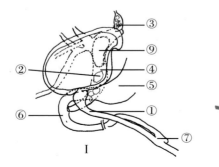

图3-18-8 手术示意图

Ⅰ.术前；Ⅱ.术后

① 桥袢空肠；② 结石；③ 左肝内叶胆管；④ 胆总管；⑤ 胃；⑥ 十二指肠；⑦ 桥袢空肠吻合；⑧ T形管；⑨ 原胆肠吻合口；⑩ 整复后的桥袢空肠；⑪ 胆管残端缝闭

不畅。②胆总管未予以横断。③桥袢空肠穿越横结肠系膜戳孔，未与十二指肠同步、平行。

2.本例桥袢结石，手术难度很大，采取了以下措施，获得较好的效果：①胸背部垫枕，延长原腹部切口呈"反L鱼钩"形，配合使用全腹自动牵开器。②紧贴桥袢空肠壁进行剥离，"弃车保帅"，保障胃、十二指肠、结肠、胰头、门静脉不受损伤。③切除桥袢空肠近段，整复桥袢空肠，施改良盆式Roux-en-Y术。④胆总管做残端缝扎、关闭，未做胆总管横断。

3.本例移除原桥袢空肠近段的理由：①桥袢空肠结石巨大，局部桥袢空肠壁厚、炎症水肿，已形成瘘。②分离桥袢过程中，局部桥袢空肠多处破裂、损伤，不可保留。③原桥袢空肠够长，可以切除部分近段。

病例19 肝胆管结石，先后4次肝胆管手术，并肝门胆管壁厚达2cm，施经肝圆韧带途径、内吻合改良盆式Roux-en-Y术

【病史】 患者，男，63岁。复发右上腹痛、寒战、发热7天。1996年因"肝胆管结石"在外院施OC、胆道T形管引流术。1998年，因"肝胆管结石"在外院施胆总管T形管引流术。2007年，因"肝胆管结石"在外院再施胆总管探查、T形管引流术。2007年，因"胆道出血"在外院施开腹、血块清除。

T 36.7℃，R 20次/分，P 72次/分，BP 124/70mmHg。神清合作，皮肤、巩膜无黄染。心律齐、无杂音，双肺呼吸音清。腹平，浅静脉不曲张，可见右上腹多条陈旧手术切口瘢痕。腹壁软，剑突右下方有压痛，叩击右肝区示心窝部疼痛，未扪及肝、胆囊、脾，无胃振水声，腹水征（-）。脊柱、四肢无异常。WBC $3.7×10^9$/L，N 0.564，PLT $128×10^9$/L，TP 55g/L，ALB 35.6g/L，TBIL 12μmol/L，DBIL 5.7μmol/L，AST 39U/L，ALT 65.2U/L，ALP 297U/L，γ-Gt 893.6U/L，PA 180mg/L，ChE 4077U/L，CA19-9 16U/ml，AFP 7.8ng/ml。

CT（2020年11月29日，湖南省人民医院）：肝轮廓清，表面欠光整，左肝外叶已切除，左肝内叶肥大，肝实质无异常密度灶及异常强化区。肝内胆管重度扩张，尤以左肝为显，其内充填胆石。未见胆总管。第一肝门右侧示一囊肿区，内径约3cm。主胰管不扩张，脾大10个肋单元（图3-19-1）。增强扫描（静脉期）显示无门静脉海绵样变（图3-19-2）。MRCP（2020年11月28日，湖南省人民医院）：肝内胆管重度扩张，充满胆石。肝外胆管纤细（图3-19-3）。

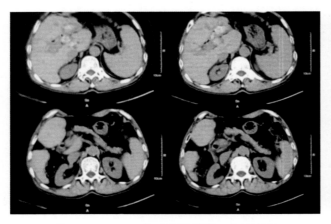

图3-19-1 CT：肝内胆管扩张，充填胆石

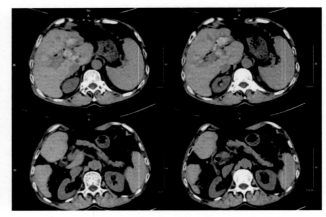

图3-19-2 CT增强扫描（静脉期）：无门静脉海绵样变

【诊断】 肝胆管残留结石。S：S_4、S_1、S_8；St：HCD、LHD、S_1；A：无；C：高位AOSC。胆汁性肝硬化、门静脉高压；肝肥大-萎缩征（左肝外叶已切除、S_1肥大）；一级肝门右侧囊肿。

【手术名称】 经肝圆韧带途径、内吻合改良盆式Roux-en-Y术。

【手术难点】 ①既往多次肝胆管手术，粘连严重。②全肝内胆管结石，肝总管、肝左管及S_1胆管口狭窄，并肝硬化、门静脉高压、肝肥大-萎缩征。③肝外胆管纤细，而胆管壁肥厚达2cm，入肝及发现胆管困难，而逆肝圆韧带途径非常困难。

【手术过程】

1.择期手术，取平仰卧位，气管插管下全身麻醉，取右上腹"反L鱼钩"形切口（图3-19-4）入腹。术中所见：无腹水，腹膜上无癌性结节，大网膜上无曲张静脉。肝色泽棕红，表面欠光整，左肝外叶已切除，左肝尾叶、右肝后叶肥大，肝质地硬，左肝内叶、尾叶结石感可扪及，右肝结石感不明显。胃十二指肠与第一肝门致密粘连，其右侧可扪及囊肿块，大小约3cm×3cm。胰头不大，质中等硬度。

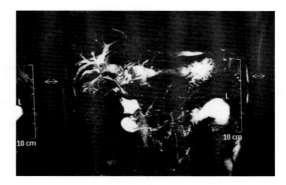

图3-19-3　MRCP：肝内胆管扩张，肝外胆管纤细

2.离断肝周粘连，右膈下填塞纱布垫托出肝，显现肝、肝十二指肠韧带，放置Pringle止血带。扪触第一肝门右侧囊肿，穿刺获清水样液体，予以切开，吸出囊液约5ml，不能与胆管相通（图3-19-5）。亦未显现肝外胆管，但扪及肝总管、肝左管坚韧、壁厚，多次穿刺未获胆汁，亦无白液，扪触局部及左肝内叶可及结石感。钳夹切除肝方叶，显现肝左管、左肝内叶胆管（图3-19-6），用"四边法"切开左肝内叶胆管，胆泥溢出。顺胆管腔插入血管钳达肝左管，予以切开（图3-19-7），直视下清除其内胆石，示胆管壁厚达2cm，胆管腔达3cm（图3-19-8）。显现左肝尾叶胆管口内径约1cm，可见左肝尾叶胆管结石块。同时见右肝胆管口，其内径约1.5cm，其内大量胆石。

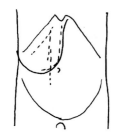

图3-19-4　手术切口示意图

3.做左肝尾叶胆管口与左肝内叶胆管内吻合（图3-19-9），使其内径达2cm，直视下清除左肝尾叶胆管内胆石及右肝内各胆管结石。

4.横断胆总管，拼合组成肝胆管盆，内径达4.5cm（图3-19-10）。

5.提取桥襻空肠，施行内吻合改良盆式Roux-en-Y术，放置肝胆管盆引流管，注水测试无胆漏、无出血。逐层关腹。手术历时4小时，失血量约100ml，取出胆石、胆泥约56g，安返病房。本例手术绘图见图3-19-11。

【术后】　无胆漏、出血、肝功能不全等并发症，复查CT无胆石残留，恢复平顺。

【经验与体会】

1.本例手术获得成功非常不易。肝圆韧带途径是进达肝内十分常用的通路，大部分为逆行，亦有少部分顺行，然而本例逆行失败。而顺行是经过胆管壁薄处，左肝内叶胆管先予以切开，再顺行切开肝左管，本例的难度在于肝左管长期反复胆管炎及多次手术，使其胆管壁厚度达2cm，可以说是太厚、太硬，加之手触局部有结石，但反复穿刺未见胆汁，可以说整个寻觅过程是在提心吊胆下进行的。

2.在这种情况下笔者寻觅肝左管是基于以下情况：①术前影像学检查资料提示左肝内叶胆管、肝左管重度扩张，而且胆管前方无重要血管覆盖、阻拦，无门静脉海绵样变。②术中扪触发现术前CT提示肝胆管结石处结石感明显。③硬而扩张的"胆管"反复多次穿刺未获血液。④用"四边法"逐层深入、逐层切开，稳扎稳打，步步为营。⑤安置好Pringle止血带。

3.通过本例的这次手术证明，肝胆管结石的外科手术处理应遵守"24字原则"，而解除狭窄是核心。

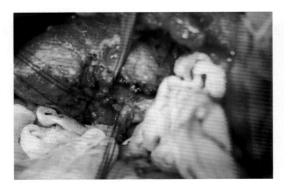

图3-19-5　钳子尖处为囊肿

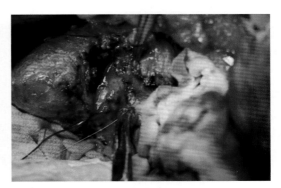

图3-19-6　左上方线牵拉处为肝左管

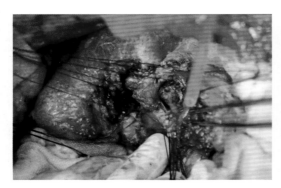

图3-19-7　手指上方为肝左管

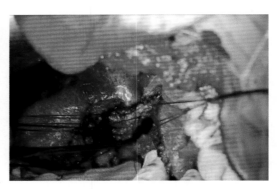

图3-19-8　线牵拉处为肝左管

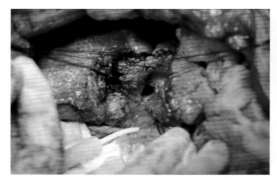

图3-19-9　线牵拉处为左肝尾叶、左肝内叶
胆管口内吻合口

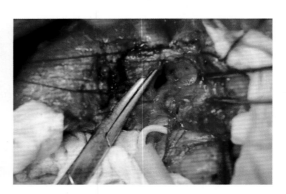

图3-19-10　线牵拉处为肝胆管盆

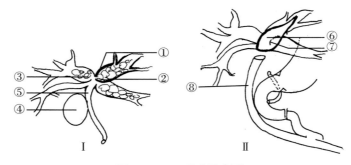

Ⅰ　　　　　　　　　　　Ⅱ

图3-19-11　手术示意图

Ⅰ.术前；Ⅱ.术后

①肝左管口；②左肝尾叶胆管口；③右肝前叶胆管；④残株胆囊囊肿；⑤肝总管；⑥肝胆管盆；⑦左肝尾叶胆管与左肝管内吻合；⑧桥袢空肠

病例20　全肝结石，经肝圆韧带途径等多条路径入肝解除胆管口狭窄，施改良盆式Roux-en-Y术

【病史】　患者，女，47岁。间发右上腹痛30多年，复发伴寒战、发热2个月。幼小时曾患"胆道蛔虫"，多次就诊当地医院诊断为"胆管结石、胃病"。

T 37℃，R 20次/分，P 85次/分，BP 114/79mmHg。神清合作，无黄疸。心律齐、无杂音，双肺呼吸音清。腹平，浅静脉不曲张。腹壁软，剑突右下方有压痛，叩击右肝区示心窝部疼痛，未扪及肝、胆囊、脾，无胃振水声，腹水征（-）。双腰背部无抬举痛，脊柱、四肢无异常。WBC 5.37×10⁹/L，N 0.65，PLT 208×10⁹/L。CA19-9 5.26U/ml，AFP 1.56ng/ml。TP 61g/L，ALB 35g/L，TBIL 14μmol/L，DBIL 4.23μmol/L，AST 21U/L，

ALT 30U/L，ALP 90.6U/L，γ-Gt 96U/L，PA 146mg/L，ChE 5460U/L。

CT（2020年11月27日，湖南省人民医院）：肝轮廓清，表面欠光整，左肝外叶肥大、右肝后叶萎缩，肝实质内无异常病灶。肝外及肝内各胆管中度至重度扩张，其内充填胆石及少许气体。脾不大，胰大小如常。无腹水（图3-20-1）。增强扫描（静脉期）显示无门静脉海绵样变（图3-20-2）。MRCP（2020年11月28日，湖南省人民医院）：肝内、外胆管扩张，充填胆石。胆总管出口、肝左管口、右肝前叶及后叶胆管口狭窄。主胰管不扩张（图3-20-3）。

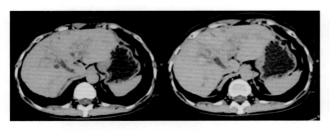

图3-20-1　CT：肝内、外胆管中度扩张

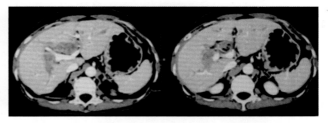

图3-20-2　CT增强扫描（静脉期）：无门静脉海绵样变

【诊断】　肝胆管结石。S：全肝内胆管及肝外胆管、胆囊；St：胆总管口、肝左管口、右肝前叶胆管口、右肝后叶胆管口；A：无；C：胆汁性肝硬化。肝肥大-萎缩征（左肝外叶肥大、右肝后叶萎缩）；胆管炎。

【手术名称】　内吻合改良盆式Roux-en-Y术。

【手术难点】　①全肝结石。②多级胆管口狭窄（胆总管口、肝左管口、右肝前叶胆管口、右肝后叶胆管口）。③肝肥大-萎缩征（左肝外叶肥大、右肝后叶萎缩），肥大肝内的胆管充填胆石。

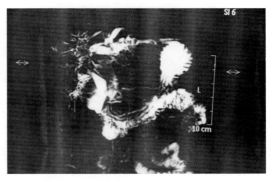

图3-20-3　MRCP：肝内胆管扩张，右肝内胆管充填胆石

【手术过程】

1.择期手术，取平仰卧位，气管插管下全身麻醉，取右上腹"反L鱼钩"形切口（图3-20-4）入腹。术中所见：无腹水，腹膜上无癌性结节，大网膜上无静脉曲张。肝色泽棕红，表面光洁，左肝外叶肥大、右肝后叶萎缩，肝方叶覆盖肝左管，肝质地稍硬，广泛弥散结石感。胆总管外径约2cm，充满结石。胆囊大小约5cm×3cm，亦有结石感。胃十二指肠无梗阻征象，胰头稍硬，脾不大。

2.离断肝周少许膜性粘连，右肝下填塞纱布垫托出肝，放置全腹自动牵开器，安置Pringle止血带，移除肝方叶（图3-20-5）。用"四边法"切开胆总管、肝总管，沿肝圆韧带途径切开肝左管口、肝左管，直视下清除其内胆石。显现肝左管口、左肝外叶胆管口、左肝前叶胆管口、右肝后叶胆管口，其内径分别为0.5cm、0.6cm、0.9cm、0.8cm，可见各胆管内大量胆石。

3.沿胆囊床途径切开右肝前叶胆管口、右肝前叶胆管及右肝前叶下段胆管，逐一清除各胆管内结石（图3-20-6）。

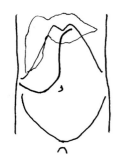

图3-20-4　手术切口示意图

4.沿右肝后叶胆管途径切开右肝后叶胆管口、右肝后叶胆管，逐一清除右肝后叶各胆管内结石。做右肝后叶胆管口与右肝前叶胆管口内吻合，使其胆管口内径从0.8cm扩大至2cm，直视下进一步清除其内胆石（图3-20-7）。

5.经左肝外叶上段结石感途径切开胆管，清除其内胆石（图3-20-8），经此与肝左管沟通，缝闭胆管切口。

6.横断胆总管，拼合组成肝胆管盆，内径达5cm（图3-20-9）。

7.提取桥袢空肠，施内吻合改良盆式Roux-en-Y术，放置肝胆管盆引流管，注水测试无胆漏、无出血。逐层关腹。手术历时4小时，失血量约50ml，取出胆石65g，安返病房。本例手术绘图见图3-20-10。

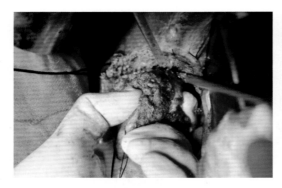

图 3-20-5　手指捏处为肝方叶

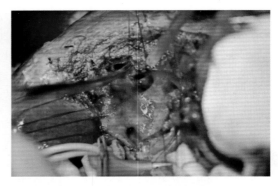

图 3-20-6　钳尖处为右肝前叶胆管

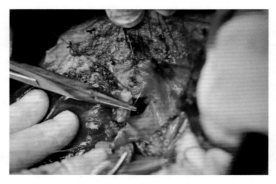

图 3-20-7　持针器处为右肝后叶、前叶胆管口内吻合

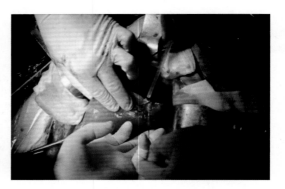

图 3-20-8　中央为左肝外叶上段结石感处

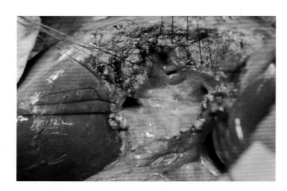

图 3-20-9　肝胆管盆

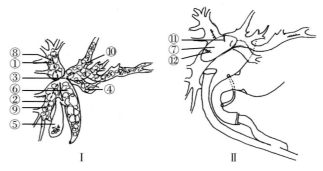

图 3-20-10　手术示意图

Ⅰ.术前；Ⅱ.术后

① 右肝前叶胆管；② 右肝后叶胆管；③ 肝左管口；④ 左肝尾叶胆管；⑤ 胆囊；⑥ 肝总管；⑦ 肝胆管盆；⑧ 胆囊床途径；⑨ 右肝后叶胆管途径；⑩ 肝圆韧带途径；⑪ 右肝前叶胆管、肝左管吻合；⑫ 右肝后叶胆管、前叶胆管吻合

【术后】　无胆漏、出血、肝功能不全等并发症，复查CT无胆石残留（图3-20-11，图3-20-12），恢复平顺。

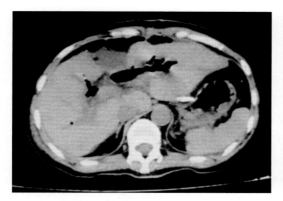

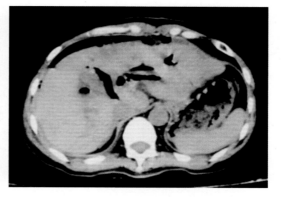

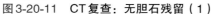

图3-20-11　CT复查：无胆石残留（1）　　　　　图3-20-12　CT复查：无胆石残留（2）

【经验与体会】

1.本例肝胆管结石手术难度大，获得手术成功来之不易。其经验在于以下方面。

（1）结石多，但胆管中度至重度扩张，给施行手术带来很多方便。

（2）入肝途径清楚。本例术中入肝途径主要有4条：①右肝前叶胆管结石，主要经胆囊床途径。②右肝后叶胆管狭窄、结石，依靠右肝后叶胆管途径。③左肝外叶结石，主要靠肝圆韧带途径；左肝外叶胆管结石，主要靠结石感途径。④左肝尾叶胆管结石，依靠内吻合，解除了左肝尾叶胆管口狭窄。

（3）本例虽全肝结石，但没有进肝的"拦路虎"，如"门静脉海绵样变"、Pringle止血带的放置等。

2.认真的术前准备。笔者注意了以下方面：①高压氧舱治疗1个疗程14天。②预防性抗生素（亚胺培南）的使用。

病例21　肝胆管结石，左右尾叶共干、开口于肝左管并狭窄，并左肝纤维萎缩囊性变，术后并肝左管横断伤，施左半肝切除，肝左管、肝右管拼合，改良盆式Roux-en-Y术

【病史】　患者，女，63岁。间发右上腹痛20年，复发加重、寒战、发热1天。

T 36.3℃，R 20次/分，P 91次/分，BP 106/63mmHg。神清合作，皮肤、巩膜无黄染。心、肺正常。腹平、软，剑突右下方有压痛，叩击右肝区示心窝部不适，未触及肝、胆囊、脾，无胃振水声，腹水征（−）。脊柱、四肢无异常。WBC 7.93×10^9/L，N 0.573，PLT 246×10^9/L，TBIL 10.3μmol/L，DBIL 3.8μmol/L，AST 16U/L，ALT 13.4U/L，AFP 2.34ng/ml，CA19-9 4.8U/ml。

CT（2020年11月28日，外院）：肝轮廓清，表面光整，左肝萎缩、右肝肥大。左、右肝尾叶胆管轻度至重度扩张，尤以左肝尾叶为著，其内积胆石。左肝外叶呈纤维萎缩囊性变。肝外胆管内径约1.5cm，示一胆石，大小约2.3cm×1.3cm（图3-21-1）。增强扫描（静脉期）显示无门静脉海绵样变（图3-21-2）。

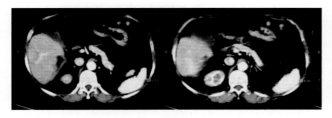

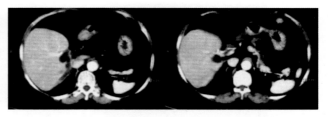

图3-21-1　CT：尾叶胆管共干，轻度−中度扩张　　　图3-21-2　CT增强扫描（静脉期）：无门静脉海绵样变

【诊断】　肝胆管结石。S：S_2、S_3、S_1、S_9、S_4；St：LHD、尾叶胆管口；A：左、右肝尾叶胆管共干，开口于肝左管，且胆石嵌顿；C：肝肥大−萎缩征（左肝纤维萎缩，右肝肥大）。医源性肝左管损伤（横断，部分切

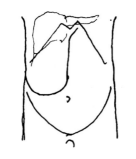

图 3-21-3 　手术切口示意图

除）；高位胆管炎。

【手术名称】 改良肝胆管盆式 Roux-en-Y 术、左半肝切除术。

【手术难点】 ①患者身材肥胖、矮小。②胆管变异（左、右尾叶共干，异位开口于肝左管）。③医源性肝左管损伤。

【手术过程】

1.择期手术，取平仰卧位，胸背部垫枕，气管插管下全身麻醉，取右上腹"反L鱼钩"形切口（图3-21-3）入腹。术中所见：无腹水，腹膜上无癌性结节，大网膜上无静脉曲张。肝色泽棕红，表面光整。左肝纤维囊样变，萎缩，分界明显；右肝较肥大，质地较硬；左肝外叶具结石感；左肝尾叶较大，约3cm×2cm，囊状感，可扪及结石感。肝外胆管外径约1.5cm，无结石感。胆囊大小约6cm×3.5cm，具有结石感。大网膜、胃与左肝膜性粘连。胰头不大，胃十二指肠无异常，脾如常。

2.离断肝周粘连带，放置全腹自动牵开器，右肝下填塞纱布垫托出肝，安置Pringle止血带，移除胆囊。

3.解剖第一肝门，先后游离、显现肝左动脉、门静脉左干及肝左管，予以结扎、切断（图3-21-4），移除左半肝（图3-21-5）。此过程中损伤、撕裂肝左管。

4.笔者上台后完成以下手术

（1）用"四边法"切开胆总管、肝总管，移除少许肝方叶，显现右肝前叶胆管长度约1.5cm、外径约1cm，用"四边法"予以切开（图3-21-6），证实肝左管已撕裂、缝扎，予以拆开，破口大小约2cm。肝左管口近闭塞，内径近似针尖大小。

（2）显现左肝尾叶，穿刺获清水样胆汁（图3-21-7），用"四边法"予以切开（图3-21-8），探查发现左肝尾叶胆管与右肝尾叶胆管共干，开口于肝左管（图3-21-9），内径分别为2cm、1.5cm、1cm，直视下清除其内胆石。

（3）缝合已切开的右肝前叶胆管，并以4/0薇乔线做肝左管切缘与肝右管切缘的间断、外翻缝合，长度约1.cm（图3-21-10），组成肝胆管盆，内径约3cm。

（4）放置14号T形管，一横臂入右肝前叶胆管，直臂经胆总管右侧壁戳孔引出（图3-21-11）。

（5）提取桥袢空肠，施改良盆式Roux-en-Y术（图3-21-12），经T形管注水测试，无胆漏、无出血。

5.放置好引流管，逐层关腹。手术历时4小时，失血量约100ml，取出胆石约5g，安返病房。本例手术绘图见图3-21-13。

【术后】 无胆漏、出血、膈下脓肿等并发症，恢复平顺。

【经验与体会】

1.本例手术的难点是左、右肝尾叶胆管共干，开口于肝左管，合并左肝纤维萎缩囊性变、局部粘连；按左半肝切除的常规施左半肝切除，造成肝左管损伤、尾叶胆管闭塞、无胆汁流出通道的极为艰难的局面，如果不及时、正确处理，其后果难以设想。

2.如果本例手术处理按下述程序进行，一切不顺当的局面将可以避免。具体如下：①按程序用"四边法"切开胆总管、肝总管，移除胆囊，探查肝左管口、肝右管口，寻觅左、右肝尾叶胆管口。②沿顺行肝圆韧带途

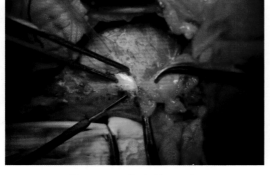

图 3-21-4 　解剖第一肝门

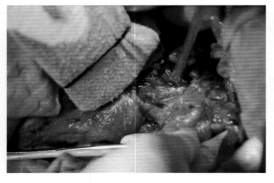

图 3-21-5 　吸引器头处为左肝断面

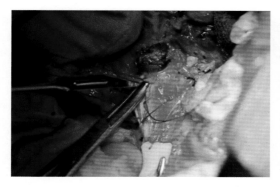

图 3-21-6　钳子插入处为右肝前叶胆管

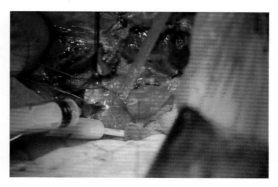

图 3-21-7　注射穿刺左肝尾叶胆管

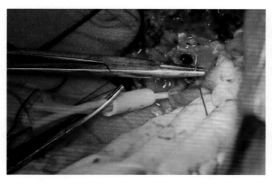

图 3-21-8　持针处为左肝尾叶胆管

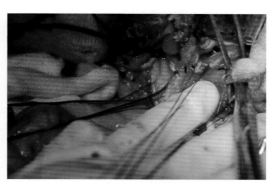

图 3-21-9　指尖处为肝左管

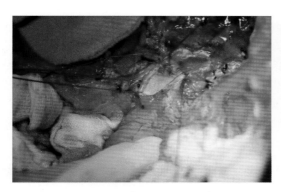

图 3-21-10　右上方为肝胆管盆

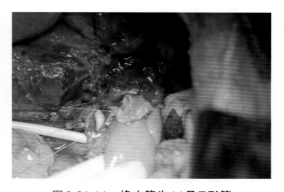

图 3-21-11　橡皮管为 14 号 T 形管

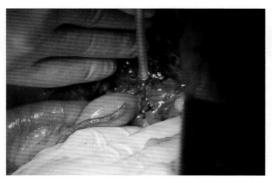

图 3-21-12　吸引器头处为桥袢引流管

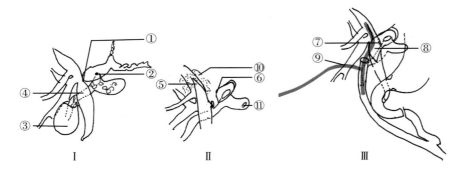

图 3-21-13　手术示意图

Ⅰ.术前；Ⅱ.肝左管损伤；Ⅲ.术后

① 肝左管口；② 左肝、右肝尾叶共干，开口处胆石嵌顿；③ 胆囊；④ 右肝尾叶；⑤ 右肝前叶胆管切开；⑥ 肝左管损伤、切断；⑦ 肝左管、肝右管拼合；⑧ 肝胆管盆；⑨ 引流管；⑩ 肝断面；⑪ 左肝尾叶切口

径切开肝左管、肝左管口，可以发现尾叶胆管口，做尾叶胆管口、肝左管内吻合，顺利解除尾叶胆管口狭窄，清除左、右肝尾叶胆管内结石。③横断肝左管，组成肝胆管盆。④施内吻合改良盆式 Roux-en-Y 术。

3.肝胆管结石并胆管变异，其发生率占 46.7%，尾叶胆管变异甚为常见，其变异的类型主要有左右肝管共干开口在肝右管型和左右肝管共干开口在肝左管型。其诊断的方法主要是 CT、MRC、肝胆脉管三维成像及术中发现。尾叶胆管口与肝左管或肝右管内吻合是极为常用的方法。

病例22　肝胆管结石、左肝外叶下段胆管狭窄，并左肝外叶、肝桥肥大，施内吻合改良盆式 Roux-en-Y、长臂 T 形管放置术

【病史】　患者，男，60 岁。复发右上腹痛 1 天，无寒战、高热。2 年前，因"胆石症"在当地医院施胆囊切除术，术后嘱"去上级医院行肝切除"。

T 36.2℃，R 20 次/分，P 77 次/分，BP 120/80mmHg。神清合作，无黄疸。心、肺正常。腹平，浅静脉不曲张，可见上腹正中切口瘢痕长约 7cm。腹壁软，剑突右下方有压痛，叩击右肝区示心窝部不适，剑突下 4cm触及肝，未触及胆囊、脾，无胃振水声，腹水征（－）。脊柱、四肢无畸形。WBC 6.41×10^9/L，N 0.557，PLT 226×10^9/L，TP 63g/L，ALB 42g/L，TBIL 16μmol/L，DBIL 9μmol/L，AST 21U/L，ALT 24.9U/L，ALP 101U/L，γ-Gt 84U/L，PA 249mg/L，ChE 8093U/L。

CT（2020 年 12 月 3 日，湖南省人民医院）：肝轮廓清、表面光整，左肝外叶显著肥大、右肝萎缩。左肝外叶胆管中度扩张，充满大量颗粒状结石影，并见左肝外叶胆管口狭窄。肝外胆管内径约 1.5cm，其中多发胆石。胆囊未见。胰管不扩张，脾不大，无腹水（图 3-22-1）。增强扫描（静脉期）显示无门静脉海绵样变（图 3-22-2）。MRCP（2020 年 12 月 4 日，湖南省人民医院）：肝外胆管内径 1.5cm，少许胆石。左肝外叶胆管中度扩张，大量胆石（图 3-22-3）。

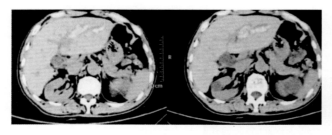

图 3-22-1　CT：左肝内胆管中度扩张、多发胆石，左肝外叶肥大

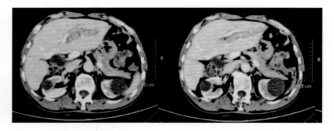

图 3-22-2　CT 增强扫描（静脉期）：无门静脉海绵样变

【诊断】　肝胆管结石。S：S_2、S_3、S_4、LHD、BCD、S_5；St：S_3；A：无；C：胆汁性肝硬化。肝肥大-萎缩征（左肝外叶肥大、右肝萎缩）。

【手术名称】　内吻合改良盆式 Roux-en-Y 术。

【手术难点】　左肝外叶肥大、左肝外叶胆管口狭窄、充填大量胆石。

【手术过程】

1.择期手术，取平仰卧位，气管插管下全身麻醉，取上腹"倒 T"形切口（图 3-22-4）入腹。术中所见：

无腹水，腹膜上无癌性结节，大网膜上无曲张静脉。肝色泽棕红，表面尚光整，左肝外叶肥大，其前缘达剑突下3cm，肝质地硬，肝桥肥大，其上下宽径达5cm，左肝外叶有明显结石感，肝方叶覆盖肝左管上半。肝外胆管外径约1.6cm，具有结石感。胆囊未见。胰头不硬，脾不大，胃十二指肠无梗阻征象。

2.完成腹部切口，安置全腹自动牵开器，放置Pringle止血带。用"四边法"切开肝外胆管，取出其内胆石，但未能取出肝内胆管结石。

3.横断肝桥，敞开左肝前纵沟，显现左肝内叶胆管、肝左管下半侧，沿肝圆韧带途径用"四边法"切开肝左管口、肝左管、左肝内叶胆管，逐一清除其内胆石及右肝前叶胆管内胆石（图3-22-5）。左肝外叶胆管口内径约0.4cm，取石钳勉强插入，触及胆石，但取石困难。

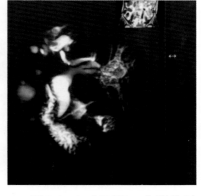

图3-22-3　MRCP：左肝外叶胆管扩张，多发结石

4.于左肝外叶下段胆管囊状扩张并结石感明显处阻断入肝血流，切开左肝外叶下段胆管，长4cm，直视下清除其内及左肝外叶上段胆管结石（图3-22-6），并与肝左管沟通（图3-22-7）。

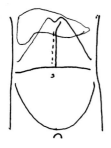

图3-22-4　手术切口示意图

5.以取石钳插入左肝外叶下段胆管达左肝外叶胆管，用"四边法"做左肝外叶胆管与左肝外叶下段胆管吻合，使其吻合口长达1.5cm，直视下进一步清除其内及左肝外叶上段胆管结石，至结石感消失。

6.配合纤维胆道镜进一步检查各肝内胆管，无胆石残留。

7.基于Oddi括约肌功能欠佳，肝内胆管狭窄解除，提取桥袢，施长臂T形管（图3-22-8）内吻合改良盆式Roux-en-Y术。逐层关腹。手术历时3小时，失血量约50ml，取出胆石量约45g（图3-22-9），安返病房。本例手术绘图见图3-22-10。

【术后】　无胆漏、出血、肝功能不全等并发症，复查无胆石残留，恢复平顺。

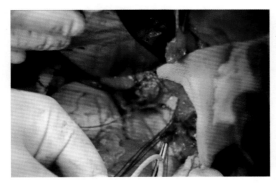

图3-22-5　线牵引处为切开的肝左管、右肝前叶胆管

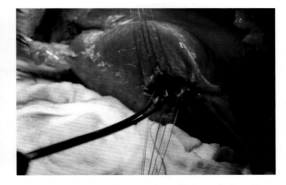

图3-22-6　取石钳处为切开的左肝外叶下段

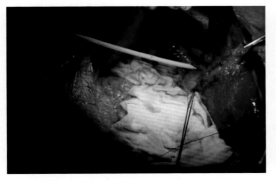

图3-22-7　橡皮管示左肝外叶胆管与肝左管沟通

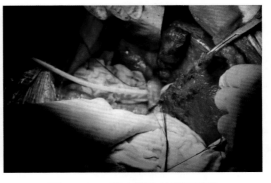

图3-22-8　橡皮管为长臂T形管

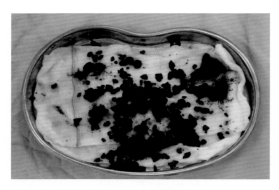

图 3-22-9　胆石

【经验与体会】

1.肝胆管结石并左肝肥大、右肝萎缩，左肝外叶上段或下段胆管口狭窄，约占肝内胆管结石的10%，在外科手术处理上既要清除肥大的左肝外叶结石，又要保全赖以生存的左肝外叶，不能轻易切除左肝外叶或左半肝，因此也是外科手术治疗的难题之一。既往对这类患者的外科手术有以下几种：①左肝外叶部分切除，从肝断面胆管插入取石钳清除其内胆石。②经左肝外叶胆管结石感途径取出肝内胆石。③经切开的肝左管或肝总管取出左肝外叶胆管内胆石。④经已切开的肝总管或肝左管，配合胆道镜取石。⑤切除左肝外叶，甚至左半肝。这些方法的共同不足之处是没有解除左肝外叶胆管或左肝外叶上段、下段胆管口的狭窄，未保全左肝，违背肝胆管结石外科治疗的"24字原则"。

2.经过30多年的临床实践，产生了本例手术方式，即内吻合长臂T形管放置改良盆式Roux-en-Y术，或内吻合肝胆管盆式长臂T形管胆道引流术。要施行这种手术宜注意以下方面：①取平仰卧位，胸背部垫枕，Y形或"奔驰标志"形切口，全腹自动牵开器，右膈下填塞纱布垫托出肝，使左肝、一级肝门得以充分显露。②敞开左肝前纵沟，显现肝左管、左肝内叶及左肝外叶胆管，根据情况断肝桥或移除肝方叶，本例仅断肝桥。③沿肝圆韧带途径切开肝左管口、肝左管、左肝内叶胆管，显现左肝外叶胆管口。④施左肝外叶胆管、左肝外叶上段或下段胆管内吻合，充分解除胆管口狭窄。对此，有两种方法：其一是直接做左肝外叶胆管口或左肝外叶上段或下段胆管口内吻合；其二是做左肝外叶上段或下段胆管切开，插入血管钳引导、支撑做胆管内吻合。临床上以后者安全、可靠，本例采取的方式是后者。⑤经内吻合放置导管支撑，其目的在于防止胆漏，防止内吻合切缘愈合粘连。

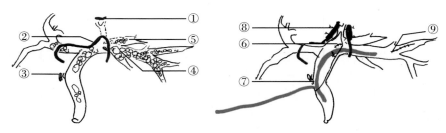

图 3-22-10　手术示意图

Ⅰ.术前；Ⅱ.术后

①肝桥；②肝方叶；③胆囊管；④左肝外叶下段胆管口；⑤左肝外叶上段胆管；⑥左肝外叶下段胆管口内吻合；⑦长臂T形管；⑧肝桥横断残端；⑨左肝外叶下段胆管结石感途径

病例23　肝胆管结石、门静脉海绵样变、胆汁性肝硬化，脾切除术后，经胆囊管、肝圆韧带途径再施改良盆式Roux-en-Y术

【病史】　患者，男，39岁。间发右上腹痛12年，复发伴寒战、发热20天。15年前，因"胆石症"在当地医院施胆囊切除术。12年前，诊断为"肝胆管结石、胆汁性肝硬化"，当地医院请院外专家会诊，施脾切除、胆总管探查、T形管引流术。

T 37.9℃，R 20次/分，P 80次/分，BP 120/70mmHg。神清合作，皮肤、巩膜轻度黄染。心、肺正常。腹平，浅静脉不曲张，可见上腹"屋顶"形切口瘢痕长30cm。腹壁软，肝在剑突下3cm可及，质地坚硬如石，无触痛。Murphy征（-），无胃振水声，腹水征（-）。脊柱、四肢无畸形。WBC 7.67×10⁹/L，N 0.38，PLT 184×10⁹/L，HGB 128g/L，TBIL 63μmol/L，DBIL 47μmol/L，TP 72g/L，ALB 40g/L，ALT 139U/L，AST 187U/L，PA 101mg/L，ChE 3216U/L，ALP 482U/L，γ-Gt 348U/L。

CT（2020年11月22日，湖南省人民医院）：肝轮廓清，表面光整，左肝外叶肥大、右肝相对萎小。肝内胆管中度扩张，左肝及右肝后叶胆管内充填胆石，左肝管口狭窄，肝外胆管外径约1cm，并示肝总管纤细、受肝压迫，其内无胆石。胆囊大小约3cm×2.5cm，无胆石（图3-23-1）。脾未见，主胰管不扩张。增强扫描（静脉期）显示肝十二指肠韧带许多曲张静脉，见食管下段、胃底静脉曲张（图3-23-2）。MRCP（2020年11月24日，湖南省人民医院）：肝外胆管不扩张、无胆石，肝总管密度较低。胆囊大小约3cm×2cm，位居于低密度肝总管右下。肝内胆管中度扩张，左肝及右肝后叶胆管充填胆石。肝左管口狭窄，距胆囊管口3cm（图3-23-3）。

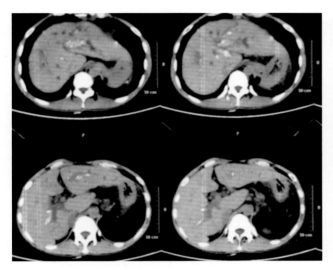

图3-23-1　CT：肝内胆管中度扩张，多发胆石

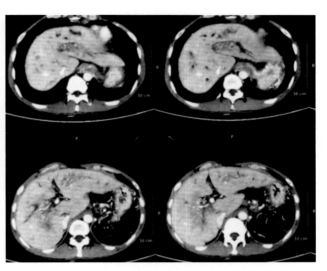

图3-23-2　CT增强扫描（静脉期）：门静脉海绵样变

【诊断】　肝胆管结石，脾切除、胆总管探查术后。S：S₂、S₃、S₆、S₇、S₁；St：LHD；A：无；C：胆汁性肝硬化，门静脉高压。残留胆囊炎；门静脉海绵样变，食管、胃底静脉曲张；高位AOSC；肝肥大-萎缩征（左肝外叶肥大、左肝内叶萎缩）。

【手术名称】　改良盆式Roux-en-Y术。

【手术难点】　①本病例系肝胆管结石并胆汁性肝硬化，肝质坚硬如石，门静脉高压，脾切除术后，门静脉海绵样变。②残留胆囊覆盖在一级肝门右侧，增加了入肝困难。③质硬如石的肝方叶盖被肝总管、肝左管，而且肝左管口真性狭窄、深入达肝内3.5cm，致使沿肝圆韧带途径入肝困难。④肝外胆管不大，胆囊与肝总管致密粘连。⑤前次手术为名家所施，为何胆囊留置太长，说明手术难度不一般。

【手术过程】

1.高压氧舱治疗14天后，无腹膜炎体征，择期手术，取平仰卧位，胸背部垫枕（8cm），气管插管下全身麻醉，取"改良屋顶"形切口（图3-23-4）入腹。术中所见：上腹广泛致密粘

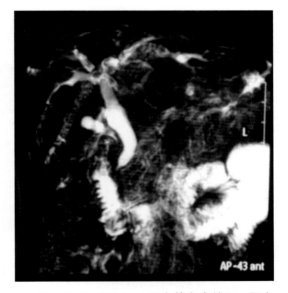

图3-23-3　MRCP：肝左管多发结石，肝左管口狭窄

连（图3-23-5），无腹水，腹膜上无癌性结节。肝色泽棕红，表面尚光整。左肝外叶肥大、左肝内叶萎缩，肝圆韧带藏于瘢痕组织之中，左肝前纵沟闭塞，肝质地坚硬如石，结石感不清。一级肝门被残株胆囊粘连覆盖，肝总管、肝左管未见。肝十二指肠韧带肥大，外径约5cm。胆总管不清（图3-23-6），被曲张门静脉分支、侧支包埋。胃十二指肠无梗阻征象，与肝脏面广泛粘连。胰头稍硬，脾未见。

2.电凝分离肝周粘连，右膈下填塞纱布垫托出肝，显现肝圆韧带、肝十二指肠韧带，沟通温斯洛孔，安置Pringle止血带。

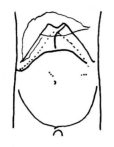

图3-23-4　手术切口示意图

3.沿胆囊管途径及肝圆韧带途径进达肝内

（1）穿刺一级肝门右侧囊性肿块，获胆汁，用"四边法"予以切开，发现是残株胆囊，大小约3cm×2cm（图3-23-7）。找到胆囊管口，进达肝总管，其外被肝方叶覆盖。肝左管口狭窄，约0.3cm，而且深藏于肝内3cm处。

（2）钳夹切除肝方叶重约10g，显现肝左管及左肝内叶胆管。

（3）用"四边法"切开肝左管口、肝左管及左肝内叶胆管，胆管壁厚约0.5cm，胆管腔分别为0.3cm、2.5cm、1cm，直视下清除左肝内各胆管结石。8号胆道扩张器头自由进出肝左管，肝左管口狭窄充分解除（图3-23-8）。

4.直视下清除右肝内各胆管结石。

5.配合使用硬质输尿管镜，进一步查看各肝内胆管，取出少许残石。

6.组成肝胆管盆，内径4cm（图3-23-9）。

（1）4/0薇乔线间断缝合胆囊切缘与肝总管右切缘。

（2）4/0薇乔线连续缝合肝总管前切缘与肝总管后壁。

（3）施肝总管左切缘与左肝管下切缘间断缝合。

7.提取桥袢空肠，施改良肝胆管盆式Roux-en-Y术，引流管放入肝胆管盆，注水测试无胆漏、无出血。逐层关腹，手术历时5小时，失血量约300ml，取出胆石35g（图3-23-10）。安返病房。本例手术绘图见图3-23-11。

【术后】　无胆漏、出血、肝肾功能不全等并发症，复查CT无胆石残留，恢复平顺。

【经验与体会】

1.本例手术难度很大，但这次手术进行顺利，恢复平顺，与下述因素相关：①充分做好术前准备，如高压氧舱治疗、消炎治疗致腹膜炎体征消失。②胸背部加垫，宽大的切口，右膈下填塞纱布垫托出肝。③安置Pringle止血带。④经胆囊管途径、肝圆韧带途径。经胆囊管途径找到肝左管，彻底解除肝左管口狭窄，清除了肝内胆管结石。⑤缝闭胆总管，建立肝胆管盆，施行改良盆式Roux-en-Y术。

2.肝左管口狭窄的解除是本次手术成功的关键。本例肝质地坚硬如石，肝圆韧带不清，残留胆囊覆盖在一

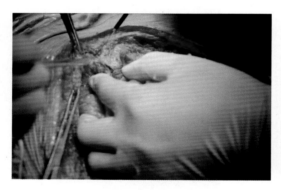

图3-23-5　腹内广泛粘连

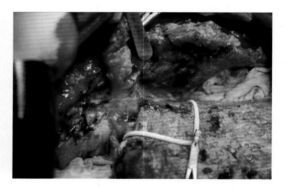

图3-23-6　乳胶管套扎处为肝十二指肠韧带

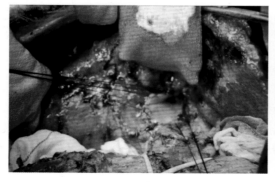

图3-23-7　线牵引处为胆囊

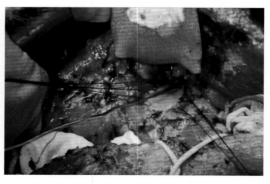

图3-23-8　胆道扩张器头处为肝左管口

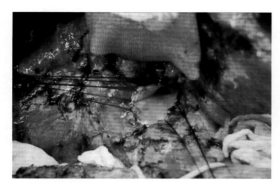

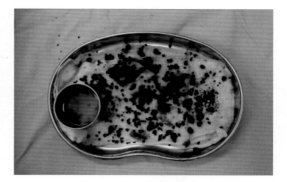

图 3-23-9　线牵引处为肝胆管盆　　　　　　　　　　图 3-23-10　胆石

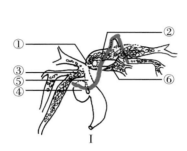

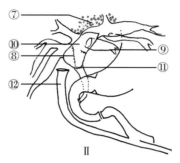

图 3-23-11　手术示意图

Ⅰ.术前；Ⅱ.术后

① 肝左管口；② 肝方叶；③ 右肝后叶胆管；④ 残留胆囊；⑤ 肝总管；⑥ 左肝尾叶胆管；⑦ 肝方叶残端；⑧ 胆囊与肝总管切缘拼合；⑨ 肝总管、肝左管切缘拼合；⑩ 肝胆管盆；⑪ 胆总管前、后壁缝合；⑫ 桥襻空肠

级肝门右侧，肝左管与肝总管在肝内呈锐角相交，而且有门静脉海绵样变，因此可以说是"寸步难移"，解除肝左管口狭窄更是难上加难。对此，有必要再加以讨论：①安置好 Pringle 止血带。②切开残株胆囊，从肝门右侧进达肝总管，达"一级肝门口"。③在瘢痕中找到肝圆韧带，发现左肝前纵沟，从左肝内叶胆管找到肝左管末段。④尽量少地切除肝方叶，显现肝左管。⑤经胆囊管口插血管钳入肝左管作指引，用"四边法"在"肝左纵沟"切开肝左管口、肝左管及左肝内叶胆管。

3.进入一级肝门，把肝内胆管结石的外科手术从肝外推进到肝内进行，这是肝胆管结石的外科治疗的必然。进达肝门的路径至今已达14条，使用最多的是肝圆韧带途径、胆囊床途径，而本例先经胆囊管途径到达肝总管、一级肝门。

4.本例15年前因胆石症"切除胆囊"，12年前又因胆石症切除巨脾、胆总管T形管引流，还是没有"切除胆囊"，也没有解除肝左管口狭窄，术后效果不佳。说明肝胆管结石的外科手术治疗宜遵循"24字原则"，解除胆管狭窄是核心。

病例24　肝胆管结石、胆肠 Roux-en-Y 术后22年，再施改良盆式 Roux-en-Y 术

【病史】　患者，男，60岁。复发间歇寒战、发热3年，加重伴腹痛7天。31年前（1989年），因"胆囊结石"施开腹胆囊切除术。1998年，因"肝胆管结石"施胆肠 Roux-en-Y 术。

T 36.7℃，R 18次/分，P 70次/分，BP 120/80mmHg。神清合作，皮肤、巩膜无黄染。心、肺正常。腹平，浅静脉不曲张，可见右肋缘下切口瘢痕，长约15cm。腹壁软，未触及肝、胆囊、脾，剑突右下方有压痛，叩击右肝区示心窝部不适，无胃振水声，腹水征（-）。双侧腰背部无抬举痛，脊柱、四肢无异常。WBC 7.7×10⁹/L，N 0.628，PLT 467×10⁹/L，TP 67.4g/L，ALB 37.8g/L，TBIL 9.4μmol/L，DBIL 3.8μmol/L，AST 30U/L，ALT 35.4U/L，ALP 228U/L，ChE 648U/L，γ-Gt 260U/L，PA 253mg/L。

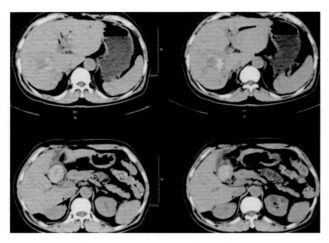

图 3-24-1　CT：一级肝门结石

CT（2020 年 12 月 26 日，湖南省人民医院）：肝轮廓清、表面光整，肝形态、比例无失衡。右肝后叶胆管中度扩张，示多发胆石。一级肝门示胆石影像，约 3cm×3.5cm。肝外胆管显示欠清。胆囊未见。左肝内胆管积气（图 3-24-1）。主胰管不扩张，脾不大，无腹水。

【诊断】　肝胆管结石。S：S_6、S_7、桥袢空肠、肝总管；St：RPBD；A：无；C：胆肠 Roux-en-Y 术后，并反流性胆管炎、桥袢结石。

【手术名称】　改良盆式 Roux-en-Y 术。

【手术难点】　①既往先后二次肝胆道手术，腹内粘连重。②既往胆肠 Roux-en-Y 术可能操作不规范，增加了一些手术困难。

【手术过程】

1. 择期手术，取平仰卧位，胸背部垫枕，气管插管下全身麻醉，取上腹"屋顶"形切口（图 3-24-2）入腹。术中所见：无腹水，腹膜上无癌性结节，大网膜上无曲张静脉。肝色泽棕红、表面光整，肝叶形态、比例无失衡，肝桥宽达 3cm，肝方叶肥大、覆盖左肝管，肝质地较硬，右肝后叶脏面有明显结石感。胆囊未见。原为胆肠 Roux-en-Y 术，桥袢空肠与肝总管吻合，局部可扪及结石，大小约 3cm×3.5cm×3cm，桥袢盲端长达 4cm，桥袢空肠经横结肠系膜戳孔引至一级肝门，长 50cm，为空肠与桥袢空肠端-侧吻合，局部形成"反流小胃"，空肠吻合口距屈氏韧带上约 13cm。十二指肠、胃无明显异常，胰头稍硬，脾不大。

2. 离断肝周粘连，右膈下填塞纱布垫托出肝，安置全腹自动牵开器，显现肝十二指肠韧带及桥袢空肠，安置 Pringle 止血带，横断肝桥，分离肝方叶基部，显现肝左管。

3. 用门静脉钳钳夹桥袢空肠之胆肠吻合口远侧，沿胆肠吻合口线离断胆肠吻合口，4 号丝线临时缝闭桥袢空肠吻合口。

4. 用"四边法"切开肝总管、胆总管，完整取出"桥袢"结石。沿肝圆韧带途径切开肝左管长达 3.5cm，示肝左管口相对狭窄，内径约 1cm（图 3-24-3）。同时显现右肝后叶胆管口、右肝前叶胆管口，内径分别为 0.8cm、0.6cm，直视下清除右肝后叶下、上段胆管结石。

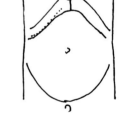

图 3-24-2　手术切口示意图

5. 配合硬质输尿管镜钬激光清除右肝后叶上段胆管少许胆石。

6. 横断胆总管，拼合组成肝胆管盆，内径达 3.5cm（图 3-24-4）。

7. 游离、整复桥袢空肠，使之经结肠肝曲系膜戳孔引出达一级肝门，与十二指肠同步平行，切除桥袢空肠近段 10cm。横断原空肠与桥袢空肠吻合口。施改良盆式 Roux-en-Y 术。逐层关腹。手术历时 4 小时，失血量约 100ml，取出胆石 35g，安返病房。本例手术绘图见图 3-24-5。

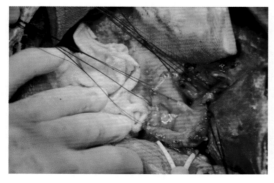

图 3-24-3　线牵引处为胆管

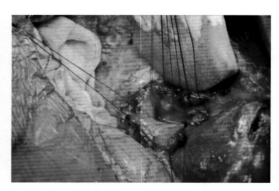

图 3-24-4　线牵引处为肝胆管盆

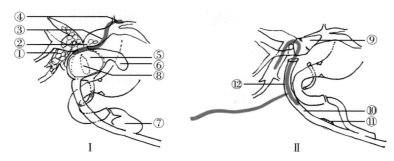

图 3-24-5　手术示意图

Ⅰ.术前；Ⅱ.术后

① 右肝后叶下段胆管；② 肝左管口狭窄；③ 肝方叶；④ 肝桥袢肥大；⑤ 桥袢结石；⑥ 桥袢盲袢；⑦ "反流小胃"；⑧ 桥袢空肠、胆管吻合口；⑨ 肝胆管盆；⑩ 桥袢空肠；⑪ 原空肠残端；⑫ 肝胆管盆引流管

【术后】　无胆漏、出血等并发症，无胆石残留，恢复平顺。

【经验与体会】

1.本例为肝胆管结石，22年前在外院施胆肠 Roux-en-Y 术，说明胆肠 Roux-en-Y 术的实用性强。

2.本例原胆肠 Roux-en-Y 术存在争议的地方有以下方面：①肝内胆管狭窄未解除，胆肠吻合口在狭窄胆管以下。②桥袢空肠长达50cm，且其近段盲袢长达4cm。③空肠近段仅留13cm，太短了。④桥袢空肠经横结肠系膜戳孔达一级肝门，而不是经结肠肝曲系膜戳孔，与十二指肠同步、平行。⑤空肠与桥袢空肠为端-侧吻合，形成"反流小胃"。

3.本次手术按笔者目前惯用的改良盆式 Roux-en-Y 术：①肝内胆管形成肝胆管盆，彻底解除胆管狭窄，近段桥袢盲袢不超过2cm。②桥袢空肠长35cm，另经结肠肝曲系膜戳孔引达肝胆管盆，与十二指肠同步、平行。③空肠与桥袢空肠侧-侧吻合。

病例25　肝胆管结石，胆肠 Roux-en-Y 术后，再施改良盆式 Roux-en-Y 术

【病史】　患者，女，68岁。右上腹痛伴寒战、发热30天。18年前，因"胆石症"在外院施胆肠 Roux-en-Y 术。因"肠梗阻"在外院施肠排列术。此病后去过多家医院就诊，意见为"手术难度大""无法施肝内胆管结石处理"。于15天前，在外院施"PTCD"。

T 36.5℃，R 20次/分，P 74次/分，BP 124/70mmHg。神清合作，皮肤、巩膜轻度黄染。心律齐、无杂音，双肺呼吸音清。腹平，浅静脉不曲张，可见右肋缘下切口及右中下腹经腹直肌切口瘢痕。腹壁软，剑突右下方有压痛，叩击右肝区示心窝部疼痛，未扪及肝、胆管、脾，无胃振水声，腹水征（-）。脊柱、四肢正常。WBC 4.14×10⁹/L，N 0.586，PLT 150×10⁹/L，TP 59.7g/L，ALB 34g/L，TBIL 33.57μmol/L，DBIL 26μmol/L，AST 33U/L，ALT 18.3U/L，ALP 182U/L，γ-Gt 95.7U/L，PA 69.5mg/L，ChE 4156U/L，CA19-9 47U/ml，AFP 2.75ng/ml。

CT（2020年12月，湖南省人民医院）：肝轮廓清，表面光整，肝叶形态、比例无明显失衡。左肝及右肝后叶胆管轻度扩张，充填胆石；肝外胆管重度扩张，亦有胆石（图3-25-1）。增强扫描（静脉期）显示桥袢近段扩张呈囊样，其内一胆石大小约1.5cm×2cm，无门静脉海绵样变（图3-25-2）。MRCP（2020年12月，湖南省人民医院）：肝内、外胆管轻度-中度扩张，左肝外叶及肝外胆管充填胆石，桥袢空肠近段扩张，其内见胆石。胰管不扩张（图3-25-3）。

【诊断】　肝胆管结石，胆肠 Roux-en-Y 术后。S：S₃、S₂、BCD、B-j（桥袢空肠）；St：LLBD、B-j；A：无；C：胆源性肝硬化；高位 AOSC。肠梗阻肠排列术后。

【手术名称】　改良盆式 Roux-en-Y 术。

【手术难点】　①不规范的胆肠 Roux-en-Y 术后。②肠梗阻"肠排列"术后。

【手术过程】

1.择期手术，取平仰卧位，气管插管下全身麻醉，取"屋顶"形切口（图3-25-4）入腹。术中所见：无

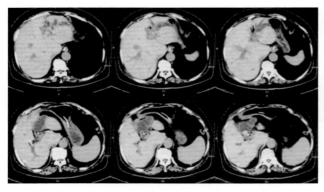

图 3-25-1　CT：左肝及右肝后叶胆管扩张，充填胆石

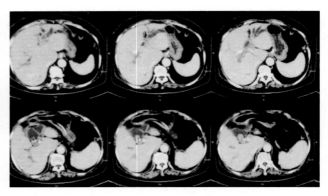

图 3-25-2　CT增强扫描（静脉期）：桥襻结石

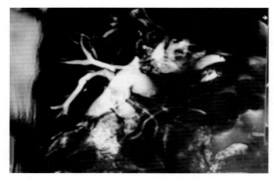

图 3-25-3　MRCP：肝内、外胆管结石

腹水，腹膜上无癌性结节。全腹广泛致密粘连，符合"筒腹"（图 3-25-5）。肝色泽棕红，面尚平整，左肝肥大并可扪及结石感。原为胆肠 Roux-en-Y 术，胆肠吻合口外径4cm，桥襻空肠长约60cm，近段10cm膨胀，外径达6cm，可扪及胆石。其他桥襻纤细如鹅肠大小，桥襻空肠位于结肠前，空肠与桥襻空肠为端-侧吻合，局部形成"小胃"。未见胆囊，胰头体部欠，脾不大。肝十二指肠韧带无门静脉海绵样变。

2.离断肝周粘连，显现桥襻空肠，不能放置 Pringle 止血带。用门脉钳钳夹胆肠吻合口远侧桥襻空肠，沿胆肠吻合口缘切断原胆肠吻合口（图 3-25-6），临时缝闭远侧桥襻空肠断端。缝扎牵开原肠管吻合口边缘，内径约4cm，清除其内胆石及原胆总管内胆石，胆总管远段能通过3号胆道扩张器。左肝外叶胆管口约0.8cm，借此可及其内胆石。右肝管口内径约1cm，探查右肝内各胆管内无胆石（图 3-25-7）。

3.经左肝外叶下段结石感途径切开胆管，切口长度达4cm（图 3-25-8），内径约0.8cm，经此处清除左肝外叶下段及上段胆管内结石，并与左肝外叶胆管沟通，扩大左肝外叶胆管内径达1cm，顺利通过8号胆道扩张器头。

4.横断胆总管，组成肝胆管盆，内径达4.5cm。耐心、仔细地松解肠曲粘连（图 3-25-9），切取桥襻近段约20cm，切断原空肠、桥襻空肠吻合口，提取新的桥襻空肠，施行改良盆式 Roux-en-Y 术。放置肝胆管盆、肝左管引流管（图3-25-10），注水测试无胆漏、无胆道出血。逐层关腹。手术历时5小时，失血量约200ml，取出胆石约15g（图 3-25-11），安返病房。本例手术绘图见图 3-25-12。

【术后】　无胆漏、胆道出血、肝功能不全等并发症，恢复平顺，复查CT无胆石残留。

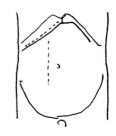

图 3-25-4　手术切口示意图

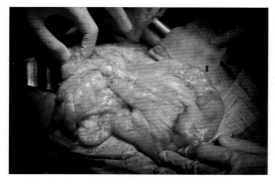

图 3-25-5　肠粘连

【经验与体会】

1.本例手术的确十分困难，具体有以下方面。

（1）不规范的胆肠 Roux-en-Y 术。①胆肠吻合口虽口径达4cm，但左肝外叶胆管狭窄在胆肠吻合口以上，胆总管未横断；②桥襻空肠太长（长度达60cm），经横结肠前位达肝胆管盆，而近段狭窄、粘连、扭曲；③空肠与桥襻空肠吻合为端-侧吻合，而且形成"反流小胃"。

（2）经本次剖腹发现为"筒腹"，从屈氏韧带至加盲瓣全部小肠膜性粘连。

2.解除这些困难，本次手术采用了以下方法。

（1）宽大的切口，全腹自动牵开器，膈下填塞纱布垫，充

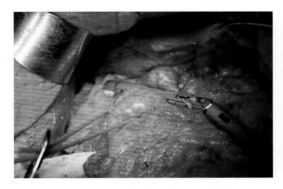

图 3-25-6　切割闭合器断胆肠吻合口

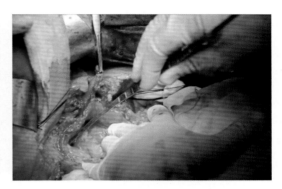

图 3-25-7　刮匙入右肝内胆管

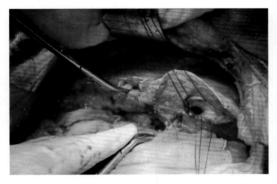

图 3-25-8　线牵引处为左肝外叶下段胆管

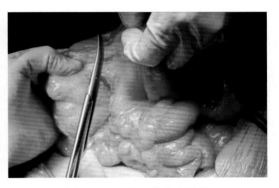

图 3-25-9　剪刀分离肠粘连

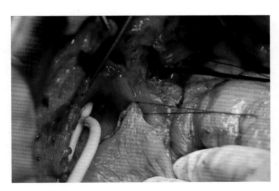

图 3-25-10　T 形管入肝胆管盆

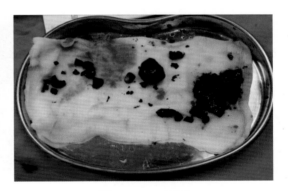

图 3-25-11　胆石

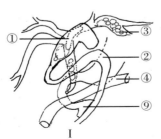

图 3-25-12　手术示意图

Ⅰ 术前；Ⅱ 术后

① 胆肠吻合口；② 桥袢空肠；③ 左肝外叶下段胆管；④ 横结肠；⑤ 肝胆管盆；⑥ 新桥袢空肠；⑦ 空肠、桥袢空肠吻合口；⑧ 原空肠、桥袢空肠吻合口残端；⑨ "反流小胃"

分显露术野。

（2）离断肝周粘连，显现桥袢空肠，钳夹、切断桥袢空肠，移除近段桥袢。

（3）经肝圆韧带途径、左肝外叶结石感途径解除左肝外叶胆管狭窄，清除肝内胆管结石。

（4）整复桥袢空肠，包括近段桥袢空肠切除、桥袢空肠经结肠肝曲系膜戳孔引出，与十二指肠同步平行。

（5）原空肠、桥袢空肠吻合口离断，重施空肠与桥袢空肠侧-侧吻合。

（6）从屈氏韧带至回盲瓣的粘连带全部松解。

3. 经过 37 年肝胆管结石、肝胆管盆式 Roux-en-Y 术的多例手术实践，说明肝胆管盆式 Roux-en-Y 术的各环节均应一丝不苟、认真负责。

病例 26 全肝结石、右肝后叶胆管口狭窄、肝肥大萎缩征、胆管炎，施内吻合改良盆式 Roux-en-Y 术

【病史】 患者，女，49 岁。间发右上腹痛 40 年，复发加重并寒战、发热 10 天。幼小时常呕蛔虫、驱蛔。10 年前，B 超、CT 检查发现"肝胆管结石"，害怕手术。

T 36.8℃，R 20 次/分，P 79 次/分，BP 122/69mmHg。神清合作，无黄疸。心、肺正常。腹平，无浅静脉曲张。腹壁软，剑突右下方有压痛，叩击右肝区示心窝部疼痛不适，未扪及肝、胆囊、脾，无腹水征。脊柱、四肢无正常。WBC $3.38×10^9$/L，N 0.585，PLT $176×10^9$/L，C_{12} 正常，TP 57.7g/L，ALB 32.5g/L，TBIL 19.83μmol/L，DBIL 7.74μmol/L，AST 68.8U/L，ALT 41U/L，ALP 90U/L，γ-Gt 274U/L，PA 166mg/L，ChE 6691U/L。

B 超（2021 年 1 月 4 日，湖南省人民医院）：肝轮廓清，表面光整。肝内胆管重度扩张，充填胆石。胆囊大小约 11.6cm×5.3cm，其内示有胆石。无腹水。CT（2021 年 1 月 4 日，湖南省人民医院）：肝轮廓清，肝叶形态、比例无明显失衡。肝内、外胆管重度扩张，充填大量胆石（图 3-26-1）。增强扫描（动脉期、门静脉期）（图 3-26-2，图 3-26-3）显示强化欠均匀，胆囊大、其内有多个胆石，脾体积大、密度无异常，门静脉主干增粗（图 3-26-4）。

【诊断】 肝胆管结石。S：全肝内、外胆管，G；St：BCD、RHD、LHD、S_9；A：尾叶胆管共干，开口于肝右管；C：胆汁性肝硬化、门静脉高压、巨脾；胆管炎；肝肥大-萎缩征（左肝肥大、右肝萎缩）。

【手术名称】 内吻合改良盆式 Roux-en-Y 术。

【手术难点】 ①全肝结石，尾叶胆管口异位开口于肝右管。②并右肝后叶胆管口狭窄、肝肥大-萎缩征（左肝肥大、右肝萎缩）、胆汁性肝硬化。③并胆管炎。

【手术过程】

1. 择期手术，取平仰卧位，胸背部垫枕，气管插管下全身麻醉，取右上腹"反 L 鱼钩"形切口（图 3-26-5）入腹。术中所见：无腹水，腹膜上无癌性结节，大网膜无静脉曲张。肝色泽棕红、表面光整，左肝肥大、右肝萎缩，肝质地稍硬，各肝内明显有结石感。胆总管外径约 3cm，充填大块胆石。胆囊大小约 12cm×5cm，其

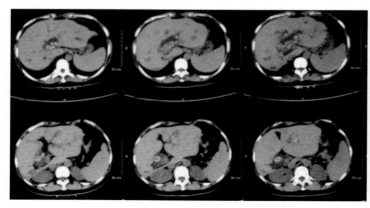

图 3-26-1　CT：肝内胆管重度扩张，充填胆石

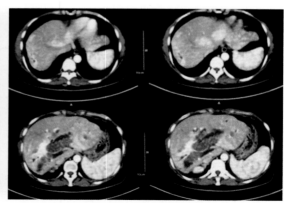

图 3-26-2　CT 增强扫描（动脉期）：胆管周强化

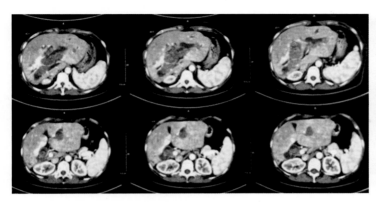

图3-26-3　CT增强扫描（静脉期）：无门静脉海绵样变

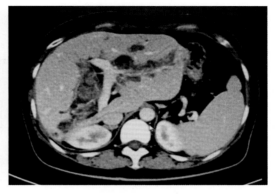

图3-26-4　CT增强扫描（门脉期）：门静脉粗大

内亦充填胆石。肝十二指肠韧带无门静脉海绵样变。胃十二指肠无异常，胰头稍硬，脾下极于左肋缘以上。

2.安置 Pringle 止血带，用"四边法"切开胆总管（图3-26-6），清除肝外胆管结石，切除胆囊。

3.剥离肝方叶基部与肝左管之粘连，显现肝左管，用"四边法"切开肝左管、左肝内叶胆管（图3-26-7）。显现左肝外叶胆管口，其内径约1.2cm，经此清除左肝外叶上、下段胆管内结石，至结石感消失。

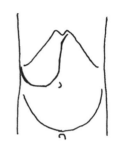

图3-26-5　手术切口示意图

4.先后施右肝后叶胆管口与右肝前叶胆管口内吻合、右肝后叶胆管口与尾叶胆管内吻合（图3-26-8），使右肝后叶胆管口从0.3cm扩大至2cm，直视下先后清除右肝内各胆管及尾叶胆管内胆石，致结石感消失。

5.配合使用硬质输尿管镜逐一检查各肝内胆管，仅取出绿豆大小胆石2颗。

6.横断胆总管，组成肝胆管盆，内径达5cm（图3-26-9），施内吻合改良盆式 Roux-en-Y 术。逐层关腹。手术历时3小时，失血50ml，取出胆石81.7g（图3-26-10），安返病房。本例手术绘图见图3-26-11。

【术后】　无胆漏、出血等并发症，复查CT无胆石残留（图3-26-12）。

【经验与体会】

1.本例肝胆管结石、右肝后叶胆管狭窄、尾叶胆管开口于肝右管，合并肝肥大－萎缩征、胆汁性肝硬化、胆管炎，说明手术难度相当大。要解除胆管狭窄、取净胆石，并且整个手术

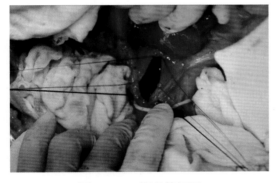

图3-26-6　胆总管切开

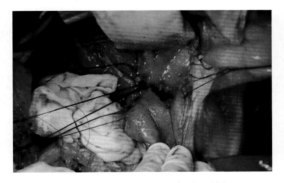

图3-26-7　肝左管、左肝内叶胆管切开

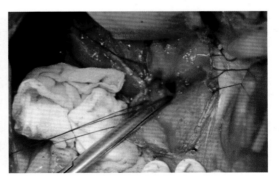

图3-26-8　左侧线牵引处为右肝后叶胆管口与尾叶胆管口吻合

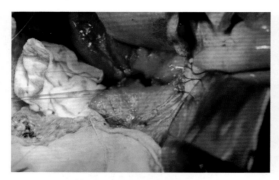

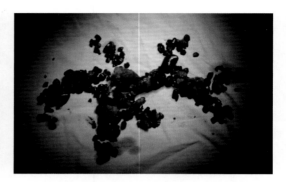

图 3-26-9　线牵引处为肝胆管盆　　　　　　　　　　　图 3-26-10　胆石树

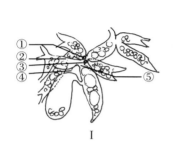

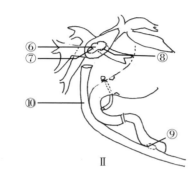

图 3-26-11　手术示意图
Ⅰ.术前；Ⅱ.术后
① 右肝后叶胆管口；② 右肝前叶胆管；③ 尾叶胆管口；
④ 右肝前叶胆管口；⑤ 肝右管；⑥ 肝胆管盆；⑦ 右肝后叶
胆管、右肝前叶胆管吻合；⑧ 右肝后叶胆管口、尾叶胆管口
吻合；⑨ 空肠、桥袢空肠吻合；⑩ 桥袢空肠

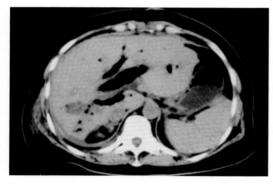

图 3-26-12　CT 复查：无胆石残留

历时 3 小时，失血仅 50ml，术后平顺，非常不易。为此，笔者注意了以下方面：①择期，即术前检查无腹膜炎体征，预防性使用"亚胺培南"。②平仰卧位，胸背部垫枕，使肝托出，位置变浅。③右上腹"反 L 鱼钩"形切口，方便右肝萎缩的肝内处理。④安置 Pringle 止血带，清除肝外胆管结石后，阻抗入肝血流，切除胆囊，利用 Pringle 止血带游离肝方叶，敞开肝圆韧带途径。⑤利用肝圆韧带途径切开肝左管、左肝内叶胆管，清除左肝内各胆管结石。⑥利用胆囊床途径切开右肝，显现右肝后叶胆管口、右肝前叶胆管口及尾叶胆管口，施右肝后叶与前叶胆管内吻合、右肝后叶胆管与尾叶胆管内吻合，使右肝后叶胆管口从 0.3cm 扩大至 2cm，充分解除胆管口狭窄，清除右肝及尾叶胆管内结石。⑦施内吻合改良盆式 Roux-en-Y 术。⑧用"三合一液"纱布垫湿敷术野，并用"三合一液"冲洗术野。

2.手术的每个步骤、环节的恰当与否，都将决定手术效果。以下几个细节值得注意。①胆囊切除：注意先处理肝外胆管结石，再安置 Pringle 止血带，阻抗入肝血流，再移除胆囊。②胆总管切开：宜先做胆总管小切口，吸净胆汁后再延长切开胆管，防止胆汁污染术野。③肝内胆管结石的清除需注意：阻断入肝血流下清除胆石；用"三合一液"冲洗胆管；先解除狭窄，再清除胆石；术野用"三合一液"湿布垫隔离，并即时更换。

病例27　高龄患者，肝胆管结石并门静脉海绵样变、胆管炎，施肝胆管盆式 T 形管引流术

【病史】　患者，女，76 岁。间歇右上腹痛 50 多年，复发伴寒战、发热 10 天。幼小时经常呕吐蛔虫，20 年前在当地医院诊断为"胆石症"，施开腹胆囊切除术。本次患病后在当地医院诊断为"门静脉曲张，不宜手术"。

T 36.5℃，R 20 次/分，P 74 次/分，BP 108/68mmHg。神清合作，皮肤、巩膜轻度黄染。心律齐、无杂音，双肺呼吸音清。腹平，无浅静脉曲张，示陈旧性右上腹经腹直肌切口瘢痕长 13cm。腹壁软，未及肝、胆囊、

脾，剑突右下方压痛，叩击右肝区示心窝部不适，无胃振水声，无腹水征。脊柱、四肢正常。WBC 1.28×10^9/L，N 0.554，PLT 73×10^9/L，HGB 83 g/L，AST 31U/L，ALT 90U/L，ALP 392U/L，γ-Gt 241U/L，TBIL 30.3μmol/L，DBIL 23.5μmol/L，PA 24mg/L，ChE 4521U/L。

B超（2020年12月28日，外院）：肝内、外胆管扩张，充填胆石，尤以左肝外叶、右肝前叶胆管为著。未见胆囊。脾厚6.3cm。CT（2020年12月20日，外院）：肝轮廓清，表面光整，右肝、尾叶肥大，左肝外叶萎缩。左肝外叶胆管内径约2cm，充填胆石（图3-27-1）。脾大10个肋单元。无腹水。增强扫描（静脉期）显示门静脉海绵样变，覆盖于肝外胆管右侧及肝左管上壁（图3-27-2）。

【诊断】 肝胆管结石。S：S_2、S_3、S_5、S_8、BCD、LHD；St：BCD（相对）、肝左管口；A：无；C：胆汁性肝硬化、门静脉高压、巨脾；门静脉海绵样变；AOSC。肝肥大-萎缩征（左肝外叶萎缩，右肝、尾叶肥大）。

【手术名称】 肝胆管盆式T形管引流术。

【手术难点】 ①肝胆管结石，并胆汁性肝硬化、门静脉高压、巨脾、门静脉海绵样变。②AOSC，胆总管壁炎症、水肿、糜烂。

【手术过程】

1.择期手术，取平仰卧位，气管插管下全身麻醉，取上腹"倒T"形切口（图3-27-3）入腹。术中所见：无腹水，腹膜上无癌性结节，大网膜上无静脉曲张。肝周广泛粘连。肝色泽棕红，表面尚光整，右肝及尾叶肥大，左肝外叶萎缩，肝质地硬，可扪及结石感，尤以左肝外叶为著。胆总管外径约2cm，有明显结石感，其右侧及肝左管前上方显示曲张静脉，胆管壁充血、水肿。未见胆囊。胰头稍硬，脾下极平左肋缘。

2.离断肝周粘连，显现肝、肝十二指肠韧带（图3-27-4），安置全腹自动牵开器，右膈下填塞纱布垫托出肝。温斯洛孔封闭，不能放置Pringle止血带。

3.用"四边法"切开胆总管、肝总管及肝左管，逐一清除胆管内胆石。穿刺胆总管获胆汁，用"四边法"切开（图3-27-5），逐渐延长切口，见胆管壁糜烂、充血、水肿，溢出脓血性胆汁（图3-27-6），直视下清除肝外胆管结石及胆汁，用"三合一液"反复冲洗。胆总管远端能顺利通过8号胆道扩张器，肝左管口能通过示

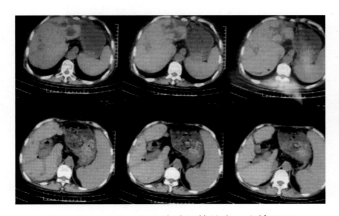

图3-27-1　CT：左肝外叶胆管扩张，充填胆石

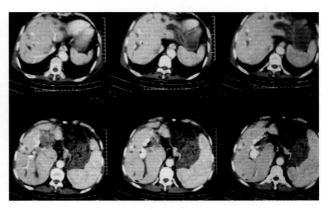

图3-27-2　CT增强扫描（静脉期）：门静脉海绵样变

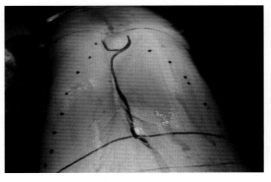

图3-27-3　切口线

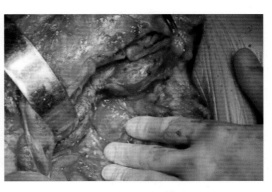

图3-27-4　肝周粘连

指，并可扪及左肝外叶胆管内胆石。以"四边法"逐渐延长切开肝左管口、肝左管，使肝左管切口达左肝外叶胆管口（图3-27-7），直视下逐一清除左肝外叶上、下段胆管结石，至结石感消失。配合胆道镜取出右肝前叶上、下段胆管内胆石，探查左肝外叶各胆管无残留胆石，胆总管远段无胆石、无肿瘤。

4.拼合、整形、组成肝胆管盆，内径达3.5cm（图3-27-8），放置16号T形管，注水测试无胆漏、无出血。逐层关腹。手术历时2.5小时，失血量约50ml，取出胆石约50g，安返病房。本例手术绘图见图3-27-9。

【术后】 无胆漏、出血及肝、心、肺功能不全等并发症，无胆石残留，恢复平顺。

【经验与体会】

1.本次手术历时2.5小时，失血量约50ml，术后恢复平顺，无胆石残留。对此，笔者注意了以下方面：①本例有入肝的难点，但同时有入肝的易处，即肝内外胆管粗大，其内粗大的胆石正好位于胆管无血管覆盖之处。②肝内胆管结石最难处理的是左肝外叶胆管，此处正好位于左肝外叶萎缩，必要时可以承受左肝外叶切

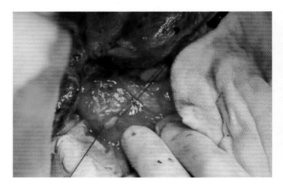

图3-27-5　手指上方线牵开处为胆总管

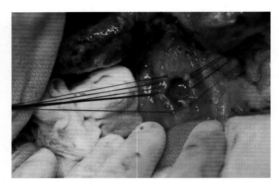

图3-27-6　线牵引处为切开胆总管

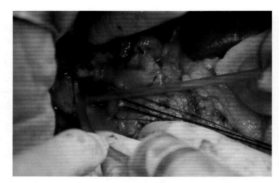

图3-27-7　吸引器头处为左肝外叶胆管

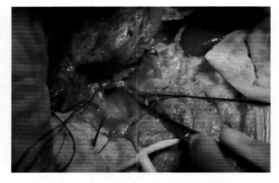

图3-27-8　线牵引处为肝胆管盆

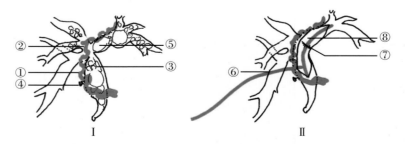

图3-27-9　手术示意图

Ⅰ.术前；Ⅱ.术后

①曲张静脉；②右肝前叶胆管；③肝总管；④胆囊管残段；⑤肝左管；⑥T形管；⑦肝总管左切缘与肝左管下切缘拼合；⑧肝胆管盆

除。③本例左肝外叶胆石多而且大，但其胆管口内径达2cm，可以伸入取石钳，肝内、外结合清除胆石。④用"三合一液"冲洗肝内胆管正好适合本例胆管炎的处理。⑤给予有效的抗生素（亚胺培南）。⑥本例患者76岁高龄，手术宜简不能繁，解除胆管狭窄、清除胆石，采取肝胆管盆式T管引流。

2.本例胆总管切开是手术成败的关键，也正是危险之处。对此，采取了以下方面：①辨清肝外胆管无曲张门静脉的覆盖区。②将胆石集中顶至无血管覆盖区。③用"四边法"缝扎拟切开的无血管覆盖区。④切开缝扎线间的胆管壁，显现胆管腔。缝线宜用4/0微乔线。⑤根据胆管情况，逐渐以"四边法"延长胆管切口。

病例28　肝胆管结石、左肝外叶胆管狭窄、左肝巨大，施内吻合改良盆式Roux-en-Y术

【病史】　患者，女，66岁。间发右上腹痛50多年，复发伴寒战、发热3天。曾在当地医院多次诊断为"肝胆管结石""不能手术"。

T 36.3℃，R 20次/分，P 94次/分，BP 86/59mmHg。神清合作，无黄疸。心律齐、无杂音，双肺呼吸音清。腹平，浅静脉无曲张，腹壁软，剑突右下方有压痛，叩击右肝区示心窝部疼痛，剑突下方4cm可扪及肝，无触痛、质地硬。未扪及胆囊、脾，Murphy征（＋），无胃振水声，无腹水征。右腰背部抬举痛，脊柱、四肢正常。WBC 6.02×10⁹/L，N 0.77，PLT 61×10⁹/L，TP 61.94g/L，ALB 28.41g/L，TBIL 32μmol/L，DBIL 20μmol/L，AST 63U/L，ALT 108U/L，γ-Gt 176U/L，ALP 221U/L，PA 71.7mg/L，ChE 3974U/L。

B超（2021年1月13日，湖南省人民医院）：肝内胆管扩张，充填胆石。胆囊大小约13cm×12cm，其内示胆石光团。CT（2021年1月13日，湖南省人民医院）：肝轮廓清，表面光整，左肝肥大、右肝萎缩。左肝及肝外胆管中度扩张，充填胆石。胆囊位于右肾前，大小约13cm×10cm，其内示胆石。脾大小约5.2cm，全胰管不扩张。无腹水（图3-28-1）。增强扫描（动脉期）显示胆管周密度高（图3-28-2）。增强扫描（静脉期）显示无门静脉海绵样变（图3-28-3）。

【诊断】　肝胆管结石。S：S₂、S₃、S₄、BCD、HCD、G；St：LLBD、BCD；A：无；C：胆汁性肝硬化、门静脉高压、脾功能亢进；肝肥大-萎缩征（右肝萎缩，左肝肥大）；胆囊异位于右肾前方。

【手术名称】　内吻合改良盆式Roux-en-Y术。

【手术难点】　①全肝结石，左肝外叶胆管口狭窄。②胆汁性肝硬化，门静脉高压，脾功能亢进。③肝肥大-萎缩征。

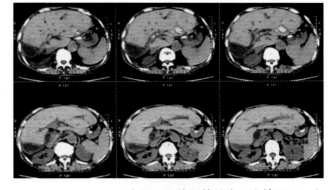

图3-28-1　CT：左肝、肝外胆管扩张，充填胆石；左肝肥大，右肝萎缩

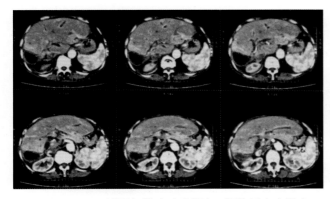

图3-28-2　CT增强扫描（动脉期）：胆管周密度增高

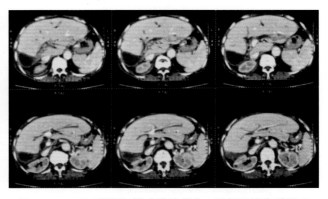

图3-28-3　CT增强扫描（静脉期）：无门静脉海绵样变

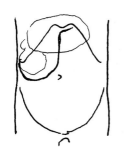

图3-28-4　手术切口示意图

【手术过程】

1.择期手术，取平仰卧位，气管插管下全身麻醉，取右上腹"反L"形切口（图3-28-4）入腹。术中所见：无腹水，腹膜上无癌性结节，大网膜无曲张静脉。肝色泽棕红，表面光整，左肝肥大，几乎占据全肝位置（图3-28-5），肝质地稍硬。左肝外叶、肝外胆管、肝左管有明显结石感。肝方叶极度肥大，完全包埋肝左管。肝外胆管外径约1.5cm，结石感明显。胆囊位于右肾前方，大小约13cm×10cm。胰头软，脾下极于左肋缘上4cm。

2.离断肝周粘连带，安置Pringle止血带、全腹自动牵开器，右膈下填塞纱布垫，托出肝。用"四边法"切开胆总管、肝总管，清除肝外胆管结石（图3-28-6）。

3.用"四边法"切开左肝外叶下段胆管，清除胆石，与左肝外叶胆管沟通，缝闭胆管切口。

4.阻断入肝血流，切除部分突出肝方叶，显现肝左管，敞开肝圆韧带途径（图3-28-7）。

5.用"四边法"切开肝左管末段、左肝内叶胆管，显现左肝外叶胆管口，内径约0.5cm。施左肝外叶胆管、左肝外叶下段胆管内吻合，使其内径达1.3cm（图3-28-8）。

6.横断胆总管，组成肝胆管盆（图3-28-9），施改良盆式Roux-en-Y术，放置14号T形管入肝胆管盆，注水测试无胆漏。逐层关腹，手术历时3.5小时，失血量约100ml，取出胆石35g。安返病房。本例手术绘图见图3-28-10。

【术后】　无胆漏、出血、肝功能不全等并发症，复查无胆石残留，恢复平顺。

【经验与体会】

1.本例系复杂、危难肝胆管结石患者，手术历时3.5小时，失血量约100ml，术后无胆石残留，恢复平顺，手术成功确实来之不易。对此，笔者注意了以下方面：①充分认真的围手术期处理。②满意的切口，术野充分显露。③切除胆囊、肝方叶，敞开肝圆韧带途径，经肝圆韧带途径敞开左肝前纵沟。④经左肝外叶下段结石感

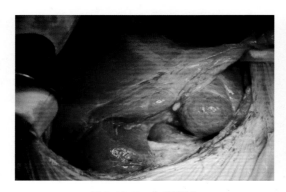

图3-28-5　左肝肥大

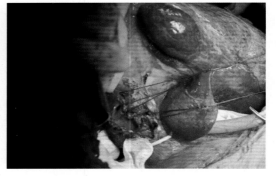

图3-28-6　中央为肝外胆管

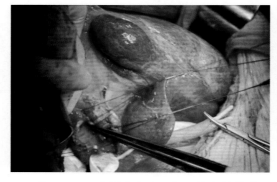

图3-28-7　右侧中央为已切开的左肝外叶胆管

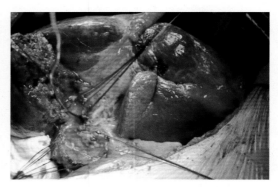

图3-28-8　左侧线牵拉处为左肝外叶上、下段内吻合处

途径清除左肝外叶结石。⑤施左肝外叶胆管与左肝外叶下段胆管内吻合，充分解除左肝外叶下段胆管口狭窄。⑥施内吻合改良盆式 Roux-en-Y 术。

2.左肝外叶下段胆管狭窄的解除，宜注意以下方面：①充分游离肥大的左肝。②充分敞开左肝前纵沟。③沿肝圆韧带途径与左肝外叶结石感途径结合。④直视下完成左肝外叶胆管与左肝外叶下段胆管口内吻合。

3.本例右肝萎缩，胆囊巨大，而且移位于右肾前方，胆囊炎症，切除困难。对此，笔者采取了以下措施，没有出血，成功切除了胆囊。①充分游离右肝，满意的腹部切口，托出右肝。②阻断入肝血流。③先结扎、切断胆囊动脉、胆囊管，浆膜下剥离胆囊。

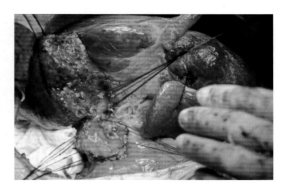

图3-28-9　线牵拉处为肝胆管盆

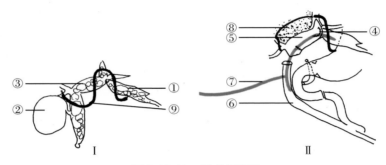

图3-28-10　手术示意图

Ⅰ.术.前；Ⅱ.术后

① 左肝外叶下段胆管口；② 胆囊；③ 肝左管；④ 肝左管、左肝外叶下段胆管内吻合；⑤ 肝胆管盆；⑥ 桥祥空肠；⑦ 肝胆管盆引流管；⑧ 肝方叶残端；⑨ 肝方叶

病例29　肝胆管结石，胆总管出口及肝左管口狭窄，左肝肥大，肝方叶过度增大，施改良盆式 Roux-en-Y 术

【病史】　患者，女，54岁。间发右上腹痛48年，复发伴寒战、发热30天。曾多次B超检查，发现"肝胆管结石"，拒绝手术治疗。

T 36.3℃，R 20次/分，P 86次/分，BP 110/70mmHg。神清合作，皮肤、巩膜无黄染。心、肺正常。腹平，浅静脉无曲张。腹壁软，剑突下4cm可触及肝，未触及胆囊，剑突右下方有压痛，Murphy征（-），叩击右肝区示心窝部疼痛，无胃振水声，无腹水征。脊柱、四肢无畸形。WBC $6.94×10^9$/L，N 0.664，PLT $302×10^9$/L，TP 73g/L，ALB 43g/L，TBIL 19μmol/L，DBIL 9.27μmol/L，AST 73U/L，ALT 67U/L，ALP 347U/L，γ-Gt 433U/L，PA 227mg/L，ChE 7248U/L。

CT（2021年1月，湖南省人民医院）：肝轮廓清，表面光整，左肝肥大、右肝萎缩。肝内、外胆管中度扩张，右肝内各胆管充填胆石（图3-29-1），肝外胆管亦可见胆石（图3-29-2）。胆囊不大，脾不大，全胰管不扩张，无腹水。增强扫描（静脉期）显示肝方叶肥大，无门静脉海绵样变（图3-29-3）。MRCP（2021年1月，湖南省人民医院）：肝内、外胆管中度扩张，尤以右肝、肝外胆管为著。胰管不扩张（图3-29-4）。

【诊断】　肝胆管结石。S：S_5、S_8、S_6、S_7、LLBD、BCD；St：BCD、LLBD、RHD；A：无；C：胆汁性肝硬化；AOSC；肝肥大-萎缩征（左肝肥大、右肝萎缩）。

【手术名称】　改良盆式 Roux-en-Y 术。

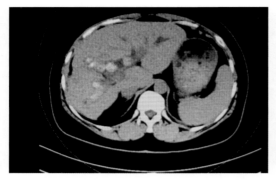

图 3-29-1　CT：肝内胆管中度扩张，充填胆石

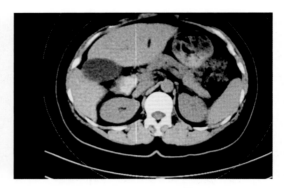

图 3-29-2　CT：胆总管结石

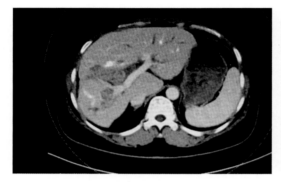

图 3-29-3　CT增强扫描：无门静脉海绵样变

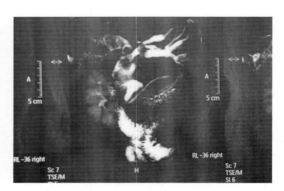

图 3-29-4　MRCP：胰管不扩张

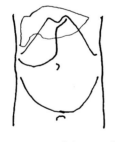

图 3-29-5　手术切口示意图

【手术难点】　①肝方叶肥大，覆盖包埋肝左管，致肝左管成外源性狭窄。②肝右管口狭窄，致使右肝前叶、后叶胆管口深在，加之肝方叶过度肥大，致使解除右肝前、后叶胆管狭窄困难。

【手术过程】

1. 择期手术，取平仰卧位，气管插管下全身麻醉，取右上腹"反 L"形切口（图3-29-5）入腹。术中所见：无腹水，腹膜上无癌性结节。肝棕红色（图3-29-6），表面光整，左肝肥大、右肝萎缩，肝桥约1cm，肝方叶过度肥大，右肝结石感明显。肝外胆管外径约3cm，有明显结石感。胆囊大小约8cm×5cm，亦有结石感（图3-29-7）。肝十二指肠韧带无门静脉海绵样变。

2. 移除胆囊（图3-29-8），用"四边法"切开胆总管、肝总管，显示肝总管口内径狭窄（图3-29-9）。安置 Pringle 止血带，划定肝方叶预切线（图3-29-10），横断肝桥（图3-29-11），钳夹、移除肝方叶（图3-29-12）。

3. 沿肝圆韧带途径用"四边法"切开肝左管口、肝左管，其内径分别为0.6cm、2cm（图3-29-13）。沿胆囊床途径切开肝右管口，其内径约0.8cm，用"四边法"继续延长切开肝右管，内径2cm。显示右肝前叶及后叶胆管口，其内径分别为1.3cm、1.5cm，直视下清除右肝内各胆管结石（图3-29-14）。顺肝左管伸入左肝外叶胆管，夹取其内胆石。11号胆道扩张器头能自由进出左肝外叶胆管。配合使用胆道镜检查清除少许残石（约1g）。

4. 探查胆总管远段，仅能通过3号胆道扩张器头，而切断胆总管，近段组成肝胆管盆，内径达4.5cm。提取桥袢空肠，施改良盆式Roux-en-Y术，放置引流管入肝胆管盆。逐层关腹。手术历时3.5小时，失血量约50ml，取出胆石39g，安返病房。本例手术绘图见图3-29-15。

【术后】　无胆漏、出血、肝功能不全等并发症，复查无胆石残留，恢复平顺。

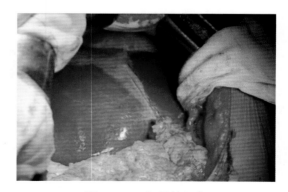

图 3-29-6　肝呈棕红色

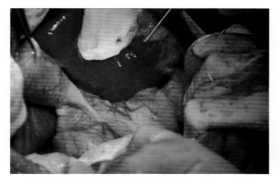

图 3-29-7　胆囊胀大

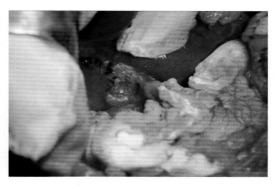

图 3-29-8　中央示胆囊床

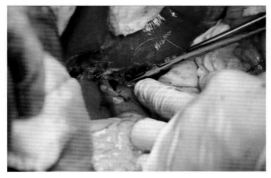

图 3-29-9　持针器尖处为肝总管

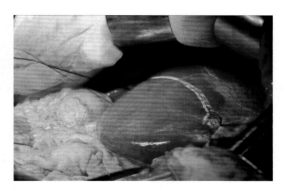

图 3-29-10　肝方叶切除划定线

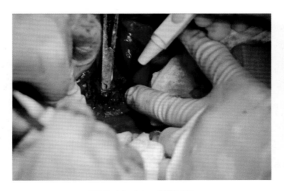

图 3-29-11　断肝桥

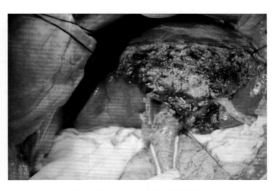

图 3-29-12　肝方叶断面

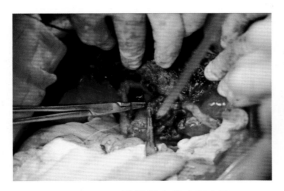

图 3-29-13　持针器尖处为肝左管

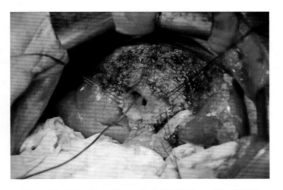

图 3-29-14　线牵引处为右肝前叶、后叶胆管

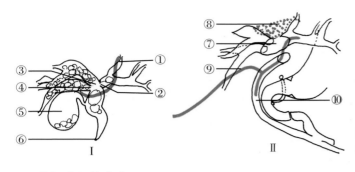

图3-29-15　手术示意图
Ⅰ.术前；Ⅱ.术后

① 肝方叶；② 肝左管口；③ 右肝前叶胆管口；④ 右肝后叶胆管口；⑤ 胆囊；⑥ 胆总管出口；⑦ 肝胆管盆；⑧ 肝方叶残端；⑨ 引流管；⑩ 桥祥空肠

【经验与体会】

1.本例肝胆管结石处理的难点是肝方叶过度肥大，包埋肝总管、肝左管，并且因肥大的肝方叶压迫肝左管口致外源性狭窄，而肝右管口与肝左管口相连，因此要处理右肝内胆管结石，必定先解除肝左管口狭窄，而要解除肝左管口狭窄，必须切除肝方叶，而肝方叶又过度肥大。可以说是"连环套"。因此在手术时，宜注意以下方面：①断肝桥，切除肝方叶。②循肝圆韧带途径切开肝左管口及肝左管，显现肝右管口。③循胆囊床途径切开肝右管，显现右肝前叶、后叶胆管口。

2.要完成上述过程，宜注意以下方面：①由于胆石主要在右肝，因此宜选择右上腹"反L"形切口。②右膈下填塞纱布垫，配合全腹自动牵开器。③安置Pringle止血带，阻断入肝血流，准确切除肝方叶，显现肝左管，敞开左肝前纵沟。

3.本例施改良盆式内引流的原因：①肝左管口狭窄，充分解除，建立肝胆管盆。②胆总管出口狭窄。

病例30　全肝结石，多级胆管口狭窄，并严重的非均匀性脂肪肝，施内吻合改良盆式Roux-en-Y术

【病史】　患者，女，55岁。反复右上腹痛46年，复发伴寒战、发热5天。多次B超检查诊断为"肝胆管结石"，于2017年在当地医院施胆总管切开取石。

T 36℃，R 20次/分，P 80次/分，BP 116/70mmHg。神清合作，无黄疸。心、肺正常。腹平，浅静脉无曲张。可见右肋缘下切口瘢痕一条，长约15cm。腹壁软，剑突右下方有压痛，叩击右肝区示心窝部疼痛，未扪及肝、胆囊、脾，Murphy征（−），无胃振水声，无腹水征。脊柱、四肢正常。WBC $6.71×10^9$/L，N 0.567，PLT $262×10^9$/L，TP 65g/L，ALB 35.6g/L，TBIL 4.75μmol/L，DBIL 1.4μmol/L，AST 22.3U/L，ALT 22.5U/L，ALP 98U/L，γ-Gt 179U/L，PA 261mg/L，ChE 6460U/L。

CT（2021年1月，湖南省人民医院）：肝轮廓清，表面光整，左肝肥大、右肝萎缩。肝内胆管，均充填胆石。脾大8个肋单元。增强扫描（静脉期）显示无门静脉海绵样变。MRI（2020年1月，湖南省人民医院）：肝形态欠规则，表面光整，肝叶比例失调，肝实质内可见多发囊状长T_2信号灶，边缘清晰。肝内胆管不同程度扩张，管壁增厚且毛糙，管腔内见多发片状短T_1信号灶。胆囊增大，壁增厚，囊内见片状充盈缺损，胆囊颈部似可见点片状短T_1信号灶。肝实质内见大片状信号减低区（图3-30-1），增强后无异常强化（图3-30-2）。MRCP：肝内、外胆管中度至重度扩张，胆管充满类圆形充盈缺损（图3-30-3）。

【诊断】　肝胆管结石。S：S_5、S_8、S_6、S_7、LHD、BCD、G；St：BCD、RPBD、RABD、LLBD；A：无；C：胆汁性肝硬化、门静脉高压；肝肥大-萎缩征（左肝肥大，右肝萎缩，肝方叶肥大，左肝门深藏）；非均匀性脂肪肝。

【手术名称】　内吻合改良盆式Roux-en-Y术。

【手术难点】　①肝胆管结石并多级胆管狭窄。②肝胆管结石并胆汁性肝硬化、门静脉高压。③肝胆管结石并肝肥大-萎缩征。④肝胆管结石并广泛非均匀性脂肪肝。

【手术过程】

1.择期手术，取平仰卧位，气管插管下全身麻醉，胸背部加垫，取Y形切口（图3-30-4）入腹。术中所见：无腹水，腹膜上无癌性结节，大网膜无曲张静脉。肝色泽棕红，表面光整，左肝肥大、右肝萎缩，肝脏面与胃、十二指肠、大网膜广泛致密粘连（图3-30-5），肝质地硬，右肝明显结石感。肝外胆管外径约1.6cm，可及

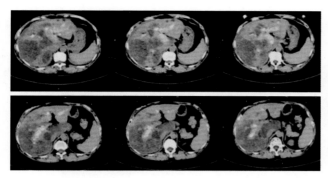

图3-30-1　MRI：肝内胆管扩张、充填胆石，肝呈大片状信号减低区

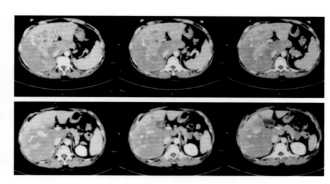

图3-30-2　MRI：肝内胆管扩张、充填胆石

结石感。胆囊大小约8cm×3.5cm，亦有结石感。胰头稍硬，脾下极距左肋缘4cm。

2. 离断肝膈粘连带，右膈下放置纱布垫托出肝。用电刀分离肝脏面粘连带，显现肝十二指肠韧带、肝圆韧带。用"四边法"切开胆总管，清除其内胆石，安置Pringle止血带（图3-30-6）。

3. 切除肝方叶（图3-30-7），经肝圆韧带途径切开肝左管口、肝左管，肝左管口内径约0.6cm、肝左管内径约1.5cm，清除其内胆石（图3-30-8），显现左肝尾叶胆管口、左肝外叶胆管口及右肝前叶、后叶胆管，其内径分别为0.5cm、0.6cm、0.4cm、0.5cm。先做左肝尾叶胆管口与肝左管内吻合，使其口径达1.5cm，清除其内胆石（图3-30-9）。

施右肝前叶与右肝后叶胆管口内吻合，使其口径达2.3cm，直视下清除右肝内各胆管结石（图3-30-10）。

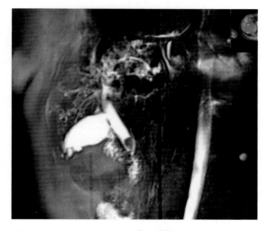

图3-30-3　MRCP：肝内胆管扩张、多发结石

4. 经S_2、S_3结石感途径先后切开S_2、S_3胆管，清除其内胆石，与肝左管沟通。做左肝外叶胆管与左肝外叶下段胆管口内吻合，使其胆管口从0.4cm扩大到1.5cm。

5. 配合胆道镜逐一检查清除各级胆管内细小残石。

6. 切断胆总管，组成肝胆管盆，内径达4.5cm（图3-30-11）。

7. 提取桥袢空肠，施行内吻合改良盆式Roux-en-Y术。逐层关腹。手术历时4小时，失血100ml，取出胆石52.1g（图3-30-12）。安返病房。本例手术绘图见图3-30-13。

【术后】　无胆漏、出血、肝功能不全等并发症，复查无胆石残留，恢复

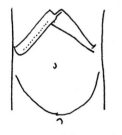

图3-30-4　手术切口示意图

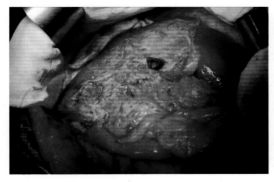

图3-30-5　肝表面

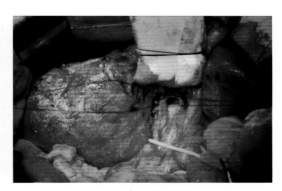

图3-30-6　黄色乳胶管为Pringle止血带

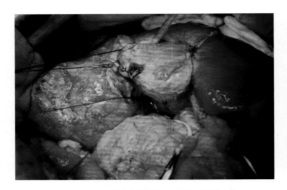

图 3-30-7　线牵引处为拟切肝方叶

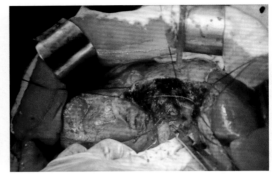

图 3-30-8　肝方叶切除后

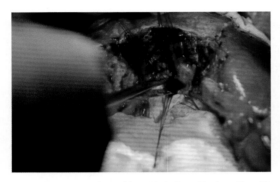

图 3-30-9　钳子伸入处为左肝外叶胆管、外叶下段胆管内吻合口

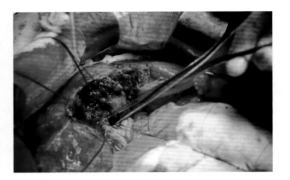

图 3-30-10　钳子伸入处为右肝前叶、后叶胆管内吻合口

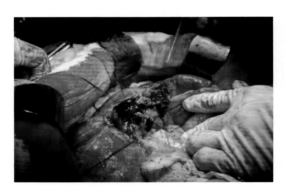

图 3-30-11　线牵引处为肝胆管盆

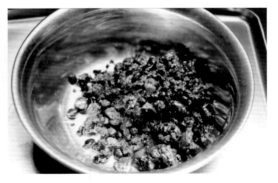

图 3-30-12　胆石

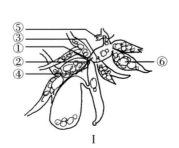

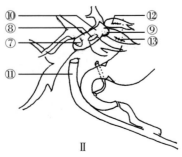

Ⅰ　　　　　　　　　　Ⅱ

图 3-30-13　手术示意图

Ⅰ.术前；Ⅱ.术后

① 右肝前叶胆管口；② 右肝后叶胆管口；③ 左肝尾叶胆管口；④ 肝左管口；⑤ S_{4-b}胆管；⑥ 左肝外叶下段胆管口；⑦ 右肝前、后胆管内吻合；⑧ 尾叶胆管与肝左管内吻合；⑨ 左肝外叶下段胆管口与肝左管内吻合；⑩ 肝胆管盆；⑪ 桥袢空肠；⑫ S_2结石感途径；⑬ S_3胆管结石感途径

平顺。

【经验与体会】

1. 本例系复杂肝胆管结石，而且肝呈严重的非均匀性脂肪肝，施内吻合改良盆式胆肠内引流术，术后恢复平顺，获手术成功。

2. 本例手术获得成功，笔者注意了以下方面：①认真做好术前准备。②增加手术的方便，如Y形切口、胸背部加垫、膈下填塞纱布托出肝。③仅切除肝方叶重约10g。④使用Pringle止血带时严格按15分钟模式进行，减少血液的丢失。⑤正确应用肝圆韧带途径、结石感途径。⑥正确使用内吻合，保护好肝，尽量不切肝。⑦有效应用抗生素。

3. 本例大胆应用内吻合3次：①左肝尾叶胆管口与肝左管内吻合。②右肝前叶胆管与后叶胆管口内吻合。③左肝外叶胆管与左肝外叶下段胆管内吻合。

4. 脂肪肝。当肝的脂肪重量超过肝重量的10%，称为脂肪肝。脂肪肝临床上甚为常见，但本例CT所示脂肪肝较为厉害。引起脂肪肝的原因很多，本例可能与肝胆管结石长达46年相关。脂肪肝的临床表现各不相同，25%以上的脂肪肝可以无任何症状，如肝大明显，可有出血倾向，可发生肝性昏迷。对于本例，笔者认真注意了术前各项准备，仔细地进行手术操作，使用疗效较好的抗生素（亚胺培南）。

病例31　肝胆管结石，多级胆管口狭窄，并发AOSC后，施内吻合改良盆式Roux-en-Y术

【病史】　患者，女，58岁。反复上腹痛、寒战、发热、黄疸50年，复发10天。幼小时常呕吐、排出蛔虫。

T 36.3℃，R 21次/分，P 106次/分，BP 91/60mmHg。神清合作，皮肤、巩膜中度黄染。心、肺正常。腹平，浅静脉无曲张。腹壁软，剑突右下方有压痛，叩击右肝区示心窝部疼痛，右上腹可扪及胆囊，大小约8cm×5cm，触痛明显，未扪及肝、脾，无胃振水声，无腹水征。右腰背部抬举痛，脊柱、四肢无畸形。WBC 13.79×10⁹/L，N 0.886，PLT 91.6×10⁹/L，ALT 384U/L，AST 344U/L，ALP 548U/L，γ-Gt 823U/L，TP 56.5g/L，ALB 29.3g/L，TBIL 175μmol/L，DBIL 151μmol/L，AFP 5.9ng/ml，CA19-9 61.75U/ml。

CT（2021年1月23日，外院）：肝轮廓清，表面光整。肝内、外胆管重度扩张，充填大量胆石，大者约5.4cm×2.5cm（图3-31-1）。胆囊胀大、延长，壁增厚（图3-31-2）。全胰管不扩张，脾不大（图3-31-3）。MRCP（2021年1月23日，外院）：肝内、外胆管重度扩张，充填大量胆石（图3-31-4）。

【诊断】　肝胆管结石。S：全肝；St：BCD、LHD、LLBD；A：无；C：AOSC；胆汁性肝硬化、门静脉高压。

【手术名称】　改良盆式Roux-en-Y术。

【手术难点】　①全肝结石，多级胆管狭窄，病程长达50年。②并胆汁性肝硬化、门静脉高压、AOSC。

【手术过程】

1. 择期手术，取平仰卧位，气管插管下全身麻醉，胸背部加垫，取"屋顶"形切口（图3-31-5）入腹。术中所见：无腹水，腹膜上无癌性结节，大网膜上无曲张静脉。肝呈暗棕色，表面光整，左肝肥大、右肝萎小。胆囊胀大，约16cm×6cm。胆总管外径约3cm（图3-31-6）。肝、肝外胆管及胆囊均可扪及结石感。肝十二指肠韧带上无门静脉海绵样变。胰头稍硬，脾不大。

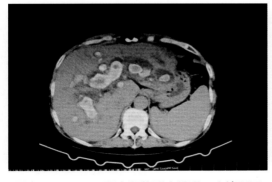

图3-31-1　CT：肝内胆管重度扩张、充填胆石

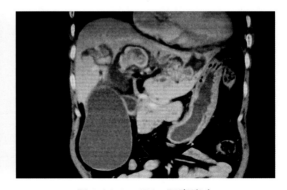

图3-31-2　CT：胆囊胀大

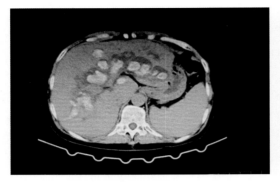

图 3-31-3　CT：肝内胆管扩张、积胆石

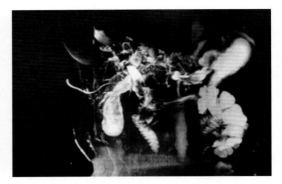

图 3-31-4　MRCP：肝内、外胆管重度扩张、积石

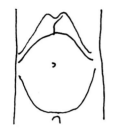

图 3-31-5　手术切口示意图

2.安置全腹自动牵开器，膈下填塞纱布垫托出肝，离断左肝外叶周粘连。结扎、切断胆囊管、胆囊动脉，移除胆囊（图 3-31-7）。放置 Pringle 止血带。切断肝桥（图 3-31-8），移除肝方叶，重约 10g（图 3-31-9）。

3.用"四边法"切开胆总管，缝扎、切开 S_{4-b} 胆管（图 3-31-10）及左肝内叶胆管（图 3-31-11）、肝左外侧段（图 3-31-12），以血管钳插入肝左管、肝左管口达肝总管作引导，切开肝左管内侧段、肝左管口达肝总管，其胆管内径分别为 3cm、0.6cm、1.5cm（图 3-31-13），清除其内胆石（图 3-31-14）。

4.施右肝后叶、前叶胆管口内吻合，使其右肝后叶胆管口从 0.6cm 扩大至 2.3cm（图 3-31-15），清除其内胆石。

5.经左肝外叶上段胆管结石感途径切开，清除其内胆石，与肝左管沟通，施左肝外叶胆管与左肝外叶胆管口内吻合，使其吻合口达 1.6cm，左肝外叶胆管口内径原为 1cm。

6.横断胆总管，近端组成肝胆管盆（图 3-31-16），引流管放入肝胆管盆，提取桥祥空肠，完成内吻合改良

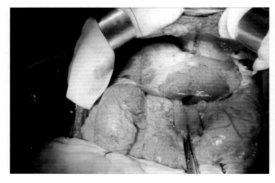

图 3-31-6　镊子夹持处为胆总管

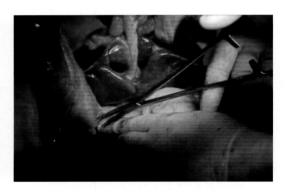

图 3-31-7　钳子尖处为胆囊管

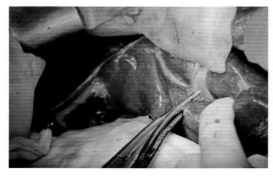

图 3-31-8　钳夹处为肝桥

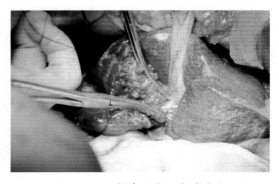

图 3-31-9　钳夹处为肝方叶残端

盆式Roux-en-Y术。逐层关腹。手术历时3.5小时，失血量约100ml，取出胆石180g（图3-31-17）。术中反复用"三合一液"冲洗胆管。本例手术绘图见图3-31-18。

【术后】 无胆漏、出血、肝功能不全等并发症，复查CT无胆石残留，恢复平顺。

【经验与体会】

1．本例系复杂肝胆管结石、多级胆管狭窄，病程长达50年，正处AOSC控制后10天，施行本次内吻合改良盆式Roux-en-Y术，手术历时3.5小时，失血量仅100ml，术中取石达180g，术后无胆石残留，恢复平顺。

2．这例手术获得成功，与以下因素相关：①认真的术前准备：高压氧舱治疗；预防性抗生素使用（使用"亚胺培南"3天）；配合服用中药。②满意的切口，良好的体位，托出肝。③准确使用S_{4-b}胆管途径、胆囊床途径及左肝外叶胆管结石感途径，解除多级胆管狭窄，多个内吻合，充分解除胆管狭窄。④配合胆道镜，彻底清除胆石。⑤用"三合一液"冲洗清洁胆道。⑥内吻合改良盆式Roux-en-Y术。

3．本例肝胆管结石并发AOSC，亚急性期施行本次手术，应特别注意以下方面：充分解除胆管口狭窄，直视下清除胆管内结石；反复以"三合一液"冲洗、清洁胆道。

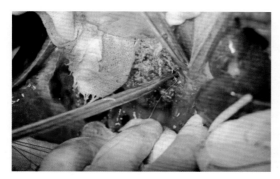

图3-31-10　钳子夹持处为S_{4-b}胆管

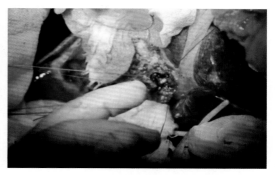

图3-31-11　线牵引处为左肝内叶胆管

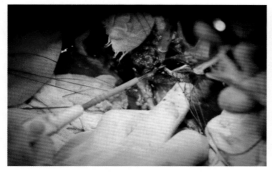

图3-31-12　线牵引处为肝左管外侧段

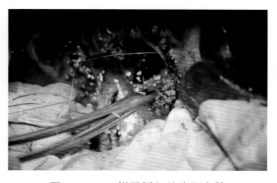

图3-31-13　钳子插入处为肝左管

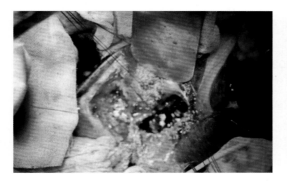

图3-31-14　线牵引处为肝右管

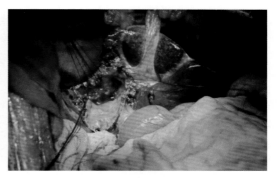

图3-31-15　线牵引处为右肝前叶、后叶胆管内吻合口

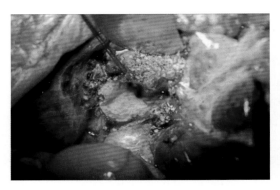

图 3-31-16　线牵引处为肝胆管盆

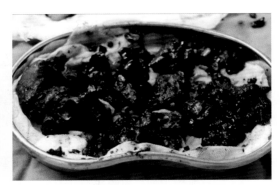

图 3-31-17　胆石

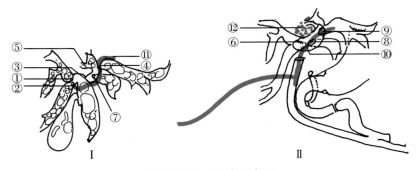

图 3-31-18　手术示意图

Ⅰ. 术前；Ⅱ. 术后

① 右肝前叶胆管口；② 右肝后叶胆管口；③ 肝左管口；④ 左肝外叶下段胆管口；⑤ S_{4-b} 胆管口；⑥ 右肝前、后叶胆管口内吻合；⑦ 左肝尾叶胆管口；⑧ 左肝尾叶、左肝管内吻合口；⑨ 左肝外叶胆管口与左肝外叶上段胆管口内吻合；⑩ 肝胆管盆；⑪ 肝方叶；⑫ 肝方叶残端

病例 32　肝胆管结石，先后 5 次胆道探查、T 形管引流术后，施改良盆式 Roux-en-Y 术

【病史】　患者，男，53 岁。反复右上腹痛，多次胆道手术后，复发伴寒战、发热 15 天。1997 年，因"肝胆管结石"在外院施胆囊切除、胆道探查术。2000 年，施胆道探查、T 形管引流术。2010 年，施左肝外叶切除、胆道 T 形管引流术。2016 年，施胆道 T 形管引流术。2020 年，仍因"肝内胆管结石"施胆道 T 形管引流术（图 3-32-1）。

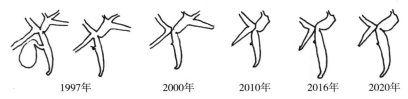

1997年　　2000年　　2010年　　2016年　　2020年

图 3-32-1　1997～2020 年 5 次手术示意图

T 36.6℃，R 20 次/分，P 88 次/分，BP 120/70mmHg。神清合作，皮肤、巩膜轻度黄染。心律齐、无杂音，双肺呼吸音清。腹部胀满，可见右上腹大块皮肤切口瘢痕，长约 20cm、宽约 15cm，局部仅一块瘢痕皮肤。令咳嗽增加腹压，见肠型向外膨出，疝环内径约 6cm。腹壁软，未扪及肝、胆囊、脾，剑突右下方无压痛，叩击右肝区无心窝部疼痛、不适，无胃振水声，无腹水征，肠鸣音正常。脊柱、四肢正常。WBC $11.9×10^9$/L，N 0.943，PLT $82×10^9$/L，HGB 161g/L，AST 728U/L，ALT 423U/L，TBIL 81.7μmol/L，DBIL 34.9μmol/L，ALP 195U/L，γ-Gt 449U/L，PA 89mg/L，ChE 4796U/L，TP 55.4g/L，ALB 29.5g/L，AFP 4.6ng/ml，CA19-9

16.5U/ml。

CT（2021年1月24日，湖南省人民医院）：肝轮廓清，表面光整，未见左肝外叶，尾叶肝肥大。肝左管、右肝后叶胆管轻度扩张。胆总管内径1.5cm，显示胆石。右前腹壁缺损，肠管凸出于皮下（图3-32-2）。脾大8个肋单元，全胰管不扩张，无腹水。增强扫描（静脉期）显示无门静脉海绵样变（图3-32-3）。MRCP（2021年1月26日，湖南省人民医院）：肝内、外胆管轻度扩张，肝左管、胆总管内示胆石（图3-32-4）。

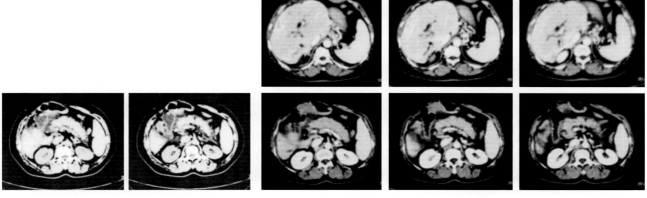

图3-32-2　CT：切口疝　　　　　　　　图3-32-3　CT：肝十二指肠韧带无门静脉海绵样变

【诊断】　肝胆管残留胆石。S：LHD、BCD；St：LHD；A：无；C：胆汁性肝硬化、门静脉高压；AOSC；肝肥大-萎缩征（左肝外叶切除、尾叶肥大）；切口疝。

【手术名称】　改良盆式Roux-en-Y术。

【手术难点】　①多次肝胆道手术，腹内广泛粘连，易致肠道损伤，解除粘连困难。②切口疝修补困难。③胆汁性肝硬化、门静脉高压、AOSC，增加了肝内胆管狭窄解除的困难。

【手术过程】

1.择期手术（禁食3天，高压氧舱治疗14天），取平仰卧位，气管插管下全身麻醉，取上腹"反L"形切口（图3-32-5，图3-32-6）入腹。术中所见：无腹水，腹膜上无癌性结节，大网膜上无静脉曲张。大网膜、小肠入疝囊，与肝脏面广泛粘连。肝色泽棕红，左肝外叶已切除，肝方叶、尾叶肥大，肝左管被肝"包埋"，肝质地硬，无结石感、结节感。肝外胆管外径约1.5cm，可扪及结石感。胆囊未见。肝十二指肠与肝脏面呈膜性粘连。

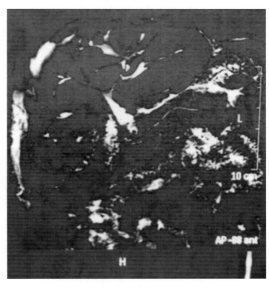

图3-32-4　MRCP：肝内、外胆管轻度扩张

2.仔细离断肠与疝囊壁粘连，推开疝内容物，分离肝膈粘连。安置全腹自动牵开器，分离肝脏面与胃十二指肠粘连，显现肝十二指肠韧带，切除部分肝方叶，显现肝左管。温斯洛孔粘连、闭塞。

3.穿刺胆总管获胆汁，用"四边法"切开胆总管、肝总管，示肝左管口内径约0.5cm。切开肝左管口、肝左管（图3-32-7）、肝总管，肝左管口内径分别为1cm、1.5cm，清除肝外胆管及肝左管内胆石（图3-32-8）。胆总管远端能通过5号胆道扩张器，右肝内胆管无胆石。

4.横断胆总管，近段拼合组成肝胆管盆，内径达3cm，远段胆管缝闭。

5.彻底松解肠管粘连，提取桥襻空肠，施改良盆式Roux-en-Y术，放置肝胆管盆引流管，注水测试无胆漏、无出血。放置好引流管，逐层关腹。①以PGS线

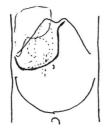

图3-32-5　手术切口示意图

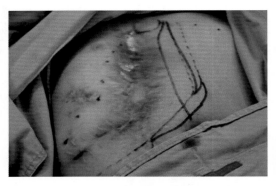

图 3-32-6　上腹皮肤瘢痕

做腹壁、腹直肌后鞘连续缝合；②以 3/0 薇乔线做腹直肌前鞘、腹白线间断缝合；③以 4/0 Prolene 线间断缝合关闭皮肤。本例手术绘图见图 3-32-9。

【术后】　无发热、胆石、胆道出血等并发症，切口无明显感染，恢复尚平顺。

【经验与体会】

1. 肝胆管结石的外科手术治疗核心为解除胆管狭窄。本例因肝胆管结石、肝左管口真性狭窄，先后施行胆囊切除、胆总管探查、T 形管引流 5 次，左肝外叶切除 1 次，而肝左管口狭窄依然如旧，故产生胆石、症状如旧。文献报道曾有病例因肝内胆管结石并肝内胆管狭窄，先后施胆管探查 19 次，最终死于胆管狭窄 AOSC。笔者曾收治 1 例肝胆管结石并肝门胆管狭窄，施行胆囊切除、胆道探查后，先行经 T 形管瘘道胆道镜取石 32 次，最后切除左半肝，施行肝胆管盆式 Roux-en-Y 术，追访 20 年，健在。

2. 由于肝胆管结石多次行肝胆道手术，给再手术增加了许多困难。本例先后行 5 次胆道探查，致肝左管真性狭窄难于解除，巨大切口疝难于修补。

3. 解除本例肝左管口狭窄，采用了以下方法：①超长的右肋缘下切口，给予有效的抗生素（亚胺培南）。②使用全腹自动牵开器，右膈下填塞纱布垫，托出右肝。③切除肝方叶，敞开左肝前纵沟，经肝圆韧带途径。④改良盆式 Roux-en-Y 术。

4. 巨大切口疝修补，采取了以下措施：①术前 1 周进食流食，术前 3 天禁食，"空腹"。②疝环外右上腹"反 L"形切口。③逐层关腹。④术后第 10 天开始进食流食。

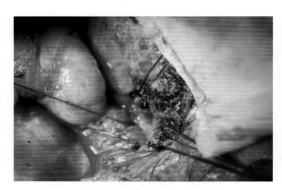

图 3-32-7　线牵拉处为切开的肝左管

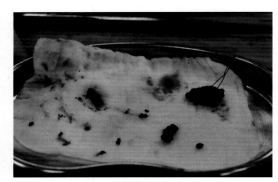

图 3-32-8　胆石

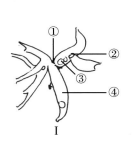

图 3-32-9　手术示意图

Ⅰ.术前；Ⅱ.术后

①肝左管口；②左肝尾叶胆管；③肝左管结石；④胆总管；⑤肝左管、肝总管切缘拼合；⑥肝胆管盆；⑦桥祥空肠

病例33　全肝结石、多级胆管狭窄、肝肥大萎缩征，施内吻合改良盆式Roux-en-Y术

【病史】　患者，女，48岁。间发右上腹痛、寒战、发热40年，复发10天。8年前，因"胆石症"在外院施开腹胆囊切除术。

T 36.8℃，R 20次/分，P 78次/分，BP 124/70mmHg。神清合作，无黄疸。心、肺正常。腹平，浅静脉无曲张。腹壁软，剑突下无压痛，未扪及肝、胆囊、脾，Murphy征（-），叩击右肝区示心窝部不适，无胃振水声，无腹水征。双腰背部无抬举痛，脊柱、四肢正常。WBC 15.46×10⁹/L，N 0.889，PLT 244×10⁹/L。

CT（2021年2月2日，湖南省人民医院）：肝轮廓清，表面光整，左肝外叶肥大、内叶萎缩。肝内胆管重度扩张，均充填胆石。肝左管口、右肝前叶及后叶胆管口狭窄，肝外胆管内径约0.8cm，未见胆石。未见胆囊（图3-33-1），脾大8个肋单元，全胰管不扩张，无腹水。增强扫描（静脉期）显示无门静脉海绵样变（图3-33-2）。MRCP（2021年2月1日，湖南省人民医院）：一级肝门以上各胆管均重度扩张，充填大量胆石。肝左管口、右肝前叶胆管口、右肝后叶胆管口狭窄。肝总管纤细，内径约0.8cm，未见胆石（图3-33-3）。

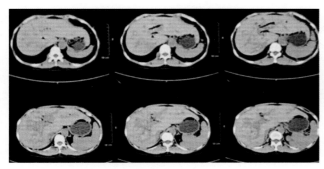

图3-33-1　CT：肝内胆管重度扩张、积石，左肝外叶肥大

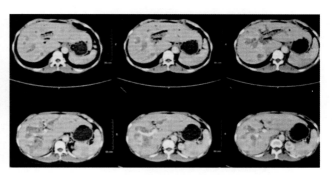

图3-33-2　CT增强扫描：无门静脉海绵样变

【诊断】　肝胆管结石。S：S_5、S_8、S_6、S_7、S_4、S_3；St：LHD、RFBD、RPBD、S_1；A：无；C：胆汁性肝硬化；肝肥大-萎缩征（左肝外叶肥大、内叶萎缩）；AOSC。

【手术名称】　内吻合改良盆式Roux-en-Y术。

【手术难点】　①全肝结石，多级胆管狭窄，肝肥大-萎缩征，胆汁性肝硬化，合并AOSC。②肝外胆管纤细，入肝困难。③肝左管深在，肝左管不粗，左肝内叶萎缩，左肝内叶胆管粗大，按常规途径难以入肝。

【手术过程】

1.择期手术，取平仰卧位，气管插管下全身麻醉，取右上腹"反L"形切口（图3-33-4）入腹。术中所见：无腹水，腹膜上无癌性结节，大网膜上无静脉曲张。肝色泽棕红、表面光

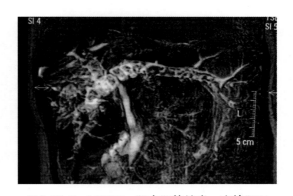

图3-33-3　MRCP：肝内胆管扩张、充填胆石

整，左肝外叶肥大、内叶萎缩，肝脏面与大网膜、胃十二指肠膜性粘连，肝质地硬，明显结石感。肝外胆管无结石感。未见胆囊。肝十二指肠韧带外径达3.5cm，无静脉曲张。胰头稍硬。

2.离断肝周粘连，安置全腹自动牵开器，右膈下填塞纱布垫托出肝，放置Pringle止血带（图3-33-5）。用"四边法"切开肝总管、胆总管，未见肝门隆突（图3-33-6）。

3.阻断入肝血流，切除突出的肝方叶约10g，显现肝总管、肝左管（图3-33-7），切开肝左管，仍未见到胆石。肝左管口、肝左管内径分别为0.8cm、1.2cm（图

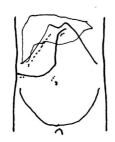

图3-33-4　手术切口示意图

3-33-8）。

　　继续扩大切除S₄、S₅肝的一部分（图3-33-9），显现S₄₋b胆管，用"四边法"予以切开（图3-33-10），与左肝内叶胆管、肝左管沟通（图3-33-11）。拼合S₄₋b胆管与左肝内叶胆管、肝左管（图3-33-12）成一较大的胆管腔（图3-33-13）。

　　4. 做右肝前叶胆管口与右肝后叶胆管口内吻合，使其右肝前叶胆管从1.3cm扩大至2.3cm（图3-33-14），直视下清除右肝前、后叶胆管结石。

　　5. 做右肝前叶胆管与尾叶胆管内吻合（图3-33-15），其吻合口内径达2cm，直视下清除尾叶胆管内结石。

　　6. 做左肝外叶胆管口与左肝外叶下段胆管口内吻合（图3-33-16），使左肝外叶下段胆管口内径从1cm扩大至2cm，直视下清除左肝外叶胆石（图3-33-17）。

　　7. 横断胆总管，拼合组成肝胆管盆（图3-33-18），内径达5cm。

　　8. 配合胆道镜检查、清除残石。

　　9. 提取桥袢空肠，施行内吻合改良盆式Roux-en-Y术。逐层关腹，手术历时5小时，失血量约100ml，取出胆石128g（图3-33-19）。安返病房。本例手术绘图见图3-33-20。

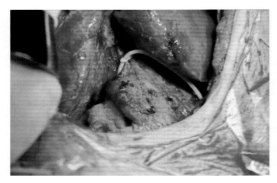

图3-33-5　橡胶管为Pringle止血带

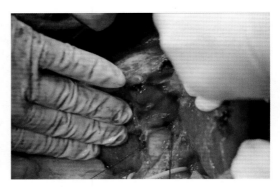

图3-33-6　线牵引处为肝外胆管

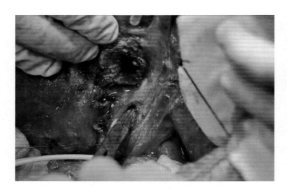

图3-33-7　钳子插入处为肝左管

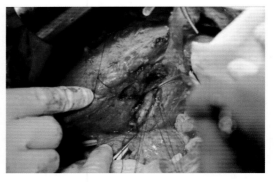

图3-33-8　线牵引处为已切开的肝左管

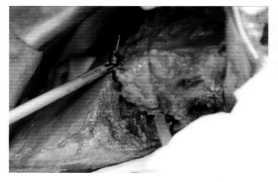

图3-33-9　再切除S₄、S₅肝后

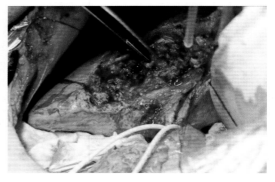

图3-33-10　镊子尖处为S₄₋b胆管

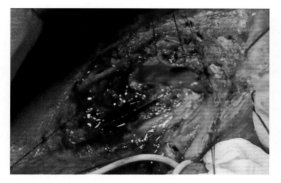

图 3-33-11　右上方线牵引处为已切开的 S$_{4-b}$ 胆管

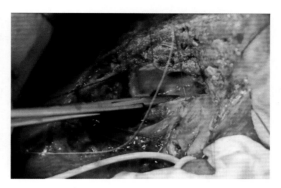

图 3-33-12　持针器头处为 S$_{4-b}$ 胆管

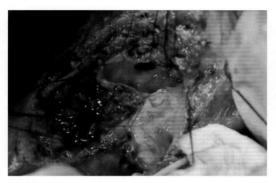

图 3-33-13　线牵拉处为肝胆管盆

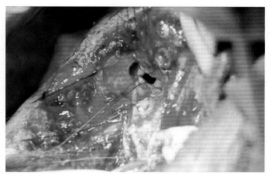

图 3-33-14　上部线牵引处为右肝前叶胆管

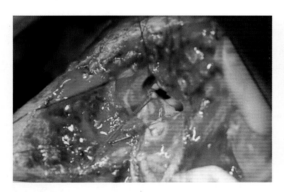

图 3-33-15　线牵引处为右肝尾叶胆管

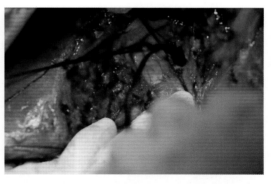

图 3-33-16　线牵引处为左肝外叶胆管

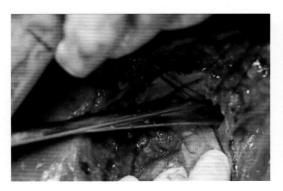

图 3-33-17　取石钳插入左肝外叶胆管

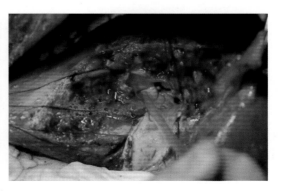

图 3-33-18　吸引器头处为肝胆管盆

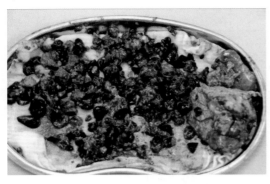

图 3-33-19　胆石

【术后】　无胆漏、出血、肝功能不全等并发症，复查CT无胆石残留（图3-33-21，图3-33-22），恢复平顺。

【经验与体会】

1.本例系复杂肝胆管结石病例，手术难度大，处理十分困难，最终手术历时5小时，失血量约100ml，取出胆石128g，术后复查无胆石残留，恢复平顺，非常不容易。笔者注意了以下方面：①恰当的腹部切口，满意的术野暴露。②肝方叶切断平面以S₄-ᵦ胆管显现为准，尽量保护肝。③充分利用S₄-ᵦ胆管途径。④施肝内胆管口多处内吻合，建立肝胆管盆，内径达5cm。⑤配合胆道镜认真清除残石。⑥用"三合一液"冲洗胆道。⑦施内吻合改良盆式Roux-en-Y术。

2.本例肝内胆管结石十分弥散，可以说"有胆管的地方就有胆石"，经过手术后无残石。笔者注意了以下方面：①充分解除胆管狭窄。②配合使用胆道镜。③"外结石感"与胆管内取石相结合，即"里外结合"，耐心细致。

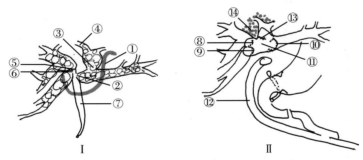

图 3-33-20　手术示意图

Ⅰ.术前；Ⅱ.术后

① 肝方叶；② 肝左管口；③ 左肝内叶胆管；④ S₄-ᵦ胆管；⑤ 右肝前叶胆管口；⑥ 右肝后叶胆管口；⑦ 肝外胆管；⑧ 右肝前叶胆管、右肝管内吻合；⑨ 右肝后叶胆管、肝右管内吻合；⑩ 左肝外叶胆管、肝左管内吻合；⑪ 肝胆管盆；⑫ 桥袢空肠；⑬ 肝左管、左肝内叶胆管拼合；⑭ 肝方叶残端

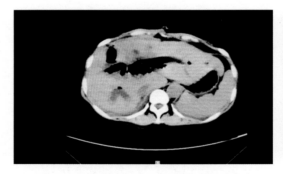

图 3-33-21　术后CT：无胆石残留（一）

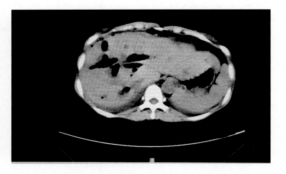

图 3-33-22　术后CT：无胆石残留（二）

病例34　肝胆管残留胆石、左右肝管狭窄，施内吻合改良盆式Roux-en-Y术

【病史】　患者，女，51岁。复发间歇右上腹痛4年，再发伴黄疸6个月。2013年，因"肝胆管结石"在外院施左肝外叶切除、胆囊切除、T形管引流术。

T 36.3℃，R 20次/分，P 71次/分，BP 133/82mmHg。神清合作，皮肤、巩膜无明显黄染。心、肺正常。腹平，浅静脉无曲张，可见右上腹"反L"形切口瘢痕，长25cm。腹壁软，剑突右下方有压痛，叩击右肝区示心窝部疼痛，未扪及肝、胆囊、脾，无胃振水声，无腹水征。脊柱、四肢正常。WBC 5.22×10^9/L，N 0.669，

PLT 229×10⁹/L，TP 65g/L，ALB 36g/L，TBIL 27μmol/L，DBIL 15μmol/L，AST 402U/L，ALT 375U/L，ALP 911U/L，γ-Gt 549U/L，PA 206mg/L，ChE 6940U/L，CA19-9 33.4U/ml，AFP 1.38ng/ml。

CT（2021年2月，湖南省人民医院）：肝轮廓清，表面光整，左肝外叶未见，右肝、左肝尾叶肥大。肝内胆管中-重度扩张，各肝段均充填大量胆石。未见胆囊。肝外胆管不扩张，未见胆石（图3-34-1）。增强扫描（静脉期）显示无门静脉海绵样变，无腹水，腹膜淋巴结不肿大（图3-34-2）。脾不大。

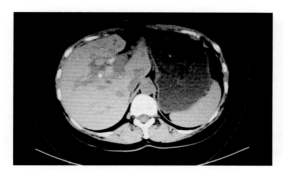 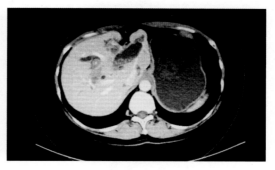

图3-34-1　CT：肝内胆管中-重度扩张、充填胆石

图3-34-2　CT增强扫描（静脉期）：无门静脉海绵样变

【诊断】　残留肝胆管结石。S：S₅、S₈、S₆、S₇、S₁、S₂；St：HCD、LHD、RHD；A：无；C：胆汁性肝硬化、门静脉高压；肝肥大-萎缩征（左肝外叶已切除，右肝、左肝尾叶肥大）；胆管炎。

【手术名称】　改良肝胆管盆式Roux-en-Y术。

【手术难点】　①一级肝门（肝总管、左右肝管口）狭窄，肝外胆管纤细，入肝困难。②肝方叶覆盖左肝管，肝桥肥大，切开肝左管困难。③右肝前叶肥大，右肝前叶胆管深埋于肝中。④肝实质弥散全肝。

【手术过程】

1. 择期手术，取平仰卧位，气管插管下全身麻醉，取右上腹"反L鱼钩"形切口（图3-34-3）入腹。术中所见：无腹水，腹膜上无癌性结节。肝周广泛膜性粘连，肝色泽棕红，表面光整，左肝外叶未见，右肝、左肝尾叶肥大，肝质地较硬，各肝叶明显有结石感。肝外胆管外径约1cm。肝方叶肥大，完全包埋肝左管及右肝前叶胆管。肝外胆管无结石感。胆囊未见，胰质地稍硬，脾下极未达左肋缘。

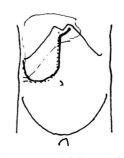

图3-34-3　手术切口示意图

2. 离断肝周粘连带，显现肝、肝十二指肠韧带，放置全腹自动牵开器。用"四边法"切开胆总管，安放Pringle止血带。胆总管内径0.8cm，其内无胆石，远段通过5号胆道扩张器，未见肝左、右管口。

3. 阻断入肝血流，横断肝桥，移除肝方叶及右前叶胆管前方的肝组织，显现右肝前叶、右肝前叶下段部分胆管及肝左管、左肝内叶胆管（图3-34-4），顺势清除其内胆石，胆管内径分别为2.3cm、1.6cm、2.5cm、2cm、1.5cm，施左肝内叶胆管、肝左管与右肝前叶胆管内吻合。显现左肝尾叶胆管，其内径达2.5cm（图3-34-5），一并清除其内胆石。

4. 配合硬质输尿管镜钬激光清除右肝后叶终末胆管结石。

5. 横断肝总管，组成肝胆管盆（图3-34-6），内径约5cm，提取桥祥空肠，施内吻合改良盆式Roux-en-Y术。放置好引流管，清点器械、敷料无误，逐层关腹，手术历时3.5小时，失血量50ml，取出胆石约65g。安返病房。本例手术绘图见图3-34-7。

【术后】　无胆漏、出血、膈下脓肿等并发症，复查CT无胆石残留，恢复平顺。

【经验与体会】

1. 本例肝胆管结石，曾施左肝外叶切除、T形管引流术，未解除肝左、右管口狭窄，术后症状如旧，而且肝内胆石比上

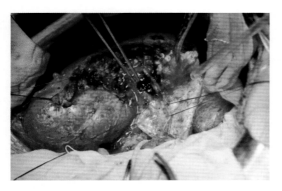

图3-34-4　线牵引处为左、右肝内胆管

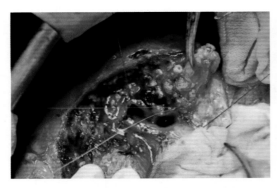 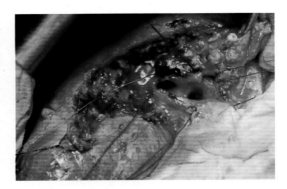

图 3-34-5　线牵引处为左肝尾叶胆管　　　　　图 3-34-6　线牵引处为肝胆管盆

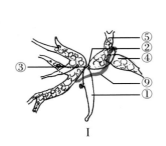 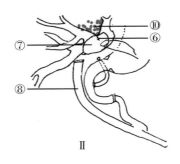

图 3-34-7　手术示意图

Ⅰ. 术前；Ⅱ. 术后

① 胆总管；② 肝左管口；③ 肝右管口；④ 左肝尾叶胆管口；⑤ 左肝内叶胆管；⑥ 肝右管与肝左管、左肝内叶胆管吻合；⑦ 肝胆管盆；⑧ 桥祥空肠；⑨ 肝方叶；⑩ 肝方叶根部

次术前多得多，说明肝胆管结石外科手术治疗的核心是解除胆管狭窄，其外科治疗的原则是"24字原则"。

2. 本次手术施行内吻合改良盆式 Roux-en-Y 术是满意的术式。其理由在于：①内吻合、肝胆管盆，充分解除胆管狭窄。②清除了肝内胆管结石，复查无胆石残留。③胆道引流通畅。④最大限度地保护了肝脏。

3. 肝方叶、部分右肝前叶切除，宜注意以下方面：①阻断入肝血流，切除肝方叶。②肝方叶切除右侧的底线，以手指钝性分离右肝前叶胆管、右肝前叶下段胆管前方肝组织，结扎、切断部分肝中静脉为限。③本例左肝内叶萎缩，右肝前叶胆管、右肝前叶下段胆管、肝左管短，左肝内叶胆管扩张，以致能施右肝前叶胆管、左肝内叶胆管吻合。

4. 横断胆总管，有利于组成肝胆管盆、防止桥祥结石、提高术后远期效果，十分必要。

病例35　肝胆管结石伴右肝前叶胆管汇入肝左管，门静脉海绵样变，施胆总管T形管引流术

【病史】患者，女，68岁。间发右上腹痛40年，复发伴寒战、发热20天。2008年，诊断为"胆石症"，在当地医院施开腹胆囊切除。2013年，诊断为"胆石症"，施内镜下奥迪括约肌切开取石。

T 36℃，R 20次/分，P 81次/分，BP 120/97mmHg。神清合作，无黄疸。心律齐、无杂音，双肺呼吸音清。腹平，浅静脉无曲张，可见右肋缘下切口瘢痕，长13cm。腹壁软，剑突右下方有压痛，叩击右肝区示心窝部疼痛，未及肝、胆囊、脾，无胃振水声，无腹水征。脊柱、四肢正常。WBC 3.65×10^9/L，N 0.62，PLT 157×10^9/L，TP 63g/L，ALB 37g/L，TBIL 9.95μmol/L，DBIL 4.29μmol/L，AST 22U/L，ALT 24U/L，ALP 84U/L，γ-Gt 24.4U/L，PA 175mg/L，ChE 7296U/L。

MRCP（2021年2月，湖南省人民医院）：肝内、外胆管轻度扩张，肝右管缺如，右肝前叶胆管汇入肝左管，其内充填胆石，左肝外叶胆管内充填胆石。胰管内径约0.3cm（图3-35-1）。CT（2021年2月，湖南省人民医院）：肝轮廓清，表面光整。肝内胆管轻度扩张，右肝前叶胆管、左肝外叶胆管充填胆石，肝内胆管未见积气（图3-35-2）。见PTCD导管入肝左管。增强扫描（静脉期）显示第一肝门海绵样变（图3-35-3）。

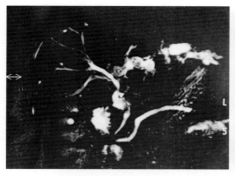
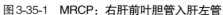

图3-35-1　MRCP：右肝前叶胆管入肝左管

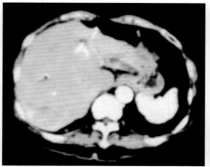
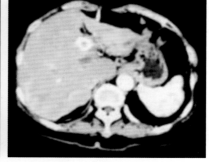

图3-35-2　CT：右肝前叶胆管、左肝外叶胆管充填胆石

【诊断】　肝胆管结石。S：S_2、S_5、S_8、LHD；St：LHD、RFBD；A：右肝管缺如，右后叶胆管汇入左内叶胆管；C：门静脉海绵样变。

【手术名称】　肝内胆管整形，胆管T形管引流术。

【手术难点】　①肝胆管结石并右肝管缺如、右肝前叶胆管入肝左管。②肝胆管结石并门静脉海绵样变，包裹一级肝门、肝左管。

【手术过程】

1.择期手术，取平仰卧位，气管插管下全身麻醉，取右上腹"反L"形切口（图3-35-4）入腹。术中所见：无腹水，腹膜上无癌性结节，大网膜静脉不曲张。肝色泽棕红，表面光整，左肝外叶上段及肝左管结石感明显。肝外胆管外径约

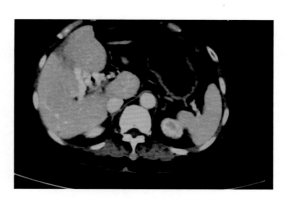

图3-35-3　CT增强扫描（静脉期）：门静脉海绵样变

1.3cm，无结石感。第一肝门左侧、肝左管、肝总管左侧满布曲张静脉。胆囊未见。

2.离断肝周粘连，显现肝脏面、肝十二指肠韧带，见肝外胆管外径约1.3cm，其前方及左侧均被曲张血管覆盖，左肝前纵沟粘连封闭。安置Pringle止血带，放置全腹自动牵开器（图3-35-5）。

3.于肝总管右前方无血管处，用"四边法"切开肝总管，取石钳伸入仅能进入右肝后叶胆管及胆总管远段，未见胆石（图3-35-6）。

4.断肝桥，显现肝圆韧带，敞开左肝前纵沟，分离肝方叶下缘，显现肝左管。经肝左管口插入止血钳指引，于肝左管结石感明显处避开曲张血管，用"四边法"予以切开，显现其内胆石（图3-35-7），直视下予以清除。顺胆管走行延长胆管切口（图3-35-8），拔除PTCD导管（图3-35-9），进一步搔刮右肝前叶、左肝内叶胆管及左肝外叶上段胆管（图3-35-10）。

5.经左肝外叶上段胆管结石感明显处予以切开，直视下清除胆石，插入取石钳与肝左管沟通，原结石感消失。用4/0 Prolene线关闭胆管切口（图3-35-11）。

6.放置16号T形管于胆总管，一横臂入肝左管（图3-35-12），注水测试无胆漏、无出血。逐层关腹，手术历时2.5小时，失血量约20ml，取出胆石量约10g。安返病房。本例手术绘图见图3-35-13。

【术后】　无胆石残留，恢复平顺。

【经验与体会】

1.肝胆管结石并肝硬化、门静脉海绵样变，是医学一大难题，加之肝内胆管变异，病变右肝前叶胆管开口于肝左管，可谓难上加难。但经过努力，克服了种种困难，获得手术成功。

2.本例如何克服困难，笔者注意了以下方面：①术前认真查询病史、体格检查，仔细阅读影像片。2008年施行过开腹胆囊切除，术后恢复平顺，无胆漏、无腹膜炎，术前体检，腹壁软，无腹膜炎体征；术后CT片虽清楚提示门静脉海绵样变，但一级肝门右前方无曲张血管覆盖。肝左管粗大，其前方少有血管，有入

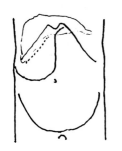

图3-35-4　手术切口示意图

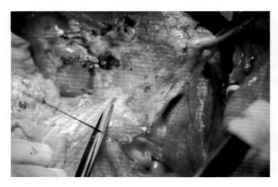

图 3-35-5　镊子处为门静脉海绵样变

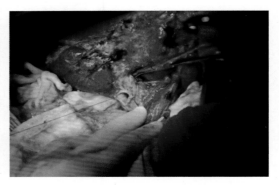

图 3-35-6　线牵引处为肝总管切开处

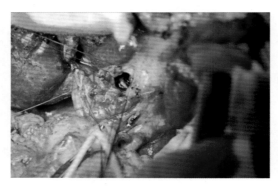

图 3-35-7　线牵引处为切开的肝左管

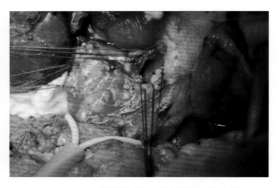

图 3-35-8　线牵引处为已切开的肝左管

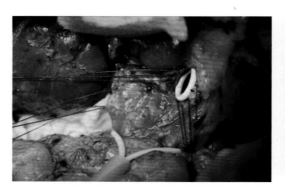

图 3-35-9　导管为 PTCD 管

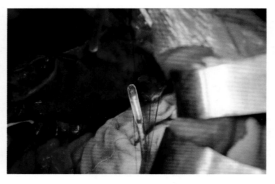

图 3-35-10　为胆道括匙

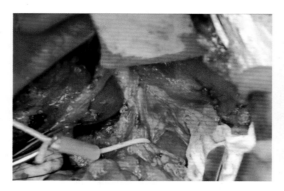

图 3-35-11　Pringle 止血带处为缝闭胆管

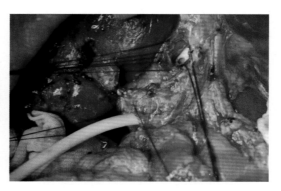

图 3-35-12　乳胶管为 T 形管

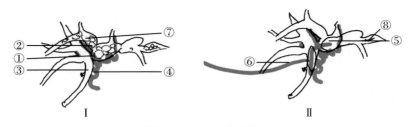

图 3-35-13 手术示意图

Ⅰ.术前；Ⅱ.术后

①肝左管口；②右肝前叶胆管；③肝总管；④门静脉海绵样变；⑤肝右管切口；⑥T形管；⑦胆石；⑧左肝外叶上段胆管切口闭合

肝之路；左肝外叶胆管结石可通过结石感途径解决。②术中所见进一步明确入肝通道。可以放置 Pringle 止血带；肝总管右前方有宽 1cm 的血管"峡谷"，无血管覆盖，可入右肝；肝左管结石感明显，胆管粗大，无粗大血管覆盖，可经此入肝；左肝外叶上段肝脏面结石感明显，经此进达左肝外叶胆管。

3.本例最终放置 T 形管，一横臂入肝左管，没有施胆肠内引流，是恰当的。其理由在于：①患者 68 岁，又有高血压、心脏病，手术宜简、宜快。②T 形管的一横臂经肝右管到达肝左管。③胆管口的缝闭宜用 4/0 Prolene 线间断缝扎。

病例 36 肝胆管残留胆石，肝总管、肝左管口狭窄，胆汁性肝硬化，门静脉高压、巨脾、脾功能亢进，肝肥大-萎缩征，施改良盆式 Roux-en-Y 术

【病史】 患者，女，65 岁。间发右上腹痛、寒战、发热 18 年，复发 15 天。18 年前（2003 年），诊断为"肝胆管结石"，施左肝外叶切除、胆囊切除、胆总管探查术。2012 年，诊断为"肝胆管多发结石、胆管炎"，施肝实质切开取石、胆总管探查术。2020 年诊断为"胆汁性肝脓肿"施脓肿穿刺引流术。4 个月前，诊断为"高位AOSC"施 PTCD 至今。

T 36.5℃，R 20 次/分，P 80 次/分，BP 115/85mmHg。神清合作，皮肤、巩膜无黄染。心律齐、无杂音，双肺呼吸音清。腹平，浅静脉无曲张，可见"屋顶"形切口瘢痕，长约 40cm。腹壁软，肝、胆囊未扪及，剑突右下方有压痛，叩击右肝区示心窝部疼痛。脾在左肋缘下 4cm。无胃振水声，无腹水征。双腰背部无抬举痛，脊柱、四肢正常。WBC $2.57×10^9$/L，N 0.602，PLT $53×10^9$/L，Hb 104g/L，TP 59.9g/L，ALB 33g/L，TBIL 19.43μmol/L，DBIL 12.48μmol/L，ALT 18.3U/L，AST 25U/L，ALP 125U/L，γ-Gt 190U/L，PA 98mg/L，ChE 2322U/L。

MRCP（2021 年 2 月，湖南省人民医院）：肝内、外胆管中度至重度扩张，充填大量胆石（图 3-36-1）。CT（2021 年 2 月，湖南省人民医院）：肝轮廓清，表面光整，左肝内叶肥大，左肝外叶及右肝萎缩。肝左管、左肝内叶胆管、肝右管中度扩张，充填胆石。PTCD 导管入左肝。肝外胆管最宽处内径达 2cm（图 3-36-2），脾大，占位近左半腹腔。无腹水。增强扫描（静脉期）显示无门静脉海绵样变（图 3-36-3）。

【诊断】 肝胆管残留结石，PTCD 后。S：S_4、S_6、S_7、S_5、S_8、LHD、HCD；St：LHD、HCD；A：无；C：胆汁性肝硬化、门静脉高压、巨脾、脾功能亢进；肝肥大-萎缩征（左肝内叶肥大，右肝萎缩）；胆外漏；高位 AOSC。

【手术名称】 改良肝胆管盆式 Roux-en-Y 术。

【手术难点】 ①肝胆管结石弥散全肝，并 HCD、LHD 狭窄，胆汁性肝硬化、门静脉高压、巨脾、脾功能亢进、肝肥

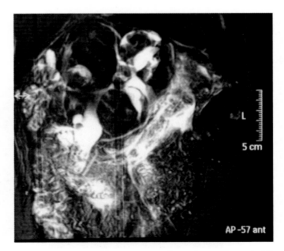

图 3-36-1 MRCP：肝内、外胆管重度扩张、充填胆石

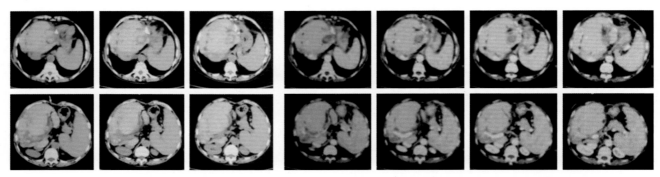

图3-36-2 CT：左肝内叶胆管中度-重度扩 图3-36-3 CT增强扫描（静脉期）：无门静脉海绵样变
张、充填胆石

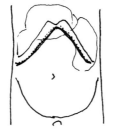

图3-36-4 手术切口示意图

大-萎缩征。②由于肝胆管结石，已施行多次肝胆管手术，肝周广泛致密粘连，不能安置Pringle止血带。③PTCD后胆外漏。④AOSC。

【手术过程】

1. 择期手术，取平仰卧位，胸背部垫高8cm，气管插管下全身麻醉，取原"屋顶"形切口（图3-36-4，图3-36-5）入腹。术中所见：无腹水，腹膜上无癌性结节。肝周广泛膜性粘连，肝色泽棕红，表面尚光整，如CT所示，肝方叶肥大，左肝及右肝萎缩。PTCD导管入左肝外叶残留部，局部形成脓肿，脓液量约15ml，无特殊臭味。肝质地硬，结石感不明显。胆囊未见。肝外胆管外径约2.5cm，结石感明显。无门静脉海绵样变。脾大，下极于左肋缘下4cm。胰头稍硬。

2. 离断腹切口、肝周粘连，显现肝及肝十二指肠韧带，安置全腹自动牵开器，温斯洛孔闭塞，无法安置Pringle止血带。肝固有动脉扪触不清，肝方叶过度肥大，肝圆韧带途径粘连闭塞。分离、显现肝总管过程中肝总管破裂，顺势用"四边法"延长切开肝总管、胆总管（图3-36-6），清除其内胆石（图3-36-7）。显现肝左、右管口，内径分别为1cm、1.5cm，见脓性胆汁、胆泥溢出。

3. 瘢痕组织中找到肝圆韧带（图3-36-8），离断肝桥，分离肝方叶基部，显现肝左管，敞开肝圆韧带途径，用"四边法"沿肝圆韧带途径切开肝左管（图3-36-9），并与左肝PTCD引流管所在左肝内叶胆管沟通（图3-36-10），直视下清除左肝内叶胆管内胆石、胆泥。切开肝左管长度约3.5cm，内径约2.5cm。

4. 经已切开的肝左管清楚显现右肝前叶、后叶胆管口，内径分别为1.5cm、1.8cm，直视下清除右肝内各胆管结石。

5. 缝闭肝总管，放置长臂T形管入左肝内叶胆管，缝闭左肝胆管瘘口。做第一肝门胆管整形，组成肝胆管盆，内径约3.5cm（图3-36-11）。提取桥袢空肠，施改良盆式Roux-en-Y术，肝胆管盆引流管经肝总管右侧壁戳孔引出，注水测试无胆漏、无出血。逐层关腹，手术历时4小时，失血量约100ml，取出胆石约25g。安返病房。本例手术绘图见图3-36-12。

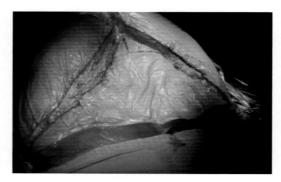

图3-36-5 切口

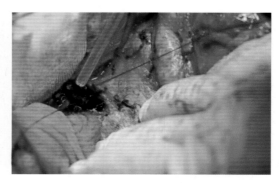

图3-36-6 吸引器头处为已切开的肝总管

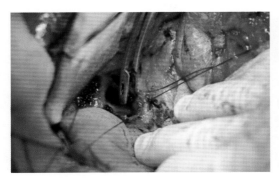

图 3-36-7　取石钳夹取胆管结石

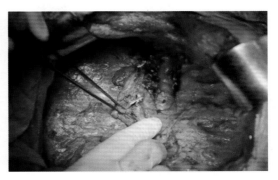

图 3-36-8　镊子夹持处为肝圆韧带

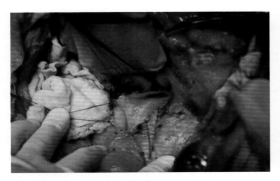

图 3-36-9　线牵引处为已切开的肝左管

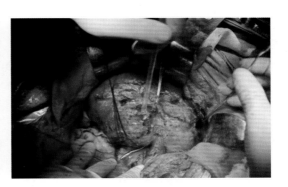

图 3-36-10　左下方指尖处为 PTCD 导管

【术后】　无胆漏、出血、肝功能不全等并发症，复查CT无胆石残留，恢复平顺。

【经验与体会】

1. 本例肝胆管结石，手术难度大，危险性高，本次术后恢复平顺，确实不容易。说明肝胆管结石的外科手术的核心是解除胆管狭窄，不注意这点，将会使手术的难度越来越大，甚至丧失再手术的可能。

2. 本例手术难度大，但手术顺利完成，笔者注意了以下方面：①做好术前准备，择期手术。②胸背部加垫，宽大的腹部切口，配合全腹自动牵开器，托出肝。③经肝圆韧带途径切开

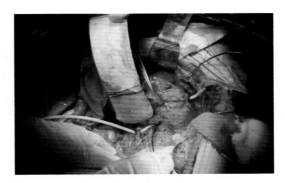

图 3-36-11　拉钩下方为肝胆管盆

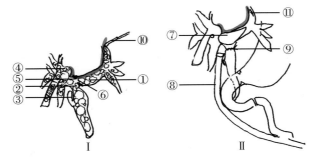

图 3-36-12　手术示意图

Ⅰ. 术前；Ⅱ. 术后

① 肝左管；② 肝总管；③ 残留胆囊管；④ 右肝前叶胆管；⑤ 右肝后叶胆管；⑥ 肝左管口；⑦ 肝胆管盆；⑧ 桥袢空肠；⑨ 肝总管缝闭；⑩ PTCD导管；⑪ PTCD瘘管口缝闭

肝左管口、肝左管，组成肝胆管盆。④改良盆式Roux-en-Y术。

3.手术细节：①肝圆韧带途径。本例肝方叶极度肥大，但肝左管在肝方叶基部的前下方，无须切除肝方叶。②肝胆管盆。本例多次肝胆管手术，胆总管粗、壁厚，形成许多侧支静脉，横断肝总管出血多，故采用缝扎"断"肝总管，既减少出血，又安全。③PTCD瘘管的处理。本例经肝圆韧带途径切开肝左管，接近左肝内叶胆管，拔除PTCD导管，经瘘口与肝左管沟通，安全清除其内胆石。④肝的托出。本例注意了以下方面：切口；胸背部加垫，右膈下填塞纱布垫；充分离断肝周粘连。

病例37　高龄患者，肝胆管全肝结石并多级胆管狭窄、AOSC、肝肥大－萎缩征，急症施内吻合改良盆式Roux-en-Y术

【病史】　患者，男，81岁。间发右上腹痛伴寒战、发热50年，复发3天。30年前，B超发现肝内胆管结石，拒绝手术。幼年时驱过蛔虫。患高血压、糖尿病多年。

T 36.8℃，R 22次/分，P 94次/分，BP 163/115mmHg。神清合作，皮肤、巩膜重度黄染。心律齐、无杂音，双肺呼吸音清。腹平，浅静脉无曲张。腹壁稍紧张，压痛、反跳痛以右上腹为著，Murphy征（＋），胆囊、脾未扪及，肝在剑突下3cm，叩击右肝区示心窝部疼痛明显，无胃振水声，无腹水征。双腰背部无抬举痛，脊柱、四肢正常，静脉输液无出血不止，皮肤无青紫斑。

2021年3月16日血常规：WBC16.9 10^9/L，N 92%，PLT 120 10^9/L。2021年3月18日血常规：WBC 20 10^9/L，N 98%，PLT 86 10^9/L。

2021年3月16日肝肾功能：TP 62g/L，ALB 32g/L，TBIL 73μmol/L，DBIL 65μmol/L。2021年3月18日肝肾功能：TP 51g/L，ALB 28g/L，TBIL 347μmol/L，DBIL 258μmol/L。

2021年3月18日BUN 13mmol/L，UA 379μmol/L，CR 119μmol/L，血清钠130mmol/L，血清钙2mmol/L，血清氯97mmol/L。

2021年3月18日凝血功能：PT 17.6s，APTT 35.8s，TT 15.5s，AFP 1.7ng/ml，CA19-9 568U/ml，BS 7.87mmol/L。

MRCP（2021年3月18日，外院）：肝内、外胆管扩张明显，充满块状结石。胆囊胀大。胰管内径约0.3cm（图3-37-1）。CT（2021年3月18日，外院）：肝轮廓清，表面光整，左肝外叶肥大、左肝内叶萎缩。肝内、外胆管重度扩张，充填大量块状结石，左肝内胆石约3.8cm×8.5cm。胆囊显著胀大，约15cm×5cm，壁厚，其内示胆石。胆总管出血，肝左管口及左肝外叶胆管口狭窄。无腹水。主胰管不扩张，脾大6个肋单元（图3-37-2）。增强扫描（动脉期）显示肝内动脉圆润（图3-37-3）。增强扫描（静脉期）显示无门静脉海绵样变（图3-37-4）。

【诊断】　肝胆管结石。S：S_2、S_4、S_5、S_8、S_6、S_7、S_1、S_9、BCD、HCD、G；St：BCD、LHD、LLBD；A：无；C：AOSC；胆汁性肝硬化；肝肥大－萎缩征（左肝外叶肥大、左肝内叶萎缩）；肾前性肾功能不全；失水、酸中毒、电解质失衡。高血压、糖尿病。

【手术名称】　内吻合改良盆式Roux-en-Y术。

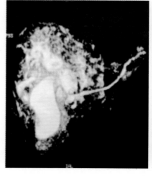
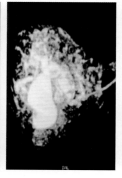

图3-37-1　MRCP：肝内、外胆管重度扩张

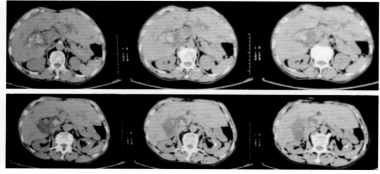

图3-37-2　CT：肝内、外胆管重度扩张、充填胆石

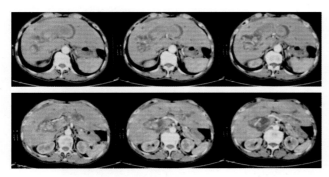

图3-37-3　CT增强扫描（动脉期）：动脉圆润

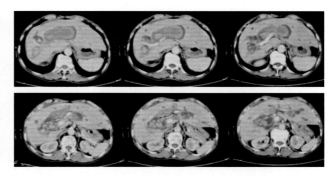

图3-37-4　CT增强扫描（静脉期）：无门静脉海绵样变

【手术难点】　①高龄患者，肝胆管结石并发肾前性肾功能不全，合并糖尿病、高血压。②肝胆管结石病程长达30年，全肝结石并多级胆管狭窄，并发胆汁性肝硬化、AOSC、水电解质失衡、肝肥大-萎缩征。

【手术过程】

1.择期手术，取平仰卧位，全身麻醉，取"倒T"形切口（图3-37-5）入腹。术中所见：无腹水，腹膜上无癌性结节，大网膜上无曲张静脉。肝呈暗棕色，表面光整，左肝外叶肥大、左肝内叶萎缩，肝质地硬，各肝叶均可扪及结石感，尤以左肝外叶上段为著。无肝桥，肝方叶细小。肝左管半露于术野，结石感明显。肝外胆管外径达3cm，明显结石感。肝十二指肠韧带无门静脉海绵样变。胆囊大小约15cm×6cm，壁厚，明显充血、水肿。脾不大，胰头稍硬。

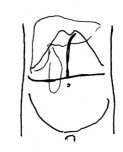

图3-37-5　手术切口示意图

2.安置全腹自动牵开器，离断左肝外叶韧带，右膈下填塞纱布垫托出肝，放置Pringle止血带。

3.结扎、切断胆囊管、胆囊动脉，浆膜下移除胆囊。

4.用"四边法"切开肝总管、胆总管上段，直视下清除其内胆石，吸除脓性胆汁，显现肝左管口，内径约2.5cm，嵌顿胆石块。

5.牵拉肝圆韧带，于肝左管上钳夹切除肝方叶，重约5g。于肝圆韧带右侧左肝前纵沟稍加剥离肝方叶基部，显现左肝内叶胆管，于结石感明显处予以切开，显现其内胆石，以中号取石钳插入达肝左管及肝左管口。阻断入肝血流，用"四边法"切开左肝内叶胆管、肝左管及肝管口，完整取出其内胆石，其胆管内径分别为1.5cm、3cm。显现左肝外叶胆管结石，其结石端直径约2.3cm。以尖刀片切开左肝外叶胆管、左肝外叶上段胆管长度达3cm，以4/0薇乔线连续缝合胆管切缘内吻合口（图3-37-6），以取石钳钳夹胆石，外以手指推压，内外结合，完整取出左肝外叶胆管、左肝外叶上段胆管巨块胆石，胆石大小约8cm×4cm×3.5cm，重80g（图3-37-7）。

6.直视下先后清除前叶胆管内胆石，配合胆道镜逐一清除肝内各胆管稍许残石，并辅以"三合一液"冲洗各肝内胆管，观察胆总管远端通畅，顺利通过6号胆道扩张器头。

7.横断胆总管，以1号圆针丝线缝闭胆管远端，近段拼合组成肝胆管盆，内径达10cm（图3-37-8）。提取桥襻空肠，施内吻合改良盆式Roux-en-Y术。放置肝胆管引流管（图3-37-9）。逐层关腹，手术历时3.5小时，失血量约50ml，取出胆石200g（图3-37-10）。安返病房。本例手术绘图见图3-37-11。

【术后】　无出血、无胆漏，黄疸迅速下降，肝肾功能迅速好转，复查CT无胆石残留（图3-37-12），恢复平顺。

【经验与体会】

1.本例系高危患者，手术艰难，但手术指征明确、手术时机恰当：①本例系肝胆管结石并发AOSC，突然加重仅1天。

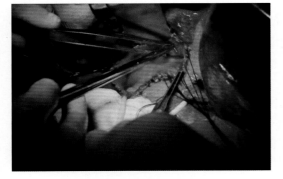

图3-37-6　线牵引处为左肝外叶、左肝外叶上段胆管

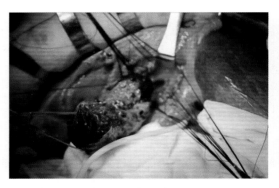

图 3-37-7　夹取巨大胆石

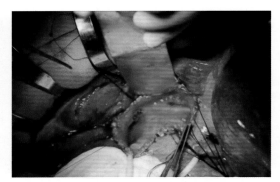

图 3-37-8　线牵引处为肝胆管盆

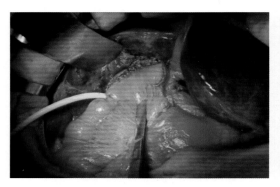

图 3-37-9　乳胶管为肝胆管盆引流管

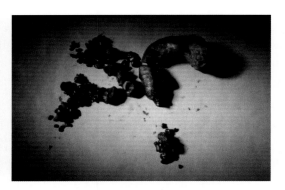

图 3-37-10　胆石

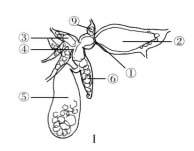

Ⅰ

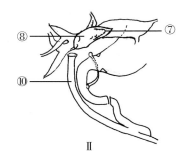

Ⅱ

图 3-37-11　手术示意图

Ⅰ.术前；Ⅱ.术后

①左肝外叶胆管口；②巨大左肝外叶胆管结石；③右肝前叶胆管；④右肝后叶胆管；⑤胆囊；⑥胆总管；⑦左肝外叶胆管、左肝外叶上段胆管内吻合口；⑧肝胆管盆；⑨左肝内叶胆管；⑩桥祥空肠

②体格检查系休克前期，具有腹膜炎体征，但局限于右上腹。③肝内、外胆管结石并胆管狭窄，虽是全肝结石、多级胆管狭窄，但是可以通过手术解决，没有进肝的不可逾越的阻拦，手术是解除胆道狭窄的最有效手段。④肾功能的障碍是肾前性、继发的。⑤没有明显的凝血功能障碍，虽血小板低一些，但输液针头处没有流血不止，没有出血瘀斑。⑥术后恢复平顺，无胆石残留，手术历时 3.5 小时，失血量 50ml。

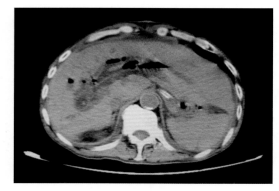

图 3-37-12　术后CT

2.本例术中使用"亚胺培南"是首次选用。

3.术中防止出血，笔者注意了以下方面：①及时、准确使用"三合一液"冲洗术野及肝内胆管。②正确使用入肝血液阻断带。

4.肝内胆管狭窄解除、左肝内胆石完整取出，笔者注意了以下方面：①正确使用Pringle止血带。②经肝圆韧带途径切开肝左管、肝左管口，解决肝左管口狭窄。③左肝外叶胆管与左肝外叶上段胆管内吻合，其口径达3cm，解除了左肝外叶胆管狭窄。④横断胆总管，解除胆总管狭窄。

病例38　残留肝胆管结石合并左膈下脓肿，经不保留门静脉左支的左肝外叶胆管途径，施内吻合改良盆式Roux-en-Y术

【病史】　患者，女，42岁。复发上腹痛8年，再发伴寒战、发热9天。2013年，外院诊断为"肝胆管结石"，施胆囊切除、左半肝切除术。2018年，外院诊断为"肝胆管结石"，施胆道探查、T形管引流术。2020年，外院诊断为"肝胆管结石"，施胆道探查、T形管引流术。

T 37.5℃，R 20次/分，P 86次/分，BP 112/76mmHg。神清合作，皮肤、巩膜轻度黄染。心、肺正常。腹平，浅静脉无曲张，可见多条陈旧性腹部切口瘢痕。腹壁软，剑突右下方有压痛，剑突下3cm可触及肝、无触痛，未及脾，叩击右肝区示心窝部疼痛，无胃振水声，无腹水征。双腰背部无抬举痛，脊柱、四肢正常。WBC 4.78×10^9/L，N 0.60，PLT 110×10^9/L，TBIL 61μmol/L，DBIL 52μmol/L，TP 60g/L，ALB 31g/L，AST 113U/L，ALT 88.2U/L，ALP 509U/L，γ-Gt 412.7U/L，PA 69mg/L，ChE 3002U/L，AFP 2ng/ml，CA19-9 7.14U/ml。

MRCP（2021年3月，湖南省人民医院）：肝内、外胆管中度至重度扩张，尤以左肝外叶胆管、左肝尾叶胆管为著，左肝内胆管见多发结石（图3-38-1）及少许积气。
CT（2021年3月，湖南省人民医院）：肝轮廓清，表面光整，左肝尾叶肥大，左肝外叶萎小。肝内胆管中度至重度扩张、积气，左肝尾叶胆管内径达2.5cm，左肝外叶胆管内径约1.6cm（图3-38-2）。脾大8个肋单元。无腹水。增强扫描（动脉期）显示胆管及其周围强化（图3-38-3）。增强扫描（静脉期）显示门静脉增粗，无门静脉海绵样变（图3-38-4）。

【诊断】　残留肝胆管结石。S：S_2、S_1、S_4；St：LLBD；A：无；C：胆汁性肝硬化、门静脉高压；左肝脓肿并膈下脓肿；肝肥大-萎缩征（肝尾叶肥大、左肝外叶萎缩）。

【手术名称】　左膈下脓肿清创，内吻合改良盆式Roux-en-Y术。

【手术难点】　①肝胆管结石、肝叶切除，多次胆道探查，胆漏、膈下脓肿。②肝肥大-萎缩征，肝尾叶肥大，包埋狭窄的左肝外叶胆管。

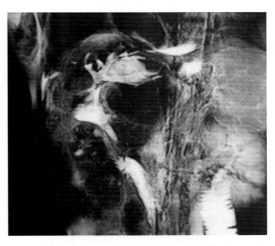

图3-38-1　MRCP：肝内、外胆管中-重度扩张、充填胆石

【手术过程】

1.择期手术，取平仰卧位，气管插管下全身麻醉，取上腹Y形切口（图3-38-5）入腹。术中所见：无腹水，腹膜上无癌性结节，大网膜上无静脉曲张。肝周广泛致密粘连。肝色泽棕红，表面光整，肝尾叶肥大、左肝外叶萎缩。左肝外叶脏面穿破，与左膈肌间形成脓肿。肥大的肝尾叶覆盖包埋肝左前纵沟，局部厚约4cm。肝表面无明显结石感。胆囊未见，胆总管外径1.5cm，壁厚约0.3cm，未扪及结石感。

2.切开腹壁，仔细离断腹壁、肠管粘连，分离肝脏面粘连，紧贴肝分离肝膈粘连带，戳破左肝膈脓肿（图3-38-6），吸出咖啡色脓液30ml，局部肝膈面坏死，其面积约2cm×2.5cm。其脓腔后壁为左肝外叶胆管，内径约1.5cm，胆管口径狭小，约0.7cm，与肝左管沟通。脓肿之左肝外叶胆管内有少许胆石。

3.离断肝脏面粘连，显现肝十二指肠韧带，胆总管外径约1.8cm。用"四边法"切开胆总管，壁厚约0.3cm，胆管腔内径约1.2cm（图3-38-7）。胆总管远端顺利通过8号胆道扩张器头，无胆石。近段显示切开肝左管困难，其前壁被肥厚的尾叶包盖，但经肝左管口插入长弯钳能达左肝外叶胆管（图3-38-8），不能进达左肝尾叶胆管。

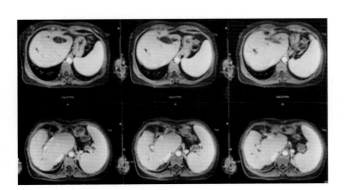

图3-38-2　CT：肝内胆管扩张，左肝尾叶肥大，巨脾

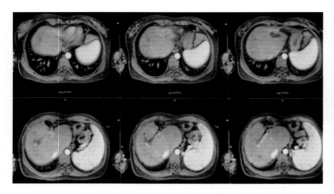

图 3-38-3　CT 增强扫描（动脉期）：胆管周强化

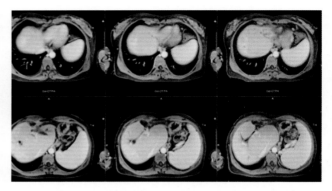

图 3-38-4　CT 增强扫描（静脉期）：无门静脉海绵样变

4. 经肝左管口插入长弯钳达肝左管做引导，采取不保留左肝外叶胆管途径，用"四边法"逐步缝扎、切开肝左管、左肝外叶胆管前方厚约 4cm 尾叶肝及纤维瘢痕组织，全程切开肝左管、左肝外叶胆管长达 10cm（图 3-38-9），清除其内胆石。直视下显现左尾叶胆管口，内径达 0.8cm，清除其内胆石，借助纤维胆道镜检查左尾叶胆管，无胆石残留。

5. 做左肝外叶胆管、左肝管切缘内吻合（图 3-38-10）。直视下探查、清除右肝各胆管内胆泥，胆道镜逐一探查，无胆石。横断胆总管，近段拼合组成肝胆管盆，内径达 10cm（图 3-38-11）。

6. 提取桥袢空肠，施行内吻合改良盆式 Roux-en-Y 术（图 3-38-12），放置引流管入肝胆管盆。逐层关腹，手术经历 4.5 小时，失血量 100ml，清除胆泥 20g（图 3-38-13）。安返病房。本例手术绘图见图 3-38-14。

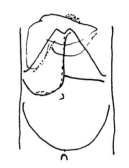

图 3-38-5　手术切口示意图

【术后】　无胆漏、出血、膈下脓肿、肝功能不全等并发症，复查 CT 无胆石残留，恢复平顺。

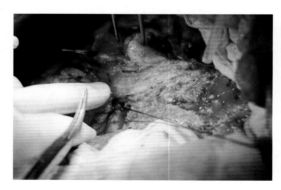

图 3-38-6　镊子尖处为切开膈下脓肿

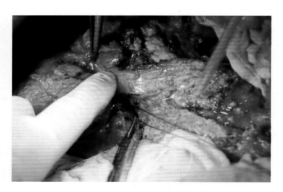

图 3-38-7　线牵引处为胆总管

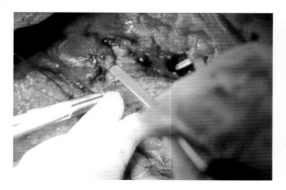

图 3-38-8　长弯钳插入左肝外叶胆管

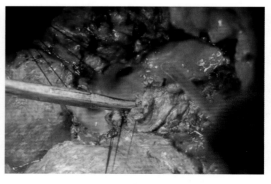

图 3-38-9　线牵引处为肝左管

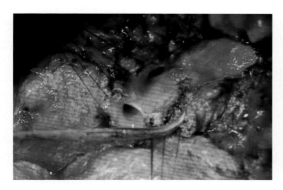

图3-38-10　钳子处为肝左管、左肝外叶胆管

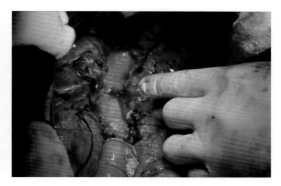

图3-38-11　示指尖处为肝胆管盆

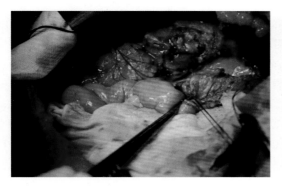

图3-38-12　小肠为桥袢空肠

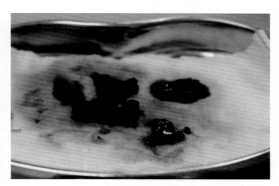

图3-38-13　胆石

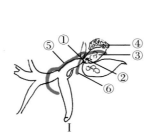

图3-38-14　手术示意图

Ⅰ.术前；Ⅱ.术后

①左肝外叶胆管口狭窄；②左肝尾叶胆管口；③左肝外叶下段胆管；④左膈下脓肿；⑤肝方叶；⑥左肝尾叶；⑦肝胆管盆；⑧肝左管、左肝外叶胆管拼合；⑨桥袢空肠；⑩肝右管；⑪肝方叶残端；⑫左肝尾叶残端

【经验与体会】

1.本例经本次手术明确为肝胆管结石，既往曾施行胆囊切除、胆总管探查、不规则左半肝切除（不是左半肝切除），而且没有解除左肝外叶胆管真性狭窄，导致多次肝胆道手术成今日难以处理的局面。说明肝胆管结石外科手术一定要坚持"24字原则"，其核心是彻底解除胆管狭窄。

2.本例施行不保留门静脉左支途径解除左肝外叶胆管狭窄，需注意以下方面：①保留门静脉左支的左肝外叶胆管途径适合左肝外叶萎缩、左肝外叶胆管狭窄，本例已施不规则左半肝切除，适宜采用此途径。②安置Pringle止血带，阻抗入肝血流。③从肝左管或左肝外叶上段或下段胆管插入止血钳做引导。④用"四边法"逐层切开左肝外叶胆管前方的肝组织或脉管，注意一定要"稳扎稳打、步步为营"，本例从肝左管插入长弯钳，经过左肝外叶胆管达左肝外叶下段胆管（脓腔）。⑤剥离开左肝方叶，显现肝圆韧带途径，有助于不保留门静脉左支的左肝外叶胆管途径的进行。

3.胆总管横断。横断的方法很多，本例因胆管炎症、周围侧支血管丰富，采用电刀切开加小血管带胆管壁缝扎，获良好效果。

4.左肝下脓肿的清创，宜注意以下方面：①安置 Pringle 止血带，分离肝膈粘连。②紧贴肝表面，手指钝性分离、戳破脓肿。③清除脓腔坏死组织，以酪合碘液纱布湿敷脓腔。④沟通左肝外叶胆管。

病例39　肝胆管结石，并肝左管，左肝外叶上、下段胆管口相对狭窄，已行4次肝胆管手术，再施改良盆式 Roux-en-Y 术

【病史】　患者，女，66岁。反复间发右上腹痛40年，复发伴寒战、发热，T形管引流术后4个月。2004年，诊断为"肝胆管结石"，施胆囊切除、T形管引流术。2008年，诊断为"肝胆管结石"，施胆道探查，T形管引流术。2012年，诊断为"肝胆管结石"，施胆总管取石，胆道镜探查。2020年，因"肝胆管结石、AOSC"急症施胆总管探查、T形管引流术。

T 36.9℃，R 20次/分，P 71次/分，BP 138/77mmHg。神清合作，皮肤、巩膜轻度黄染。心、肺正常。腹

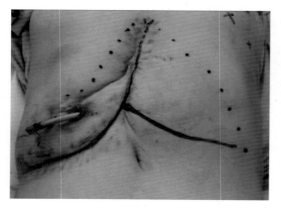

图3-39-1　腹部皮肤切口瘢痕

平，浅静脉无曲张，可见多条陈旧性手术切口瘢痕，T形管经右上腹戳孔引出，引流液无恶臭（图3-39-1）。腹壁软，剑突右下方有轻压痛，叩击右肝区示心窝部不适，未扪及肝、胆囊、脾，无胃振水声，无腹水征。双腰背部无抬举痛，脊柱、四肢正常。WBC 6.15×10⁹/L，N 0.659，PLT 142×10⁹/L，TBIL 14μmol/L，DBIL 3.6μmol/L，TP 64g/L，ALB 36g/L，AST 23U/L，ALT 21U/L，ALP 110U/L，γ-Gt 94U/L，PA 128mg/L，ChE 3474U/L，CA19-9 7.5U/ml，AFP 4ng/ml。

CT（2021年3月，外院）：肝轮廓清，表面光整，肝叶形态无失衡。肝内、外胆管呈轻度至中度扩张。左肝外叶、右肝后叶积少许细颗粒样胆石，未见胆管积气。脾不大，全胰管不扩张。无腹水。腹膜后无肿大淋巴结（图3-39-2）。增强扫描（动脉期）显示肝固有动脉、肝左及肝右动脉显影清楚（图3-39-3）。增强扫描（静脉期）显示无门静脉海绵样变（图3-39-4）。

【诊断】　残留肝胆管结石。S：S₂、S₃、S₆、S₇、S₅、S₈；St：LHD、LLBD；A：无；C：胆汁性肝硬化；AOSC、T形管引流后。

【手术名称】　改良盆式 Roux-en-Y 术。

【手术难点】　①既往因肝胆管结石先后施行胆囊切除、胆道镜取石及多次胆管探查、T形管引流术，使其肝周粘连致密，第一肝门难以显露。②T形引流管已留置4个月，胆总管显现过程中易致十二指肠损伤破裂。③左肝外叶胆管轻度扩张，左肝外叶胆管口相对狭窄，处理左肝外叶上段、下段胆管结石十分困难。

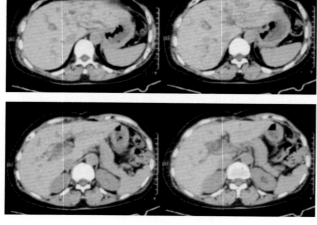

图3-39-2　CT：肝内胆管中度扩张、充填胆石

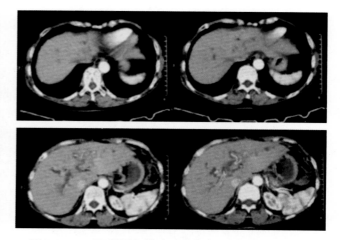

图3-39-3　CT增强扫描（动脉期）：肝动脉显影清楚

【手术过程】

1.择期手术，取平仰卧位，气管插管下全身麻醉，取上腹Y形切口（图3-39-5）入腹。术中所见：无腹水，大网膜上无癌性结节，无静脉曲张。肝周广泛致密粘连，以肝脏面为著（图3-39-6）。肝呈棕红色，表面光整，肝叶形态无失衡，肝质地硬，无明显结石感。T形管位于肝总管，十二指肠与T形管紧紧相连。未见胆囊，胰头不大，脾大小正常。

2.用电刀配合手指钝性分离肝周粘连，放置全腹自动牵开器（图3-39-7），于T形管瘘管两侧切开达肝总管（图3-39-8）。拔出T形管，横行切开肝总管（图3-39-9），肝总管壁厚约0.4cm、内径2cm。剥离肝方叶基部，显现肝左管及肝右管口（图3-39-10），进一步敞开左肝前纵沟，用"四边法"延长切开左肝内叶胆管（图3-39-11）。显现左肝外叶胆管，取石钳进达左肝外叶上、下段胆管口，其内径分别为0.8cm、0.9cm，并可扪及其内胆石。

3.安置Pringle止血带，先后经左肝外叶上段（图3-39-12）、下段结石感途径切开胆管，清除其内细颗粒状胆石。

4.切开肝右管口，显现右肝前叶、后叶胆管口，内径各约1.5cm、1.3cm，逐一清除胆石（图3-39-13）。

5.胆道镜逐一检查、清除肝内各胆管少许残石，以4/0 Prolene线缝闭左肝外叶上、下段胆管切口（图3-39-14）。横断胆总管，缝闭远端，近段拼合组成肝胆管盆，内径约3cm，施改良盆式Roux-en-Y术，肝胆管盆放置引流管。逐层关腹，手术历时4小时，失血量约50ml，取出胆石约15g。安返病房。本例手术绘图见图3-39-15。

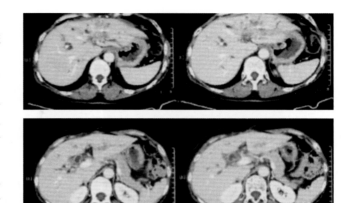

图3-39-4 CT增强扫描（静脉期）：无门静脉海绵样变

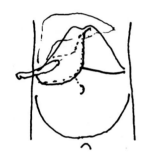

图3-39-5 手术切口示意图

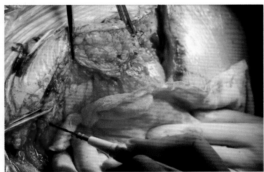

图3-39-6 肝周粘连

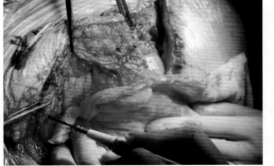

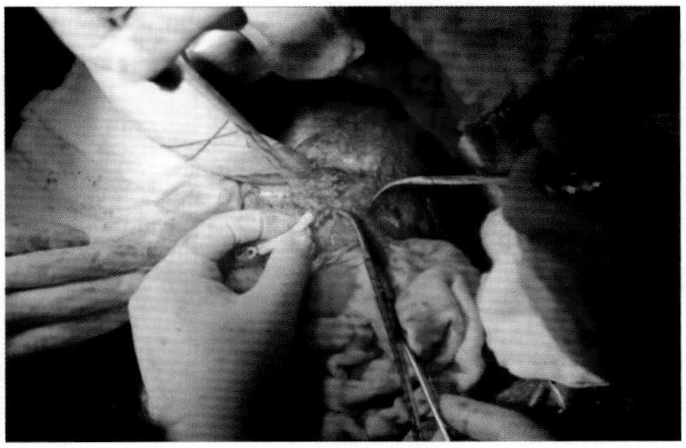

图3-39-7 右上方为全腹自动牵开器

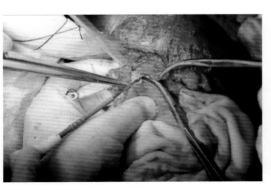

图3-39-8 橡胶管为T形管

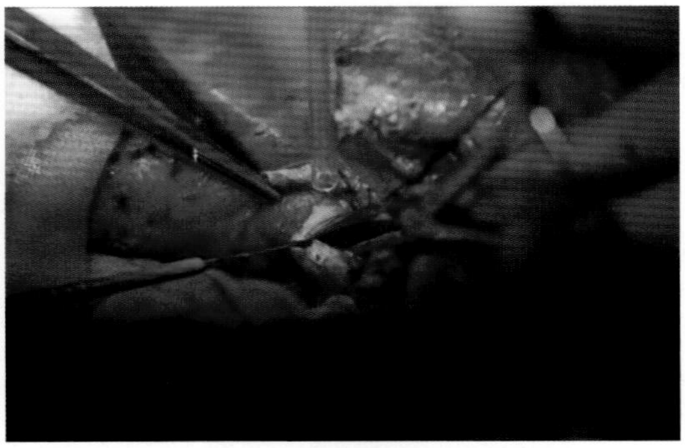

图3-39-9 吸引器处为肝总管

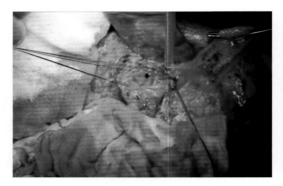

图 3-39-10　线牵引处为肝左管

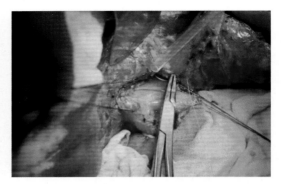

图 3-39-11　吸引器处为左肝内叶胆管

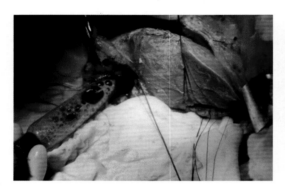

图 3-39-12　左侧玻璃管为牛角式灌洗器

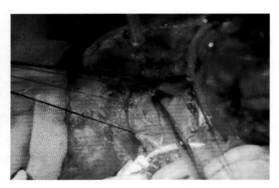

图 3-39-13　线牵引处左侧为右肝内胆管

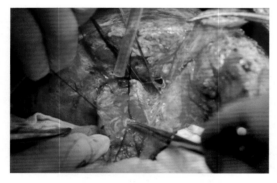

图 3-39-14　右侧为缝闭左肝外叶胆管切口

【术后】　无胆石、胆道出血等并发症，无胆石残留，恢复平顺。

【经验与体会】

1.本例因肝胆管结石先后施行胆囊切除、胆道镜取石、胆道探查、T形管引流等4次手术，效果不佳，其根本原因在于肝左管口、左肝外叶胆管狭窄未解除，说明解除胆管狭窄是治疗肝胆管结石的核心。

2.本例左肝外叶结石并左肝外叶胆管狭窄、胆管轻度扩张，而胆石是细小颗粒，处理相当困难。对此，笔者注意了以下方面：①安置Pringle止血带。②经肝圆韧带途径切开肝左管

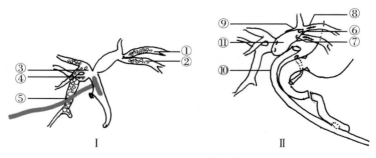

图 3-39-15　手术示意图

Ⅰ.术前；Ⅱ.术后

① 左肝外叶上段胆管；② 左肝外叶下段胆管；③ 右肝前叶胆管；④ 右肝后叶胆管；⑤ T形管；⑥ 左肝外叶上段胆管口整形；⑦ 左肝外叶下段胆管口整形；⑧ 左肝外叶上段结石感途径切开、闭合；⑨ 左肝外叶下段胆管结石感途径；⑩ 桥祥空肠；⑪ 肝胆管盆

口、肝左管、左肝外叶胆管，做左肝外叶上、下段胆管口整形、扩张。③经左肝外叶下段胆管结石感途径，清除胆石，与肝左管沟通。④经左肝外叶上段胆管结石感途径，清除胆石，与肝左管沟通。⑤配合纤维胆道镜、牛角式灌洗器冲洗胆管。

3.本例入肝采用经T形管瘘道途径。由于十二指肠紧贴T形管直臂，使用时需注意以下内容：①术前很好地保留T形管，不能拔除，亦很好地清洁处理T形管瘘口。②经T形管瘘管的左右两侧切开瘘管，以免损伤十二指肠。

病例40　复发性肝胆管结石，胆总管、左肝外叶胆管狭窄并左肝肥大，经肝圆韧带途径，施改良盆式Roux-en-Y术

【病史】　患者，男，50岁。右上腹间发疼痛30年，复发2个月。既往因"胆石症"先后施2次胆道手术，其手术时间、手术名称不清。

T 36.5℃，R 20次/分，P 80次/分，BP 120/70mmHg。神清合作，皮肤、巩膜无黄染。心、肺正常。腹平，浅静脉无曲张，可见多条手术切口瘢痕。腹壁软，剑突右下方有压痛，叩击右肝区示心窝部不适，未扪及肝、胆囊、脾，无胃振水声，无腹水征。双腰背部无抬举痛，脊柱、四肢正常。WBC 7.22×10⁹/L，N 0.748，PLT 188×10⁹/L，TBIL 22μmol/L，DBIL 12.7μmol/L，TP 68g/L，ALB 42g/L，AST 74U/L，ALT 139U/L，PA 267mg/L，ChE 6605U/L，C_{12}正常。

B超（2021年4月，湖南省人民医院）：肝轮廓清，表面光整。肝内胆管扩张，左肝Ⅲ级胆管约1.0cm，右肝Ⅲ级胆管0.54cm。肝内胆管多个强回声光团后伴声影，其大小约2.3cm×0.9cm。CT（2021年4月，湖南省人民医院）：肝内胆管中度扩张，左肝内多发高密度影，左肝外叶肥大，右肝后叶萎缩。未见胆囊。无腹水（图3-40-1）。MRCP（2021年4月，湖南省人民医院）：肝内、外胆管扩张，充填多发胆石（图3-40-2）。

【诊断】　复发性肝胆管结石。S：S₂、S₃、LLBD、S₆、BCD；St：LLBD、BCD；A：无；C：胆汁性肝硬化；肝肥大-萎缩征（左肝外叶肥大、右肝萎缩）。

【手术名称】　经肝圆韧带途径，改良盆式Roux-en-Y术。

【手术难点】　①肝内多发结石，胆总管、左肝外叶胆管狭窄，并肝肥大-萎缩征。②既往多次肝胆道手术，其手术名称不详。

【手术过程】

1.择期手术，取平仰卧位，气管插管下全身麻醉，取上腹Y形切口（图3-40-3）入腹。术中所见：无腹水，腹膜上无癌性结节。肝呈棕红色，左肝外叶肥大、右肝萎缩，肝周广泛致密粘连（图3-40-4）。肝质地硬，左肝外叶、右肝后叶可扪及结石感。肝桥肥大，肝方叶覆盖肝左管。未见胆囊。胆总管内可扪及结石感。肝十二指肠韧带周径约3cm，无静脉曲张。胰头稍硬，胃十二指肠无明显异常。

2.离断肝周粘连，显现肝十二指肠韧带，安置全腹自动牵开器，右膈下填塞纱布垫，托出肝。安置Pringle

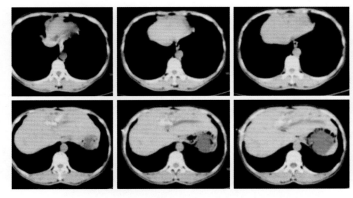

图3-40-1　CT：肝内胆管中度扩张、积石，左肝外叶肥大

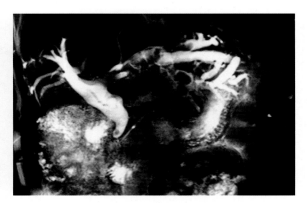

图3-40-2　MRCP：肝内、外胆管扩张，充填胆石，左肝外叶肥大

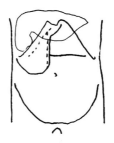

图 3-40-3　手术切口示意图

止血带，断肝桥（图 3-40-5），左肝前纵沟敞开、宽大（图 3-40-6）。游离肝方叶基部，显现肝左管。

3．沿肝圆韧带途径用"四边法"切开胆总管、肝总管、肝左管及左肝内叶胆管，逐一清除其内胆石，胆管内径分别为 2cm、1.5cm、1.6cm、0.9cm。并清楚显现左肝外叶胆管口及其内胆石，胆管口内径约 1.5cm（图 3-40-7），直视下取出左肝外叶上、下段胆管结石，原结石感消失（图 3-40-8）。

4．于一级肝门右侧显现右肝前叶、后叶胆管口，其内径分别为 0.6cm、0.8cm，直视下清除右肝后叶胆管、右肝后叶下段胆管内胆石。拔除 PTCD 导管（图 3-40-9）。

5．探查胆总管远段，取出其内胆石，能通过 3 号胆道扩张器头。横断胆总管，缝闭远切端，近段拼合组成肝胆管盆，内径达 10cm（图 3-40-10）。

6．提取桥袢空肠，施改良盆式 Roux-en-Y 术（图 3-40-11）。清点器械、敷料无误，逐层关腹，手术历时 3 小时，失血量约 20ml，取出胆石约 25g。安返病房。本例手术绘图见图 3-40-12。

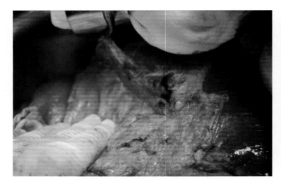

图 3-40-4　左肝外叶肥大

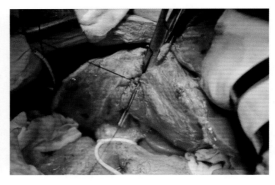

图 3-40-5　乳胶管为 Pringle 止血带，钳子插入的前方为肝桥

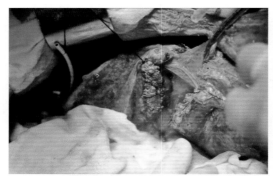

图 3-40-6　线牵引处右侧为左肝前纵沟

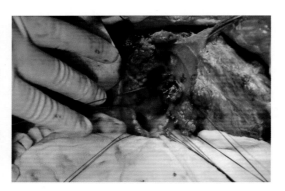

图 3-40-7　线牵引处为肝左管

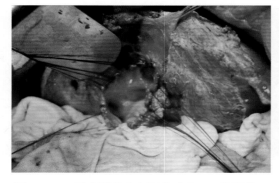

图 3-40-8　线牵引处为左肝外叶上、下段胆管口

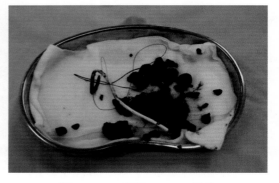

图 3-40-9　胆石、PTCD 导管

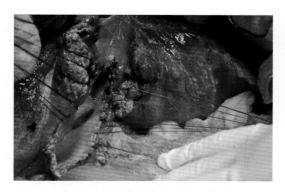 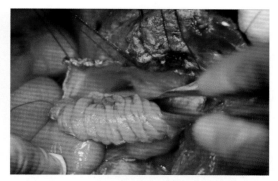

图3-40-10　线牵引处为肝胆管盆　　　　　　图3-40-11　肝胆管盆与桥袢空肠吻合口后壁

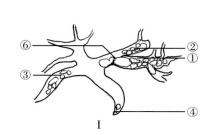 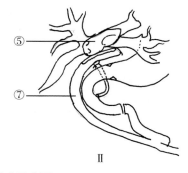

Ⅰ　　　　　　　　　　　　　　Ⅱ

图3-40-12　手术示意图

Ⅰ.术前；Ⅱ.术后

① 左肝外叶胆管；② 左肝内叶胆管；③ 右肝后叶胆管；④ 胆总管远段；⑤ 肝胆管盆；⑥ 左肝外叶胆管口；
⑦ 桥袢空肠

【术后】　无胆漏、胆道出血、肝功能不全等并发症，复查CT无胆石残留，恢复平顺。

【经验与体会】

1.本例肝胆管结石，胆石弥散在左肝及右肝后叶，并发肝肥大‐萎缩征、左肝外叶胆管及肝总管出口狭窄。胆石主要位于肥大的左肝。本次手术选择经肝圆韧带途径，横断肝桥，解除外源性左肝外叶胆管狭窄，施改良盆式Roux‐en‐Y术，术后复查无胆石残留，恢复平顺。说明本术式的选择、手术时机适合本例患者。

2.解除本例的左肝外叶胆管狭窄，笔者采取了以下措施：①宽大的腹部切口，配合全腹自动牵开器，以充分显露肥大的左肝外叶。②安置Pringle止血带。③横断肝桥，剥离肝方叶基部，显现肝左管，充分敞开左肝前纵沟。④沿肝圆韧带途径切开肝左管、左肝内叶胆管，充分显现左肝外叶胆管口。⑤"肝内"与"肝外"结合，即取石钳在肝内夹石，肝外配合手指压迫推出胆管内结石。⑥拼合组成肝胆管盆。

3.清除肝内胆管结石的方法很多，在处理肝内结石的过程中，笔者注意了以下方面：①解除胆管狭窄，直视下取石。②经结石感途径切开胆管，直视下取石。③硬质输尿管镜配合钬激光碎石或纤维胆道镜取石。④手指挤压、推动去除胆石，至结石感消失。

病例41　肝胆管多发性结石，并多处胆管狭窄、肝肥大‐萎缩征，经肝圆韧带途径、胆囊床途径，施改良盆式Roux‐en‐Y术

【病史】　患者，女，61岁。间发右上腹痛伴寒战、发热50年，复发加重10天。50年前（1970年），因胆石症在当地医院施胆道手术。2013年，因"肝胆管结石"再施胆道手术。患哮喘病40年。

T 36.5℃，R 20次/分，P 68次/分，BP 93/65mmHg。神清合作，皮肤、巩膜无黄染。心律齐、无杂音。双肺呼吸音清，未闻及哮鸣音。腹平，浅静脉无曲张。腹壁软，右上腹壁稍紧张，剑突右下方有压痛，胆囊未及，Murphy征（＋），叩击右肝区示右上腹疼痛，未及肝，无胃振水声，无腹水征。双腰背部无抬举痛，脊

柱、四肢正常。WBC 4.45×10⁹/L，N 0.43，PLT 227×10⁹/L，TP 57g/L，ALB 37g/L，DBIL 4.5μmol/L，TBIL 13.8μmol/L，AST 16U/L，ALT 12U/L，ALP 48U/L，γ-Gt 65U/L，PA 178mg/L，ChE 6978U/L，CA19-9 7.8U/ml，AFP 2.8ng/ml。

CT（2021年4月，湖南省人民医院）：肝轮廓清，表面光整，左肝外叶肥大、右肝前叶萎缩。肝内胆管中度至重度扩张，积多发胆石（图3-41-1）。胆囊大小约13cm×5cm。肝外胆管内径1.8cm，未见胆石。MRCP（2021年4月，湖南省人民医院）：一级肝门胆管狭窄，右肝前叶、左肝内胆管重度扩张，积多发胆石。胆囊胀大，约15cm×4cm，未见胆石（图3-41-2）。

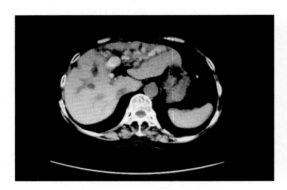
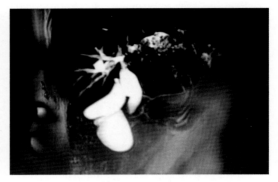

图3-41-1　CT：左肝内胆管重度扩张、积石　　　　图3-41-2　MRCP：左肝内胆管结石，一级肝门狭窄

【诊断】　肝胆管结石，多次胆道术后。S：S₂、S₃、LHD、LIBD、S₆、S₇；St：BCD、RFBD、LIBD；A：无；C：胆汁性肝硬化；肝肥大-萎缩征（左肝肥大、左肝前叶萎缩）；胆囊炎。

【手术名称】　经肝圆韧带途径、胆囊床途径，施改良盆式Roux-en-Y术。

【手术难点】　①肝胆管结石病史长。②肝石弥散左肝、右肝前叶，并多级胆管狭窄、肝肥大-萎缩征、胆汁性肝硬化。③既往术式不明。

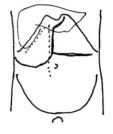

图3-41-3　手术切口示意图

【手术过程】

1.择期手术，取平仰卧位，气管插管下全身麻醉，取上腹Y形切口（图3-41-3）入腹。术中所见：无腹水，腹膜上无癌性结节。肝周广泛膜性粘连，肝色泽棕红、表面光整。左肝外叶、肝桥肥大，右肝前叶萎缩，两者均具明显结石。胆囊大小为15cm×5cm，无结石感。无门静脉海绵样变。胰头稍硬，脾不大。

2.离断肝周粘连，游离肝，放置全腹自动牵开器，右膈下填塞纱布垫，托出右肝，安置Pringle止血带。钳夹切除胆囊。

3.横断肝桥，敞开左肝前纵沟，宽约3cm，结石感明显。用"四边法"切开肝总管，肝左管口胆石"塌方"（图3-41-4），直视下清除其内胆石。沿肝圆韧带切开肝左管、左肝内叶胆管及左肝外叶胆管（图3-41-5），使左肝外叶胆管口径从1.5cm扩大到2.2cm，取石钳伸入左肝外叶上、下段胆管取出部分胆石。

4.经左肝外叶上、下段结石感明显处，先后予以切开（图3-41-6），清除左肝外叶各胆管内结石，至结石感消失，并与肝左管沟通，先后缝闭胆管切口。

5.一级肝门右侧示右肝前叶胆管口及右肝后叶胆管口，口径分别为0.3cm、0.8cm。右肝前叶胆管口内充填胆石（图3-41-7）。沿胆囊床途径"四边法"切开右肝前叶胆管口、右肝前叶下段胆管（图3-41-8），直视下清除右肝前叶各胆管结石（图3-41-9）。

6.横断胆总管，拼合组成肝胆管盆（图3-41-10），内径达8cm。提取桥袢空肠，施改良盆式Roux-en-Y术，未放置肝胆管盆引流管。清点器械、敷料无误，逐层关腹，手术历时4小时，失血量约100ml，取出胆石60g（图3-41-11）。返回病房。本例手术绘图见图3-41-12。

【术后】　无胆漏、胆道出血、肝功能不全、腹腔脓肿等并发症，恢复平顺。复查CT无胆石残留。

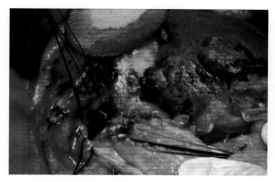

图3-41-4　线牵引处为肝左管

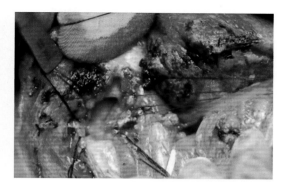

图3-41-5　线牵引处为左肝内叶胆管

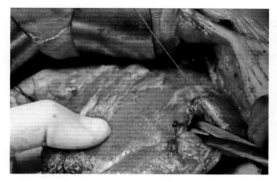

图3-41-6　钳子伸入处为左肝外叶下段胆管

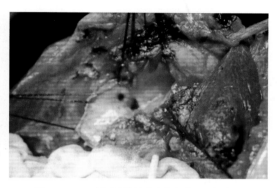

图3-41-7　线牵引处右侧为右肝前叶、后叶胆管口

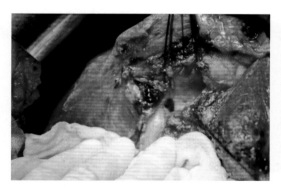

图3-41-8　线牵引处左侧为已切开的右肝前叶胆管

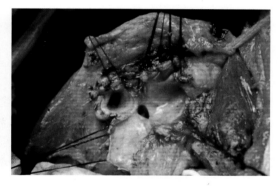

图3-41-9　线牵引处为各肝内胆管

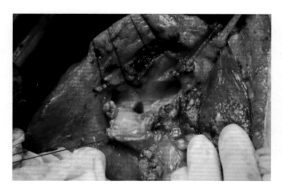

图3-41-10　线牵引处为肝胆管盆

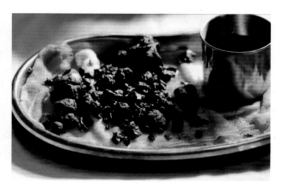

图3-41-11　胆石

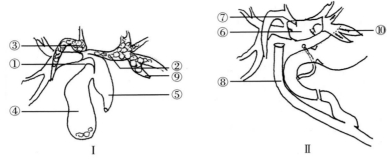

图3-41-12　手术示意图

Ⅰ.术前；Ⅱ.术后

① 肝总管；② 肝左管；③ 右肝前叶胆管；④ 胆囊；⑤ 胆总管；⑥ 肝胆管盆；⑦ 右肝前叶胆管切开；⑧ 桥袢空肠；⑨ 左肝外叶下段胆管；⑩ 胆管结石感途径、缝闭胆管

【经验与体会】

1.本例系复杂肝胆管结石，经过肝圆韧带途径、胆囊床途径及结石感途径解除胆管狭窄，清除了胆石，完好地保全了肝，恢复平顺，效果较好。

2.本例解除左肝外叶胆管狭窄、清除胆石，笔者采取了以下措施：①宽敞的腹部切口（Y形切口），配合全腹自动牵开器。②经肝圆韧带途径敞开左肝前纵沟，显现左肝外叶胆管口，直视下予以切开，使胆管口从1.5cm扩大至2.2cm，直视下夹取胆石。③经胆管结石感途径，先后做4处切开，清除胆石。④配合"三合一液"冲洗胆道。⑤肝内胆管取石，配合结石感处按压。

3.本例右肝前叶胆管狭窄解除、清除胆石，笔者注意了以下方面：①宽大的腹部切口，配合全腹自动牵开器，右膈下填塞纱布垫，托出右肝。②充分切开肝左管、肝右管，显现右肝前叶胆管口。③经胆囊床途径切开右肝前叶胆管、右肝前叶下段胆管。④直视下清除右肝前叶各胆管结石。⑤拼合组成肝胆管盆。

病例42　肝胆管结石、右肝后叶胆管口狭窄，带T形管3年，经肝圆韧带途径、右肝后叶胆管途径，施内吻合改良盆式Roux-en-Y术

【病史】 患者，女，66岁。胆石症T形管引流3年，复发右上腹痛伴寒战、发热10天。3年前，因"肝胆管结石、AOSC"施电视腹腔镜胆囊切除、T形管引流术，因种种原因，未去医院就诊换药、胆道冲洗，至近6个月，T形管无胆汁流出，大便黄色。既往患"高血压""脑梗死"，近期亦未高压氧舱治疗。

T 36.2℃，R 19次/分，P 72次/分，BP 174/87mmHg。神清合作，皮肤、巩膜无黄染。心律齐、无杂音，双肺呼吸音清。腹平，浅静脉无曲张，右上腹见T形管，无胆汁流出（图3-42-1），无特殊臭味。腹壁软，剑突右下方有压痛，叩击右肝区示心窝部不适，未及肝、胆囊、脾，Murphy征（－），无胃振水声，无腹水征。双腰背部无抬举痛，脊柱、四肢正常。WBC 6.47×10^9/L，N 0.797，PLT 186×10^9/L，TBIL 15.4μmol/L，DBIL 5.3μmol/L，ALT 29U/L，AST 37U/L，ALP 169U/L，γ-Gt 215U/L，AFP 4.6ng/ml，CA19-9 18.7U/ml。

CT（2021年3月30日，外院）：肝轮廓清，表面光整，左肝萎缩、右肝肥大。右肝后叶胆管重度扩张，充填胆石、无积气，其胆石巨大，约10cm×2.3cm，胆管出口狭窄。T形管横臂仍在胆总管内。无腹水（图3-42-2）。增强扫描（静脉期）显示无门静脉海绵样变（图3-42-3）。MRCP（2021年3月20日，外院）：右肝后叶胆管重度扩张，其内大块状胆石，胆管口异位于肝左管，无肝右管（图3-42-4）。

【诊断】

1.肝胆管结石，T形管引流。S：S$_6$、S$_7$；St：RPBD；A：肝右管缺如，右后叶胆管汇入肝左管；C：胆汁性肝硬化；肝肥大-萎缩征（右肝肥大、左肝萎缩）；T形管引流闭塞。

2.高血压。

【手术名称】 经右肝后叶胆管途径、肝圆韧带途径、T形管瘘道途径，施内吻合改良盆式Roux-en-Y术。

【手术难点】 ①肝胆管结石，曾因肝内胆石多，无法清除，带T形管3年。②右肝后叶胆管内巨块状结石，

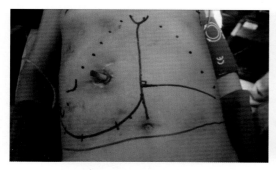

图 3-42-1 腹部皮肤

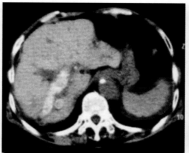

图 3-42-2 CT：右肝后叶胆管扩张，其内有巨大胆石

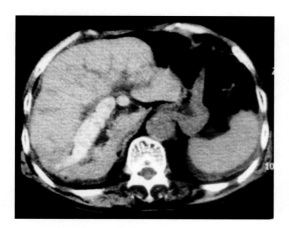

图 3-42-3 CT增强扫描（静脉期）：无门静脉海绵样变

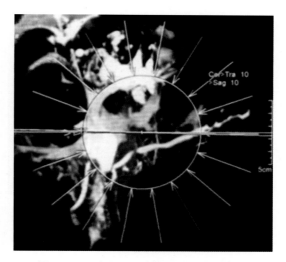

图 3-42-4 MRCP：右肝后叶胆管重度扩张，积巨大胆石

胆管异位开口于肝左管，无肝右管。③并发肝肥大-萎缩征（左肝萎缩，右肝肥大）。④带T形管3年，被管壁胆石堵塞。

【手术过程】

1. 预防性使用抗生素（亚胺培南）。该医院无高压氧舱。取平仰卧位，气管插管下全身麻醉，胸背部垫枕，取右上腹"反L鱼钩"形切口（图3-42-5）入腹。术中所见：无腹水，大网膜上无曲张静脉，腹膜上无癌性结节。肝脏面广泛膜性粘连。肝色泽棕红，表面尚光整，左肝萎缩、右肝肥大，肝质地较硬，右肝后叶膈面有明显结石感，无肝桥，肝方叶小，约3cm×2cm。第一肝门右侧未扪及结石感。未见胆囊。T形管位于胆总管。肝外胆管外径约2cm。肝十二指肠韧带无门静脉海绵样变。胰头稍硬，脾不大。离断肝周粘连，显现肝十二指肠韧带，安置Pringle止血带，放置全腹自动牵开器。

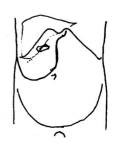

图 3-42-5 手术切口示意图

2. 沿T形管瘘管上臂纵行切开达肝总管，予以拔除T形管，T形管横臂大量胆石堵塞T形管（图3-42-6）。术者手指伸入"肝右管"，未及右肝后叶胆管口，改伸入肝左管，扪及右肝后叶胆管及其内胆石。

3. 切除肝方叶（图3-42-7），显现肝左管及左肝内叶胆管。沿肝圆韧带途径用"四边法"切开肝左管、左肝内叶胆管（图3-42-8）长达4cm，见胆管腔内径分别为2cm、1.3cm。右肝后叶胆管口内径约0.7cm，开口于肝左管后壁，显现其内胆石（图3-42-9），胆管壁厚0.3～0.5cm。

4. 阻断入肝血流（图3-42-10），先后切开右肝后叶胆管口左右两侧，做右肝后叶胆管与肝左管内吻合（图3-42-11）、右肝后叶胆管与右肝前叶胆管内吻合（图3-42-12），使右肝后叶胆管从0.7cm扩大至2.3cm（图3-42-13），直视下清除右肝后叶各胆管内胆石，至结石感消失。配合硬质输尿管镜钬激光清除终末胆管残石约2g。横断胆总管，组成肝胆管盆。内径达5cm（图3-42-14）。

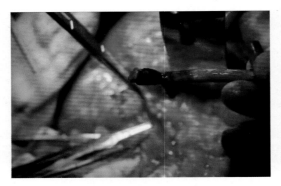

图 3-42-6　右上方为 T 形管

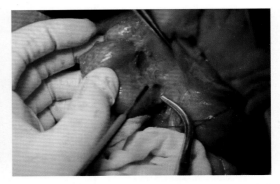

图 3-42-7　手捏持处为肝方叶

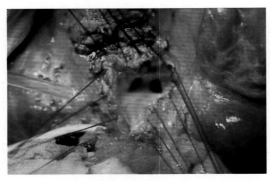

图 3-42-8　线牵引处为已切开的肝左管、左肝内叶胆管

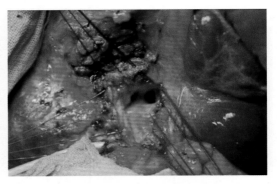

图 3-42-9　中心左侧为右肝后叶胆管口

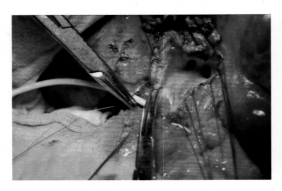

图 3-42-10　乳胶管为 Pringle 止血带

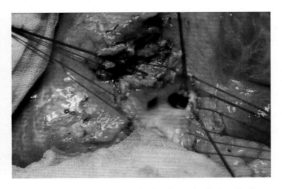

图 3-42-11　左侧线牵引处为右肝后叶胆管口

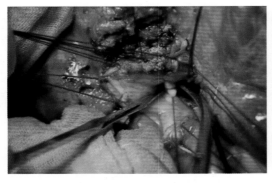

图 3-42-12　左侧钳子尖处为内吻合口

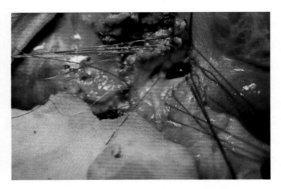

图 3-42-13　右上方为右肝后叶胆管内吻合后

5.提取桥袢空肠，施内吻合改良盆式Roux-en-Y术，放置肝胆管盆引流管，注水测试无胆漏、出血。逐层关腹，手术历时6小时，失血量约50ml，取出胆石35g（图3-42-15）。安返病房。本例手术绘图见图3-42-16。

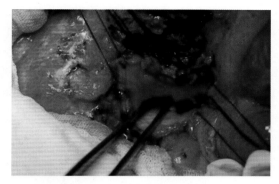

图3-42-14　镊子所示处为肝胆管盆

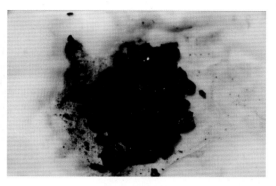

图3-42-15　胆石

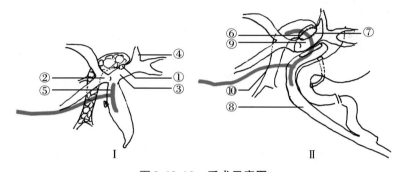

图3-42-16　手术示意图

Ⅰ.术前；Ⅱ.术后

① 右肝后叶胆管口；② 右肝前叶胆管；③ 肝左管；④ 左肝内叶胆管；⑤ T形管；⑥ 右肝前叶胆管与右肝后叶胆管内吻合；⑦ 右肝后叶胆管与肝左管内吻合；⑧ 桥袢空肠；⑨ 肝胆管盆；⑩ 肝胆管引流管

【术后】　继续使用"亚胺培南"。无胆漏、出血、厌氧菌败血症等并发症，复查CT未见胆石残留，恢复平顺。

【经验与体会】

1.本例手术获得成功并非易事，为取得手术的成功，笔者注意了以下方面：①预防性使用抗生素，术前胆汁无特殊臭味。②宽大的右上腹"反L鱼钩"形切口，胸背部垫枕，配合全腹自动牵开器，右膈下填塞纱布垫托出右肝。③沿T形管瘘道到达肝总管；沿肝圆韧带途径显现右肝前叶胆管口；沿右肝后叶胆管途径清除胆管结石。④双内吻合口，扩大右肝后叶胆管口，直视下清除胆石。⑤配合硬质输尿管镜清除残留于终末胆管的结石。⑥施内吻合改良盆式Roux-en-Y术。

2.本例最大的危险是厌氧菌败血症，防范其发生是关键：①防止厌氧菌败血症的有效措施是高压氧舱治疗，而当地医院没有。②"亚胺培南"预防性及术后使用。③术中瘘管、胆道均用"三合一液"冲洗、湿敷。④本例术前没有使用抗生素。⑤引流胆汁及T形管瘘孔处无特殊臭味。

病例43　肝胆管结石，右肝部分切除后，并发胆漏、支气管胆瘘、肝脓肿、膈下脓肿、胆道十二指肠瘘1年，施右半肝切除、胆肠Roux-en-Y术

【病史】　患者，女，57岁。右肝后叶切除术后，反复咳黄色苦味痰1年。1993年10月，因"肝胆管结石"在当地医院施开腹胆囊切除。2017年10月，因"肝胆管结石"施右肝后叶切除。2020年至2021年2月，因"肺脓肿""肝脓肿""右膈下脓肿"先后5次入住当地医院，采取抗生素、脓肿穿刺引流、纤维支气管镜等治疗，

效果不佳。

T 36.5℃，R 19次/分，P 76次/分，BP 105/75mmHg。神清合作，皮肤、巩膜无黄染。心律齐、无杂音，双肺无啰音。腹平，右膈下脓肿引流管从右胸壁引出，无特殊臭味。可见右肋缘下切口瘢痕，长20cm，浅静脉无曲张。腹壁软，剑突右下方有压痛，叩击右肝区示心窝部不适，未扪及肝、胆囊、脾，无胃振水声，无腹水征。右腰背部抬举痛，脊柱、四肢正常。WBC 3.4×10⁹/L，N 0.477，PLT 177×10⁹/L，TP 66g/L，ALB 37g/L，TBIL 11.9μmol/L，DBIL 3.7μmol/L，AST 21U/L，ALT 26.9U/L，ALP 83U/L，γ-Gt 25U/L，PA 180mg/L，ChE 8590U/L。

CT（2021年4月，湖南省人民医院）：肝轮廓清，表面光整，左肝肥大、右肝萎缩。肝内胆管轻度扩张、积气。右肝后叶示胆石（图3-43-1），与膈下脓肿相连（图3-43-2）。右下肺一条状低密度灶与右膈下脓肿相连（图3-43-3）。肝中静脉、肝左静脉肥大，未见肝右静脉，副肝右静脉粗大。MRCP（2021年4月，湖南省人民医院）：肝内、外胆管中度扩张，右肝后叶胆管口狭窄。胆囊未见。主胰管不扩张（图3-43-4）。

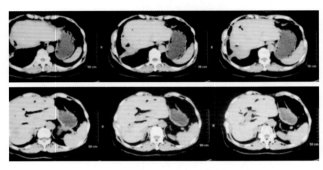

图3-43-1 CT：肝内胆管轻度扩张，积气、积石

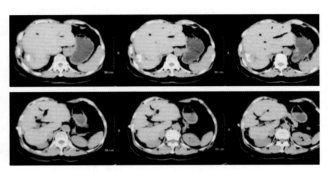

图3-43-2 CT：右膈下脓肿

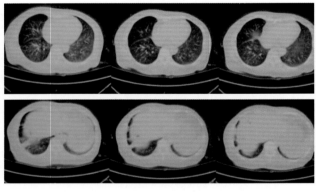

图3-43-3 CT：右膈下脓肿与肺相连

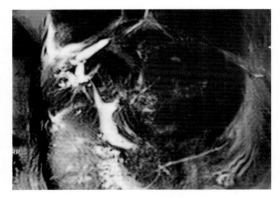

图3-43-4 MRCP：肝内、外胆管扩张，右肝后叶胆管口狭窄

【诊断】 肝胆管结石，右肝后叶切除后。S：S₇、S₆；St：RPBD；A：无；C：支气管胆瘘；肝肥大-萎缩征（左肝肥大、右肝萎缩）；胆汁性肝硬化；经皮膈下脓肿穿刺引流术后。胆管十二指肠瘘。

【手术名称】 右半肝切除、胆肠Roux-en-Y术；纤维支气管镜清除气道分泌物。

【手术难点】 ①曾施右肝后叶部分切除，并发胆漏、右肝下脓肿、肺脓肿、肝脓肿、支气管胆瘘，历时1年，提示肝周致密粘连，肝形态、比例失常，难以辨认、分离。②3年前，右肝后叶不规则切除，可能右肝静脉损伤、扎闭，致第二肝门、肝中静脉、肝左静脉位置变异，增加了右半肝切除的难度。

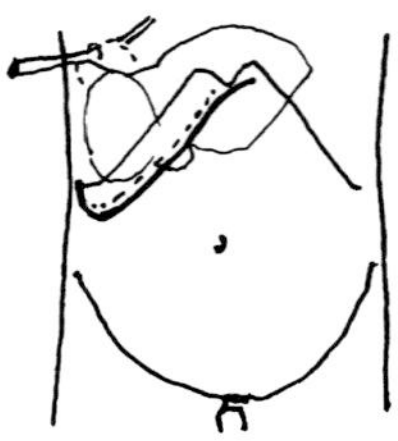

【手术过程】

1.择期手术，取平仰卧位，气管插管下全身麻醉，胸背部垫枕，取右肋缘下"鱼钩"形切口（图3-43-5）入腹。术中所见：无腹水，腹膜下无癌性结节，大网膜上无静脉曲张。肝周广泛粘连（图3-43-6），右肝与膈肌"融合"，肝色泽棕红、表面光整，右肝萎缩小、左肝肥大，肝质地稍硬，无结石感、结节感。第一、第

图3-43-5 手术切口示意图

二肝门致密粘连，肝十二指肠韧带、肝静脉结构、位置不清。胆囊未见。十二指肠、胃无梗阻、异常征象。胰头稍硬，脾不大。

2.用电刀仔细离断右肝膈粘连，显现右膈下脓肿及引流管（图3-43-7），未见气体逸出与痰溢出。

3.解剖第一肝门，显现肝十二指肠韧带。胆总管外径约2cm，无结石感。放置Pringle止血带（图3-43-8），敞开左肝前纵沟及Glisson鞘右肝蒂（图3-43-9），结扎Glisson鞘右肝蒂，右半肝变紫黑色（图3-43-10）。

4.解剖第二肝门，显现肝中静脉及肝左静脉（图3-43-11），肝右静脉处示结扎缝线数根，未见肝右静脉，并断开支气管胆瘘瘘管前壁（图3-43-12）。

5.离断肝肾韧带达肝后腔静脉左侧（图3-43-13），钳夹、切断Glisson鞘右肝蒂（图3-43-14），劈离右肝，先后以直线切割闭合器离断肝右下静脉（图3-43-15）及萎陷的肝右静脉（图3-43-16），移除右半肝（图3-43-17）。

6.横断胆总管，提取桥袢空肠，施改良盆式Roux-en-Y术，吻合口内径约2cm。放置好右膈下引流管，清点器械、敷料无误，逐层关腹。麻醉科配合纤维支气管镜清洁支气管。手术历时5小时，失血量约500ml，右半肝标本送病理科（图3-43-18）。

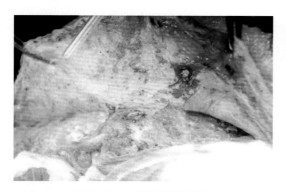

图3-43-6　肝膈致密粘连

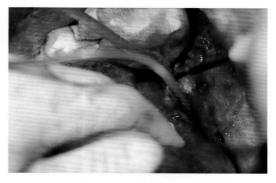

图3-43-7　橡皮管为膈下脓肿引流管

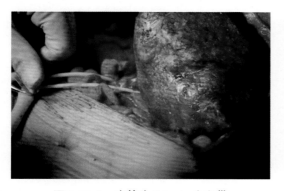

图3-43-8　皮管为Pringle止血带

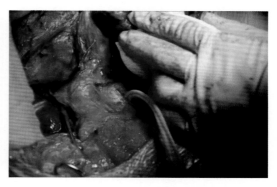

图3-43-9　钳尖处为Glisson鞘右肝蒂

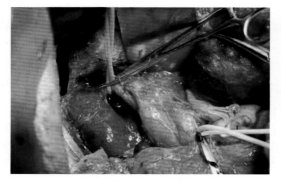

图3-43-10　钳尖夹持处为右肝Glisson鞘

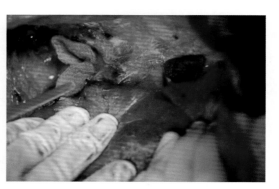

图3-43-11　左下方手指尖处为肝中、肝左静脉

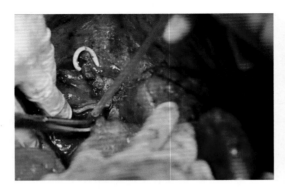

图3-43-12　吸引器处为钳夹Glisson鞘右肝蒂

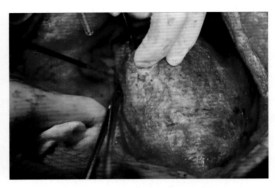

图3-43-13　钳子尖处为肝后腔静脉右侧

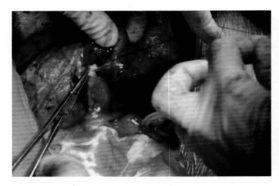

图3-43-14　钳子夹持处为Glisson鞘

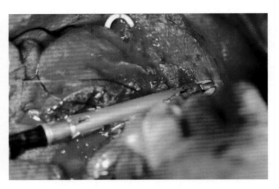

图3-43-15　图中显示直线切割闭合器（1）

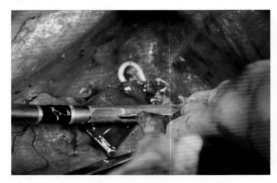

图3-43-16　图中显示直线切割闭合器（2）

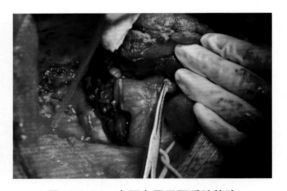

图3-43-17　右下方显示肝后腔静脉

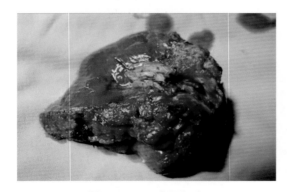

图3-43-18　右肝标本

【术后】　无胆漏、出血、膈下脓肿等并发症，未再咳胆汁痰，恢复平顺。病理切片报告：胆管炎症，未见癌细胞。

【经验与体会】

1.本例肝胆管结石，右肝后叶不规则切除后并发胆漏、右下肺炎、右肝脓肿、支气管胆瘘，经过1年的各种治疗，症状缓解，施行右半肝切除、胆肠Roux-en-Y术，获得手术成功。

2.本例手术难度较大，以下内容值得提出。

（1）选择手术时机恰当，手术指征明确。

（2）手术方式：① 致胆漏的狭窄胆管解除，建立胆肠内引流，配合纤维支气管镜；② 致胆漏（瘘）的病灶肝切除，配合纤维支气管镜；③ 病灶肝切除及肺段切除。

本例采用上述②法，获得成功，方式正确。

（3）手术技巧：① 总的战略，从完好组织处到病灶，即解剖第一肝门、第二肝门到第三肝门、支气管胆瘘处。② 宽大的切口。本例采取右肋缘下"鱼钩"形切口，胸背部垫枕，放置全腹自动牵开器。③ 先解剖第一肝门，Glisson 鞘外结扎右肝蒂。④ 解剖第二肝门，辨清肝中静脉、肝左静脉，以及肝右静脉损伤处。⑤ 解剖第三肝门，离断肝肾韧带、支气管胆瘘之瘘管，显现肝后腔静脉。⑥ 左右肝缺血分界线上劈离右肝，直线切割闭合器离断 Glisson 鞘右肝蒂、副肝右静脉，移除右半肝。⑦ 纤维支气管镜随时备用，清洁气管。⑧ 缝闭支气管胆瘘之瘘管残端。

（4）认真踏实的术前准备：① 经皮穿刺引流右膈下脓肿、肝脓肿。② 术前高压氧舱治疗10 ～ 14天。③ 有效的抗生素治疗。本例患者使用的是亚胺培南。

病例 44　右肝后叶胆管口狭窄、右肝后叶胆管结石、胆总管出口狭窄，施内吻合改良盆式 Roux-en-Y 术

【病史】　患者，女，52岁。间发右上腹痛、寒战、发热1年。

T 36℃，R 20次/分，P 75次/分，BP 123/66mmHg。神清合作，无黄疸。心、肺正常。腹平，浅静脉无曲张。腹壁软，未触及肝、胆囊、脾，剑突右下方有压痛，叩击右肝区示心窝部疼痛，无胃振水声，无腹水征。双腰背部无抬举痛，脊柱、四肢正常。WBC $5.58×10^9$/L，N 0.706，PLT $252×10^9$/L，TP 67.3g/L，ALB 39g/L，TBIL 6μmol/L，DBIL 2.16μmol/L，AST 32U/L，ALT 34U/L，ALP 28.3U/L，γ-Gt 16.3U/L，PA 210mg/L，ChE 6836U/L。

CT（2021年5月，湖南省人民医院）：肝轮廓清，表面光整，肝叶比例无失衡。右肝后叶胆管中度扩张、积大量胆石。胆总管内径约2cm、无胆石。胆囊不大，脾不大，全胰管不扩张。无腹水（图3-44-1）。MRCP（2021年5月，湖南省人民医院）：肝内、外胆管中度扩张。右肝后叶胆管积大量胆石，其胆管口明显狭窄。胆囊萎小。主胰管不扩张（图3-44-2）。

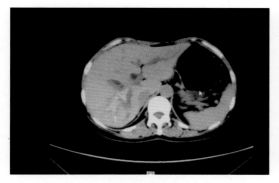

图 3-44-1　CT：右肝后叶胆管口狭窄、胆管结石

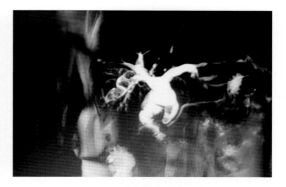

图 3-44-2　MRCP：右肝后叶胆管、胆总管结石，相应胆管口狭窄

【诊断】　肝胆管结石。S：S_6、S_7、BCD；St：RPBD；A：无；C：高位AOSC；胆汁性肝硬化；萎缩性胆囊炎。

【手术名称】　内吻合改良盆式 Roux-en-Y 术。

【手术难点】　右肝后叶胆管口真性狭窄，积大量胆石。

【手术过程】

1.择期手术，取平仰卧位，气管插管下全身麻醉，胸背部加垫，取右上腹"反L鱼钩"形切口（图3-44-3）入腹。切开腹部切口，向上牵开皮瓣（图3-44-4）。术中所见：无腹水，腹膜上无癌性结节，肝膈间无明显粘连（图3-44-5）。肝色泽棕红，表面光整，形态、比例无明显失衡，右肝后叶质较硬、明显结石感。胆囊萎小，约3cm×2cm，无胆石。肝外胆管外径约2.5cm，有结石感。胃十二指肠无梗阻征象，胰、脾不大。

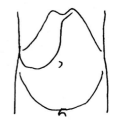

图 3-44-3　手术切口示意图

2.离断肝周膜性粘连，右膈下填塞纱布垫，托出右肝，安置全腹自动牵开器，放置Pringle止血带。

3.切除胆囊（图3-44-6）。

4.用"四边法"切开肝外胆管达肝门隆突，清除其内胆石。胆总管远端松弛，轻松通过8号胆道扩张器，显现右肝后叶胆管口内径约0.5cm，其内见胆石（图3-44-7）。

5.横断肝桥，游离肝方叶基部，显现肝左管，予以切开。扪触发现肝右管右侧有肝右动脉伴行。

6.做右肝后叶胆管口左侧与肝右管内吻合，使右肝后叶胆管口内径从0.5cm扩大至2.5cm，其内胆石"塌方"，直视下逐渐予以清除（图3-44-8），原右肝后叶结石感大部分消失，仅留右肝后叶下段脏面结石感，经此处切开清除其内胆石（图3-44-9），与肝右管沟通（图3-44-10）。用4/0薇乔线连续缝闭胆管切口（图3-44-11）。

7.横断胆总管，组成肝胆管盆，施内吻合改良盆式Roux-en-Y术。逐层关腹，手术历时3.5小时，失血量约200ml，取出胆石25g。安返病房。本例手术绘图见图3-44-12。

【术后】 无胆漏、胆道出血等并发症，无胆石残留，恢复平顺。

【经验与体会】

1.本例系肝胆管结石、右肝后叶胆管狭窄及胆总管出口狭窄，肝外胆管扩大至2.5cm，肝右动脉紧贴肝右

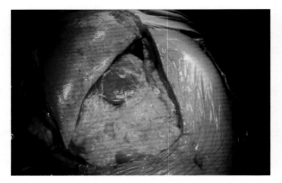

图3-44-4　左上方为皮瓣

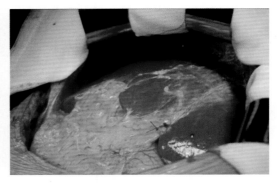

图3-44-5　肝膈间无粘连

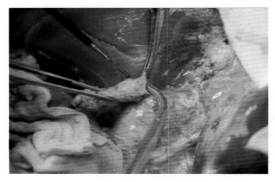

图3-44-6　镊子夹持胆囊

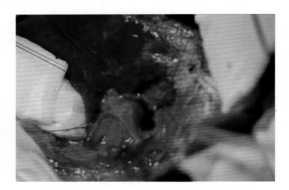

图3-44-7　线牵引处为右肝后叶胆管

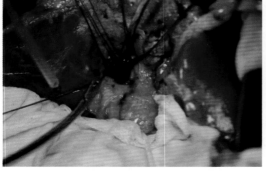

图3-44-8　取石钳取石

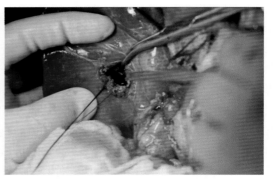

图3-44-9　线牵引处为右肝后叶下段胆管

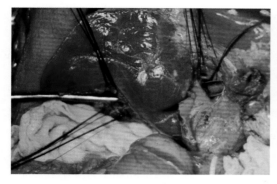 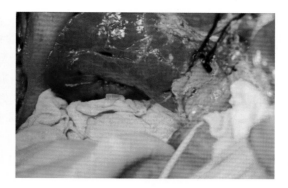

图3-44-10 括匙头达肝右管　　　　　　　　图3-44-11 左上方为右肝后叶下段胆管缝闭

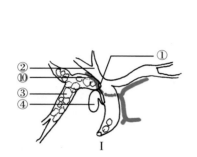 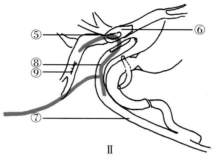

图3-44-12 手术示意图

I.术前；II.术后

① 右肝后叶胆管口；② 右肝前叶胆管；③ 胆石；④ 胆囊；⑤ 右肝后叶胆管与肝右管内吻
合；⑥ 肝胆管盆；⑦ 桥祥空肠；⑧ 肝胆管盆引流管；⑨ 结石感途径切口缝闭；⑩ 肝右动脉

管右侧入肝，经肝圆韧带途径、胆囊床途径、右肝后叶胆管途径及结石感途径，彻底解除右肝后叶胆管狭窄，清除了胆石，获得手术成功，而手术历时仅3小时，失血200ml，来之不易。

2.本例解决右肝后叶胆管口狭窄，宜注意以下方面：①胸背部垫枕，右肋缘下"反L鱼钩"形切口。②放置全腹自动牵开器，右膈下填塞纱布垫托出右肝。③安置Pringle止血带，切除胆石，经肝圆韧带途径敞开左肝前纵沟，显现肝左管。④用"四边法"切开肝左管。⑤经胆囊床途径切开右肝前叶胆管，变浅右肝前叶胆管口。⑥施右肝后叶胆管口与肝右管内吻合，使其从0.5cm扩大至2.5cm，直视下清除右肝后叶各胆管内结石。⑦经右肝后叶下段结石感途径清除胆石，至结石感消失。⑧施内吻合改良盆式Roux-en-Y术。

3.本例右肝后叶胆管口狭窄解除，是施右肝后叶胆管口的左侧与肝右管内吻合，而不是Rouviere沟途径切开右肝后叶胆管前壁，其根据是右肝后叶胆管右侧有肝右动脉跨越。主要依据是术中直接扪触发现的，如果术前做CTV亦能显示，但本例术前未做，因此术中仔细扪诊十分重要。

病例45　肝胆管结石，内脏不全反位，先后4次肝胆道术后，再施肝胆管盆式Roux-en-Y术

【病史】 患者，女，35岁。反复上腹痛，多次肝胆道术后，复发伴寒战、发热2天。2000年，因"胆石症"施胆囊切除术。2005年，因"胆石症"施胆总管探查、T形管引流术。2013年，因"胆石症"施左肝外叶切除、T形管引流术。2013年，因"肝胆管结石"施肝门整形、胆管T形管引流术。2020年，因"胫腓骨骨折"，施腓骨内固定术。

T 37.1℃，R 20次/分，P 76次/分，BP 105/66mmHg。神清合作，无黄疸。心律齐、无杂音，双肺呼吸音清。腹平，可见右肋缘下切口瘢痕，长20cm，浅静脉无曲张。腹壁软，剑突下方有深压痛，叩击右肝区示心窝部疼痛，未扪及肝、胆囊、脾，无胃振水声，无腹水征。双腰背部无抬举痛，脊柱、四肢正常。WBC 3.98×10⁹/L，N 0.626，PLT 84×10⁹/L，CA19-9 30.7U/ml，AFP 2.67ng/ml，TBIL 6.57μmol/L，DBIL 3.43μmol/L，TP 57.6g/L，ALB 37g/L，ALP 69U/L，γ-Gt 153U/L，PA 82mg/L，ChE 5630U/L，AST 56U/L，ALT 35.9U/L。

CT（2021年5月，湖南省人民医院）：肝轮廓清，表面光整，右肝肥大、左肝萎缩。肝内胆管轻度至中度扩张，左肝外叶胆管、肝右管、右肝后叶胆管、肝总管积胆石，肝总管位于胸骨后。胃泡位于右上腹，脾位于肝下右上腹，未见胆囊（图3-45-1）。肝十二指肠韧带无门静脉海绵样变（图3-45-2）。示肝后腔静脉缺如，奇静脉曲张。MRI（2021年5月，湖南省人民医院）：右肝肥大、左肝萎缩。肝内胆管轻度至中度扩张，内见多个结石。未见胆囊。脾、胃泡位于右上腹，脾内见多发类圆形长T_1及T_2信号灶，增强无明显强化，可见多发类似副脾信号影。胰大小、形态及信号未见异常，主胰管不扩张（图3-45-3）。MRCP：肝内、外胆管轻度至中度扩张，其内多发结石（图3-45-4）。胃泡、脾位于右上腹，见MRCP容积重建（图3-45-5）。

【诊断】 肝胆管结石。S：S_2、S_3、S_6、S_7、RHD、LHD、BCD；St：LIBD、RHD、BCD；A：内脏不全反位，肝后腔静脉缺如，奇静脉曲张；胃、脾反位，胰反位；多发脾；C：肝肥大–萎缩征（右肝肥大、左肝萎缩）；胆汁性肝硬化；AOSC。

【手术名称】 肝胆管盆式Roux-en-Y术。

【手术难点】 ①既往因肝胆管结石先后4次肝胆道手术，特别是第3次术后大出血，第4次手术历时9小时、失血量达1000ml，说明手术难度大、危险性高。②本例尚并存内脏不全反位变异，如胃反位、多发脾综合征、胰反位及无肝后腔静脉、奇静脉曲张等。

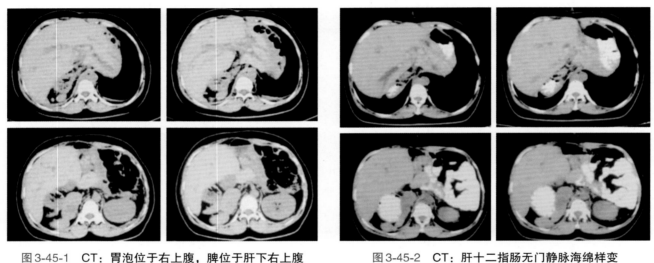

图3-45-1　CT：胃泡位于右上腹，脾位于肝下右上腹　　　　图3-45-2　CT：肝十二指肠无门静脉海绵样变

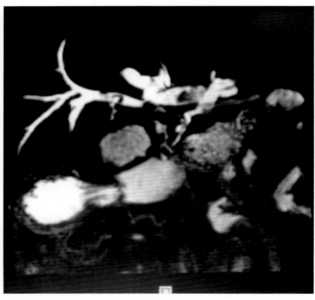

图3-45-3　MRI：胃泡、脾位于右上腹　　　　图3-45-4　MRCP：肝内、外胆管中度扩张

【手术过程】

1. 择期手术，取平仰卧位，气管插管下全身麻醉，胸背部垫枕，取 Y 形切口（图3-45-6）入腹。术中所见：无腹水，腹膜上无曲张静脉、无癌性结节。肝脏面广泛粘连，肝膈面为弥散膜性粘连。肝色泽棕红，表面光整，右肝肥大、左肝外叶残存少许，左肝外叶可扪及结石感。肝外胆管外径约1.5cm，前壁有胰腺粘连，可扪及肝外胆管结石感。肝方叶大小约3cm×1.5cm，肝桥宽约2.5cm、薄。未见胆囊。胃确实位于右上腹，左膈下均为小肠，右上腹可扪及脾，胰移位于左上方，回盲瓣位于右下腹。

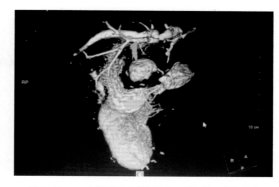

图3-45-5　MRCP容积重建：胆道、胃及脾

2. 离断肝膈粘连，安置全腹自动牵开器，右膈下填塞纱布垫，托起右肝（图3-45-7）。

3. 离断肝脏面粘连，显现肝十二指肠韧带、肝桥及肝方叶。分离肝总管与胰腺粘连，显露肝总管，其有明显结石感。横断肝桥，游离肝方叶基部，显现肝左管（图3-45-8）。

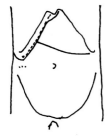

图3-45-6　手术切口示意图

4. 用"四边法"切开肝总管、肝左管、左肝外叶胆管口，初步清除其内胆石，显示肝右管、肝右管口、肝左管、左肝外叶胆管口及肝总管内径分别为1.3cm、0.6cm、1.2cm、1.0cm、1.5cm，进一步清除各胆管内结石（图3-45-9），左肝外叶上、下段胆管内结石借助纤维胆道镜清除，至结石感消失。将取石钳插入胆总管，发现向左侧进入十二指肠，其胆管出口内径约通过3号胆道扩张器头。

5. 横断胆总管，近段拼合组成肝胆管盆，内径约3cm（图3-45-10）。

6. 经右上腹回盲瓣，由远至近心端，查看小肠达屈氏韧带，切取桥袢空肠，结肠前位施盆式 Roux-en-Y 术。逐层关腹，手术历时3小时，失血量约10ml，取出胆石约10g（图3-45-11）。安返病房。本例手术绘图见图3-45-12。

【术后】　无胆漏、胆道出血、肠梗阻等并发症，无胆石残留，恢复平顺（图3-45-13）。

【经验与体会】

1. 本病例第3次、第4次手术难度大。

2. 本次术前预测手术难度大、危险性高，根据为以下情况：①第3次手术及术后大出血。②内脏不全反位，增加了手术难度。

3. 本次手术是如何克服困难的呢？对此，我们注意了以下方面：①对困难的攻克，应认真分析困难、克服困难，手术中重视每一个手术环节。②取 Y 形切口，从正常处入手。③取平仰卧位，胸背部垫枕。④放置全腹自动牵开器，膈下填塞纱

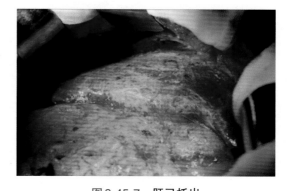

图3-45-7　肝已托出

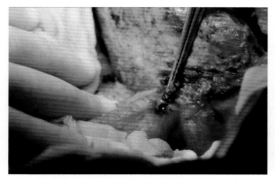

图3-45-8　钳尖处为肝方叶基部

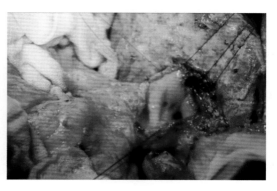

图3-45-9　线牵引处为肝左管

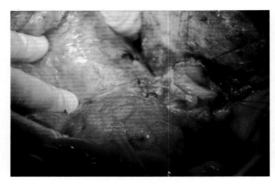

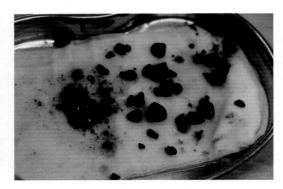

图3-45-10　线牵引处为肝胆管盆　　　　　　　　图3-45-11　胆石

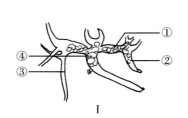

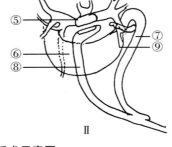

Ⅰ　　　　　　　　　　　　　　　Ⅱ

图3-45-12　手术示意图

Ⅰ.术前；Ⅱ.术后

① 肝左管；② 左肝外叶下段胆管；③ 右肝后叶胆管；④ 肝总管；⑤ 肝胆管盆；⑥ 胃；
⑦ 十二指肠；⑧ 桥祥空肠；⑨ 幽门环

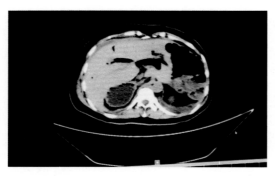

图3-45-13　CT：术后复查

布垫。⑤经肝圆韧带途径入肝。⑥配合纤维胆道镜清除残石。⑦横断胆总管，组成肝胆管盆。⑧从回盲瓣开始寻找，确定空肠起始部，切取桥祥空肠。⑨施行肝胆管盆式Roux-en-Y术。

4.推测第4次手术困难的原因。根据本次术中所见，对其困难只能是推测：①可能切口不当，4次手术均是一个切口，进腹十分困难。②手术时机不当，胆道的炎症、腹膜炎症严重，易出血。③分离粘连时，不知道脾在右上腹，分离粘连损伤脾致大出血，缝合、艰难止血后，脾内血肿，渐渐转化为囊肿。④第4次手术时，术中不知内脏不全反位，而对于这种内脏不全反位，笔者从医60年尚属首次遇到。

病例46　右肝后叶胆管结石、右肝后叶胆管管状狭窄，肝右动脉伴行，施右肝后叶胆管整形、硬质输尿管镜钬激光碎石、长臂T形管放置

【病史】　患者，女，51岁。间发右上腹痛、寒战、发热5年，复发9小时。

T 36.7℃，R 20次/分，P 78次/分，BP 159/84mmHg。神清合作，皮肤、巩膜无明显黄染。心律齐、无杂音，双肺呼吸音清。腹平，浅静脉无曲张。腹壁软，剑突右下方有压痛，叩击右肝区示心窝部不适，未扪及肝、胆囊、脾，胃振水声清，无腹水征。双腰背部无抬举痛，脊柱、四肢无异常。WBC 3.69×10⁹/L，N 0.586，PLT 279×10⁹/L，TBIL 23.6μmol/L，DBIL 13.8μmol/L，TP 83g/L，ALB 48.4g/L，AST 108U/L，ALT 65U/L。

CT（2021年4月，外院）：肝轮廓清，表面光整，左肝肥大、右肝萎缩。右肝后叶胆管中度扩张，充填胆石。肝左管缺如，左肝内叶、左肝外叶胆管分离，似可见少许胆石。肝外胆管内径约1.8cm，见胆石。胆囊不大，其内无胆石（图3-46-1）。增强扫描（静脉期）显示无门静脉海绵样变（图3-46-2）。MRCP（2021年4月，

外院）：右肝前叶胆管、肝外胆管中度扩张，右肝后叶胆管显像不清（图3-46-3）。

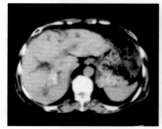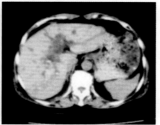

图3-46-1　CT：右肝后叶胆管结石

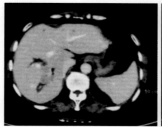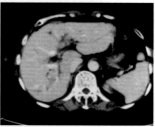

图3-46-2　CT增强扫描（静脉期）：无门静脉海绵样变

【诊断】　肝胆管结石。S：S₆、S₇、BCD、LLBD；St：RPBD、LLBD；A：LHD缺如；C：肝肥大-萎缩征（左肝肥大、右肝萎缩）；胆汁性肝硬化；AOSC。

【手术名称】　肝门胆管整形、硬质输尿管镜碎石、肝胆管盆式Roux-en-Y术、长臂T形管引流术。

【手术难点】　①右肝后叶胆管多发结石，右肝后叶胆管口管状相对狭窄，病变胆管距肝表面甚远，不便于结石感途径取石，难以进行胆管内吻合。②术前影像学资料提示，左、右肝内均有结石，右肝后叶胆管口管状狭窄，术野宽且深在。

【手术过程】

1.择期手术，取平仰卧位，气管插管下全身麻醉，胸背部垫枕，取"奔驰标志"形切口（图3-46-4）入腹。术中所见：无腹水，大网膜上无静脉曲张，腹膜上无癌性结节。肝色泽棕红（图3-46-5），左肝肥大、右肝萎缩，肝表面光整，右肝后叶结石感存在，左肝外叶结石感不显，肝质地稍硬。肝外胆管外径约1.5cm，可扪及结石感。胆囊不大，未扪及胆石。胃十二指肠、胰、脾正常。

2.离断左、右肝膈粘连带，安置全腹自动牵开器，右膈下填塞纱布垫托出肝，安放Pringle止血带，切除胆囊（图3-46-6）。用"四边法"切开肝外胆管（图3-46-7），清除胆总管结石，远端通过6号胆道扩张器，近段未见肝左、右管口狭窄，亦未见胆石。

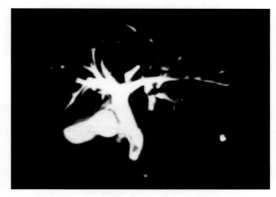

图3-46-3　MRCP：右肝前叶胆管扩张，右肝后叶不清

3.切断肝桥，肝桥宽约1.5cm。游离肝方叶基部，显现肝左管，敞开左肝前纵沟，沿肝圆韧带途径切开肝左管（图3-46-8）、左肝内叶胆管，显现左肝外叶胆管口开口于左肝内叶胆管。各胆管口包括左肝内叶胆管口、左肝外叶胆管口、左肝尾叶胆管口均光整，未见胆石，无狭窄（图3-46-9）。

4.显现右肝前叶胆管口、右肝后叶胆管口，其胆管口内径分别为0.8cm、0.6cm，见右肝后叶胆管内泥沙涌出（图3-46-10）。探查发现右肝后叶胆管稍狭窄，狭窄长度约1.5cm，其远段扩大，可探及胆石。右肝前叶胆管在其左侧，右肝后叶胆管右侧壁有肝右动脉伴行，而且右肝后叶结石感不明显。

用"四边法"切开右肝管前壁及右肝后叶胆管壁右侧，达肝右动脉前方止，变浅右肝后叶胆管扩大处，直视下逐渐清除右肝后叶各胆管结石（图3-46-11），原结石感明显消退。

5.配合使用硬质输尿管镜钬激光，进达左右肝内各胆管，逐一消除胆石，致原肝外结石感消失（图3-46-12）。

6.取14号长臂T形管，长横臂置入右肝后叶胆管，直臂经胆总管右侧臂另戳孔引出，以4/0 Prolene线缝闭胆管，注水测试无胆漏、出血（图3-46-13）。逐层关腹，手术历时3小时，失血量约20ml，取出胆石约25g（图3-46-14）。安返病房。本例手术绘图见图3-46-15。

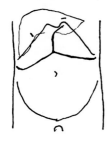

图3-46-4　手术切口示意图

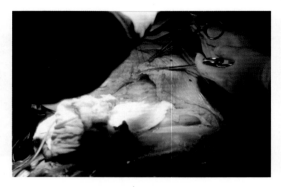

图 3-46-5　右上方为肝

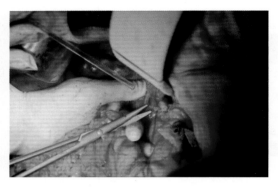

图 3-46-6　剪刀尖处为胆囊

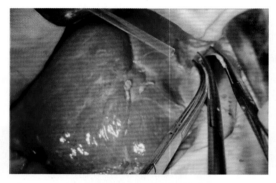

图 3-46-7　剪刀尖处为肝总管

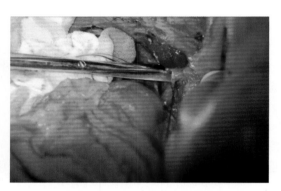

图 3-46-8　剪刀尖处为肝左管

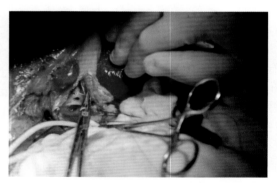

图 3-46-9　钳子尖处为已切开的左肝内叶胆管

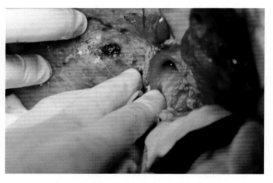

图 3-46-10　线牵引处为已切开的右肝后叶胆管

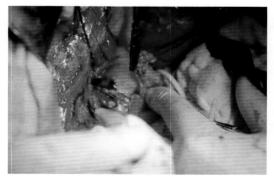

图 3-46-11　线牵引处为右肝后叶胆管

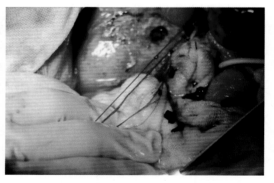

图 3-46-12　线牵引处为已切开的肝内各胆管

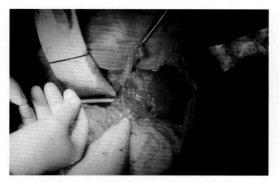

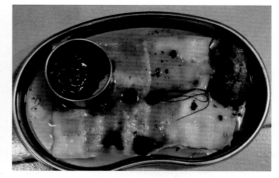

图3-46-13 乳胶管为长臂T形管　　　　　　　　　　图3-46-14 胆石

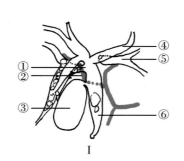

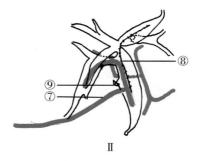

Ⅰ　　　　　　　　　　　　　　　Ⅱ

图3-46-15 手术示意图

Ⅰ.术前；Ⅱ.术后

① 右肝后叶胆管；② 肝右动脉；③ 胆囊；④ 左肝内叶胆管；⑤ 左肝外叶胆管；⑥ 胆总管；⑦ 长臂T形管；⑧ 胆管切口；⑨ 胆囊管残端

【术后】 无胆漏、出血等并发症，无胆石残留，恢复平顺。

【经验与体会】

1.本例为右肝后叶胆管多发结石并右肝后叶胆管起始段管状狭窄，伴肝右动脉并行，而且右肝后叶胆管藏于肝内，结石感不明显。本次手术采取胆管整形，配合硬质输尿管镜钬激光碎石、长臂T形管放置，获得手术成功。所使用的方法是适合本例的一种好方法。

2.为获得本次手术成功，做了如下准备：①取平仰卧位，胸背部加垫。②行"奔驰标志"形切口，放置全腹自动牵开器，肝膈间加垫。③经肝圆韧带途径、右肝后叶胆管途径，使右肝后叶胆管术野变浅。④硬质输尿管镜钬激光的准备，配合使用。⑤术前影像学检查及术中的扪诊，明确右肝后叶胆管起始部的管状狭窄及其右侧壁肝右动脉并行，不能经由右肝后叶胆管途径切开右肝后叶胆管。

3.解决右肝后叶胆管结石并狭窄的手术方法：①沿右肝后叶胆管途径，全程切开右肝后叶胆管，施改良盆式Roux-en-Y术。②右肝后叶胆管整形，配合纤维胆道镜或硬质输尿管镜、长臂T形管放置。③右肝后叶切除。④沿右肝后叶胆管途径，经结石感途径切开，施双口肝胆管盆式Roux-en-Y术。⑤右肝后叶胆管整形，"立交桥"式盆式Roux-en-Y术。究竟采用哪种式式，宜酌情而定。

病例47 肝胆管结石并门静脉海绵样变、胆管十二指肠瘘，施改良盆式Roux-en-Y术

【病史】 患者，女，64岁。反复右上腹痛、寒战、发热5年，复发8天。5年前，胆管炎、腹水，诊断为门静脉栓塞，经内科治疗好转，但反复右上腹痛、寒战、发热，多次住院。经检查发现肝内胆管积气、左肝外叶结石、门静脉海绵样变。

T 36.7℃，R 20次/分，P 76次/分，BP 100/65mmHg。神清合作，无黄疸。心、肺正常。腹平，浅静脉无曲张。腹壁软，未扪及肝、胆囊、脾，剑突右下方有压痛，叩击右肝区示心窝部不适，Murphy征（－），无胃振水声，无腹水征。双腰背部无抬举痛，脊柱、四肢正常。WBC 8.4×10^9/L，N 0.71，PLT 128×10^9/L，TBIL 22μmol/L，DBIL 11.6μmol/L，TP 65g/L，ALB 35.9g/L，AST 59U/L，ALT 110U/L，ALP 267U/L，γ-Gt 521U/L，

CA19-9 14.72U/ml，AFP 11.2ng/ml。

CT（2021年4月，外院）：肝轮廓清，表面光整，右肝肥大、左肝外叶萎缩。肝内胆管轻度扩张、积气，左肝外叶胆管积胆石。脾大5个肋单元。无腹水，见经皮胆囊引流管（图3-47-1）。增强扫描（静脉期）显示门静脉海绵样变。胆总管内径约1cm，右前方示无血管覆盖（图3-47-2）。MRCP（2021年4月，外院）：肝内、外胆管轻度扩张，未见胆石（图3-47-3）。钡剂（2021年4月，外院）：无胃底静脉曲张（图3-47-4）。

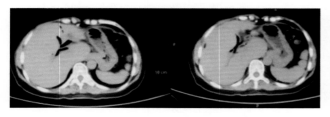

图3-47-1　CT：肝内胆管积气

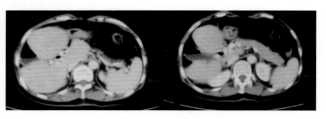

图3-47-2　CT增强扫描（静脉期）：门静脉海绵样变

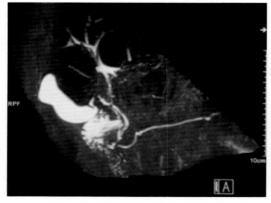

图3-47-3　MRCP：肝内、外胆管轻度扩张

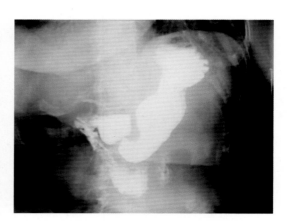

图3-47-4　钡剂：未见胃底静脉曲张

【诊断】　肝胆管结石。S：S₂、S₃；St：LLBD；A：LHD缺如；C：胆汁性肝硬化；门静脉栓塞、门静脉海绵样变；胆囊静脉曲张；左肝纤维硬变；胆总管十二指肠瘘，反流性胆管炎。

【手术名称】　左肝外叶切除、改良盆式Roux-en-Y术（胆总管缝扎、闭）。

【手术难点】　①肝十二指肠韧带门静脉海绵样变，横断胆总管困难，易致大出血。②安置Pringle止血带困难，切除左肝外叶易出血。③胆囊静脉曲张，切除胆囊困难。

【手术过程】

1.择期手术，取平仰卧位，气管插管下全身麻醉，取右上腹"反L鱼钩"形切口（图3-47-5）入腹。术中所见：无腹水，腹膜上无癌性结节，无静脉曲张。肝周无明显粘连，肝呈棕红色，表面光润，左肝外叶纤维萎缩、可扪及结石感，余肝质地稍硬、无结石感（图3-47-6）。胆总管外径约1.3cm，其左、右侧绕以曲张静脉，无结石感。胆囊大小约5cm×3.5cm，胆囊管绕以曲张静脉，无结石感。温斯洛孔通畅。胃十二指肠无梗阻、溃疡瘢痕征象。脾不大，胰头质地稍硬。

2.腹壁安置全腹自动牵开器，右膈下填塞纱布垫，放置Pringle止血带。

3.用超声刀切除左肝外叶（图3-47-7）。

4.阻断入肝血流（图3-47-8），钳夹切除胆囊（图3-47-9）。

5.用"四边法"切开肝总管（图3-47-10），切缘以微乔线缝扎，逐渐延长切口达2.5cm，切口上缘达肝左管（图3-47-11）。

6.放松Pringle止血带，探查胆总管远端通畅，以4/0 Prolene线内缝扎胆总管2次，封闭胆管。

7.切取桥袢空肠，施改良盆式Roux-en-Y术。逐层关腹，手术历时3小时，失血量约不到25ml。安返病房。本例手术绘图见图3-47-12。

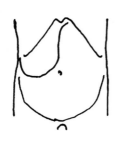

图3-47-5　手术切口示意图

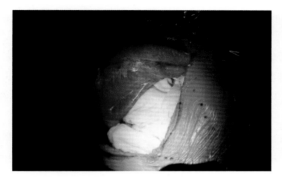

图 3-47-6　肝色泽棕红

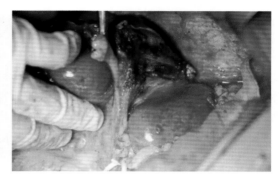

图 3-47-7　右上为肝断面

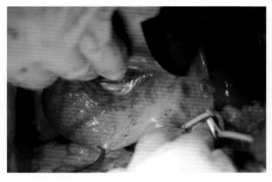

图 3-47-8　右下方乳胶管为 Pringle 止血带

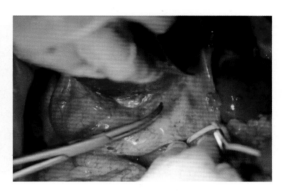

图 3-47-9　钳子尖处为胆囊

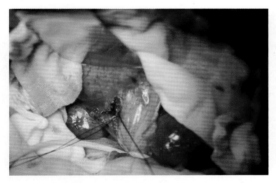

图 3-47-10　线牵引处为肝总管

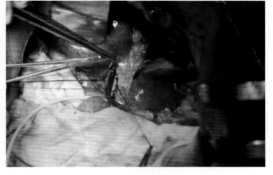

图 3-47-11　镊子夹持处为肝左管

【术后】　无胆漏、胆道出血、肝肾功能不全等并发症，恢复平顺。

【经验与体会】

1.肝胆管结石并门静脉海绵样变，是医学的一个难题，也是进达肝门的一只"拦路虎"。这些年来，笔者遇到这类问题不少，长时间以来，总结了一些诊断经验。其临床特点如下：①门静脉海绵样变是门静脉梗死后所发生的自然分流，其门静脉分支不能都结扎、切断。②曲张静脉之间的胆管壁上常有无血管覆盖的"峡

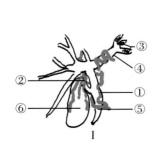

Ⅰ

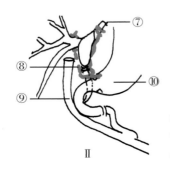

Ⅱ

图 3-47-12　手术示意图

Ⅰ.术前；Ⅱ.术后

①门静脉海绵样变；②胆囊静脉曲张；③左肝外叶胆管结石；④肝左管；⑤胆总管；⑥胆囊；⑦左肝外叶切除后残端；⑧胆总管双重内结扎；⑨桥袢空肠；⑩胃

谷"。③门静脉海绵样变，不仅表现胆管外静脉曲张，而且表现胆管壁黏膜内静脉曲张。④安放Pringle止血带时，容易损伤曲张静脉致大出血。

2.肝胆管结石、门静脉海绵样变，外科手术的经验如下：①小儿带芯导尿管是较好的止血带。②"围堰法"是切开肝外胆管的一种可行之法。③门静脉高压、门静脉海绵样变，切除左肝外叶，一般是安全的。④阻断入肝血流，用"四边法"经血管"峡谷"区入胆总管内，一般安全。胆管切缘出血宜以4/0 Prolene线缝扎，可以止血。

3.本例切除左肝外叶，缝扎关闭胆总管，施盆式Roux-en-Y术，获得成功，而且仅历时3小时，失血不到25ml，是值得欣慰的。

病例48　肝胆管结石，先后2次肝胆道手术，现施右肝后叶胆管内吻合改良盆式Roux-en-Y术

【病史】 患者，男，55岁。反复右上腹痛10多年，复发2个月。2009年，因"胆石症"施胆囊切除术。2015年，又因"肝胆管结石"施胆总管探查、T形管引流术。

T 36.6℃，R 20次/分，P 74次/分，BP 118/74mmHg。神清合作，无黄疸。心、肺正常。腹平，浅静脉无曲张，可见，右肋缘下切口瘢痕，长约15cm。腹壁软，未扪及肝、胆囊、脾，剑突右下方有压痛，叩击右肝区示心窝部疼痛，无胃振水声，无腹水征。双腰背部抬举痛，脊柱、四肢正常。WBC 4.86×10⁹/L，N 0.61，PLT 168×10⁹/L，TP 57g/L，ALB 33g/L，TBIL 16μmol/L，DBIL 9.3μmol/L，PA 230mg/L，ChE 5133U/L，ALP 193U/L，γ-Gt 562U/L，AST 49U/L，ALT 36U/L，CA19-9 18U/ml，AFP 7.4ng/ml。

CT（2021年5月，湖南省人民医院）：肝轮廓清，表面光整，肝方叶肥大，左肝内叶萎缩。右肝后叶、肝外胆管中度扩张，充填多发胆石、无积气。胆囊未见，脾大9个肋单元，全胰管不扩张（图3-48-1）。MRCP（2021年5月，湖南省人民医院）：肝外及右肝后叶胆管中度扩张，充填多发结石。未见胆囊（图3-48-2）。

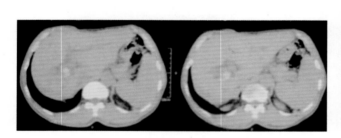 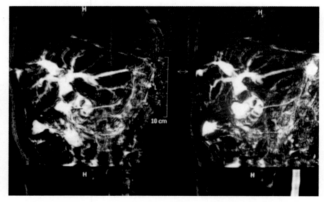

图3-48-1　CT：右肝后叶胆管中度扩张、充填结石　　图3-48-2　MRCP：肝外胆管、右肝后叶胆管中度扩张，充填结石

【诊断】 肝胆管结石。S：S₆、S₇、BCD；St：RPBD；A：无；C：胆汁性肝硬化、门静脉高压；肝肥大-萎缩征（肝方叶肥大，左肝内叶萎缩）。

【手术名称】 内吻合改良盆式Roux-en-Y术。

【手术难点】 右肝后叶胆管狭窄，肝方叶肥大，遮掩右肝后叶胆管、肝左管，致使右肝后叶胆管深在，内吻合困难。

【手术过程】

1.择期手术，取平仰卧位，气管插管下全身麻醉，延长右肋缘下切口（图3-48-3）入腹。术中所见：无腹水，腹膜上无癌性结节。肝呈棕红色，表面光润，左肝肥大，未见左肝前纵沟，未见肝圆韧带，右肝后叶可扪及结石感。无胆囊。肝外胆管外径约2.5cm，明显结石感。肝十二指肠韧带无门静脉海绵样变。胃十二指肠无梗阻征象，胰头稍硬，脾不大。

2.安置全腹自动牵开器，放置 Pringle 止血带，离断肝周粘连，右膈下填塞纱布垫托出肝，显现肝十二指肠韧带。穿刺胆总管获胆汁，用"四边法"切开肝总管、胆总管，取出肝外胆管结石，胆总管远端通过 6 号胆道扩张器。未见肝左、右管口。

3.瘢痕中找出肝圆韧带、左肝前纵沟，断肝桥（图 3-48-4），肝桥宽约 3cm。显现肝左管、左肝内叶胆管，并游离肝方叶基部，用"四边法"切开肝左管口、肝左管、左肝内叶胆管，长度达 3cm，肝左管内径达 1.8cm。显现右肝前叶及后叶胆管，其胆管口内径分别为 0.8cm、0.7cm，发现右肝后叶胆管内胆石、胆泥。

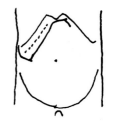

图 3-48-3　手术切口示意图

4.直视下清除右肝后叶胆管结石，但右肝后叶外结石仍有，施右肝后叶胆管与肝右管内吻合，使其内径从 0.7cm 扩大至 2cm（图 3-48-5），顺势进一步清除右肝后叶胆管内结石，至内、外结石感消失。

5.横断胆总管，近段拼合组成肝胆管盆，内径约 3.5cm（图 3-48-6）。提取桥袢空肠，施内吻合改良盆式 Roux-en-Y 术。逐层关腹，手术历时 3.5 小时，失血量约 20ml，取出胆石 25g（图 3-48-7）。安返病房。本例手术绘图见图 3-48-8。

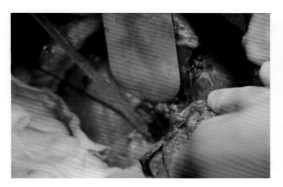

图 3-48-4　拉钩处为左肝前纵沟

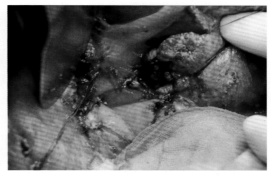

图 3-48-5　胆道扩张器头插入处为右肝后叶胆管

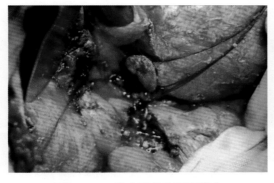

图 3-48-6　线牵引处为肝胆管盆

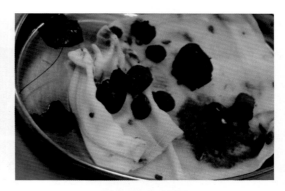

图 3-48-7　胆石

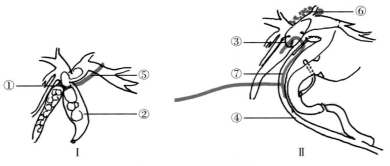

图 3-48-8　手术示意图

Ⅰ.术前；Ⅱ.术后

①右肝后叶胆管；②胆总管；③右肝后叶胆管口、肝右管内吻合；④桥袢空肠；⑤肝方叶；⑥肝方叶残端；⑦肝胆管盆引流管

【术后】 无胆漏、出血等并发症，复查CT无胆石残留，恢复平顺。

【经验与体会】

1.本例因肝胆管结石先后施行2次肝胆道手术，从本次术中所见，主要因右肝后叶胆管狭窄未解除，致使结石复发。说明肝内胆管结石的外科治疗，其核心不是挖石，而是解除胆管狭窄。

2.本例手术的难点在于右肝后叶胆管狭窄的解除，对此，笔者注意了以下方面：①在瘢痕组织中找到肝圆韧带、左肝前纵沟。②断肝桥，游离肝方叶基部，显现肝左管、左肝内叶胆管，敞开左肝前纵沟。③沿肝圆韧带途径切开肝左管口、肝左管及左肝内叶胆管，显现右肝后叶胆管。④直视下施右肝后叶胆管口与肝右管内吻合，使右肝后叶胆管口从0.7cm扩大至2cm。⑤拼合组成肝胆管盆，施内吻合改良盆式Roux-en-Y术。

3.本例内吻合宜注意：右肝后叶胆管口深在，其前方为门静脉右干和肝右动脉。本例做内吻合易损伤门静脉右干及肝右动脉，故需注意以下方面：①安置Pringle止血带后进行。②扪清楚右肝后叶胆管口与肝右管间的间壁，准确确定切开的长度。③用"四边法"施右肝后叶胆管与肝左管缝扎、牵引。④缝线用4/0薇乔线。

病例49 全肝结石、胆管出口狭窄，在当地医院施改良盆式Roux-en-Y术

【病史】 患者，女，57岁。间发右上腹痛、寒战、发热45年，复发加重5天。35年前（1986年），因胆石症在当地医院施胆囊切除。幼小时常腹痛、排出蛔虫。

T 36.6℃，R 20次/分，P 70次/分，BP 129/74mmHg。神清合作，皮肤、巩膜轻度黄染。心律齐、无杂音，双肺呼吸音清。腹平，浅静脉无曲张，可见右上腹经腹直肌切口瘢痕，长约15cm（图3-49-1）。腹壁软，剑突右下方有压痛，叩击右肝区示心窝部疼痛，未扪及肝、胆囊、脾，无胃振水声，无腹水征。双腰背部无抬举痛，脊柱、四肢正常。WBC $10.6×10^9$/L，N 0.81，PLT $193×10^9$/L，TBIL 77.8μmol/L，DBIL 56μmol/L，TP 68g/L，ALB 36g/L，AST 186U/L，ALT 24.6U/L，ALP 133U/L，γ-Gt 410U/L。

CT（2021年5月，外院）：肝轮廓清，表面光整，肝叶比例无明显失衡。肝内、外胆管重度扩张，充填大量胆石。肝外胆管内径亦填塞大量胆石。未见胆囊，胰管稍扩张，脾不大。无腹水（图3-49-2）。增强扫描（静脉期）显示无门静脉海绵样变（图3-49-3）。MRCP（2021年5月，外院）：肝内、外胆管重度扩张，胆总管内径约3cm，均充填大量胆石，示胆总管口狭窄（图3-49-4）。未见胆囊，全胰管轻度扩张。

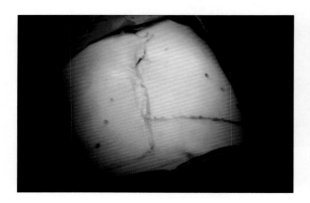

图3-49-1 腹切口瘢痕

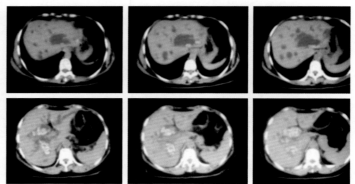

图3-49-2 CT：肝内、外胆管重度扩张，大量胆石

【诊断】 肝胆管结石。S：全肝；St：BCD、S_2；A：无；C：胆汁性肝硬化；AOSC。

【手术名称】 改良盆式Roux-en-Y术。

【手术难点】 ①肝胆管结石病史长达45年。②全肝结石并胆总管口、左肝外叶胆管口狭窄。

【手术过程】

1.择期手术，取平仰卧位，胸背部垫枕8cm，气管插管下全身麻醉，取上腹Y形切口（图3-49-5）入腹。术中所见：无腹水，腹膜上无癌性结节，大网膜上无曲张静脉。肝呈暗棕红色，表面光滑，示左肝肥大、右肝萎缩，肝质地稍硬，肝方叶稍大，肝桥宽3cm。肝及肝外胆管有明显结石感。肝外胆管外径达3cm。未见胆囊。无门静脉海绵样变。胃十二指肠无梗阻征象，胰头稍硬，脾不大。

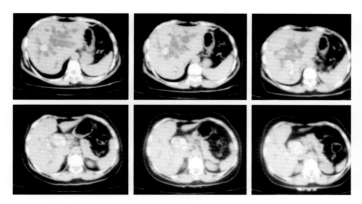

图3-49-3　CT增强扫描（静脉期）：无门静脉海绵样变

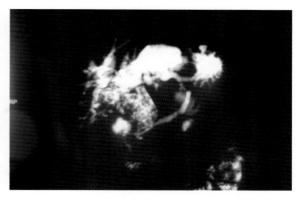

图3-49-4　MRCP：肝内、外胆管重度扩张，充填大量胆石

2.离断肝周粘连带，放置全腹自动牵开器，右膈下填塞纱布垫，托出肝。寻找肝圆韧带，断肝桥，游离肝方叶基部，显现肝左管，敞开左肝前纵沟，安置Pringle止血带。用"四边法"切开肝总管、胆总管，清除肝外胆管结石（图3-49-6），胆总管口能通过5号胆道扩张器。

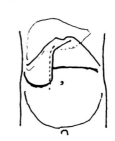

图3-49-5　手术切口示意图

3.沿肝圆韧带途径切开肝左管、左肝内叶胆管，循胆囊床途径切开肝右管，直视下逐一清除肝左管、左肝内叶胆管及右肝前叶、后叶和尾叶胆管结石。切开左肝外叶上段胆管，与肝左管沟通，清除其内胆石，缝闭胆管切口。横断胆总管，组成肝胆管盆，内径达5cm（图3-49-7）。

4.配合使用纤维胆道镜检查各肝内胆管，清除右肝尾叶胆管内胆石约1g。

5.提取桥祥空肠，施改良盆式Roux-en-Y术。逐层关腹，手术历时4小时，失血量约20ml，取出胆石85g（图3-49-8）。安返病房。本例手术绘图见图3-49-9。

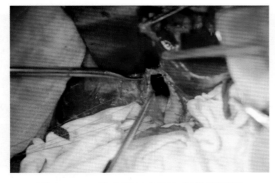

图3-49-6　线牵引处为已切开的胆管壁

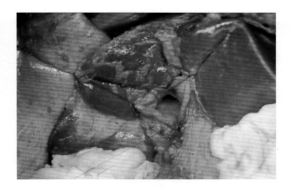

图3-49-7　线牵引处为肝胆管盆

【术后】　无发热、胆漏、出血及肝功能不全等并发症，复查CT无胆石残留。

【经验与体会】

1.本例肝胆管结石难度大、危险性高，但顺利完成手术，患者术后平顺。这次手术获得成功，与以下因素相关：①择期手术，使用预防性抗生素（亚胺培南）。②体位、切口及麻醉。③正确选择了入肝途径（肝圆韧带途径、胆囊床途径）。④配合使用纤维胆道镜。⑤按规定施行改良盆式Roux-en-Y术。

2.本例选择改良盆式Roux-en-Y术是恰当的。本例全肝结石，真正胆管狭窄在胆总管口，而左肝外叶上段、右肝尾叶胆

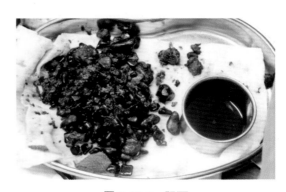

图3-49-8　胆石

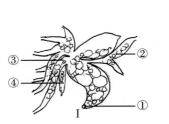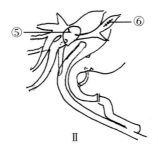

图 3-49-9　**手术示意图**

Ⅰ.术前；Ⅱ.术后

①胆总管口；②左肝外叶上段胆管；③右肝后叶胆管；④右肝尾叶胆管；⑤肝胆管盆；⑥左肝外叶上段胆管结石感途径切开

管口狭窄是相对的，选择胆总管横断、改良盆式 Roux-en-Y 术恰到好处。

病例50　肝胆管结石，T 形管引流致胆总管十二指肠内瘘，门静脉高压，施改良盆式 Roux-en-Y 术

【**病史**】　患者，女，65岁。间歇反复发作右上腹痛、寒战、发热6个月，加重伴黄疸10天。16年前，因右上腹痛入住外院诊断为"肝胆管结石"，施左半肝切除、T 形管引流术。

T 36℃，R 20次/分，P 86次/分，BP 106/66mmHg。神清合作，无黄疸。心、肺正常。腹平，腹壁浅静脉无曲张，见陈旧性右上腹经腹直肌切口瘢痕1条，长约15cm。腹壁软，剑突右下方有压痛，叩击右肝区示心窝部疼痛，未扪及肝、胆囊、脾，无胃振水声，无腹水征。脊柱、四肢正常。WBC 3.1×10^9/L，N 0.86，PLT 106×10^9/L，TP 63g/L，ALB 36g/L，TBIL 10.5μmol/L，DBIL 3.5μmol/L，AST 26U/L，ALT 18.4U/L，ALP 112U/L，γ-Gt 148U/L，PA 244mg/L，ChE 7802U/L。

CT（2021年6月5日，湖南省人民医院）：肝轮廓清，表面光整，左肝未见，右肝肥大。肝内、肝外胆管中度扩张，大量积气（图3-50-1），可见胆石。胆囊未见，主胰管稍扩张，脾大3个肋单元。无腹水。增强扫描（静脉期）显示门静脉增粗，内径与腔静脉一致，约2cm，几乎与胆总管在同一平面。肝固有动脉位于胆总管左侧并紧贴（图3-50-2）。

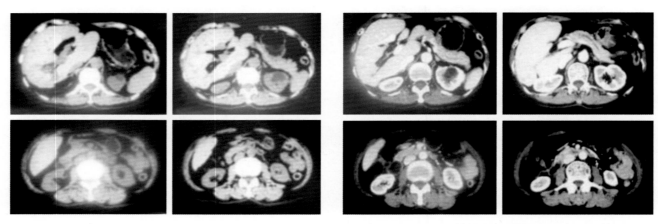

图 3-50-1　CT：肝内、肝外胆管中度扩张，积气、积石　　　　图 3-50-2　CT增强扫描（静脉期）：门静脉增粗

【**诊断**】　胆总管十二指肠瘘，合并反流性胆管炎，胆汁性肝硬化、门静脉高压。

【**手术名称**】　改良盆式 Roux-en-Y 术。

【**手术难点**】　本例为胆汁性肝硬化、门静脉高压患者，而且门静脉几乎与胆总管在同一平面，肝固有动脉紧贴胆总管，术中易损伤门静脉、肝固有动脉。

【**手术过程**】

1.择期手术，取平仰卧位，胸背部垫枕高8cm，气管插管下全身麻醉，取右上腹"反L"形切口（图3-50-3）入腹。术中所见：无腹水，腹膜上无癌性结节，无静脉曲张。肝周广泛粘连，肝色棕红，表面光整，肝叶（段）形态无明显失衡，质地稍硬，无结石感、结节感。胆囊未见。胆总管外径约1cm。门静脉外径约1.8cm，

与胆总管处于同一平面。肝固有动脉紧贴肝外胆管左侧。胰头稍硬，脾不大，胃十二指肠无梗阻征象。

2. 离断腹壁与肠、大网膜及肝粘连，放置全腹自动牵开器，右膈下填塞纱布垫托出肝。离断一级肝门与十二指肠、胃窦粘连，沟通温斯洛孔，放置 Pringle 止血带。

3. 穿刺肝十二指肠韧带右前缘获胆汁，用"四边法"切开胆总管、肝总管，沿肝圆韧带途径、胆囊床途径切开肝左管、肝右管。

4. 直角弯钳插入胆总管，发现胆总管十二指肠瘘口，内径约0.5cm。于十二指肠上缘平面横断胆总管，缝闭远切端，近段拼合组成肝胆管盆，内径约3.5cm。

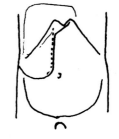

图 3-50-3　手术切口示意图

5. 提取桥袢空肠，施改良盆式 Roux-en-Y 术。逐层关腹，手术历时2.5小时，失血量约50ml，安返病房。本例手术绘图见图3-50-4。

【术后】　无胆漏、出血等并发症，恢复平顺。

【经验与体会】

1. 本例为胆管十二指肠瘘患者，其发生可能与16年前因肝胆管结石施行左半肝切除、胆总管T形管引流有关，主要原因是T形管直臂经胆总管前壁引出，直臂压迫十二指肠。类似病例尚多，笔者主张T形管直臂经胆总管右侧壁另戳孔引出，经右侧腹壁戳孔引出体外为宜（图3-50-5）。

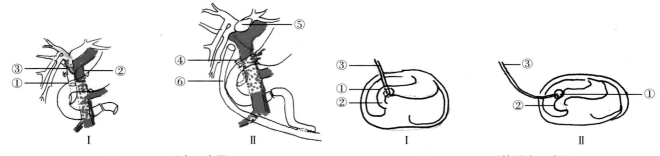

图 3-50-4　手术示意图
Ⅰ.术前；Ⅱ.术后
① 胆总管十二指肠瘘；② 门静脉粗大；③ 肝右动脉；④ 胆总管十二指肠瘘修补；⑤ 肝胆管盆；⑥ 桥袢空肠

图 3-50-5　T形管引出示意图
Ⅰ.T形管经胆总管前壁引出；Ⅱ.T形管经胆总管右侧壁另戳孔引出
① 胆总管；② 十二指肠；③ T形管

2. 修补胆总管十二指肠瘘时，一般在瘘管上胆总管横断，无须游离瘘管，较为安全。

3. T形管经胆总管前壁引出的最大好处是防止了胆总管十二指肠瘘发生，最大的不足之处，对经T形管瘘管胆道镜增加不便。

4. 再施行改良盆式Roux-en-Y术，应注意如下几个问题：①肝胆管盆宜建于肝门隆突以上，应足够宽大，注意黏膜对黏膜。②桥袢空肠的长度在40cm左右，经结肠肝曲系膜戳孔将其引至肝胆管盆，与十二指肠同步、平行。③空肠与桥袢空肠侧-侧吻合，同步缝合10cm。

5. 寻找与离断胆总管，应注意如下问题：①在肝十二指肠韧带右前缘穿刺，获胆汁，不可误将门静脉当作胆管切开。②严格按"四边法"紧贴胆总管壁小心切开。

病例51　肝胆管结石，左肝外叶胆管狭窄、异位开口于左肝内叶胆管，腹腔镜中转开腹，施内吻合改良盆式 Roux-en-Y 术

【病史】　患者，男，48岁。间歇右上腹痛30年，复发10天。因腹痛，多次在当地医院经B超、CT诊断为"肝胆管结石"，害怕手术。

T 36.3℃，R 20次/分，P 80次/分，BP 106/66mmHg。神清合作，无黄疸。心、肺正常。腹平，腹壁浅静脉无曲张。腹壁软，未扪及肝、胆囊、脾，剑突右下方压痛，叩击右肝区示心窝部不适，Murphy征（−），无

胃振水声，无腹水征。脊柱、四肢正常。WBC 8.3×10⁹/L，N 0.71，PLT 148×10⁹/L，TP 63.5g/L，ALB 40g/L，TBIL 15.3μmol/L，DBIL 5μmol/L，AST 34.3U/L，ALT 71.5U/L，ALP 111U/L，γ-Gt 221U/L，PA 264mg/L，ChE 7725U/L，CA19-9 31.5U/ml，AFP 6.14ng/ml。

MRCP（2021年6月6日，湖南省人民医院）：肝左管口狭小，其内嵌顿胆石（图3-51-1），其以上肝内胆管、左肝外叶胆管重度扩张，充填大量胆石（图3-51-2）。右肝内胆管及肝外胆管不扩张，内径约0.7cm。胆囊大小约13cm×4cm，其内无胆石。

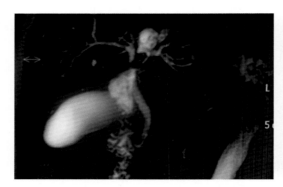
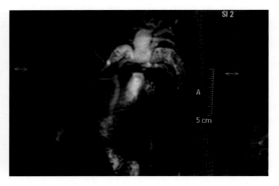

图3-51-1　MRCP：肝左管口狭小，胆石嵌顿　　　　图3-51-2　MRCP：肝左管、左肝外叶胆管充填胆石

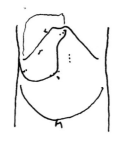

图3-51-3　手术切口示意图

【诊断】　肝胆管结石。S：S₂、S₃、S₄、LLBD、LHBD；St：LHLBD；A：肝左管缺如LHD，左肝外胆管汇入左肝内叶胆管；C：胆汁性肝硬化。高位AOSC。

【手术名称】　内吻合改良盆式Roux-en-Y术，左肝外叶切除术。

【手术难点】　①左肝肥大、右肝萎缩，而左肝外叶胆管口狭窄，充填大量胆石。②肝左管缺如，左肝外叶胆管异位开口于左肝内叶胆管。③腹腔镜下左肝外叶切除后，无法在腹腔镜下处理左肝外叶胆管口狭窄。

【手术过程】

1.择期手术，取平仰卧位，气管插管下全身麻醉，取腹腔镜四孔入腹。术中所见：无腹水，腹膜上无癌性结节。左肝外叶呈纤维囊样改变、肥大，右肝及左肝内叶色泽棕红，表面光整。肝外胆管外径约为1cm。胆囊约13cm×4cm。肝十二指肠韧带无门静脉海绵样变。安置Pringle止血带，钳夹、游离左肝，切断左肝外叶肝蒂，劈离左肝外叶，直线切割闭合器离断肝左静脉，移除左肝外叶。无法解除左肝外叶胆管口狭窄，请笔者会诊，决定中转开腹，去除腹腔镜器械。

2.取右上腹"反L"形切口（图3-51-3，图3-51-4）入腹。安放、调整Pringle止血带，放置全腹自动牵开器，右膈下填塞盐水纱布垫托出肝，扪及肝左管有明显结石感。切除胆囊。游离肝方叶基部，显现肝左管。

3.用"四边法"切开胆总管、肝总管、肝左管口、左肝内叶胆管，显现左肝外叶胆管口开口于左肝内叶胆管，其胆管口嵌顿1.5cm×1cm大小胆石，直视下清除该胆石及以上胆管内胆石。左肝外叶胆管口内径约为0.6cm，与左肝断面胆管相连通，左肝外叶胆管内径约为2cm。

4.行左肝内叶与外叶胆管口内吻合，内径达2cm，缝闭肝断面胆管。切开肝右管口，内径从0.4cm扩大至0.8cm。横断肝总管，关闭胆管远切端，近段拼合组成肝胆管盆，内径达5cm（图3-51-5）。

5.提取桥袢空肠，施行内吻合改良盆式Roux-en-Y术。逐层关腹，手术历时6小时，失血量100ml，取出混合性胆石约30g，安返病房。本例手术绘图见图3-51-6。

【术后】　无胆漏、出血等并发症，复查无胆石残留，恢复平顺。

【经验与体会】

1.本例患者肝胆管结石，肝左管缺如，左肝外叶胆管异位开口于左肝内叶胆管，左肝外叶胆管口约0.6cm，其内胆石嵌顿，邻近的肝右管、肝总管不大，首选腹腔镜切除左肝外叶后无法解除左肝外叶胆管口狭窄，从而中转开腹。

2.本例说明肝胆管结石外科手术处理的关键是解除胆管狭窄，不是取石。

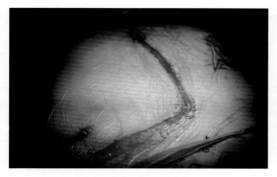

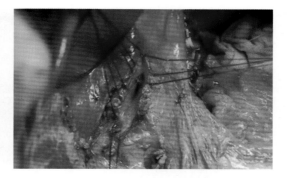

图3-51-4　腹壁切口　　　　　　　　　　　　图3-51-5　线牵引处为肝胆管盆

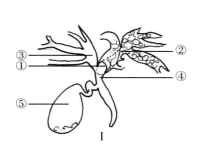

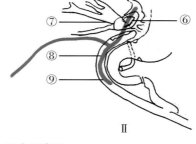

Ⅰ　　　　　　　　　　　　　　　　　　　　Ⅱ

图3-51-6　手术示意图

Ⅰ.术前；Ⅱ.术后

① 左肝内叶胆管口；② 左肝外叶胆管；③ 肝右管；④ 肝总管；⑤ 胆囊；⑥ 左肝内叶、外叶胆管内吻合口；
⑦肝胆管盆；⑧ 桥祥空肠；⑨ 肝胆管盆引流管

3.本例宜开腹施行内吻合改良盆式Roux-en-Y术，左肝外叶没有达到切肝的标准，可以不切。

4.肝切除是治疗肝胆管结石的手段之一，不是唯一手段，应严格掌握切肝指征。本例可不必切除肥大的左肝外叶，理由如下：①左肝肥大，有少许纤维化，但肝色泽棕红。②本例患者胆管狭窄在左肝外叶胆管口，异位开口在左肝内叶胆管，通过内吻合可以解除狭窄。③左肝外叶结石可通过结石感途径清除。

病例52　肝胆管结石、左肝及右肝后叶胆管口狭窄，施内吻合改良盆式Roux-en-Y术

【病史】　患者，女，36岁。右上腹痛30年。幼年时常心窝部疼痛，呕吐蛔虫，排泄粪便中有蛔虫。既往多次就诊于当地医院，经B超诊断为"肝胆管结石"，害怕手术。

T 36.8℃，R 20次/分，P 68次/分，BP 112/68mmHg。神清合作，皮肤、巩膜无黄染。心、肺正常。腹平软，腹壁浅静脉无曲张，剑突右下方有压痛，右肝区叩击痛，未扪及肝、胆囊、脾，无胃振水声，无腹水征。双腰背部无抬举痛，脊柱、四肢正常。WBC 5.12×10⁹/L，N 0.68，PLT 258×10⁹/L，TP 66g/L，ALB 35g/L，TBIL 6.8μmol/L，DBIL 2.19μmol/L，AST 22U/L，ALT 18.7U/L，ALP 87U/L，γ-Gt 123U/L，PA 208mg/L，ChE 6864U/L。

CT（2021年6月17日，湖南省人民医院）：肝轮廓清，表面光整，肝叶形态无明显失衡。肝内、肝外胆管中重度扩张，尤以右肝后叶、左肝外叶、肝外胆管为著，其内充填胆石。可见胆总管出口、右肝后叶胆管口狭窄，并见右肝后叶胆管异位开口于肝左管。主胰管不扩张（图3-52-1）。增强扫描（静脉期）显示无门静脉海绵样变（图3-52-2）。MRCP（2021年6月17日，湖南省人民医院）：肝内、肝外胆管重度扩张，尤以肝外、右肝后叶、左肝外叶为著，其内充填胆石，并见胆管出口、右肝后叶胆管狭窄，右肝后叶胆管异位开口于肝左管。胆囊大小约8cm×4cm，未见胆石。主胰管不扩张（图3-52-3）。

【诊断】　肝胆管结石。S：S₆、S₇、S₂、S₃、LHD、BCD；St：BCD、RPBD、LLBD；A：肝右管缺如，右肝后叶胆管汇入左肝管；C：胆汁性肝硬化。

【手术名称】　内吻合改良盆式Roux-en-Y术。

【手术难点】　①胆石弥漫于右肝后叶胆管、右肝内胆管。②胆总管出口、右肝后叶胆管口、左肝外叶胆管

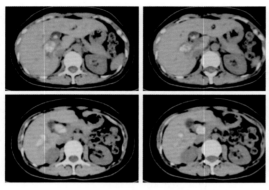

图 3-52-1　CT：肝内、肝外胆管重度扩张，充填胆石

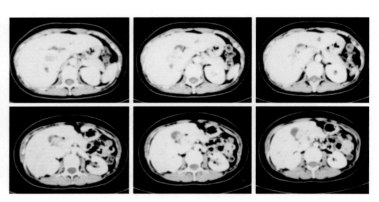

图 3-52-2　CT增强扫描（静脉期）：无门静脉海绵样变

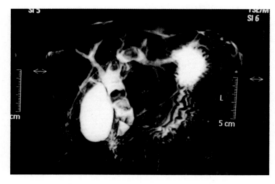

图 3-52-3　MRCP：肝内、肝外胆管扩张

口多处狭窄。③右肝后叶胆管异位开口于肝左管，切肝困难，不切肝解除狭窄也困难。

【手术过程】

1.择期手术，取平仰卧位，气管插管下全身麻醉，取右上腹"反 L 鱼钩"形切口（图 3-52-4）入腹。术中所见：无腹水，腹膜上无癌性结节，大网膜上无静脉曲张。肝色泽棕红，表面光润，肝叶形态、比例无失衡（图 3-52-5），质地稍硬，右肝后叶、左肝外叶脏面结石感明显。肝外胆管外径约 3cm，此处有明显结石感。胆囊大小约 9cm×4.5cm，未扪及结石感。肝十二指肠韧带无门静脉海绵样变。肝方叶稍大。肝左管清楚，温斯洛孔通畅。

2.结扎胆囊管、胆囊动脉，移去胆囊。安放全腹自动牵开器，右膈下填塞纱布垫，安置 Pringle 止血带。用"四边法"切开肝外胆管（图 3-52-6）、肝左管（图 3-52-7），取出肝左管、肝外叶胆管、左肝外叶上段胆石（图 3-52-8）。显现右肝前叶胆管口，内径约 0.7cm，其左侧见右肝后叶胆管，内有胆石嵌顿，胆管口内径约 0.8cm。拟施行右肝后叶切除，实际情况不妥而放弃。

3.施右肝后叶胆管口、右肝前叶胆管口内吻合，使右肝后叶胆管口内径达 1.5cm（图 3-52-9），直视下清除右肝后叶下段、上段胆管内结石，至原结石感消失。

4.通过硬质输尿管镜进一步察看，并清除细小结石颗粒约 3g。

5.横断胆总管（图 3-52-10），近切端拼合组成肝胆管盆（图 3-52-11）。

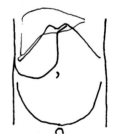

图 3-52-4　手术切口示意图

6.切取桥袢空肠，施内吻合改良盆式 Roux-en-Y 术。逐层关腹，手术历时 3.5 小时，失血量约 15ml，取出胆石 45g（图 3-52-12），安返病房。本例手术绘图见图 3-52-13。

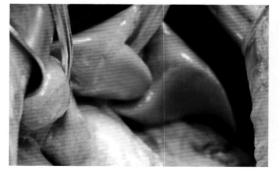

图 3-52-5　肝色泽棕红

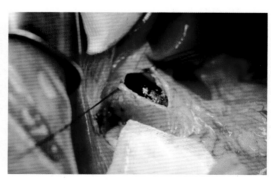

图 3-52-6　线牵引处为已切开的胆管

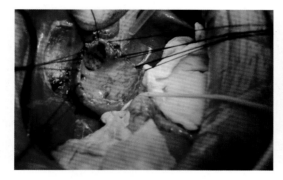

图 3-52-7　线牵引处为肝左管

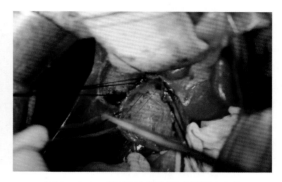

图 3-52-8　线牵开处为肝左管取石后

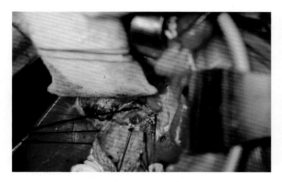

图 3-52-9　拉钩处下方为右肝后叶胆管

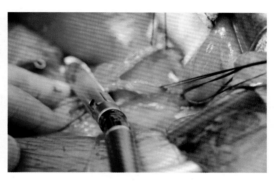

图 3-52-10　应用切割闭合器横断胆总管

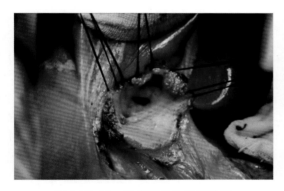

图 3-52-11　线牵开处为肝胆管盆

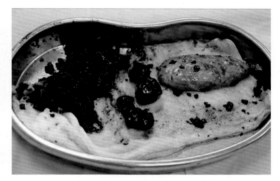

图 3-52-12　胆石

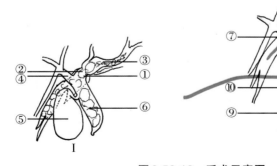

图 3-52-13　手术示意图

Ⅰ.术前；Ⅱ.术后

①肝左管；②右肝后叶胆管；③左肝外叶胆管；④右肝前叶胆管；⑤胆囊；⑥胆总管；⑦右肝后叶胆管、前叶胆管吻合；⑧肝胆管盆；⑨桥祥空肠；⑩肝胆管盆引流管

【术后】 无胆漏、出血等并发症，复查CT无胆石残留，恢复平顺。

【经验与体会】

1.本例患者肝胆管结石分布于左肝及右肝后叶，主管医师原拟切除左肝外叶及右肝后叶，因实际情况不允许而放弃，实施内吻合改良盆式Roux-en-Y术，恢复平顺，无胆石残留，取得较好效果。本例施行左肝及右肝后叶切除不恰当，理由如下：①本例基本属全肝结石。②右肝后叶胆管位于右肝前叶胆管之后，解剖性切除右肝后叶难以实现。③非解剖性右肝后叶切除势必残留右肝后叶，术后易致结石复发及胆漏。

2.本例施行内吻合改良盆式Roux-en-Y术是理想的选择：①较好地解除了右肝后叶胆管口狭窄、胆总管出口狭窄及左肝外叶胆管的相对狭窄，清除了结石，手术创伤最小。②最大限度地保留了肝脏。③实施内吻合改良盆式Roux-en-Y术，对治疗肝胆管结石而言效果是肯定的。

3.患肝切除是治疗肝胆管结石的手段之一，切肝不是唯一选择，更不能见肝内有胆石就切除。宜注意：①严格把握切肝的指征，肝纤维囊性变、胆源性肝脓肿、肝胆管结石并发胆管癌。②切除肝后给患者带来以下隐患：降低了患者的免疫力，切了右肝后只残留左半肝；切肝后残存的肝仍然可能复发结石，给日后处理带来更大的困难。

4.内吻合、肝胆管盆-桥袢空肠吻合，缝线宜用可吸收的薇乔线或PDS线，Prolene线易致缝线结石。

病例53 肝胆管结石、肝右管缺如，经肝圆韧带途径、右肝后叶胆管途径解除胆管狭窄，施内吻合改良盆式Roux-en-Y术

【病史】 患者，女，69岁。反复右上腹痛50多年，复发15天。幼年时常驱蛔虫。既往多次诊断为肝胆管结石，惧怕手术。

T 36.6℃，R 20次/分，P 79次/分，BP 134/75mmHg，体重90kg。神清合作，无黄疸。心、肺正常。腹平，腹壁浅静脉无曲张。腹壁软，皮下多发脂肪瘤，剑突右下方压痛，叩击右肝区示心窝部疼痛，未扪及肝、胆囊、脾，Murphy征（-），无胃振水声，无腹水征。脊柱、四肢正常。WBC 7.4×10⁹/L，N 0.79，PLT 243×10⁹/L，TP 65.6g/L，ALB 36g/L，TBIL 16μmol/L，DBIL 4.4μmol/L，AST 34U/L，ALT 30U/L，ALP 161U/L，γ-Gt 86U/L，PA 180mg/L，ChE 7048U/L。

CT（2021年6月，湖南省人民医院）：肝轮廓清，表面光整，肝叶形态、比例无失衡。肝内、肝外胆管中重度扩张，右肝后叶、左肝外叶多发结石。胆囊不大，胰管不扩张，脾不大（图3-53-1）。增强扫描（静脉期）显示无门静脉海绵样变（图3-53-2）。MRCP（2021年6月，湖南省人民医院）：肝内、肝外胆管中重度扩张，左肝外叶及右肝后叶胆管充填大量胆石，肝右管缺如。胆总管远端见胆石。胆囊呈球形，全胰管不扩张（图3-53-3）。B超（2021年6月，湖南省人民医院）：肝内胆管扩张，其内可见多个强光团伴声影。左肝外叶约3.3cm×1cm，右肝约2.4cm×1.3cm，Ⅲ级胆管宽约0.49cm，胆总管上段内径1.5cm，回声可，胆总管所示段内多个结石。胆囊大小9.8cm×3.3cm，见细弱光斑。

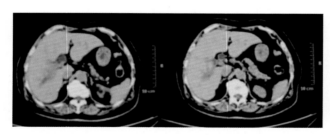

图3-53-1 CT：右肝后叶、左肝外叶胆管中重度扩张，充填胆石

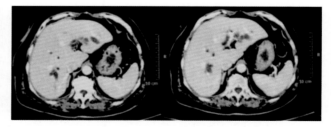

图3-53-2 CT增强扫描（静脉期）：无门静脉海绵样变

【诊断】 肝胆管结石。S：S₂、S₃、S₆、S₇、BCD、G；St：BCD、RPBD、LLBD；A：肝右管缺如；C：胆汁性肝硬化、AOSC。

【手术名称】　内吻合改良盆式 Roux-en-Y 术。

【手术难点】　①肝胆管结石病程长。②结石弥漫肝内外，胆管多处狭窄（胆总管、右肝后叶胆管、左肝外叶胆管）。③并发 AOSC，胆管壁充血、水肿。

【手术过程】

1. 取平仰卧位，气管插管下全身麻醉，胸背部垫高 8cm，取右上腹"屋顶"形切口（图 3-53-4）入腹。术中所见：无腹水，大网膜上无静脉曲张，腹膜上无癌性结节。肝色泽棕红，肝周无粘连，表面光整，右肝后叶、左肝外叶上段肝质地稍硬，可扪及明显结石感。右肝后叶胆管扩张，肝左管稍大，左肝前纵沟宽敞。胆总管外径约 2cm，有明显结石感。胆囊呈球形，大小约 10cm×4cm，无明显结石感。肝十二指肠韧带无门静脉曲张。胃十二指肠无梗阻征象，胰头稍硬，脾不大。

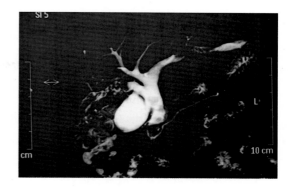

图 3-53-3　MRCP：肝内、肝外胆管扩张，左肝外叶胆管、右肝后叶胆管积石，肝右管缺如

2. 安置全腹自动牵开器，右膈下填塞纱布垫托出右肝，沟通温斯洛孔，放置 Pringle 止血带，切除胆囊。"四边法"切开肝外胆管，清除胆石，远端通过 3 号胆道扩张器。

3. 沿肝圆韧带途径切开肝左管（图 3-53-5）达左肝内叶胆管口（图 3-53-6），直视下清除其内及左肝外叶胆管、左肝外叶上段胆管内胆石，显现肝左管内径 1.3cm、右肝前叶胆管口 1cm，左肝后叶胆管口被胆石嵌顿，内径约 1cm。探查右肝前叶胆管通畅，无胆石。

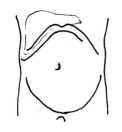

图 3-53-4　手术切口示意图

4. Rouviere 沟宽大，其内右肝后叶胆管充占。沿右肝后叶胆管途径应用"四边法"切开右肝后叶胆管口，取出其内胆石（图 3-53-7）。止血钳插入右肝后叶胆管内引导（图 3-53-8），切开右肝后叶下段胆管（图 3-53-9），直视下清除右肝后叶下段、上段胆管结石（图 3-53-10），其胆管内径分别为 2cm、1.8cm，内、外结石感消失。配合硬质输尿管镜探查，清除约 2g 胆石。横断胆总管，缝闭远切端，近段拼合组成肝胆管盆，内径达 6cm（图 3-53-11）。

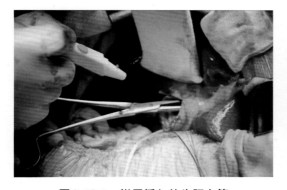

图 3-53-5　钳子插入处为肝左管

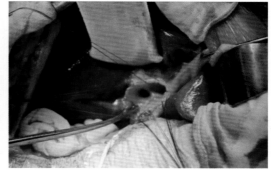

图 3-53-6　拉钩下方为已切开的肝左管

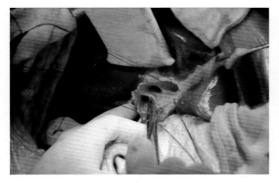

图 3-53-7　钳子插入处为右肝后叶胆管

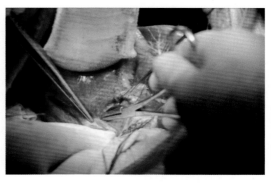

图 3-53-8　镊子尖处为右肝后叶胆管

5.提取桥袢空肠，施内吻合改良盆式Roux-en-Y术，放置肝胆管盆引流管。逐层关腹，手术历时3小时，失血量约15ml，取出胆石40g（图3-53-12）。安返病房。本例手术绘图见图3-53-13。

【术后】 无胆漏、胆道出血等并发症，复查CT无胆石残留，恢复平顺。

【经验与体会】

1.本病例系肝胆管结石患者，结石分布于右肝后叶、左肝外叶，并存在右肝后叶胆管狭窄、结石嵌顿右肝后叶胆管，同时胆总管出口狭窄，肝右管缺如，加之患者肥胖，体重达90kg，是一例治疗较为困难的肝胆管结石患者。笔者采取内吻合改良盆式Roux-en-Y术，取得较好的效果。①全身麻醉，胸背部加垫，取右上腹"屋顶"形切口。②安置全腹自动牵开器，右膈下充填纱布垫托出肝，安置Pringle止血带。③沿肝圆韧带途径切开肝左管达左肝内叶胆管，清除左肝外叶胆管结石。④充分游离右肝，循右肝后叶胆管途径解除右肝后叶胆管口狭窄，清除右肝后叶各胆管结石。⑤配合胆道镜探查，清除残石。⑥内吻合拼合组成直径达6cm的肝胆管盆。⑦施改良盆式Roux-en-Y术。

2.右肝后叶胆管途径是处理右肝后叶胆管结石、胆管狭窄的途径，在应用时有以下方法：①逆右肝后叶胆汁流方向全程切开右肝后叶胆管。②顺右肝后叶胆汁流方向从右肝后叶下段胆管开始切开右肝后叶胆管。③顺

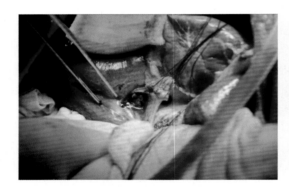

图3-53-9　镊子尖处为右肝后叶下段胆管

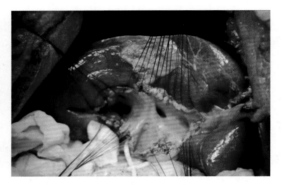

图3-53-10　左侧线牵引处为右肝后叶下段胆管

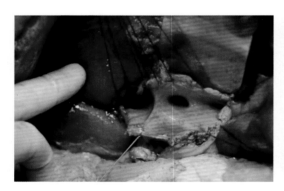

图3-53-11　拉钩下为肝胆管盆

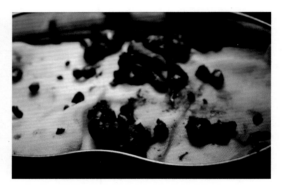

图3-53-12　胆石

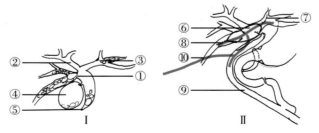

图3-53-13　手术示意图

Ⅰ.术前；Ⅱ.术后

① 右肝后叶胆管口；② 右肝前叶胆管；③ 左肝外叶胆管口；④ 胆囊；⑤ 胆总管口；⑥ 肝胆管盆；⑦ 肝圆韧带途径；⑧ 右肝后叶胆管途径；⑨ 桥袢空肠；⑩ 肝胆管盆引流管

胆汁流方向切开右肝后叶胆管远段，结合逆胆汁流方向切开右肝后叶胆管口，拼合远、近胆管切缘，组成肝胆管盆。本病例采用方法①。

3.上述"方法①"适用于以下情况。①右肝后叶胆管扩张，右肝后叶胆管沟宽大。②右肝后叶胆管口前壁无右肝动脉或门静脉支跨越。③右肝后叶胆管无右肝前叶胆管跨越。

病例54　肝胆管结石，伴右肝内胆管口狭窄，施内吻合改良盆式Roux-en-Y术

【病史】　患者，男，64岁。间歇性右上腹痛50多年，复发伴发热、黄疸7天。幼年时常腹痛、排泄虫、驱蛔。既往多次就诊于当地医院，B超、CT发现"肝胆管结石"，害怕手术，而病情迁延，至3年前因胆石致高热、黄疸，在当地医院施肝部分切除、胆囊切除术。

T 37℃，R 20次/分，P 76次/分，BP 133/66mmHg。神清合作，皮肤、巩膜轻度黄染。心、肺正常。腹平，腹壁浅静脉无曲张，可见右上腹旁正中切口瘢痕，长16cm。腹壁软，未扪及肝、胆囊、脾，剑突右下方有压痛，叩击右肝区示心窝部疼痛，无胃振水声，无腹水征。双腰背部无抬举痛，脊柱、四肢正常。WBC 3.63×10^9/L，N 0.62，PLT 89×10^9/L，TP 55g/L，ALB 33g/L，TBIL 31μmol/L，DBIL 28μmol/L，AST 36U/L，ALT 51U/L，ALP 242U/L，γ-Gt 475U/L，PA 219mg/L，ChE 4794U/L。

CT（2021年6月，湖南省人民医院）：肝轮廓清，表面光整，左肝外叶大部分切除，左肝内叶肥大。肝内胆管中重度扩张，充填胆石、气体（图3-54-1）。肝外胆管内径达2cm。增强扫描（静脉期）显示无门静脉海绵样变。脾不大，主胰管不扩张。MRCP（2021年6月，湖南省人民医院）：肝内、肝外胆管中重度扩张，充填胆石，尤以右肝外为著（图3-54-2）。

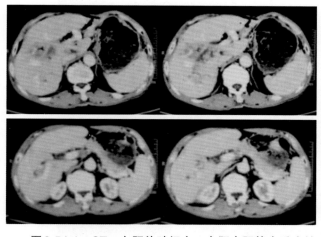

图3-54-1　CT：左肝外叶细小，右肝内胆管中重度扩张，肝右管口狭窄

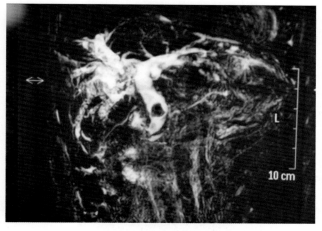

图3-54-2　MRCP：肝内、肝外胆管中重度扩张，充填胆石

【诊断】　肝胆管残留结石。S：S₅、S₈、S₆、S₇、S₃、BCD；St：BCD、LLBD、RHPBD、RHFBD；A：无；C：胆汁性肝硬化。肝肥大-萎缩征（左肝外叶部分切除，左肝内叶肥大，右肝后叶肥大）、AOSC。

【手术名称】　内吻合改良盆式Roux-en-Y术。

【手术难点】　①因肝胆管结石曾施左肝外叶部分切除，腹内粘连。②残留全肝内、肝外胆管结石，多处胆管狭窄，合并胆汁性肝硬化、肝肥大-萎缩征。

【手术过程】

1.择期手术，取平仰卧位，气管插管下全身麻醉，取右上腹"反L鱼钩"形切口（图3-54-3）入腹。术中所见：无腹水，腹膜上无癌性结节，大网膜上无静脉曲张。肝周广泛粘连，肝呈棕红色，表面尚光整，左肝外叶缩小，肝方叶肥大，左肝前纵沟粘连不清，肝质地硬，有明显结石感。肝左管未见，肝外胆管外径约2cm，可扪及结石感。未见胆囊。胃十二指肠无梗阻征象，胰头稍硬，脾

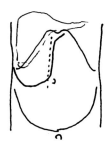

图3-54-3　手术切口示意图

不大。

2.分离粘连，放置全腹自动牵开器。显现肝十二指肠韧带，游离肝，安置Pringle止血带。游离肝圆韧带，显现左肝前纵沟，切除肝方叶及部分右肝前叶（图3-54-4）。显现右肝前叶胆管口、右肝后叶胆管口，其口径分别为1.5cm、0.7cm，直视下清除右肝前叶胆管内结石。施右肝后叶胆管与肝右管内吻合，使其内径达2.2cm（图3-54-5），示指能自由进入右肝后叶胆管（图3-54-6）。直视下轻松清除右肝后叶各胆管结石（图3-54-7）及左肝内胆石。配合胆道镜进一步检查，清除胆石。

3.横断胆总管，缝闭远切端，近段拼合组成肝胆管盆，内径达5cm。

4.提取桥祥空肠，施内吻合改良盆式Roux-en-Y术，放置盆腔引流管。逐层关腹，手术历时3.5小时，失血量约50ml，取出胆石85g（图3-54-8），安返病房。本例手术绘图见图3-54-9。

【术后】 无胆漏、胆道出血及肝功能不全等并发症，复查CT无胆石残留，恢复平顺。

【经验与体会】

1.本病例系复杂肝胆管结石患者，难度大，施行内吻合改良盆式Roux-en-Y术，手术顺利，术后无胆石残

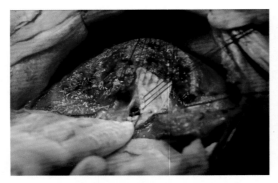

图3-54-4　肝方叶、右肝前叶部分切除后的断面

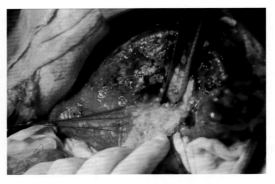

图3-54-5　镊子尖处为右肝后叶胆管、肝右管内吻合

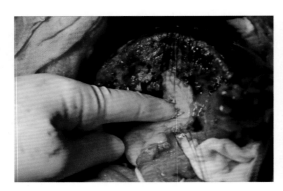

图3-54-6　示指伸入处为右肝后叶胆管

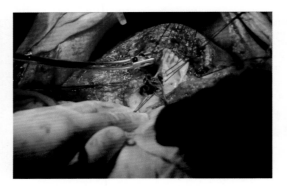

图3-54-7　取石钳取石

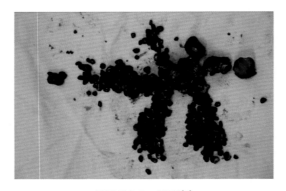

图3-54-8　胆石树

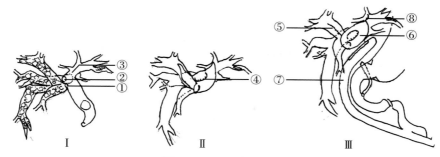

图 3-54-9　手术示意图

Ⅰ.术前；Ⅱ.肝胆管盆建立前；Ⅲ.肝胆管盆建立后

① 右肝前叶胆管口；② 右肝后叶胆管口；③ 肝左管；④ 右肝后叶胆管、肝右管内吻合；⑤ 经胆囊床途径切开右肝前叶下段胆管；⑥ 肝胆管盆；⑦ 桥袢空肠；⑧ 肝圆韧带途径

留，恢复平顺。

2.克服困难，取得手术成功，笔者注意了以下几点：①右上腹"反L鱼钩"形切口。②安置全腹自动牵开器，充分游离肝，右膈下填塞纱布垫，放置Pringle止血带。③取肝圆韧带途径、胆囊床途径，充分解除狭窄。④配合术中B超。⑤施内吻合改良盆式Roux-en-Y术。⑥预防性有效应用抗生素。

3.本例肝胆管盆建立时，笔者注意了以下几点：①利用Pringle止血带，临时阻断入肝血流。②"四边法"充分利用肝圆韧带途径、胆囊床途径。③缝线用可吸收的4/0 PDS线，使胆管内壁光整。

病例55　肝胆管结石，并肝右管口狭窄、右肝萎缩、左肝内叶肥大，施右半肝切除、T形管引流术

【病史】　患者，女，69岁。反复右上腹痛、寒战、发热40余年，复发4天。1988年，诊断为"胆石症"，在外院施OC。2007年，因"肝胆管结石"施左肝外叶切除、T形管引流术。

T 36.5℃，R 20次/分，P 72次/分，BP 135/80mmHg。神清合作，无黄疸。心、肺正常。腹平，腹壁浅静脉无曲张，可见右上腹多条手术瘢痕。腹壁软，未扪及肝、胆囊、脾，剑突右下方有压痛，叩击右肝区示心窝部疼痛，无胃振水声，无腹水征。双腰背部无抬举痛，脊柱、四肢正常。WBC 3.19×10⁹/L，N 0.72，PLT 70×10⁹/L，TP 66.5g/L，ALB 37.5g/L，TBIL 10.74μmol/L，DBIL 3.61μmol/L，AST 63U/L，ALT 45.6U/L，ALP 210U/L，γ-Gt 289U/L，PA 226mg/L，ChE 7593U/L，AFP 4.5ng/ml，CA19-9 10.4U/ml。

MRCP（2021年7月，湖南省人民医院）：肝内、肝外胆管中度扩张，均充填胆石，尤以右肝为著。未见胆囊，主胰管不扩张（图3-55-1）。CT（2021年7月，湖南省人民医院）：肝轮廓清，表面光整，左肝内叶肥大，左肝外叶未见，右肝萎缩。肝内、肝外胆管中度扩张，均充填胆石，尤以右肝为著（图3-55-2）。并可见肝右管口、

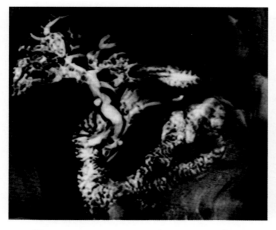

图3-55-1　MRCP：肝内、肝外胆管中度扩张，充填胆石

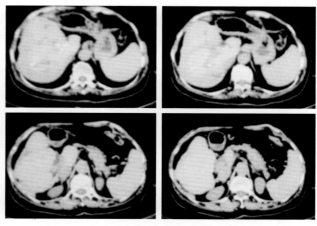

图3-55-2　CT：肝内、肝外胆管中度扩张，充填胆石

右肝前叶胆管口狭窄。胰管不扩张，脾大8个肋单元。无腹水，腹膜后无肿大淋巴结。增强扫描未见门静脉海绵样变（图3-55-3）。

【诊断】 肝胆管结石，左肝外叶切除后。S：S₅、S₈、S₆、S₇、S₁、S₉、BCD；St：RHD、RPBD；A：无；C：胆汁性肝硬化、门静脉高压。肝肥大-萎缩征（左肝内叶肥大、右肝萎缩）、AOSC。

【手术名称】 右半肝切除、T形管引流术。

【手术难点】 ①既往因肝胆管结石施行过胆囊切除、左肝外叶切除，腹内粘连。②肝胆管结石并多级胆管口狭窄、肝肥大-萎缩征、胆汁性肝硬化、门静脉高压。③肝自身粘连，自身肝形态、比例的变化，难以辨别。

【手术过程】

1.择期手术，取平仰卧位，气管插管下全身麻醉，胸背部加垫，取上腹"奔驰标志"形切口（图3-55-4）入腹。术中所见：无腹水，腹膜上无癌性结节。腹内、肝周广泛致密粘连（图3-55-5）。肝呈棕红色，表面光整，未见左肝前纵沟，未显现胆囊窝，镰状韧带、肝圆韧带未见。肝质地硬，右肝、左肝尾叶可触及明显结石感。未见胆囊。肝十二指肠韧带无门静脉海绵样变。胆总管外径约1.5cm，可触及结石感。胃十二指肠无梗阻征象，胰头稍硬，脾下极平脐。

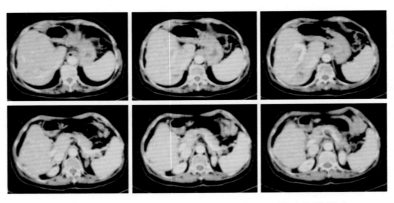
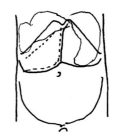

图3-55-3　CT增强扫描（静脉期）：未见门静脉海绵样变　　　图3-55-4　手术切口示意图

2.离断肝周粘连（图3-55-6），显现肝十二指肠韧带（图3-55-7），安置Pringle止血带（图3-55-8），肝露于术野（图3-55-9），放置全腹自动牵开器。瘢痕组织中发现肝圆韧带，敞开左肝前纵沟（图3-55-10），分开胆囊窝（图3-55-11），从而辨清右半肝萎缩，有明显结石感，左肝内叶肥大，左肝尾叶不大，有明显结石感。

3.先后解剖第一肝门（图3-55-12）、第二肝门（图3-55-13）及第三肝门（图3-55-14）。

4.钳夹切断右肝蒂（图3-55-15），劈离右肝（图3-55-16），钳夹切断肝右静脉，移除右半肝（图3-55-17），显示左肝断面（图3-55-18）。

5.经左肝尾叶结石感途径切开尾叶胆管，清除其内胆石，与肝左管沟通，缝闭胆管切口。

6.经肝圆韧带途径切开肝总管、肝左管，放置18号T形管（图3-55-19），缝闭胆管切缘，注水测试无胆

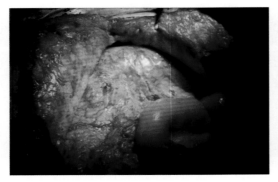
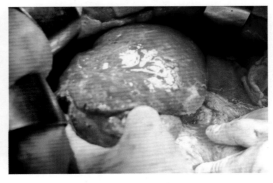

图3-55-5　肝周粘连　　　　　　　　　图3-55-6　肝表面

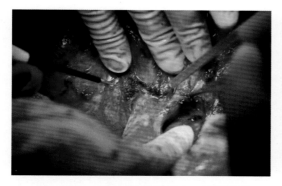

图3-55-7　吸引器头处为肝十二指肠韧带

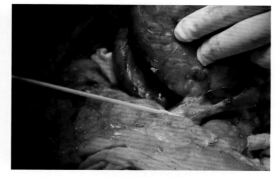

图3-55-8　胶管为Pringle止血带

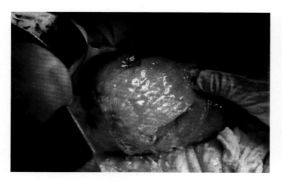

图3-55-9　肝膈面

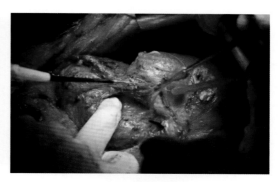

图3-55-10　吸引器处为左肝前纵沟

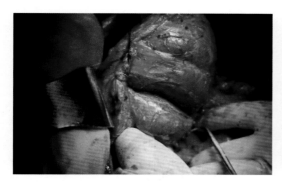

图3-55-11　钳尖处为胆囊窝

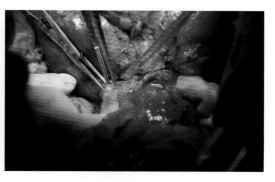

图3-55-12　吸引器处为第一肝门

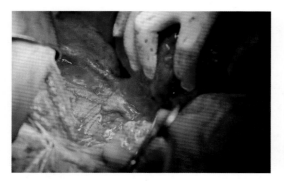

图3-55-13　手指前下方为第二肝门

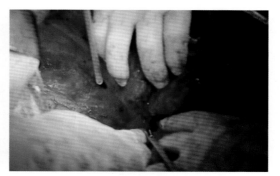

图3-55-14　吸引器处为第三肝门

漏、无出血。逐层关腹，手术历时3.5小时，失血量约300ml，取出胆石约35g。安返病房。本例手术绘图见图3-55-20。

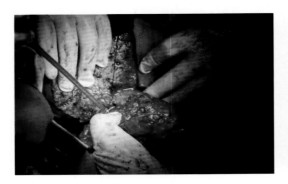

图3-55-15　拇指尖处为右肝蒂

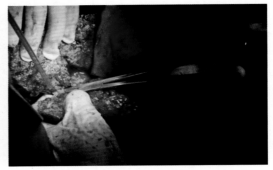

图3-55-16　手指压迫处为右肝断面

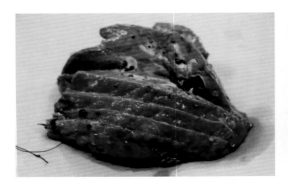

图3-55-17　肝

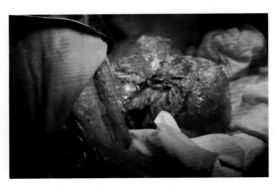

图3-55-18　左肝断面

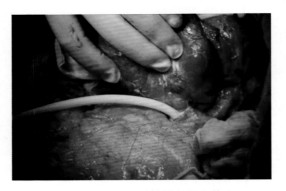

图3-55-19　T形管放入肝左管

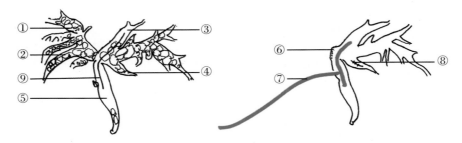

图3-55-20　手术示意图

Ⅰ.术前；Ⅱ.术后

①右肝前叶胆管；②右肝后叶胆管；③左肝内叶胆管；④左肝尾叶胆管；⑤胆总管；⑥右肝管残端；⑦T形管；⑧左肝尾叶胆管途径；⑨肝圆韧带途径

【术后】　无胆漏、出血、肝功能不全等并发症，复查CT见肝内胆管仅少量胆石残留，恢复平顺。

【经验与体会】

1.本例施右半肝切除、胆总管T形管引流术指征明确，也能承受该手术。原因如下：①右肝萎缩，多发结石，多级胆管狭窄。②左肝内叶肥大、胆石少，肝左管口无狭窄。③术前肝功能检查，TP、ALB、AST、ALT、PA、ChE正常。④心功能、肾功能、肺功能正常。

2.本例手术最大的困难是辨别萎缩的右肝，对此笔者注意了以下几点：①足够大的切口，充分游离肝。②瘢痕组织里找出肝圆韧带，敞开左肝前纵沟。③敞开胆囊窝，确定左肝内叶、右半肝。④右肝萎缩，边界清，而且右肝结石感明显。

3.寻找肝圆韧带。本例左肝外叶已切除，肝镰状韧带未见，左肝前纵沟闭塞，寻找肝圆韧带十分困难。对此笔者注意了以下几点：①扪触发现左肝前纵沟软凹。②在软凹处发现肝圆韧带。③横断肝桥，肝圆韧带右侧为肝方叶基部，由此发现肝方叶基部肝左管，进一步确定肝圆韧带。

4.敞开胆囊窝，笔者注意了以下几点：①于第一肝门右侧扪触发现胆囊窝。②右肝质地硬，边界清楚，左肝内叶质地较软，在其交界处扪触胆囊窝间隙，予以分离，敞开胆囊窝。

5.左肝尾叶结石的处理：①切除右半肝后，将左肝内叶向右侧翻转，显现左肝尾叶胆管结石感明显处。②安置Pringle止血带，阻断入肝血流。③应用"四边法"切开左肝尾叶胆管，清除胆石，并与肝左管沟通。仔细扪触原结石感消失，缝闭胆管切口。

病例56　肝胆管结石、右肝后叶胆管异位汇入肝左管、胆管口狭窄，施内吻合改良盆式 Roux-en-Y术

【病史】　患者，男，64岁。间歇性右上腹痛30余年，复发伴寒战、发热、黄疸4天。2015年，诊断为"肝胆管结石"，在外院施左肝外叶切除。

T 39.4℃，R 22次/分，P 100次/分，BP 146/71mmHg。神清合作，皮肤、巩膜轻度黄染。心律齐、无杂音，双肺呼吸音清。腹平，腹壁浅静脉无曲张，可见右上腹多条陈旧性手术切口瘢痕。腹壁软，未扪及肝、胆囊、脾，剑突右下方有压痛，叩击右肝区示心窝部疼痛，无胃振水声，无腹水征。双腰背部无抬举痛，脊柱、四肢正常。WBC 7.38×10⁹/L，N 0.65，PLT 275×10⁹/L，TP 69g/L，ALB 36g/L，TBIL 73μmol/L，DBIL 59μmol/L，AST 29U/L，ALT 59U/L，ALP 206U/L，γ-Gt 476U/L，PA 229mg/L，ChE 6036U/L。

CT（2021年8月4日，湖南省人民医院）：肝轮廓清，表面光整，左肝外叶未见，右肝肥大。右肝后叶胆管中度扩张，多发结石，肝外胆管轻度扩张，少许胆石，胆囊大小约10cm×3cm，胰头不大，脾大小正常（图3-56-1）。增强扫描（静脉期）显示右肝门静脉跨越右肝后叶胆管，距右肝后叶胆管口约3cm（图3-56-2）。MRCP

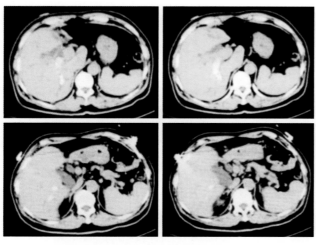
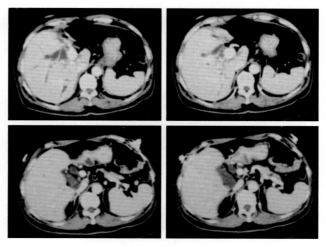

图3-56-1　CT：右肝后叶胆管中度扩张、积石，左肝外叶缺如

图3-56-2　CT增强扫描（静脉期）：无门静脉海绵样变

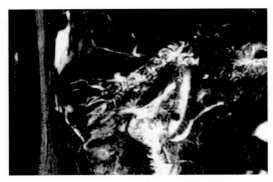

图3-56-3 MRCP：右肝内胆管中度扩张，充填胆石

（2021年8月5日，湖南省人民医院）：右肝后叶胆管中度扩张，充填大量胆石，胆管口狭窄，异位开口于肝左管。胆囊约10cm×3cm，无胆石，主胰管不扩张（图3-56-3）。

【诊断】 肝胆管结石，左肝外叶切除后。S：S_6、S_7、BCD；St：RPBD；A：右肝后叶胆管汇入肝左管；C：胆汁性肝硬化。高位AOSC、肝肥大-萎缩征（左肝外叶切除、右肝肥大）。

【手术名称】 内吻合改良盆式Roux-en-Y术。

【手术难点】 ①因肝胆管结石，左肝外叶萎缩。②右肝后叶胆管异位开口于肝左管。③左肝内叶萎缩，肝圆韧带消失，左肝前纵沟消失。

【手术过程】

1. 择期手术，取平仰卧位，气管插管下全身麻醉，取右上腹"反L鱼钩"形切口（图3-56-4）入腹。术中所见：无腹水，腹膜上无癌性结节，大网膜上无静脉曲张。肝色泽棕红，表面尚平整，左肝外叶萎缩、右肝肥大，结石感不明显。肝外胆管约1.5cm，可扪及胆石感。胆囊大小约11cm×3cm，结石感不明显。胰头、脾不大，胃十二指肠无梗阻征象。

2. 入腹后，离断肝周粘连，安放全腹自动牵开器，显现肝十二指肠韧带，放置Pringle止血带。钳夹切除胆囊。应用"四边法"切开胆总管、肝总管，清除其内胆石。沿肝圆韧带途径切开肝左管，见右肝前叶胆管，其胆管口内径约1.5cm，未见胆石。未见右肝后叶胆管口。

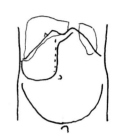

图3-56-4 手术切口示意图

3. 应用"四边法"继续延长切开肝左管长约3cm，显现右肝后叶胆管口，内径约0.3cm，其内胆石可见。切开右肝后叶胆管长度达2cm，应用4/0薇乔线间断缝合切缘（图3-56-5），直视下清除右肝后叶胆管内结石，直至原结石感消失。

4. 横断胆总管，近切端拼合组成肝胆管盆，内径约2.5cm（图3-56-6）。

5. 提取桥祥空肠，施内吻合改良盆式Roux-en-Y术，14号T形管放入右肝后叶胆管。逐层关腹，手术历时3小时，失血量约100ml，取出胆石25g（图3-56-7），安返病房。本例手术绘图见图3-56-8。

【术后】 无胆漏、出血、肝功能不全等并发症，复查无胆石残留，恢复平顺。

【经验与体会】

1. 术前认真、准确阅读CT、MRCP片，获清晰诊断。CT

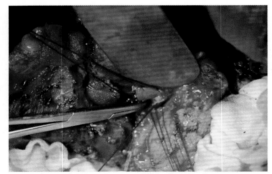

图3-56-5 钳尖处为右肝后叶胆管

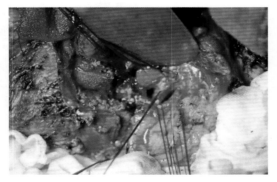

图3-56-6 线牵引处为肝胆管盆

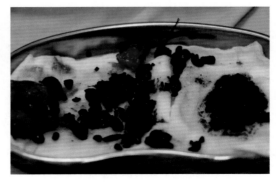

图3-56-7 胆石

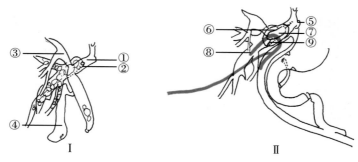

图3-56-8　手术示意图

Ⅰ.术前；Ⅱ.术后

① 肝左管；② 右肝后叶胆管口；③ 右肝前叶胆管；④ 胆囊；⑤ 左肝外叶胆管残端；⑥ 右肝后叶胆管口与肝左管内吻合口；⑦ 肝胆管盆；⑧ 肝胆管盆引流管；⑨ 肝总管、肝右管切缘拼合

显示左肝后叶胆管结石，胆管口狭窄、开口汇入肝左管。MRCP显示右肝后叶胆管汇合肝左管。而CT还显示距右肝后叶胆管口右侧2cm范围内无门静脉、肝动脉跨越，提示右肝后叶胆管可切开，而且切开的长度在2cm以内。

2.术中仔细探查，确保手术顺利进行：①切开肝外胆管及少许肝左管，未见重叠积石的右肝后叶胆管。②沿肝圆韧带途径切开肝左管长达3cm，显现狭窄的右肝后叶胆管口，可见其内胆石，与术前MRCP、CT检查所示相符。③切开右肝后叶胆管，施肝左管、右肝后叶胆管内吻合，长度达2cm。

3.肝胆管盆建立及Roux-en-Y术内引流注意事项：①应用4/0薇乔线施行右肝后叶胆管、肝左管内吻合。②应用4/0薇乔线施行肝总管右切缘与肝右管内吻合。③应用14号T形管长横臂插入右肝后叶胆管，防止胆漏。

病例57　右肝前叶胆管结石，并右肝前叶胆管狭窄，施内吻合改良盆式Roux-en-Y术

【病史】　患者，女，62岁。反复右上腹痛40余年，复发伴恶心、呕吐20天。2011年，因"胆石症"在外院施胆囊切除术。

T 36.5℃，R 20次/分，P 78次/分，BP 100/66mmHg。神清合作，皮肤、巩膜轻度黄染。心、肺正常。腹平，腹壁浅静脉无曲张。腹壁软，未扪及肝、胆囊、脾，剑突右下方有压痛，叩击右肝区示心窝部疼痛，无胃振水声，无腹水征。双腰背部无抬举痛，脊柱、四肢正常。WBC $6.4×10^9$/L，N 0.74，PLT $131×10^9$/L，TP 66.8g/L，ALB 36g/L，TBIL 37.5μmol/L，DBIL 29μmol/L，AST 126U/L，ALT 147U/L，ALP 465U/L，γ-Gt 1054U/L，PA 151mg/L，ChE 4869U/L。

MRCP（2021年8月，湖南省人民医院）：肝内、肝外胆管中重度扩张，右肝前叶胆管充填胆石、积气。未见胆囊，主胰管不扩张（图3-57-1）。CT（2021年8月，湖南省人民医院）：肝轮廓清，表面光整，肝叶形态、比例无失衡。右肝前叶胆管中度扩张，充填胆石。未见胆囊。胆总管内径约1.5cm，充填胆石（图3-57-2）。脾不大。无腹水。增强扫描（静脉期）显示左肝内胆管积气、积石，无门静脉海绵样变（图3-57-3）。

【诊断】　肝胆管结石。S：S_5、S_8、BCD；St：PPBD；A：无；C：胆汁性肝硬化。反流性胆管炎、肝肥大–萎缩征（左肝方叶肥大、右肝后叶肥大）。

【手术名称】　肝方叶切除，内吻合改良盆式Roux-en-Y术。

【手术难点】　肝方叶肥大，右肝前叶胆管口位置深藏。

【手术过程】

1.择期手术，取平仰卧位，气管插管下全身麻醉，取右上腹"反L"形切口（图3-57-4）入腹。术中所见：无腹水，腹

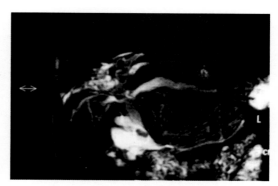

图3-57-1　MRCP：肝内、肝外胆管中重度扩张，右肝前叶胆管积石

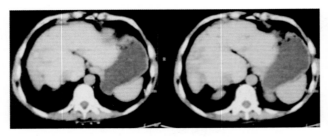

图3-57-2　CT：右肝前叶胆管中度扩张、积石

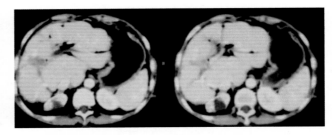

图3-57-3　CT增强扫描（静脉期）：左肝内胆管积气、积石

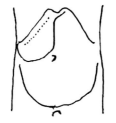

图3-57-4　手术切口示意图

膜上无癌性结节。肝色泽棕红，表面光整，肝方叶、右肝后叶肥大，右肝前叶萎缩，一级肝门深埋入肝内（图3-57-5）。右肝前叶脏面明显结石感。肝外胆管不扩张，有结石感。胆囊未见。胰头、脾不大，胃十二指肠无梗阻征象。

2.安放全腹自动牵开器，离断肝膈粘连带，右膈下填塞纱布垫，托出肝。应用"四边法"切开肝总管，未见肝左管口、肝右管口。清除肝外胆管结石，放置Pringle止血带。

3.阻断入肝血流，划定切肝线（图3-57-6），切除肝方叶及部分右肝前叶（图3-57-7）。

4.沿肝圆韧带途径切开肝左管，沿胆囊床途径切开肝右管，显现右肝前叶胆管口、右肝后叶胆管及左肝内叶胆管口、左肝外叶胆管口，右肝前叶胆管口内径约为0.3cm。顺胆囊床途径应用"四边法"切开右肝前叶胆管、右肝前叶下段胆管，使其胆管切口长达2cm（图3-57-8），直视下清除右肝前叶上段胆管结石，并应用"三合一液"冲洗胆管。

5.横断胆总管（图3-57-9），近切端拼合形成肝胆管盆，内径达3cm（图3-57-10）。

6.提取桥襻空肠，施内吻合改良盆式Roux-en-Y术，放置肝胆管盆引流管，注水测试无胆漏。逐层关腹，手术历时4小时，失血量约50ml，取出胆石约20g，安返病房。本例手术绘图见图3-57-11。

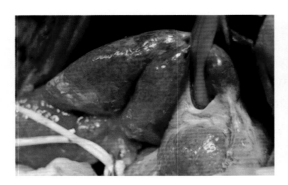

图3-57-5　肝方叶肥大

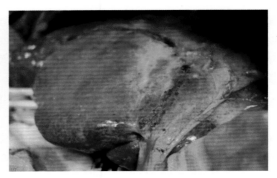

图3-57-6　肝切除划定线

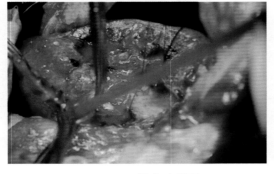

图3-57-7　肝方叶断面

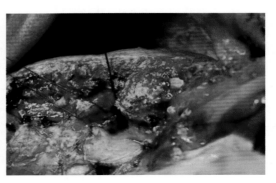

图3-57-8　线牵引处为右肝前叶胆管

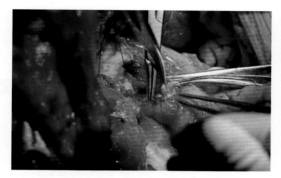

图3-57-9　线牵引处为右肝前叶胆管

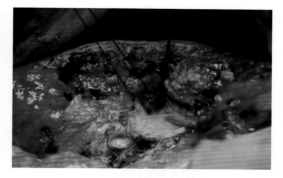

图3-57-10　线牵引处为肝胆管盆

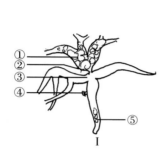

I

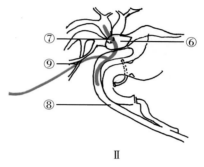

II

图3-57-11　手术示意图

I.术前；II.术后

① 右肝前叶胆管；② 右肝前叶胆管口；③ 右肝后叶胆管；④ 胆囊管残端；⑤ 胆总管结石；⑥ 肝胆管盆；⑦ 右肝前叶胆管内吻合；⑧ 桥袢空肠；⑨ 肝胆管引流管

【术后】　无胆漏、出血、肝功能不全等并发症，复查无胆石残留，恢复平顺。

【经验与体会】

1.本病例系右肝前叶胆管结石并右肝前叶胆管口狭窄，且右肝前叶胆管呈"短管状"狭小，外科手术处理十分困难。其难点如下：①肝方叶、S₅肝肥大，致一级肝门深陷。右肝前叶胆管深藏肝内，致使切除肝较多（约75g）。②右肝前叶上段与膈肌致密粘连，离断十分困难。③右肝前叶胆管口内径约0.3cm，而且其胆管狭窄的长度约1cm。④胆石主要位于右肝前叶上段胆管内。

2.处理本例，"克难"在于以下几点：①宽大的腹部切口，本例取右上腹"反L鱼钩"形切口。②安放全腹自动牵开器，游离肝，右膈下填塞纱布垫，托出肝。③放置Pringle止血带。④以第一肝门、右肝前叶胆管为底线，切除肝方叶及部分右肝前叶。⑤沿肝圆韧带途径、胆囊床途径应用"四边法"切开肝左管及右肝前叶胆管、右肝前叶下段胆管，敞开右肝前叶上段胆管。⑥直视下清除右肝前叶各胆管内胆石，直至内外结石感消失。⑦施内吻合改良盆式Roux-en-Y术。

病例58　肝胆管结石，右肝三联切除复发肝内胆管结石，施内吻合改良盆式Roux-en-Y术

【病史】　患者，女，67岁。间歇性右上腹痛40余年，复发伴寒战、发热4天。2011年，诊断为"肝胆管结石"，施右肝三联切除术。2020年，施腹腔镜下右肾切除术。

T 36.7℃，R 20次/分，P 81次/分，BP 184/74mmHg。神清合作，黄疸。心律齐、无杂音，双肺呼吸音清。腹平，腹壁浅静脉无曲张，可见右上腹"反L"形切口瘢痕长30cm，无切口疝。腹壁软，剑突右下方有压痛，叩击右肝区示心窝部不适，未扪及肝、胆囊、脾，无胃振水声，无腹水征。双腰背部无抬举痛，脊柱、四肢正常。WBC 8.27×10⁹/L，N 0.866，PLT 186×10⁹/L，TBIL 141μmol/L，DBIL 98μmol/L，TP 57g/L，ALB 39g/L，AST 447U/L，ALT 769U/L，PA 158mg/L，ChE 8368U/L，γ-Gt 679U/L，ALP 199U/L，BUN 5.38mmol/L。

CT（2021年8月，湖南省人民医院）：肝轮廓清，表面光整，右肝三联未见，右肝外叶扩大。肝内、肝外

胆管轻度扩张，左肝内叶、左肝尾叶胆管充填多发结石，脾不大，腹膜后无肿大淋巴结，左肾大小正常，无右肾缺如（图3-58-1）。增强扫描显示无门静脉海绵样变（图3-58-2）。MRCP（2021年8月，湖南省人民医院）：肝内、肝外胆管轻度扩张，左肝内叶胆管、左肝尾叶胆管结石（图3-58-3）。

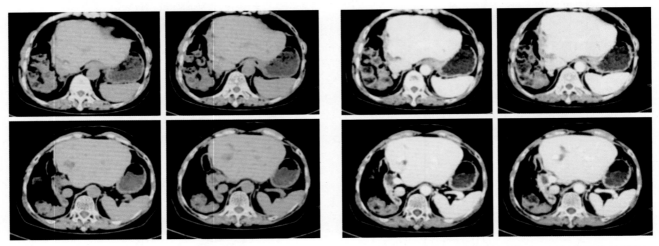

图3-58-1　CT：左肝内叶、尾叶胆管轻度扩张、积石　　　　图3-58-2　CT增强扫描（静脉期）：无门静脉海绵样变

【诊断】　肝胆管结石，右肝三联切除后。S：左肝内叶胆管、S₁、S₂；St：S₁；A：无；C：AOSC。左肝代偿性肥大。

【手术名称】　肝胆管盆式Roux-en-Y术。

【手术难点】　①由于曾施右肝三联切除，术后左肝外叶代偿性肥大，二级肝门移位，如何发现二级肝门？②如何进入肝内胆管？③如何发现左肝尾叶胆管口狭窄、左肝内叶胆管口狭窄并予以解除？

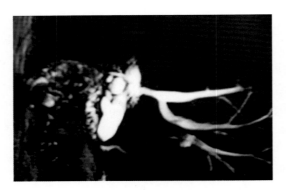

图3-58-3　MRCP：左肝尾叶胆管扩张、积石

【手术过程】

1. 择期手术，取平仰卧位，气管插管下全身麻醉，延长原右上腹"反L"形切口（图3-58-4）入腹。术中所见：无腹水，腹膜上无癌性结节，大网膜上无静脉曲张。左肝外叶肥大，与左右膈肌、大网膜、胃十二指肠致密粘连（图3-58-5）。右膈下充填右结肠、十二指肠。肝呈棕红色，质地较硬，表面无结石感、结节感，右肝三联未见。胆囊体部已切除。胰头较硬，脾不大。

2. 离断膈下粘连带，放置全腹自动牵开器，紧贴膈肌分离粘连。显现右膈肌、左膈肌，显现解剖第二肝门、肝左静脉。分离胃、十二指肠、左肝外叶脏面粘连面，显现十二指肠、肝十二指肠韧带及肝圆韧带（图3-58-6）。沟通温斯洛孔，游离十二指肠与肝总管粘连（图3-58-7），显现肝总管，应用"四边法"切开肝总管（图3-58-8）。

3. 游离肝圆韧带，显现左肝内叶胆管（图3-58-9），拆除原肝断面缝线结（图3-58-10），应用"四边法"切开左肝内叶胆管，其胆管壁厚0.3cm，胆管内径约1.0cm，清除其内胆石（图3-58-11）及左肝外叶下段胆管。

4. 于左肝内叶胆管基部右侧缘发现左肝尾叶胆管口，其内径约0.1cm，应用"四边法"切开、延长达尾叶胆管，胆管内径约0.7cm，清除其内胆石，应用"三合一液"冲洗、清洁（图3-58-12）。

5. 离断肝总管，近切端内吻合组成肝胆管盆，内径约2.5cm（图3-58-13），缝闭远侧断端。

6. 提取桥袢空肠，施行内吻合改良盆式Roux-en-Y术。逐层关腹，手术历时5小时，失血量100ml，取出胆石10g，安返病房。本例手术绘图见图3-58-14。

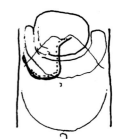

图3-58-4　手术切口示意图

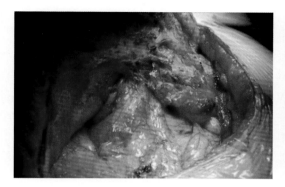

图 3-58-5　肝周粘连

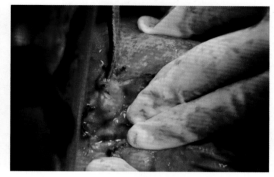

图 3-58-6　钳尖处为肝十二指肠韧带

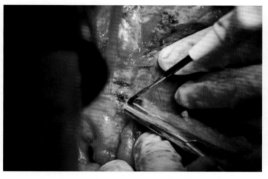

图 3-58-7　电刀处为肝总管

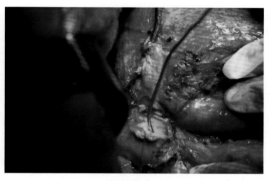

图 3-58-8　胆道括匙插入处为胆总管

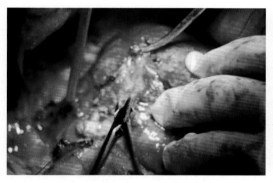

图 3-58-9　钳尖处为肝圆韧带

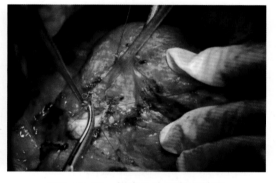

图 3-58-10　钳尖处为肝断面缝线

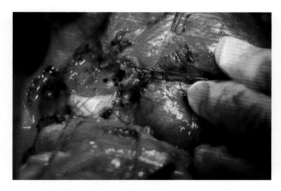

图 3-58-11　线牵引处为左肝内叶胆管

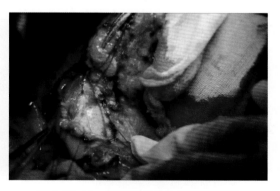

图 3-58-12　线牵引处为左肝尾叶胆管

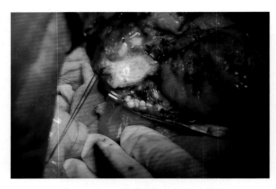

图3-58-13　线牵引处为肝胆管盆

【术后】 无胆漏、胆道出血、肝功能不全等并发症，复查CT无胆石残留，恢复平顺。

【经验与体会】

1.本例肝胆管结石施行右肝三联切除，仅留下左肝外叶及尾叶，术后不到10年左肝尾叶胆管、左肝内叶胆管、左肝外叶下段胆管又出现胆石，说明肝叶切除有用，但不是治疗肝胆管结石的唯一手段，而且切肝后残余肝又长胆石，说明切肝宜慎重。

2.本次手术难度较大，表现为以下几个方面：①如何到达肝十二指肠韧带？②如何进达肝门？③如何解除左肝尾叶、左肝内叶胆管狭窄？

3.对于上述难点，笔者采取以下手段逐一克服：①到达肝十二指肠韧带，注意：宽大的切口，安置全腹自动牵开器；离断右膈下粘连，从右到左，到达温斯洛孔右侧；离断左膈下粘连，从左上到右上方，仔细解剖第二肝门；离断左肝外叶脏面，从左下到温斯洛孔左侧。②到达肝门，笔者注意了以下几点：沟通温斯洛孔；辨清胃、幽门环，离断十二指肠球部与肝门、肝总管粘连，显现肝总管；应用"四边法"切开肝总管。③解除肝内胆管狭窄，宜注意以下几点：辨清肝圆韧带、左肝前纵沟，经肝圆韧带途径解除左肝内叶胆管狭窄，进达左肝内叶胆管；经左肝尾叶胆管途径解除左肝尾叶胆管狭窄。④横断肝总管，拼合组成肝胆管盆，施行内吻合改良盆式Roux-en-Y术。

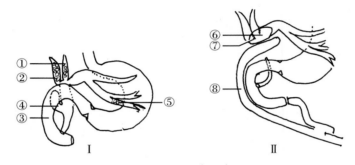

图3-58-14　手术示意图

Ⅰ.术前；Ⅱ.术后

① 左肝内叶胆管；② 左肝尾叶胆管口狭窄；③ 十二指肠；④ 残余胆囊；⑤ 左肝外叶下段胆管；⑥ 肝胆管盆；⑦ 左肝尾叶胆管口与左肝内叶胆管口拼合；⑧ 桥袢空肠

病例59　肝胆管结石，左肝外叶胆管口、左肝尾叶胆管口狭窄，施内吻合改良盆式Roux-en-Y术

【病史】 患者，女，53岁。间歇性右上腹痛20年，复发伴呕吐10天。曾就诊于当地医院，诊断为"肝胆管结石"，拒绝手术。

T 36.3℃，R 20次/分，P 79次/分，BP 139/85mmHg。神清合作，皮肤、巩膜轻度黄染。心、肺正常。腹平，腹壁浅静脉无曲张。腹壁软，未扪及肝、胆囊、脾，剑突右下方有压痛，叩击右肝区示心窝部不适，Murphy征（-），无胃振水声，无腹水征。脊柱、四肢正常。WBC 6×10^9/L，N 0.617，PLT 279×10^9/L，TP 60g/L，ALB 37g/L，TBIL 37μmol/L，DBIL 24μmol/L，AST 48U/L，ALT 160U/L，ALP 187U/L，γ-Gt 775U/L，PA 222mg/L，ChE 7971U/L。

CT（2021年8月20日，湖南省人民医院）：肝轮廓清，表面光整，肝叶形态、比例无失衡。肝内、肝外胆管中度扩张，左肝外叶胆管、左肝尾叶胆管、右肝后叶胆管充填胆石，无胆管积气（图3-59-1）。可见左肝外叶胆管口、左肝尾叶胆管口狭窄。胆囊不大。无腹水，无腹膜后淋巴结肿大。增强扫描（静脉期）显示无门静脉海绵样变（图3-59-2）。MRCP（2021年8月21日，湖南省人民医院）：肝内、肝外胆管中度扩张，肝左管、

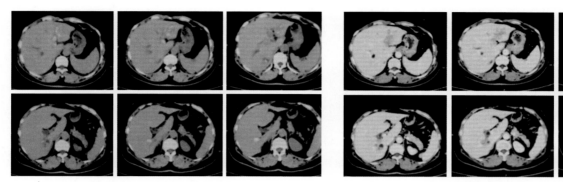

图3-59-1　CT：肝内、肝外胆管中度扩张，充填胆石 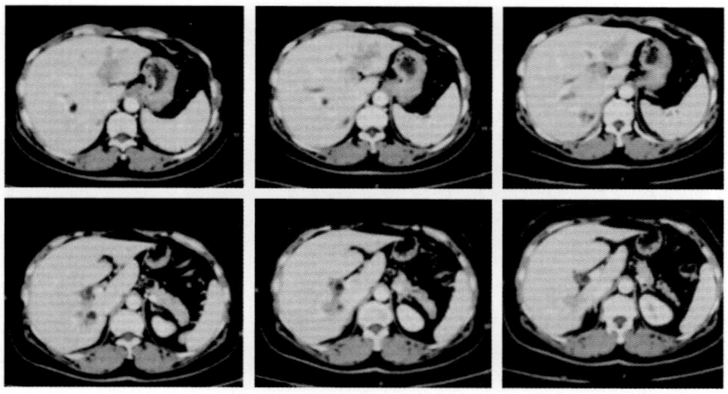　　　　图3-59-2　CT增强扫描（静脉期）：无门静脉海绵样变

左肝尾叶胆管及右肝后叶胆管充填胆石。可见左肝外叶胆管口、左肝尾叶胆管口狭窄，似可见左肝外叶胆管开口于左肝内叶胆管，左肝尾叶胆管汇入左肝外叶胆管（图3-59-3）。

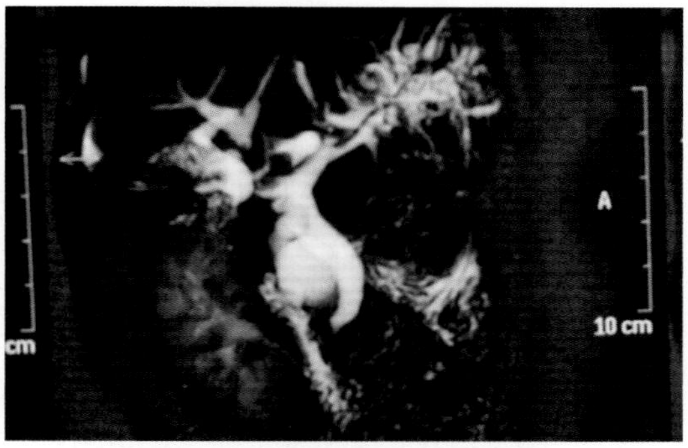

【诊断】　肝胆管结石。S: S_3、S_1、S_6、S_7、LLBD；St: LLBD、S_1；A: 肝左管缺如，左肝外胆管汇入左肝内叶胆管，S_1段胆管汇入左肝外叶胆管；C: 胆汁性肝硬化。

【手术名称】　内吻合改良盆式Roux-en-Y术。

【手术难点】　①肝左管缺如，左肝外叶胆管开口于左肝内叶胆管后壁，而左肝尾叶胆管汇合左肝外叶胆管。②左、右肝内胆管均充填胆石。

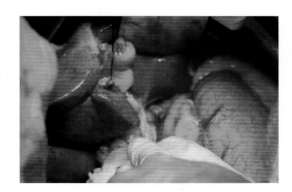

图3-59-3　MRCP：肝内、肝外胆管中度扩张，左肝尾叶胆管汇入左肝外叶胆管

【手术过程】

1.择期手术，取平仰卧位，气管插管下全身麻醉，取右上腹"反L鱼钩"形切口（图3-59-4）入腹。术中所见：无腹水，腹膜上无癌性结节。肝周无粘连。肝色泽棕红，表面光整，形态、比例无失衡，左肝外叶、左肝尾叶明显结石感，肝方叶肥大、覆盖肝左管（图3-59-5）。肝外胆管外径约1.3cm。胆囊不大，胰头软，脾不大。

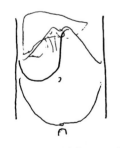

图3-59-4　手术切口示意图

2.安放全腹自动牵开器，放置Pringle止血带，结扎切断胆囊管、胆囊动脉，移除胆囊。阻断入肝血流，切除肝方叶，重约30g。显现左肝内叶胆管，沿肝圆韧带途径应用"四边法"切开肝总管、左肝内叶胆管达左肝前纵沟。显现肝右管、左肝外叶胆管，分别窥见其内胆石，左肝外叶胆管口内径约0.4cm（图3-59-6）。

3.行左肝外叶胆管和左肝内叶胆管内吻合，使其直径达2cm（图3-59-7），直视下清除左肝外叶胆管及左肝外叶上段、下段胆管胆石。

4.经左肝尾叶胆管途径切开左肝外叶胆管，长达1.3cm，清除其内胆石，并与肝左外叶胆管沟通（图3-59-8），原左肝外叶结石感消失。

5.直视下经右肝后叶胆管口取石，搔刮右肝后叶胆管、右肝前叶各胆管内结石（图3-59-9）。

6.横断胆总管，近切端组成肝胆管盆。

7.切取桥袢空肠，施行内吻合改良盆式Roux-en-Y术，安放肝胆管盆引流管。逐层关腹，手术历时3小时10分钟，失血量约20ml，取出胆石约15g，安返病房。本例手术绘图见图3-59-10。

【术后】　恢复平顺。

【经验与体会】

1.本例肝胆管结石充填左肝及右肝后叶，肝左管缺如，左

图3-59-5　牵引线左侧为肥大肝方叶

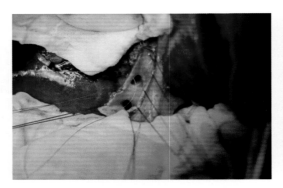

图3-59-6　线牵引处为已切开的肝左管

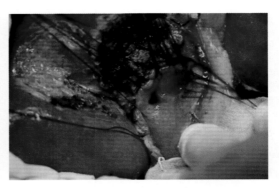

图3-59-7　右上方线牵引处为左肝外叶与左肝内叶胆管内吻合

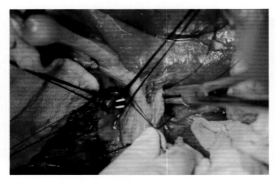

图3-59-8　止血钳尖处为肝左管

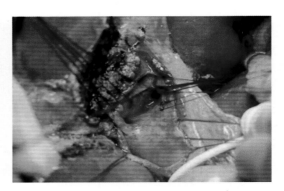

图3-59-9　线牵引处为右肝后叶胆管口

肝外叶胆管异位开口于左肝内叶胆管，而左肝尾叶胆管开口汇入左肝外叶胆管，呈现"立交桥"式改变，互相牵连，无法切肝，即使切肝必须左半肝、右肝后叶切除，患者难以承受，因此手术难度大。也就是说，要解除狭窄、矫治畸形、清除结石，最大限度保存肝。

2.对于本例，我们采取以下方法，获得手术成功：①宽大的切口，方便手术实施。②先切除胆囊及肝方叶，排除入肝的阻碍，敞开第一肝门。③经肝圆韧带途径切开左肝内叶胆管，显现左肝外叶胆管口及右肝前叶胆管口、右肝后叶胆管口。④施左肝内叶胆管与左肝外叶胆管内吻合，使其口径从0.3cm扩大至2cm，清除其内及左肝外叶胆管内结石。⑤经左肝尾叶胆管途径清除其内胆石，并与左肝外叶胆管沟通。⑥经胆囊床途径直视下清除右肝后叶胆管结石。⑦切断胆总管，组成肝胆管盆。⑧施行内吻合改良盆式Roux-en-Y术。

3.左肝尾叶结石的处理（图3-59-11），宜注意以下几点：①充分游离左肝。②经肝圆韧带途径施左肝外叶

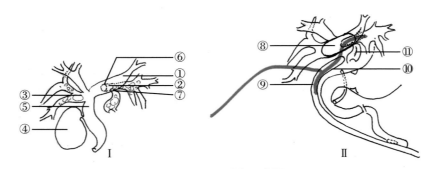

图3-59-10　手术示意图

Ⅰ.术前；Ⅱ.术后

① 左肝内叶胆管；② 左肝外叶胆管；③ 右肝后叶胆管；④ 胆囊；⑤ 肝总管；⑥ 左肝外叶胆管口；⑦ 左肝尾叶胆管口；⑧ 肝胆管盆；⑨ 桥袢空肠；⑩ 肝胆管盆引流管；⑪ 左肝尾叶胆管途径

胆管与左肝内叶胆管内吻合，解除左肝外叶胆管狭窄，清除其内胆石。③向右前方翻转左肝外叶，显现左肝尾叶胆管结石处。④阻断入肝血流，应用"四边法"切开左肝尾叶胆管，清除胆石，并与左肝外叶胆管沟通。⑤缝合尾叶胆管切口。

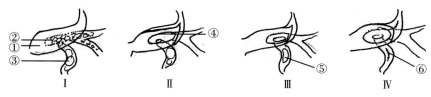

图3-59-11　左肝尾叶胆管结石处理示意图

Ⅰ.取石前；Ⅱ.左肝内叶胆管、左肝外叶胆管内吻合后；Ⅲ.左肝尾叶胆管切开、取石；Ⅳ.左肝尾叶胆管取石后

①左肝内叶胆管；②左肝外叶胆管口；③左肝尾叶胆管；④左肝外叶胆管、左肝内叶胆管内吻合；⑤左肝尾叶胆管切口；⑥左肝尾叶胆管切口关闭

第四章
胆管囊状扩张症、囊肿切除术

1723年，Vater首先报道胆总管囊状扩张症、囊肿切除术。之后，Todani将胆管囊状扩张分为5型，并据此施行手术切除（图4-0-1）。

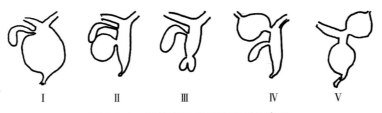

Ⅰ   Ⅱ   Ⅲ   Ⅳ   Ⅴ

图4-0-1　胆管囊状扩张症分型示意图

临床以Ⅰ型最多，约占87%。现以Ⅰ型为例进行讨论。胆管囊状扩张症以东方人多见，临床症状以右上腹疼痛、发热、黄疸为主，可并发胆管癌、胆管结石等，其胆管癌发生率高达22%，故为癌前病变，手术切除囊肿是目前共认的选择，即"下不留酒杯，上不留喇叭"。从1990年至今，笔者先后行胆管囊肿切除300多例，年龄最小者仅23天，最大者达76岁。

一、胆管囊状扩张症手术切除的指征

经过体检、B超、CT、MRI检查，诊断符合胆管囊状扩张症Ⅰ型，能承受手术者。

二、胆管囊状扩张症手术方式

1.开腹囊肿切除，改良肝胆管盆式Roux-en-Y术。

2.电视腹腔镜囊肿切除，改良肝胆管盆式Roux-en-Y术。

3.开腹囊肿胰头十二指肠切除术。

4.开腹囊肿、左半肝切除，改良肝胆管盆式Roux-en-Y术。

5.开腹囊肿、右半肝切除，改良肝胆管盆式Roux-en-Y术。

三、手术难点

1.囊肿切除，上面不留"喇叭口"，形成肝胆管盆，下面不留"小酒杯"，彻底切除囊肿。

2.囊肿剥离，炎症充血、水肿，或囊肿壁静脉曲张、破损出血。

3.剥离囊肿胰腺段，损伤胰腺，致胰漏、出血。

4.囊肿恶性变，连同受累器官一并切除，如肝叶切除、胰头十二指肠切除。

5.患者年龄小，合并心肺器官受累，术中致心肺功能不全。笔者曾收治1例患儿，女，7个月，体重7kg，囊肿液3.5kg，合并心肺功能不全，术中心血管内科配合抢救，终获手术成功。

四、手术关键

1.麻醉效果、切口适当。

2.根据情况紧贴囊肿壁上面胆肠吻合口，肝胆管盆取自肝左、右管上，远段酌情处理，患者健康第一。

3.多科合作，完成联合器官切除，如囊肿肝切除、囊肿胰头十二指肠切除术等。

病例1　先天性胆总管囊状扩张症，囊肿空肠Roux-en-Y术35年，再施囊肿切除、改良盆式Roux-en-Y术

【病史】　患者，女，35岁。反复右上腹痛、寒战、发热4天。出生后9个月，诊断为"先天性胆管囊状扩张症"，在当地医院施胆肠Roux-en-Y术，此后间歇发作寒战、发热。

T 36.7℃，R 20次/分，P 73次/分，BP 110/70mmHg。神清合作，无黄疸，心、肺正常。腹平，腹壁浅静脉无曲张，可见上腹横切口瘢痕，长约15cm。腹壁软，未扪及肝、胆囊、脾，剑突右下方压痛，叩击右肝区示心窝部疼痛，无胃振水声，无腹水征。脊柱、四肢无畸形。WBC 4.2×10⁹/L，N 0.60，PLT 224×10⁹/L，TP 64.12g/L，ALB 42g/L，TBIL 16.13μmol/L，DBIL 9.76μmol/L，AST 121U/L，ALT 254U/L，ALP 152U/L，γ-Gt 333U/L，PA 130mg/L，ChE 5498U/L，BS 4.66mmol/L，CA19-9 4.5U/ml，AFP 6.4ng/ml。

CT（2020年11月16日，湖南省人民医院）：肝轮廓清，表面光整，形态、比例无失衡。肝外胆管重度扩张，胆管内积气（图4-1-1）。胆总管下段见直径约1cm的团块影，胆总管右侧与肠道连通。增强扫描（静脉期）显示无门静脉海绵样变。胆囊未见，主胰管不扩张，脾不大。腹膜腔无液体积聚（图4-1-2）。

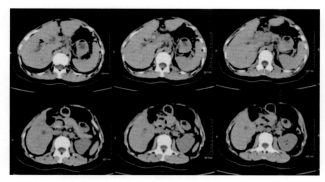

图4-1-1　CT：肝外胆管囊状扩张

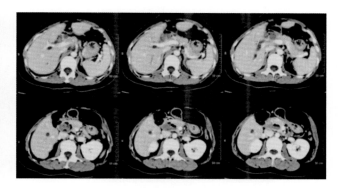

图4-1-2　CT增强扫描（静脉期）：无门静脉海绵样变

【诊断】　胆管囊状扩张症Ⅰ型，胆肠Roux-en-Y术后。合并反流性胆管炎、胆总管结石、萎缩性胆囊炎。

【手术名称】　胆管囊肿（Ⅰ型）切除，肝胆管盆式Roux-en-Y术。

【手术难点】　①胆管囊状扩张施胆肠Roux-en-Y术后，反复胆道感染30多年。②继发肝胆管结石，囊壁增厚，与胰腺、门静脉致密胼胝样粘连。③囊肿壁厚并蕴藏丰富的血管，分离囊肿壁易出血，易损伤胰、门静脉。

【手术过程】

1.择期手术，取平仰卧位，气管插管下全身麻醉，取右上腹"反L"形切口（图4-1-3）入腹。术中所见：无腹水，腹膜上无癌性结节，大网膜上无静脉曲张。肝色泽棕红，表面光整，形态、比例无明显失衡，质地软，无明显结节感、结石感。肝外胆管呈囊样扩张，长约10cm，横径约6cm，囊壁厚约1cm，其内可扪及结石。胆囊萎陷，大小约1.5cm×4cm。原为胆管囊肿空肠Roux-en-Y术，桥祥空肠与囊肿吻合口外径约2cm，桥祥空肠长约50cm，经结肠前位达肝门，桥祥空肠、空肠为侧-端吻合，未留有"反流小胃"。胃十二指肠无梗阻，胰质地稍硬，脾不大。

2.离断肝周粘连，安置全腹自动牵开器，右膈下放置纱布垫，托出右肝，显现肝十二指肠韧带、桥祥空肠。安置Pringle止血带，离断原胆肠吻合口，其内径约1cm。肝外胆管大量胆漏、胆石涌出，予以清除，并临时扎闭桥祥空肠。

3.应用"四边法"纵行切开胆管囊肿壁，辨清肝左管口、肝右管口、肝固有动脉、门静脉，剥离胆囊，横断肝总管（图4-1-4），紧贴囊肿壁游离囊壁（图4-1-5）达胰腺上缘，显示囊肿壁厚，大量曲张静脉，出血多，而且与十二指肠、门静脉无法分离，胆管胰腺段长约1.5cm，分段钳夹、切断囊肿壁，应用4/0 Prolene线缝扎，

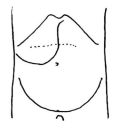

图4-1-3　手术切口示意图

移除胆囊及囊肿壁（图4-1-6）。囊肿残端以4/0 Prolene线连续缝闭。囊肿送病理检查，报告为炎症。

4.整复桥袢空肠，经结肠肝曲系膜戳孔引达一级肝门、肝胆管盆，施行改良盆式Roux-en-Y术，14号T形管放入肝胆管盆。逐层关腹，手术历时3小时，失血量约300ml，取出胆石约25g（图4-1-7），安返病房。本例手术绘图见图4-1-8。

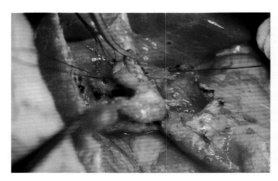

图4-1-4　左下方为胆管断端

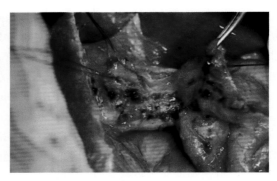

图4-1-5　钳子牵引处为囊肿壁

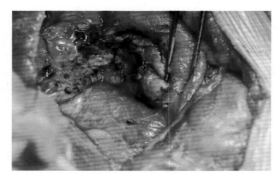

图4-1-6　镊子尖处为门静脉

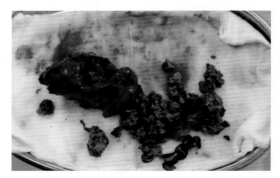

图4-1-7　胆石

【术后】　无胆漏、出血及创伤性胰腺炎、十二指肠漏等并发症，恢复平顺。

【经验与体会】

1.对于先天性胆管囊状扩张症，经过几十年的临床观察，发现胆管囊状扩张症癌变发生率高达22%，为癌前病变，故切除囊肿已为共识。另外施行囊肿、空肠吻合内引流者，宜切除胆囊，否则残留胆囊易致萎缩性胆囊炎甚至癌变。

2.胆管囊状扩张巨大、囊壁增厚并存，囊壁侧支循环丰富，胆管囊肿、胆管炎、胆管结石者，施行不留"小酒杯"的囊肿切除时，易出血，易损伤胰腺、十二指肠、门静脉等。因此手术时应注意：①可残留远段胆管"小酒杯"。②去甲肾上腺素生理盐水注入拟切断囊肿。③逐段钳夹、离断囊肿壁，局部以PDS线连续缝闭。④囊肿壁残端宜以4/0 Prolene线缝闭。

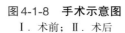

图4-1-8　手术示意图

Ⅰ．术前；Ⅱ．术后

①胆管囊肿、桥袢空肠吻合口；②囊肿壁；③胆石；④桥袢空肠；⑤肝胆管盆；⑥囊肿残段；⑦胆囊

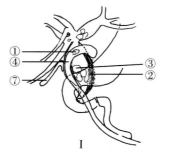
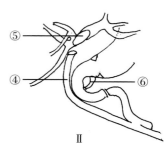

Ⅰ　　　　　Ⅱ

病例2　胆管囊状扩张症，施囊肿切除、胆肠内引流术后并肝胆管结石、吻合口狭窄，施改良盆式Roux-en-Y术

【病史】　患者，男，37岁。复发右上腹痛、寒战、发热10天。2003年，诊断为"胆管囊状扩张症"，在当地医院施囊肿切除、胆肠Roux-en-Y术。2007年，诊断为"胆管结石"，施胆管切开取石、部分肝切除术。2017年，诊断为"肝脓肿"，施开腹脓肿引流术。2020年12月，诊断为"肝胆管结石、AOSC"，施PTCD。

T 36.5℃，R 20次/分，P 71次/分，BP 99/61mmHg。神清合作，皮肤、巩膜无黄染。心、肺正常。腹平，腹壁无浅静脉曲张，可见多条陈旧性手术切口瘢痕。腹壁软，剑突右下方压痛，叩击右肝区示心窝部疼痛，未扪及肝、胆囊、脾，无胃振水声，腹水征（－）。脊柱、四肢正常。WBC 5.16×10⁹/L，N 0.704，PLT 222×10⁹/L，TP 74.9g/L，ALB 46g/L，TBIL 15.4μmol/L，DBIL 7.9μmol/L，AST 28U/L，ALT 34.7U/L，ALP 229U/L，γ-Gt 328U/L，PA 376mg/L，ChE 6745U/L，CA19-9 7.8U/ml，AFP 4.74ng/ml。

MRCP（2020年12月18日，湖南省人民医院）：胆肠吻合口狭窄，其上肝内胆管重度扩张，充填胆泥。CT（2020年12月17日，湖南省人民医院）：肝轮廓清，表面光整，左肝外叶未见，右肝肥大。肝内胆管中度扩张，其内充填胆石、胆泥，肝外胆管不清，未见囊肿（图4-2-1）。脾大9个肋单元。无腹水。增强扫描（静脉期）显示无门静脉海绵样变（图4-2-2）。

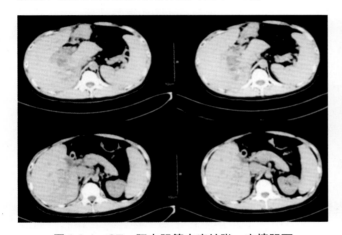

图4-2-1　CT：肝内胆管中度扩张，充填胆石

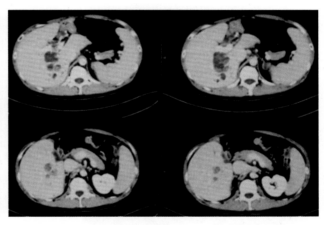

图4-2-2　CT增强扫描（静脉期）：无门静脉海绵样变

【诊断】　胆管囊状扩张症，囊肿切除、胆肠Roux-en-Y术后并肝胆管结石。S：全肝；St：胆肠吻合口；A：无；C：胆汁性肝硬化、门静脉高压、巨脾。高位AOSC；右肝肥大、左肝外叶切除。

【手术名称】　改良盆式Roux-en-Y术。

【手术难点】　①既往多次腹部手术，肝周广泛粘连，一级肝门难以显现。②桥袢空肠粘连、扭曲，难以整复。

【手术过程】

1.择期手术（高压氧舱治疗14天，PTCD等），取平仰卧位，气管插管下全身麻醉，取右上腹"反L"形切口（图4-2-3）入腹。术中所见：无腹水，腹膜上无癌性结节，大网膜上无静脉曲张。肝色泽棕红，表面光整，右肝肥大，质地硬，结石感不明显，左肝外叶已切除。原为胆肠Roux-en-Y术，胆肠吻合口小，外径约2.5cm，吻合于肝总管上，桥袢位于结肠前，空肠与桥袢空肠端-侧吻合，形成"反流小胃"，最大径约10cm，桥袢空肠长约50cm，粘连扭曲。胃十二指肠无梗阻征象，胰头稍硬，脾下极距左肋缘约4cm。

2.离断肝周粘连，右膈下填塞纱布垫托出肝，安置全腹自动牵开器。游离、显现桥袢空肠及桥袢空肠与胆管吻合口，左肝断面与胃致密粘连，温斯洛孔闭塞，肝圆韧带未见，无法安置Pringle止血带。

3.门脉钳钳夹胆肠吻合口远侧端，沿胆肠吻合口缘离断原胆肠吻合口，内径

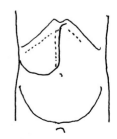

图4-2-3　手术切口示意图

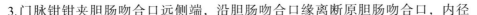

3cm，缝扎临时关闭桥袢空肠远端。

4.扪触原胆肠吻合口，发现原胆肠吻合口左侧一孔眼，其内径仅0.4cm。止血钳伸入肝左管引导，采用"四边法"沿肝圆韧带途径切开肝左管（图4-2-4），清除肝内胆管胆泥、胆石，应用"三合一液"冲洗肝内胆管。沿胆囊床途径切开肝右管，直视下进一步探查、清理右肝内各胆管，去除胆石，拼合组成肝胆管盆，内径达4cm（图4-2-5）。

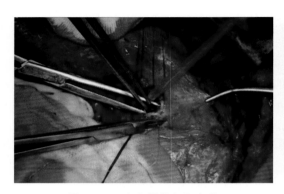

图4-2-4　止血钳伸入肝左管

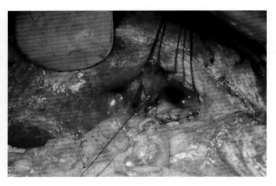

图4-2-5　线牵引处为肝胆管盆

5.配合胆道镜进一步检查、清理各肝内胆管残石。

6.行桥袢空肠近段6cm切除，同步缝合空肠与桥袢空肠，于结肠肝曲系膜戳孔，桥袢空肠经此达肝胆管盆，与十二指肠同步、平行。

7.施肝胆管与桥袢空肠吻合，放置肝胆管引流管。放置好引流管，逐层关腹，手术历时3小时，失血量约50ml，取出胆石、胆泥150g（图4-2-6），安返病房。本例手术绘图见图4-2-7。

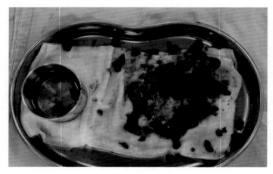

图4-2-6　胆石

【术后】　无胆漏、出血等并发症，复查CT无胆石残留，恢复平顺。

【经验与体会】

1.本例原系胆管囊状扩张症Ⅰ型，施行囊状切除、胆肠Roux-en-Y术，术后17个月并发肝胆管结石、胆源性肝脓肿，先后进行2次肝胆道手术，如胆道探查、取石，肝叶（左肝外叶）切除，但均未解除肝门狭窄。说明：①胆管囊状扩张症施囊肿切除，上面不留"喇叭口"，下面不留"小酒杯"为宜。②一旦并发肝门胆管狭窄、胆管结石，宜遵循肝胆管结石外科手术治疗的"24字原则"，其核心为解除狭窄。

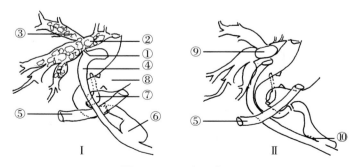

图4-2-7　手术示意图

Ⅰ.术前；Ⅱ.术后

①胆肠吻合口；②肝左管；③右肝前叶胆管；④桥袢空肠；⑤横结肠；⑥反流小胃；⑦胆总管远段；⑧胃；⑨肝胆管盆；⑩空肠与桥袢空肠同步缝合

2.胆肠Roux-en-Y术的两个环节均应做好，任何一个环节不当都将影响手术的效果：①肝胆管盆、桥袢空肠吻合。②桥袢空肠经结肠肝曲系膜戳孔穿越至肝胆管盆，与十二指肠同步、平行。③空肠、桥袢空肠侧-侧吻合，同步缝合。

3.进达肝门的路径14条，宜在阻断入肝血流下进行。本例肝圆韧带已切除、温斯洛孔闭塞、左肝前纵沟解剖不清，给入肝带来很多困难，但仍然进达肝门。对此，笔者注意了以下几点：①经狭窄的胆管口插入肝左管，以此为引导，沿肝圆韧带途径采用"四边法"予以切开，解除肝左管口狭窄。②经胆囊床途径采用"四边法"切开肝右管口狭窄，显现右肝前、后胆管。

病例3　肝胆管结石并胆管十二指肠瘘，施肝胆管盆式Roux-en-Y术后，残留胆总管扩张呈囊样，施囊样胆管切除

【病史】　患者，男，58岁。胆肠内引流术后10年，右上腹痛、恶心3天。2010年，诊断为"肝胆管结石、胆管十二指肠瘘"，施肝胆管盆式Roux-en-Y术。2019年，因"肝胆管结石"施经十二指肠镜胆管取石术。

T 36.3℃，R 16次/分，P 70次/分，BP 112/77mmHg。神清合作，无黄疸。心、肺正常。腹平，浅静脉无曲张，可见右上腹"反L"形切口瘢痕1条，长约20cm。腹壁软，未扪及肝、胆囊、脾，剑突右下方压痛，叩击右肝区示心窝部疼痛，无胃振水声，无腹水征。脊柱、四肢正常。WBC 4.51×10⁹/L，N 0.643，PLT 131×10⁹/L，TBIL 11.37μmol/L，DBIL 4.84μmol/L，TP 55.5g/L，ALB 35g/L，AST 14.5U/L，ALT 14.9U/L，PA 160mg/L，ChE 5800U/L，ALP 54U/L，γ-Gt 49U/L，CA19-9 35U/ml，AFP 3.7ng/ml。

CT（2021年4月，湖南省人民医院）：肝轮廓清，表面光整，形态、比例无失衡。肝内胆管轻度扩张，见积气，无胆石。胆总管明显扩张，约3.2cm×6cm（图4-3-1），壁厚，与胰腺尚存分界（图4-3-2）。MRCP（2021年4月，湖南省人民医院）：肝内胆管轻度扩张，胆总管显著扩张，约3cm×6cm，胰管不扩张（图4-3-3）。

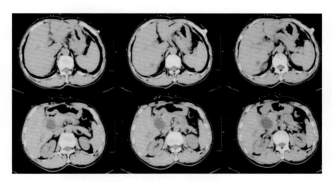
图4-3-1　CT：胆总管扩张

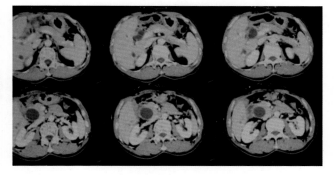
图4-3-2　CT：扩张胆管边界清楚

【诊断】　肝胆管结石，盆式Roux-en-Y术。合并胆管十二指肠瘘，残留胆总管囊状扩张，胆管炎。

【手术名称】　胆总管囊肿切除，胆肠Roux-en-Y重建。

【手术难点】　①10多年前，因肝胆管结石曾施行肝胆管盆式Roux-en-Y术。②10多年来，残留胆总管、胆管十二指肠瘘，胆管反复感染，致使残留胆管与胰腺致密粘连，剥离胆总管易致胰腺损伤、胰漏发生。

【手术过程】

1.择期手术，取平仰卧位，气管插管下全身麻醉，取右上腹"反L"形切口（图4-3-4）入腹。术中所见：腹内广泛膜性粘连，腹膜无癌性结节。肝呈棕红色，表面光整，形态、比例无失衡，肝稍硬，无结石感、结节感。原为胆肠Roux-en-Y术，桥袢空肠长约45cm，胆总管已横断，残存胆总管外径达

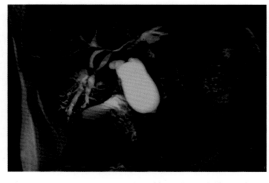
图4-3-3　MRCP：肝外胆管扩张，胰管不扩张

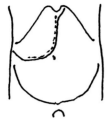

图 4-3-4　手术切口示意图

3.5cm，可见其长度约5cm，壁厚，无结石感。十二指肠、胃无明显异常。

2.离断肝周粘连，安置全腹自动牵开器，紧贴桥袢空肠近段游离（图4-3-5）、切断原胆肠吻合口，直线切割闭合器切除桥袢近段5cm（图4-3-6）。原胆肠吻合口内径约2.3cm，内壁光整，无胆石，胆管壁稍硬。取组织送快速切片。

3.显现原胆总管，外径达3.5cm，壁厚（图4-3-7）。安置Pringle止血带，脉络化肝固有动脉（图4-3-8）、门静脉（图4-3-9），游离胆总管，推开十二指肠、胰腺，敞开胆总管（图4-3-10）。

4.纵行剖开胆总管，显现胆总管出口及胆总管十二指肠瘘口（图4-3-11），距胆总管出口2cm断胆管，找到胆管黏膜与胆管肌层间隙，于其间快速剥离，距胆管出口1cm移除胆管（图4-3-12）。

5.应用4/0 Prolene线连续缝闭胆管远端（图4-3-13）。取原桥袢空肠，行胆肠吻合。清点器械、敷料无误，逐层关腹，手术历时3小时，失血量约100ml，安返病房。本例手术绘图见图4-3-14。

【术后】　术后无出血、胆漏、胰漏、十二指肠漏等并发症，恢复平顺。病理切片报告：胆肠吻合口非典型增生（中度）。

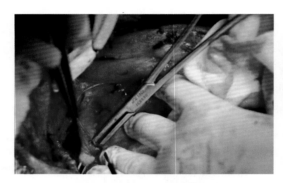

图 4-3-5　镊子夹持桥袢空肠

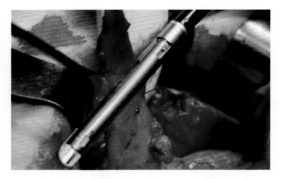

图 4-3-6　图片中心为直线切割闭合器

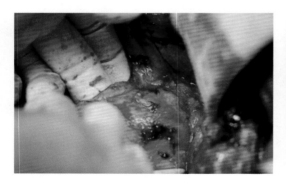

图 4-3-7　图片中央为胆总管

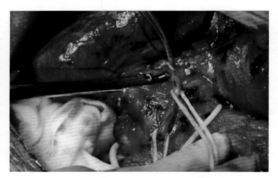

图 4-3-8　胶带牵拉的为肝固有动脉

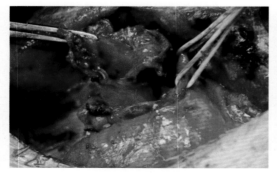

图 4-3-9　胶带牵引处后方为门静脉

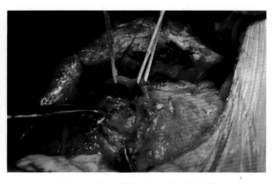

图 4-3-10　钳子尖处为胆总管

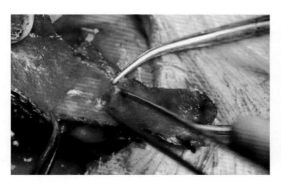

图 4-3-11　左侧为切开的胆管

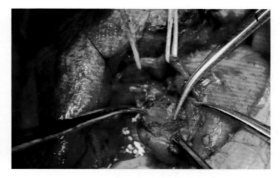

图 4-3-12　右下方组织钳尖上方止血钳钳夹处为胆总管

【经验与体会】

1.本例原系肝胆管结石并发胆总管十二指肠瘘，施胆总管横断、肝胆管盆式 Roux-en-Y 术，已经 10 余年，残留胆总管并发囊样扩张，说明类似病例初次手术宜尽量切除胆总管。

2.本次手术切除残留胆总管难度很大，能获得手术成功，笔者注意了以下几点：①先游离原桥袢空肠，离断原胆肠吻合口，显现残留胆总管。②脉络化肝动脉、门静脉。③切开胆总管，紧贴胆总管壁剥离至胰腺上缘，然后在胆总管壁黏膜层下钝性分离、剥离胆总管壁。注意不要在胰腺与胆总管壁间分离，以免损伤胰腺致胰漏发生。④距胆总管出口 1cm 横断胆总管壁肌层、移除。⑤直视下缝闭胆总管远端。

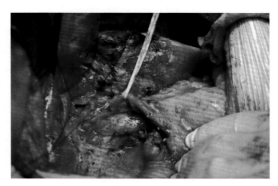

图 4-3-13　指尖处为胆总管远端

3.新的胆管、空肠吻合，宜注意以下几点：①切除桥袢空肠近段破损处。②整修扩大原胆肠吻合口，拼合组成宽大的肝胆管盆。③松解原桥袢空肠粘连。④桥袢空肠改经结肠肝曲系膜戳孔引出，与十二指肠同步、平行。

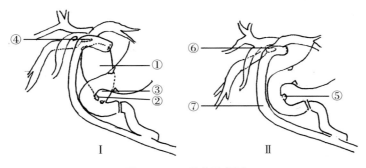

图 4-3-14　手术示意图

Ⅰ.术前；Ⅱ.术后

①胆管囊样扩张；②胆管十二指肠瘘口；③胆总管远端；④胆肠吻合口；⑤胆管残端；⑥新胆肠吻合口；⑦桥袢空肠

病例 4　胆管囊状扩张症，胆肠 Roux-en-Y 术后，吻合口狭窄，再施改良盆式 Roux-en-Y 术

【病史】　患者，女，79 岁。反复右上腹痛 5 年，再发加重 5 天。2016 年，诊断为"胆总管囊肿"，在当地医院施胆囊切除、胆总管囊肿切除、胆肠 Roux-en-Y 术。2018 年，因"乳腺癌"在当地医院施乳腺癌根治术。

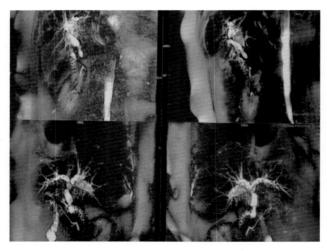

图 4-4-1 MRCP：肝内、肝外胆管中度扩张

T 36℃，R 20次/分，P 80次/分，BP 139/80mmHg。神清合作，皮肤、巩膜轻度黄染，左乳缺如，可见长16cm切口瘢痕。心律齐、无杂音，双肺呼吸音清。腹平，腹壁无浅静脉曲张，可见右上腹经腹直肌切口瘢痕，长20cm，见一切口可复性肿块外径5cm。腹壁软，未触及肝、胆囊、脾，剑突右下方压痛，叩击右肝区示心窝部疼痛不适，无胃振水声，无腹水征。双腰背部无抬举痛，脊柱、四肢正常。WBC 7.7×10⁹/L，N 0.574，PLT 261×10⁹/L，CA19-9 2.3U/ml，AFP 3.38ng/ml，TP 63g/L，ALB 34g/L，TBIL 22.6μmol/L，DBIL 15μmol/L，AST 36U/L，ALT 39U/L，PA 169mg/L，ChE 6302U/L，γ-Gt 115 U/L，ALP 148U/L。

MRCP（2021年5月，湖南省人民医院）：肝内、肝外胆管中度扩张，右肝后叶胆管口、肝总管狭窄，肝内胆管积胆石。未见胆囊（图4-4-1）。

【诊断】 胆管囊状扩张症，胆肠 Roux-en-Y 术后。合并胆肠吻合口狭窄、肝胆管结石、切口疝。

【手术名称】 改良盆式 Roux-en-Y 术。

【手术难点】 2016年施囊肿切除、胆肠 Roux-en-Y 术，腹内粘连，形成切口疝，进达肝内困难。

【手术过程】

1.择期手术，取平仰卧位，气管插管下全身麻醉，取右上腹"反L"形切口（图4-4-2）入腹。术中所见：无腹水，大网膜上无静脉曲张，腹膜上无癌性结节。肝周广泛粘连，肝色泽棕红、表面光整，肝叶形态、比例无明显失衡，质地稍硬，无结石感、结节感。原为胆肠 Roux-en-Y 术，桥袢空肠经结肠前位达一级肝门，桥袢空肠长50cm，胆肠吻合口狭窄、细小，外径约1cm，空肠－桥袢空肠吻合成"反流小胃"。胆总管远段仍在。胰头质地稍硬，脾不大。

2.皮肤切开后，离断粘连，显现、游离桥袢空肠，显露胆肠吻合口，安置全腹自动牵开器。主管医师觉进一步手术困难，请笔者会诊。

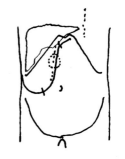

图 4-4-2 手术切口示意图

3.笔者察看术野及查阅病史和术前生化、MRCP等资料，洗手上台，完成以下手术。

（1）延长腹部切口呈"反L鱼钩"形，再安置全腹自动牵开器，离断肝膈粘连，右膈下填塞纱布垫托出肝，放置Pringle止血带（图4-4-3）。在瘢痕中找出肝圆韧带，断肝桥，显现左肝前纵沟、肝左管、桥袢空肠及胆肠吻合口。

（2）离断原胆肠吻合口，内径0.2cm（图4-4-4），沿肝圆韧带途径切开肝总管、肝左管。循胆囊床途径切

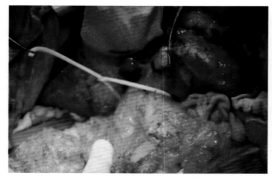

图 4-4-3 乳胶管为 Pringle 止血带

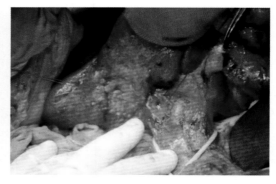

图 4-4-4 中指尖前方为原胆肠吻合口

开肝右管，显现肝左管、左肝内叶胆管口、右肝前叶胆管口及右肝后叶胆管口，其内径分别为1.5cm、1.2cm、0.7cm、1.3cm（图4-4-5），逐一清除各胆管内结石。

（3）横断胆总管，剥离、切除胆总管中上段，缝闭胆管，近段拼合组成肝胆管盆，内径约3.5cm。

4.沿桥袢空肠游离，经结肠肝曲系膜戳孔，引桥袢空肠达肝胆管盆，施改良盆式Roux-en-Y术，放置肝胆管盆引流管。逐层关腹，修好切口疝，手术历时4小时，失血量约100ml，取出胆石20g，安返病房。本例手术绘图见图4-4-6。

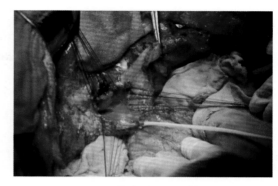

图4-4-5　线牵引处为胆管切缘

【术后】　无胆漏、出血、心肺肝功能不全等并发症，无胆石残留，恢复平顺。

【经验与体会】　胆管囊状扩张症多见于中青年人，手术治疗的原则是彻底切除囊肿，施行胆肠Roux-en-Y术。湖南省人民医院施盆式Roux-en-Y术效果尚可，主张近段不留"喇叭口"、远段不留"小酒杯"。从本例这次手术恢复的情况看来，只要认真做好围手术期的处理，高龄不是手术禁忌。

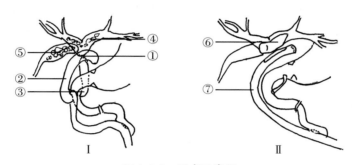

图4-4-6　手术示意图

Ⅰ. 术前；Ⅱ. 术后

① 胆肠吻合口；② 桥袢空肠；③ 胆总管远段；④ 肝左管；⑤ 右肝后叶胆管；⑥ 肝胆管盆；⑦ 新桥袢空肠

病例5　胆管囊状扩张症，施机器人辅助囊肿切除、胆肠Roux-en-Y术后，胆肠吻合口如针尖大小，再施改良盆式Roux-en-Y术

【病史】　患者，女，43岁。机器人辅助胆肠吻合术后右上腹痛、寒战、发热2年，复发加重5天。2年前，因"胆管囊状扩张症Ⅰ型"在外院施机器人辅助囊肿切除、胆肠内引流术，手术历时4小时，术后反复胆道感染、黄疸，近3个月发作频繁，3～5天1次，而来院。11年前，施剖宫产。

T 36.5℃，R 20次/分，P 68次/分，BP 120/89mmHg。神清合作，无黄疸。心、肺正常。腹平，腹壁浅静脉无曲张，上腹部可见多个机器人港口瘢痕及下腹剖宫产切口瘢痕（图4-5-1）。腹壁软，剑突右下方压痛，叩击右肝区示心窝部疼痛，未扪及肝、胆囊、脾，无胃振水声，无腹水征。双腰背部无抬举痛，脊柱、四肢正常。WBC 4.2×10⁹/L，N 0.582，PLT 348×10⁹/L，TP 69g/L，ALB 35g/L，TBIL 9.9μmol/L，DBIL 4.9μmol/L，AST 19U/L，ALT 49U/L，ALP 235U/L，γ-Gt 422U/L，PA 256mg/L，ChE 7878U/L，AFP 3.1ng/ml，CA19-9 35U/ml。

MRCP（2021年5月25日，湖南省人民医院）：肝内胆管轻度扩张，无明显充盈缺损，胆肠吻合口狭窄，未见胆总管及胆囊（图4-5-2）。CT（2021年5月23日，湖南省人民医院）：肝轮廓清，表面光整，肝叶比例无失衡。肝内胆管轻度扩张，少许积气，未见胆石（图4-5-3）。胆肠吻合口狭窄。未见肝外胆管及胆囊。脾大6个肋单元，全胰管不扩张。增强扫描（静脉期）显示无门静脉海绵样变（图4-5-4）。

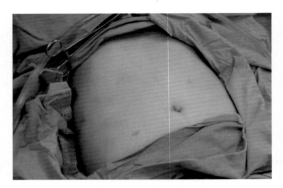

图 4-5-1　机器人入腹港口瘢痕

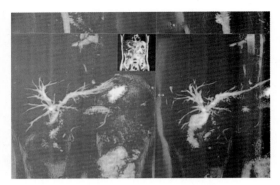

图 4-5-2　MRCP：肝内胆管"菱角"征（＋）

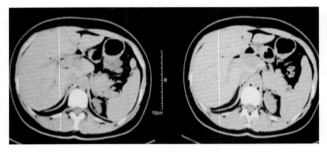

图 4-5-3　CT：肝内胆管轻度扩张，充填气体

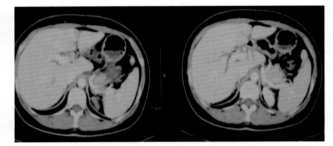

图 4-5-4　CT增强扫描（静脉期）：无门静脉海绵样变

【诊断】　胆管囊状扩张症Ⅰ型，囊肿切除、胆囊与空肠 Roux-en-Y 术（机器人）后。合并胆肠吻合口狭窄、反流性胆囊炎、Prolene 线结石。

【手术名称】　改良盆式 Roux-en-Y 术。

【手术难点】　机器人辅助胆管囊肿切除、胆肠 Roux-en-Y 术后吻合口真性狭窄，反复胆管炎，发现吻合口以上胆管及松解肠粘连困难。

【手术过程】

1. 择期手术，取平仰卧位，气管插管下全身麻醉，取右上腹"反 L"形切口（图 4-5-5）入腹。术中所见：无腹水，腹膜上无癌性结节，大网膜无静脉曲张。肝色泽棕红，表面光整，肝形态、比例无失衡，肝质地软，无结节感、结石感。原为胆肠 Roux-en-Y 术，桥袢长约 50cm，结肠前位，胆肠吻合口外径约 0.5cm。桥袢空肠粘连扭曲（图 4-5-6），系膜裂孔宽约 10cm（图 4-5-7），内疝内容物为桥袢空肠及空肠。空肠与桥袢空肠吻合口长约 5cm，无同步缝合，桥袢近段盲袢长 10cm（图 4-5-8）。胃无梗阻征象，胰头软，脾不大。

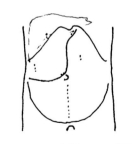

图 4-5-5　手术切口示意图

2. 离断肝周粘连，右膈下填塞盐水纱布垫，安置全腹自动牵开器。游离、松解桥袢空肠，显现原胆肠吻合处，沿吻合口离断（图 4-5-9），原胆管口近完全闭合（图 4-5-10）。

3. 横断肝桥，游离肝方叶基部，显现肝左管。穿刺肝左管获胆汁，采用"四边法"切开肝左管，切口长约 2cm（图 4-5-11），肝右管口如针尖大小（图 4-5-12）。采用"四边法"切开肝右管，切口长约 1.5cm（图 4-5-13），拼合组成肝胆管盆，内径达 3.5cm（图 4-5-14）。

4. 提取桥袢空肠，施改良盆式 Roux-en-Y 术，放置肝胆管盆引流管（图 4-5-15）。逐层关腹，手术历时 2.5 小时，失血量约 10ml，取出胆石约 1g（缠绕 4/0 Prolene 线）（图 4-5-16），安返病房。本例手术绘图见图 4-5-17。

【术后】　无胆漏、出血等并发症，恢复平顺。

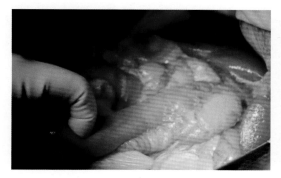

图4-5-6 指尖前方为桥袢空肠

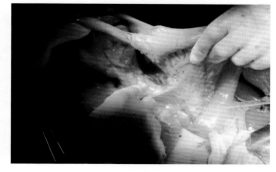

图4-5-7 手牵拉处为桥袢空肠

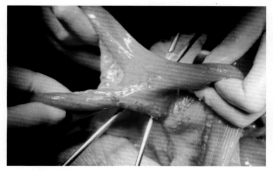

图4-5-8 右上方为桥袢空肠近段盲袢

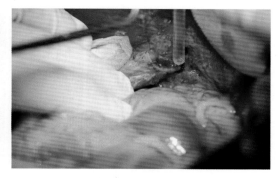

图4-5-9 吸引器头处为胆肠吻合口处

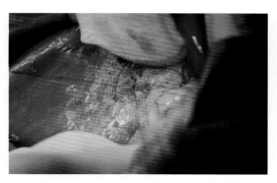

图4-5-10 原胆肠吻合口闭塞，黏膜内翻

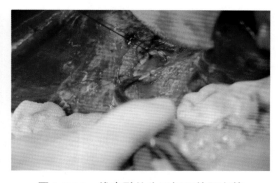

图4-5-11 线牵引处为已切开的肝左管

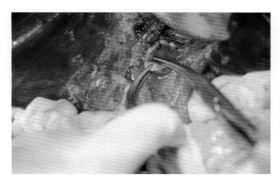

图4-5-12 左侧钳尖处为肝右管口

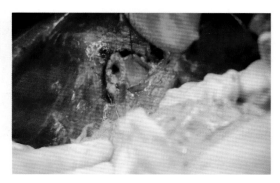

图4-5-13 左侧线牵引处为肝右管口

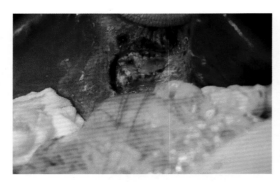
图 4-5-14　线牵引处为肝胆管盆

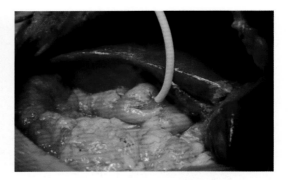
图 4-5-15　胶管为肝胆管盆引流管

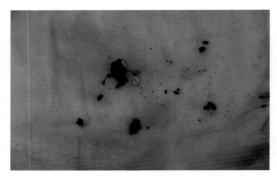
图 4-5-16　线结石

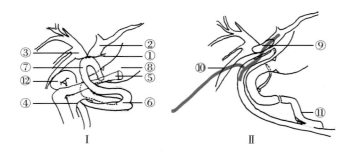

图 4-5-17　手术示意图
Ⅰ . 术前；Ⅱ . 术后
① 胆肠吻合口；② 肝左管；③ 肝右管；④ 内疝环；⑤ 横结肠；⑥ 空肠桥襻吻合口；⑦ 桥襻；⑧ 胃；⑨ 肝胆管盆；⑩ T 形管；⑪ 空肠桥襻空肠同步缝合；⑫ 内疝肠管

【经验与体会】

1. 本病例系胆管囊状扩张症Ⅰ型，其为常见病、多发病，选择机器人辅助囊肿切除、胆肠 Roux-en-Y 术。本次术中所见：胆肠吻合口呈针尖大小；吻合口缝线形成线结石；桥襻空肠扭曲，位于结肠前；系膜裂孔未缝闭，致巨大内疝；空肠与桥襻空肠吻合无同步缝合，形成"反流小胃"等。

2. 从本例来看，有以下几点应注意：①胆肠吻合宜黏膜对黏膜，缝合线用可吸收的薇乔线，不宜用丝线或 Prolene 线。②桥襻空肠近段盲襻的长度不要超过 2cm。③空肠与桥襻空肠吻合时，空肠盲襻不宜超过 1cm，同步缝合抗反流效果最好。④桥襻空肠经结肠肝曲系膜戳孔穿出，与十二指肠同步、平行。

病例 6　胆管囊状扩张症Ⅱ型，先后 2 次切除失败，再施复发囊肿及肝外胆管切除、肝胆管盆式 Roux-en-Y 术

【病史】　患者，女，51 岁。反复右上腹胀痛 2 年。2019 年，诊断为"胆囊炎、肝门部囊肿"，在外院先后施胆囊切除术、肝门部囊肿切除术。此次经我院 B 超检查发现囊肿复发，收入院。

T 36.4℃，R 20 次 / 分，P 67 次 / 分，BP 127/74mmHg。神清合作，皮肤、巩膜无黄染。心、肺正常。腹平，腹壁浅静脉无曲张，可见右上腹经腹直肌切口瘢痕 1 条。腹壁软，剑突右下方压痛，叩击右肝区示心窝部不适，未扪及肝、胆囊、脾，无胃振水声，无腹水征。双腰背部无抬举痛，脊柱、四肢正常。WBC $5.85×10^9$/L，

N 0.618，PLT 172×10⁹/L，TP 61g/L，ALB 36g/L，TBIL 8.71μmol/L，DBIL 2.09μmol/L，AST 20U/L，ALT 20.5U/L，ALP 75.4U/L，γ-Gt 263U/L，PA 191mg/L，ChE 9823U/L，CA19-9 7.5U/ml，AFP 3ng/ml。

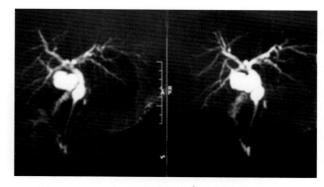

图4-6-1　MRCP：胆总管中上段多发囊肿，肝门右侧见一囊肿

MRI（2021年5月25日，湖南省人民医院）：肝内胆管轻度扩张，肝门区右侧见多发囊性灶，与胆总管中上段相连，可见低信号分隔。胆囊未见。MRCP（2021年5月24日，湖南省人民医院）：肝内胆管显影可，胆总管中上段见多发囊肿，局部与胆总管中上段相连，肝内、肝外胆管轻度扩张（图4-6-1）。CT（2021年5月24日，湖南省人民医院）：肝实质内密度未见异常，增强后无异常强化。肝内胆管轻度扩张，肝门区胆管走行纡曲，见多发囊性灶，无明显强化（图4-6-2）。未见胆囊，脾不大，主胰管不扩张。

【诊断】　胆管囊状扩张症Ⅱ型。

【手术名称】　囊肿切除，肝胆管盆式Roux-en-Y术。

【手术难点】　既往施行胆囊切除、囊肿切除，囊肿复发，局部粘连，而且病变性质不清。

【手术过程】

1.择期手术，取平仰卧位，气管插管下全身麻醉，取右上腹"反L"形切口（图4-6-3）入腹。术中所见：无腹水，腹膜上无癌性结节。肝呈棕红色，表面光整，质地软，无结石感、结节感，肝叶形态、比例无失调。胆囊未见。第一肝门右侧见囊样肿块，约4cm×3cm大小，无胆石，无蒂与肝内相连。肝外胆管外径约1cm，无结石感。胰头软，脾不大，胃十二指肠无异常。

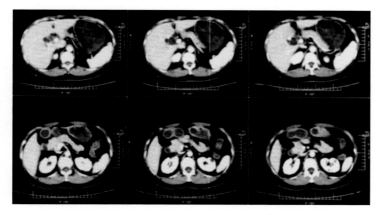

图4-6-2　CT：肝门区见多发囊性灶

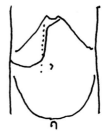

图4-6-3　手术切口示意图

2.离断肝周粘连带，放置全腹自动牵开器，右膈下填塞纱布垫托出肝。安置Pringle止血带。

3.采用"四边法"切开肝总管、胆总管，沿肝圆韧带途径切开肝左管，循胆囊床途径切开肝右管，其内径分别为0.7cm、0.6cm，壁薄。先后分别于肝左管、肝右管注气，未见第一肝门右侧囊性肿块肿大。

4.显现肝右管、门静脉，剥离，彻底切除囊性肿块（图4-6-4）。送快速切片，报告为炎症。

5.横断胆总管，远切端关闭，近切端拼合组成肝胆管盆，内径约0.2cm（图4-6-5）。

6.提取桥袢空肠，施改良盆式Roux-en-Y术（图4-6-6），

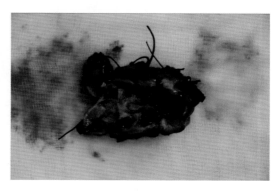

图4-6-4　切除的肝门右侧囊肿

放置肝胆管盆引流管，注水测试无胆漏、无出血。逐层关腹，手术历时3小时，失血量约20ml，安返病房。本例手术绘图见图4-6-7。

【术后】 无胆漏、出血等并发症，恢复平顺。病理切片：胆管囊状扩张症（图4-6-8）。

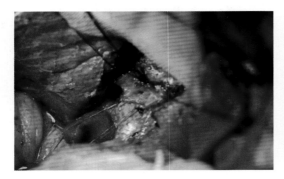

图4-6-5　线牵引处为肝胆管盆

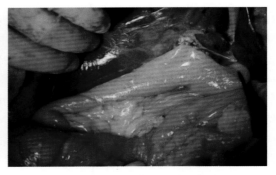

图4-6-6　肠管为桥袢空肠

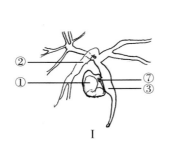

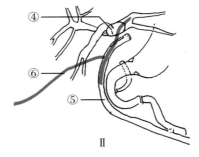

I　　　　　　　　　　　II

图4-6-7　手术示意图

I.术前；II.术后

① 囊状扩张肿瘤；② 右肝后叶胆管；③ 胆总管；④ 肝胆管盆；⑤ 桥袢空肠；⑥ 肝胆管盆引流管；⑦ 胆囊管残端

病理体视学诊断报告

病理号：

姓名：	性别：女	年龄：51岁	收到日期：
送检医院：本院	送检科室：肝胆七科		
门诊号：	住院号：	床号：	

标本名称：胆总管囊肿

临床诊断：腹痛

肉眼所见：

胆总管囊肿：囊壁样组织一块，大小4cm×3cm×0.5cm，未见黏液及乳头样物，部分（多取材）

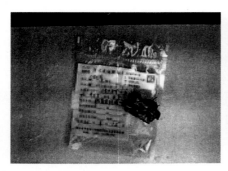

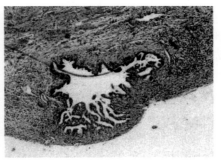

病理诊断：（胆总管囊肿）送检囊壁样组织伴较多急慢性炎性细胞浸润，小胆管及纤维组织稍增生，结合临床符合胆管囊状扩张症，见小灶胆管上皮伴中重度非典型增生，建议追观

图4-6-8　病理检查结果

【经验与体会】

1.本例系胆管囊状扩张症Ⅱ型，既往2次切除后复发，再施囊肿与肝外胆管一并切除，获较好的近期效果。

2.病理切片结合临床，符合胆管囊状扩张症，报告还提出"见小灶胆管上皮伴中重度非典型增生"。其属于癌前病灶，宜施行胆总管囊肿根治性切除，说明胆管囊状扩张症宜施根治性切除，而且上不留"喇叭口"，下不留"小酒杯"。

3.胆管囊状扩张症多见于儿童，由于囊状壁薄、管腔小，常难以根治性切除，近段胆管易发生胆漏，而远段胆管易发生胰管甚至胰腺损伤，因此宜据情施治，安全第一，外科医师也应努力提高外科手术技术。

病例7　胆管囊状扩张症Ⅰ型，并肝胆管结石，先后3次胆管术后，再施囊肿切除、改良盆式Roux-en-Y术

【病史】 患者，女，50岁。间歇性右上腹痛40年，复发伴寒战、发热15天。既往诊断为"肝胆管结石"，先后在外院施行胆囊切除、胆道探查、胆总管十二指肠吻合术。

T 36.7℃，R 20次/分，P 87次/分，BP 134/74mmHg。神清合作，皮肤、巩膜无黄染。心、肺正常。腹平，腹壁浅静脉无曲张，右上腹见多条陈旧性手术切口瘢痕。腹壁软，剑突右下方压痛，叩击右肝区示心窝部疼痛，未扪及肝、胆囊、脾，无胃振水声，无腹水征。双腰背部无抬举痛，脊柱、四肢正常。WBC 6.84×10^9/L，N 0.684，PLT 278×10^9/L，TP 66.8g/L，ALB 36g/L，TBIL 16.4μmol/L，DBIL 9.4μmol/L，AST 36U/L，ALT 32U/L，ALP 123U/L，γ-Gt 203U/L，PA 122mg/L，ChE 9970U/L，CA19-9 15U/ml，APT 4.5ng/ml。

CT（2021年5月25日，湖南省人民医院）：肝轮廓清，表面光整，形态、比例无失衡。肝内、肝外胆管轻度扩张、积气，左肝外叶胆管、右肝前叶胆管积石。左肝外叶示圆形低密度区，直径约5cm。脾大8个肋单元。无腹水（图4-7-1）。增强扫描（动脉期）显示左肝低密度区无增强（图4-7-2）。MRCP（2021年5月26日，湖南省人民医院）：肝内、肝外胆管轻度扩张，左肝外叶胆管、右肝前叶胆管积石，胆囊未见，胆总管与肠道吻合（图4-7-3）。

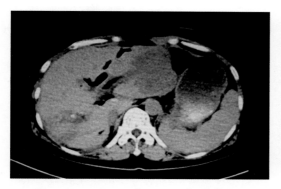

图4-7-1　CT：肝内、肝外胆管轻度扩张、积气，脾大8个肋单元

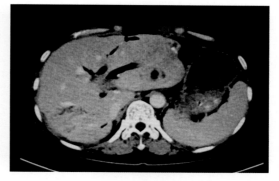

图4-7-2　CT增强扫描（动脉期）：左肝低密度区无增强

【诊断】 胆管囊状扩张症并肝胆管结石，施胆肠Roux-en-Y术后。S：S$_1$、S$_2$、S$_3$、S$_5$、S$_8$；St：BCD、LLBD；A：无；C：反流性胆管炎。胆源性肝脓肿（S$_2$、S$_3$）。

【手术名称】 囊肿切除，改良盆式Roux-en-Y术。

【手术难点】 ①因胆总管囊状扩张症Ⅰ型，先后3次胆道手术，并胆源性肝脓肿，腹内粘连，左肝、膈、胃粘连、出血。②胆管囊状扩张症并发胆管炎、胆管结石，病史长达40年。

【手术过程】

1.择期手术，取平仰卧位，气管插管下全身麻醉，取右上腹"反L"形切口（图4-7-4）入腹。术中所见：肝周广泛膜性粘连，无腹水，腹膜上无癌性结节。肝呈棕红色，表面光整，肝形态、比例无明显失衡。左肝外叶上段表面呈纤维瘢痕改变，局部硬，无明显结石感。胆囊未见。原为胆肠Roux-en-Y术，桥袢长50cm，结肠

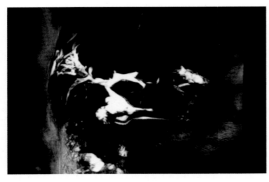

图 4-7-3 MRCP：肝内、肝外胆管轻度扩张，左肝外叶胆管、右肝前叶胆管积石

前位，为胆总管与桥袢空肠吻合，吻合口外径约1cm，桥袢近段盲袢长约8cm，空肠近段长50cm，为空肠与桥袢空肠端－侧吻合，无同步缝合，显示"反流小胃"。胰头稍硬，脾稍大。

2. 离断腹壁、肝周粘连带，安放全腹自动牵开器，膈下填塞纱布垫托出肝。放置Pringle止血带，离断左肝周韧带，钳夹切除左肝外叶（图4-7-5）。病理切片报告炎症。

3. 游离桥袢空肠（图4-7-6），离断原胆肠吻合口，内径约0.4cm。断肝桥，切除肝方叶，重约5g，沿肝圆韧带途径切开肝左管，循胆囊床途径切开肝右管，配合胆道镜清除右肝内胆管结石。

4. 胆道扩张器探查胆总管远端，通过3号胆道扩张器头困难（图4-7-7）。利用胆道镜察看胆管远段，见胆管近于闭合，

考虑胆管囊状扩张症Ⅰ型，从而横断肝总管，切除胆总管，至末端上1cm予以移除，近肝门端拼合组成肝胆管盆，内径约3cm（图4-7-8）。

5. 于结肠肝曲系膜戳孔，引入桥袢空肠达肝胆管盆，切除桥袢近段10cm，施肝胆管盆、桥袢空肠吻合。另同步缝合空肠、桥袢空肠10cm，关闭原结肠系膜孔。逐层关腹，历时4.5小时，失血量100ml，肝标本送病理检查，安返病房。本例手术绘图见图4-7-9。

【术后】 无胆漏、出血等并发症，恢复平顺。肝病理切片报告：肝脓肿。

【经验与体会】

1. 本例为胆管囊状扩张症Ⅰ型并发肝胆管结石，其根据在于：①本次术中见到胆总管"出口闭塞"，而胆总管扩张，无"肿瘤"等发现。②病史长达40年，先后3次行胆道手术。

2. 本例为胆管囊状扩张症Ⅰ型，手术应注意以下问题：①切除囊肿，上面达肝门隆突两侧的肝左管、肝右管。②囊肿远段宜在远端上0.5cm离断胆总管，由于前

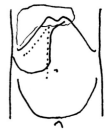

图 4-7-4 手术切口示意图

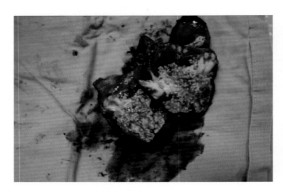

图 4-7-5 左肝外叶

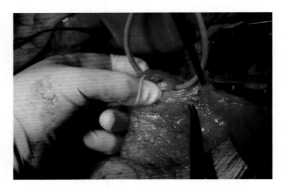

图 4-7-6 指捏处为桥袢空肠

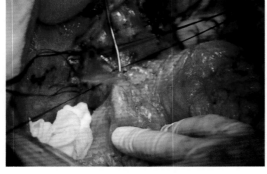

图 4-7-7 上方中央为胆道扩张器

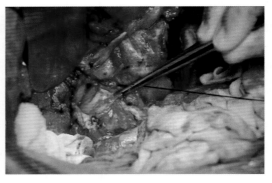

图 4-7-8 镊子牵拉处为肝胆管盆

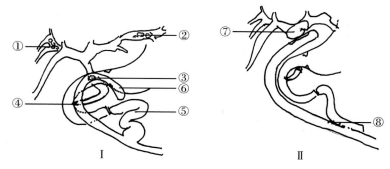

图 4-7-9　手术示意图

Ⅰ.术前；Ⅱ.术后

① 右肝前叶胆管；② 左肝外叶上段胆管；③ 胆肠吻合口；④ 胆总管出口；⑤ 空肠近段；⑥ 桥襻空肠近段盲襻；⑦ 肝胆管盆；⑧ 同步缝合

面曾行 3 次手术，病史达 40 年，长期反复胆管炎，胆管、胰之间粘连，过分剥离易损伤胰腺。

病例 8　胆总管囊状扩张，并胆总管巨大结石，施囊肿切除、改良盆式 Roux-en-Y 术

【病史】　患者，女，64 岁。间歇性右上腹胀痛 2 个月。30 年前，诊断为"胆石症"，在外院施胆囊切除术。23 年前，诊断为"胆管囊状扩张症"，在外院施囊肿空肠 Roux-en-Y 术。

T 36.5℃，R 22 次/分，P 65 次/分，BP 152/85mmHg。神清合作，皮肤、巩膜无黄染。心、肺正常。腹平，腹壁浅静脉无曲张，可见右上腹陈旧手术切口瘢痕 2 条（图 4-8-1）。腹壁软，未扪及肝、胆囊、脾，胆囊区扪及大小约 4cm×10cm 的硬块，质坚，无触痛，不可活动。剑突右下方压痛，叩击右肝区示右上腹疼痛，无胃振水声，无高调肠鸣音，无腹水征。右肝背部抬举痛，脊柱、四肢正常。WBC $8.4×10^9$/L，N 0.74，PLT $176×10^9$/L，TP 67g/L，ALB 38g/L，TBIL 9.58μmol/L，DBIL 4.74μmol/L，AST 22U/L，ALT 13U/L，ALP 94U/L，γ-Gt 27U/L，PA 136mg/L，ChE 9197U/L，CA19-9 37U/ml，AFP 4.3ng/ml。

CT（2021 年 7 月，湖南省人民医院）：肝轮廓清，表面光整，肝叶形态、比例无明显失衡。肝内胆管中度扩张、积气，右肝前叶胆管、左肝外叶胆管内少许胆石。未见胆囊。胆总管显著扩大，其内一胆石约 8cm×7cm（图 4-8-2）。增强扫描显示无门静脉海绵样变（图 4-8-3）。脾不大。无腹水。MRCP（2021 年 7 月，湖南省人民医院）：肝内、肝外胆管重度扩张，肝外胆管内胆石大小约 6cm×10cm×7cm。胰管不扩张（图 4-8-4）。

【诊断】　胆管囊状扩张症 Ⅰ 型，胆肠 Roux-en-Y 术后。合并肝胆管结石。S：BCD、RFBD、LLBD；St：胆肠吻合口；A：无；C：胆管炎。

【手术名称】　胆总管囊肿切开取石，囊肿切除，改良盆式 Roux-en-Y 术。

【手术难点】　①胆总管结石巨大，难以整块取出。②胆总管囊状扩张症病史长达 60 余年，施行囊肿空肠吻合术，形成胆石长达 23 年，长期反复胆道感染，粘连融合，以致囊肿剥离、切除过程中出血、邻近器官损伤，如十二指肠损伤、胰损伤、门静脉撕裂甚至肝破裂等。

【手术过程】

1.择期手术，取平仰卧位，气管插管下全身麻醉，胸背部垫高 8cm（图 4-8-5），取 Y 形切口（图 4-8-6）入腹。术中所见：无腹水，腹膜上无癌性结节，大网膜无曲张静脉。右腹前壁、肝周广泛致密粘连（图 4-8-7）。肝色泽棕红，表面尚光整，肝叶形态无明显失衡，质地硬，无结石感、结节感。胆总管外径达 6cm，扪及巨大胆石。未见胆囊。原为胆管囊肿与空肠 Roux-en-Y 吻合，吻合口位于一级肝门，外径约 2cm。胆总管结石如拳头大小，与 CT 所示一致。桥襻空肠长约 60cm，位于横结肠前（图 4-8-8）。空肠与桥襻空肠呈端-侧吻合，示"反

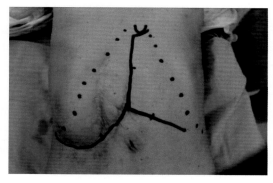

图 4-8-1　腹部切口瘢痕及切口线

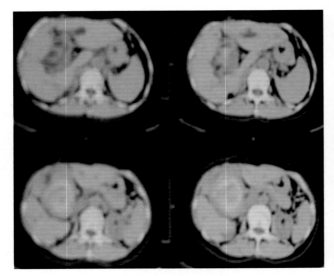

图4-8-2　CT：胆总管巨大结石

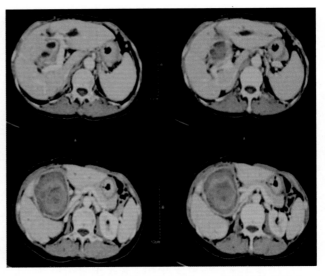

图4-8-3　CT增强扫描（静脉期）：无门静脉海绵样变

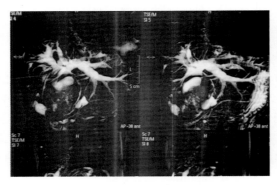

图4-8-4　MRCP：肝外胆管重度扩张，积巨大结石

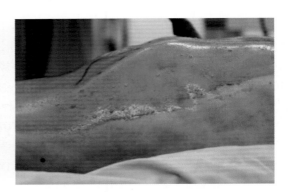

图4-8-5　胸背部垫高

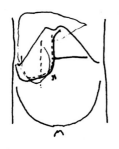

图4-8-6　手术切口示意图

流小胃"（图4-8-9）。胆管囊肿与胃窦、十二指肠、胰头、肝固有动脉、门静脉致密粘连、融合。

2.离断肝膈粘连，安放全腹自动牵开器。游离桥袢空肠，于胆肠吻合口以远10cm用切割闭合器横断（图4-8-10）。清楚显现胆总管（图4-8-11）。于其前壁切开，切口长约12cm，完整地将胆石挽出（图4-8-12），称其重量约为227g（图4-8-13）。吸除胆泥、胆汁，可见肝左管口、肝右管口内径分别为1.5cm、1.3cm。囊肿远段未横断，胆管内径约1.5cm（图4-8-14），不通畅，不能通过3号胆道扩张器头，并见囊壁厚约1cm，应用"三合一液"冲洗胆管。

3.切除胆管囊肿，修正拼合组成肝胆管盆。

（1）于囊肿出口、十二指肠后上缘钳夹切断、缝扎、横断胆管，远切端予以缝闭（图4-8-15）。

（2）扣触清楚肝固有动脉，于囊状壁内分离囊肿，距肝左管口、肝右管口2cm横断囊肿壁，移除囊肿壁及桥袢空肠近段（图4-8-16）。

（3）修正拼合组成肝胆管盆，内径约4cm（图4-8-17）。

4.于结肠肝曲系膜戳孔，经此处引桥袢空肠达肝胆管盆，施改良盆式Roux-en-Y术，放置肝胆管盆引流管，注水测试无胆漏、无出血，行空肠－桥袢空肠同步缝合。逐层关腹，手术历时3.5小时，失血量约50ml，取出胆总管结石约227g（图4-8-18），安返病房。本例手术绘图见图4-8-19。

【术后】　无胆漏、腹腔脓肿、胰漏、胃十二指肠漏及门静脉炎症、栓塞等并发症，恢复平顺。病理切片报

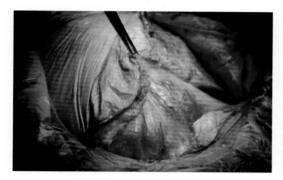

图 4-8-7　肝周粘连

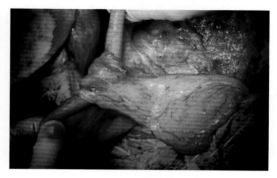

图 4-8-8　桥袢空肠

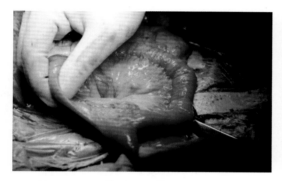

图 4-8-9　手指以下肠管为"反流小胃"

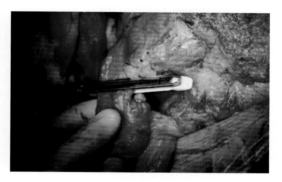

图 4-8-10　中心处为直线切割闭合器

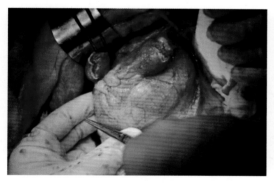

图 4-8-11　手指捏持处为胆总管

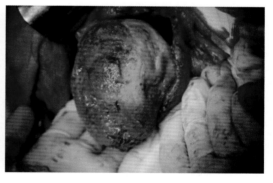

图 4-8-12　胆石

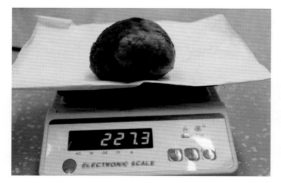

图 4-8-13　胆石重量

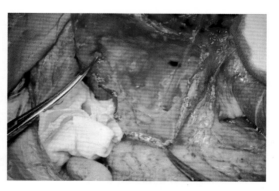

图 4-8-14　吸引器头处为胆总管

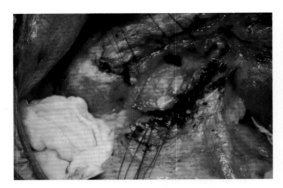

图4-8-15　线牵引处为胆总管横断端

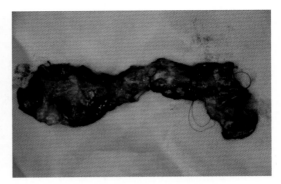

图4-8-16　切除的囊肿及桥袢空肠

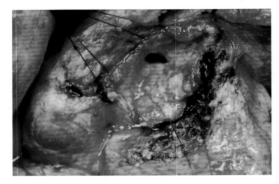

图4-8-17　线牵引处为肝胆管盆

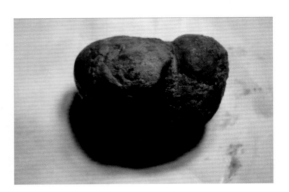

图4-8-18　胆石（约重227g）

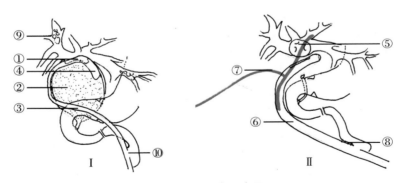

图4-8-19　手术示意图

Ⅰ.术前；Ⅱ.术后

① 胆肠吻合口；② 胆总管结石；③ 桥袢空肠；④ 桥袢空肠近端；⑤ 肝胆管盆；⑥ 新桥袢空肠；⑦ 肝胆管盆引流管；⑧ 同步缝合；⑨ 右肝前叶胆管结石；⑩ 空肠、桥袢空肠端-侧吻合

告：无囊肿恶变依据。

【经验与体会】

1.本例系先天性胆管囊状扩张症，尚未癌变。病程中先后施胆囊切除术（30年前）及囊肿空肠Roux-en-Y术（23年前），其术式选择不当，特别是第2次手术，施囊肿空肠吻合术，而且吻合口在肝总管，胆总管未横断。看来，胆管囊状扩张症宜切除为妥。

2.本例系胆总管结石，并非桥袢结石，其胆石主要位于胆总管，而不是在桥袢内。此胆总管结石患者是笔者从医64年收治的胆总管结石患者中结石最大的，重约227g。

3.本例手术进行得十分艰难，但完整取出胆石，建立盆式Roux-en-Y，手术仅历时3.5小时，失血量仅50ml，获得奇迹般的成功。术者注意了以下几点：①取平仰卧位，胸背部加垫。②取上腹Y形切口，安置全腹自动牵开器，充分游离肝。③横断桥袢空肠近段，等于控制"入瘤"血管。④大口切开囊肿壁，完整托出巨大胆石。⑤囊肿出口以上狭窄胆管处钳夹切断、缝扎胆总管（图4-8-20）。⑥辨清肝固有动脉，囊肿壁内剥离囊肿壁，最大限度保护好门静脉，最小失血量剥离了囊肿，保护胃、十二指肠及胰腺（图4-8-21）。

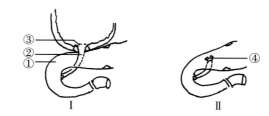

图4-8-20　胆管远段横断示意图

Ⅰ.横断前；Ⅱ.横断后

①十二指肠；②胆总管远段；③囊肿离断线；④胆总管断端

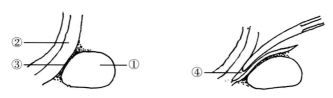

图4-8-21　囊肿壁内分离示意图

Ⅰ.剥离前；Ⅱ.剥离后

①门静脉；②囊肿壁；③囊肿-门静脉致密粘连；④囊肿壁内分离

病例9　胆管囊状扩张症Ⅰ型，胆肠内引流术后并全肝结石、吻合口狭窄，再施改良盆式 Roux-en-Y 术

【病史】 患者，女，41岁。胆肠内引流术后间歇性出现寒战、发热5年，再发右上腹痛、寒战、发热8天。2014年，诊断为"胆管囊状扩张症"，在外地某院施胆管囊肿剥离、胆肠重建术（具体手术方式不明），同年在外院施剖宫产。

T 36.5℃，R 20次/分，P 75次/分，BP 124/76mmHg。神清合作，皮肤、巩膜轻度黄染。心、肺正常。腹平，腹壁浅静脉无曲张，可见右上腹多条陈旧性手术切口瘢痕。腹壁软，未扪及肝、胆囊、脾，剑突右下方压痛，叩击右肝区示心窝部不适，无胃振水声，无腹水征。双腰背部无抬举痛，脊柱、四肢正常。WBC 6.4×10⁹/L，N 0.61，PLT 141×10⁹/L，TP 67g/L，ALB 33.5g/L，TBIL 36.5μmol/L，DBIL 30μmol/L，AST 37U/L，ALT 36U/L，ALP 363U/L，γ-Gt 379U/L，PA 71mg/L，ChE 3167U/L。

CT（2021年7月15日，湖南省人民医院）：肝轮廓清，表面光整，肝叶形态、比例无失衡。肝内胆管轻度扩张，积胆石及少量气体，尤以左肝为甚（图4-9-1）。全胰管不扩张，脾大8个肋单元。增强扫描（静脉期）未见门静脉海绵样变（图4-9-2）。MRCP（2021年7月16日，湖南省人民医院）：原胆肠吻合口狭窄，其上肝内胆管中度扩张，以左肝为甚，肝内胆管积石（图4-9-3）。

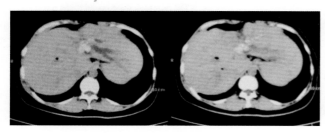

图4-9-1　CT：肝内胆管轻度扩张，积胆石

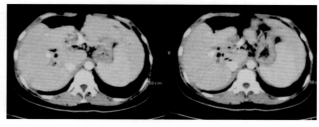

图4-9-2　CT增强扫描（静脉期）：无门静脉海绵样变

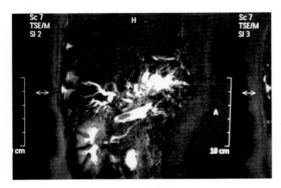

图4-9-3　MRCP：胆肠吻合口狭窄，肝内胆管中度扩张

【诊断】　胆管囊状扩张（Ⅰ型），胆肠布朗式吻合术后。合并胆肠吻合口狭窄，肝胆管结石。S：S_2、S_3、S_4、LHD、S_5、S_8、S_6、S_7；St：无；A：无；C：反流性胆管炎、胆汁性肝硬化。

【手术名称】　改良肝胆管盆式Roux-en-Y术。

【手术难点】　①既往因胆管囊状扩张施囊肿切除、胆肠内引流，历时7小时，但具体术式不明。②术前MRCP、CT检查发现全肝结石、胆肠吻合口狭窄、胆汁性肝硬化、门静脉高压。③上次术后长期存在反流性胆管炎，胆管炎症水肿。

【手术过程】

1.择期手术，取平仰卧位，气管插管下全身麻醉，取"屋顶"形切口（图4-9-4）入腹。术中所见：无腹水，腹膜上无癌性结节，大网膜上无静脉曲张。右上腹、肝周广泛粘连。肝呈棕红色，表面光整，肝叶形态、比例无明显失衡，质地稍硬。肝左管结石感明显。未见胆囊。原为布朗式胆肠内引流术，胆肠吻合口外径约1cm，吻合口输入肠袢无环扎线，桥袢空肠位于结肠前，长约60cm。肝总管外径约1.5cm。胰头稍硬，胃十二指肠无梗阻征象，脾下极近左肋缘。

2.离断肝周粘连，右膈下填塞纱布垫，安放全腹自动牵开器。游离桥袢空肠，门脉钳钳夹胆肠吻合口以远桥袢空肠，离断，临时缝闭远切端。

可见原胆肠吻合口内径约0.3cm。钳夹切除肝方叶，约5g，断肝桥。沿肝圆韧带途径切开肝左管口、肝左管，长约3cm，内径约1.8cm。直视下清除肝左管、肝左内叶胆管、左肝外叶及上下段胆管结石。沿胆囊床途径切开肝右管，内径约1cm，直视下清除其内胆石。

3.应用硬质输尿管镜配合钬激光检查各肝内胆管，清除少许胆管结石。

4.整修胆管切缘，拼合组成肝胆管盆，内径约3cm（图4-9-5）。

5.于原空肠-桥袢空肠吻合口远侧离断空肠，整复原胆肠吻合口，施改良肝胆管盆桥袢空肠Roux-en-Y术，放置肝胆管盆引流管。逐层关腹，手术历时3小时，失血量约20ml，取出胆石20g（图4-9-6），安返病房。本例手术绘图见图4-9-7。

【术后】　无胆漏、出血、肠梗阻等并发症，复查CT无残石，恢复平顺。

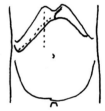

图4-9-4　手术切口示意图

【经验与体会】

1.本例系胆管囊状扩张症Ⅰ型，施行囊状切除、布朗式胆肠内引流术，并发反流性胆管炎、吻合口狭窄、肝胆管结石。有以下几点值得重视：①胆肠吻合输入袢应予以环扎，但本例未作，致使肠内容物进入肝胆管。②胆管囊状扩张症，囊状剥离后，胆管切开宜在肝门隆突以上的肝左管、肝右管，而本例仅作在肝总管上。③桥袢空肠亢长，位于结肠前，易致肠内容物反流，发生反流性胆管炎。

2.胆管囊状扩张症Ⅰ型，囊肿切除，新的胆肠通道一般取改良肝胆管盆式Roux-en-Y术或胆肠吻合口输入袢环扎的改良布朗式吻合，笔者倾向前者，故本例再次手术改为改良盆式Roux-en-Y术。

3.对于肝胆管结石而言，改良盆式Roux-en-Y术已是有效的常用术式，但手术的每一个环节都要做好，任

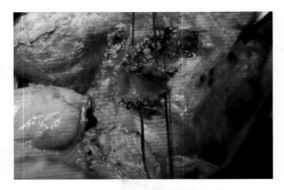

图4-9-5　线牵引处为肝胆管盆

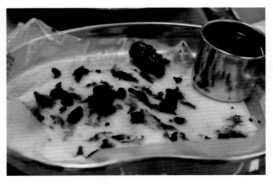

图4-9-6　胆石

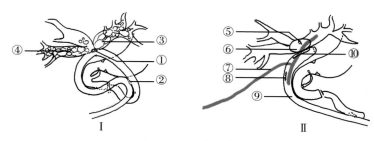

图 4-9-7　手术示意图

Ⅰ.术前；Ⅱ.术后

① 胆管-空肠吻合口；② 空肠-桥袢空肠吻合口；③ 肝左管；④ 右肝后叶胆管；⑤ 左右肝管口拼合；⑥ 肝胆管盆；⑦ 桥袢引流管；⑧ 原空肠-桥袢吻合口缝闭；⑨ 桥袢空肠；⑩ 肝胆管盆-桥袢空肠吻合口

何一个环节的失误都将影响手术效果。

病例 10　先天性胆管囊状扩张Ⅰ型，胆肠 Roux-en-Y 术后，并胆肠吻合口狭窄、全肝结石，施改良盆式 Roux-en-Y 术

【病史】　患者，女，20 岁。反复心窝部疼痛 10 多年，再发 3 天。17 年前，诊断为"胆管囊状扩张症Ⅲ型"，在外院施囊肿切除、胆肠 Roux-en-Y 术。

T 36.8℃，R 20 次/分，P 89 次/分，BP 92/60mmHg。神清合作，无黄疸。心、肺正常。腹平，浅静脉无曲张。腹壁软，未扪及肝、胆囊、脾，剑突右下方无压痛，右肝区叩击无不适，无胃振水声，无腹水征。脊柱、四肢正常。WBC 4.4×10⁹/L，N 0.552，PLT 223×10⁹/L，TP 74.56g/L，ALB 48.46g/L，TBIL 16.72μmol/L，DBIL 6.79μmol/L，AST 29.6U/L，ALT 26.1U/L，γ-Gt 97.3U/L，ALP 109U/L，PA 230.6mg/L，ChE 7401U/L。

CT（2021 年 7 月 25 日，湖南省人民医院）：肝轮廓清，表面光整，肝叶形态、比例无明显失衡，肝内胆管中重度扩张，各肝内胆管充填结石及少许气体。未见胆囊，未见肝外胆管（图 4-10-1）。MRCP（2021 年 7 月 26 日，湖南省人民医院）：肝总管以上肝内胆管中重度扩张，充填大量胆石。未见胆总管及胆囊（图 4-10-2）。

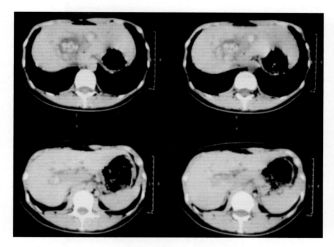

图 4-10-1　CT：肝内胆管中重度扩张，充填胆石

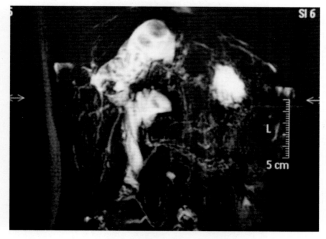

图 4-10-2　MRCP：肝内胆管中重度扩张，充填胆石

【诊断】　胆管囊状扩张症Ⅰ型，囊肿切除、胆肠 Roux-en-Y 术后。合并胆肠吻合口狭窄、肝胆管结石。S：全肝；St：胆肠吻合口、S₉；A：无；C：反流性胆管炎。

【手术名称】　内吻合改良盆式 Roux-en-Y 术。

【手术难点】　①既往因胆管囊状扩张症已施囊肿切除、胆肠 Roux-en-Y 术。②胆肠内引流术后，并胆肠吻合口狭窄、全肝内胆管结石、S₉胆管口狭窄。

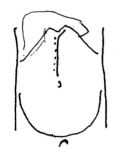

图4-10-3　手术切口示意图

【手术过程】

1.择期手术，取平仰卧位，气管插管下全身麻醉，取上腹正中切口（图4-10-3）入腹。术中所见：无腹水，腹膜上无癌性结节，大网膜上无静脉曲张。肝脏面广泛粘连。肝呈棕红色，表面光整，肝叶形态、比例无失衡，质稍硬。第一肝门及左肝外叶明显结石感。未见胆囊，胆总管外径约1.5cm。原为胆肠Roux-en-Y术，桥袢空肠长约50cm，桥袢空肠与肝总管吻合口外径约1cm，桥袢空肠位于结肠前，空肠、桥袢空肠吻合口为端-侧吻合，示"反流小胃"。胃十二指肠未见异常，胰头质稍硬，脾不大。

2.离断肝周粘连，右膈下填塞纱布垫托出肝，放置全腹自动牵开器，显现肝脏面，原桥袢空肠及胆肠吻合口外径约1cm，游离桥袢空肠。沟通温斯洛孔，放置Pringle止血带，门脉钳钳夹原胆肠吻合口远侧桥袢空肠，断空肠，见原胆肠吻合口内径约0.3cm。

3.离断肝桥，切除肝方叶约5g，敞开左肝前纵沟，显现肝左管。采用"四边法"沿肝圆韧带途径切开肝总管及肝左管，达左肝内叶胆管，直视下清除其内胆石（图4-10-4）。显现肝总管、肝左管及肝右管口、左肝外叶胆管口，其内径分别为1.5cm、2cm、1.5cm、1.5cm。显示右肝尾叶胆管及左肝外叶下段胆管结石感，但取石困难。

4.阻断入肝血流，经左肝外叶结石感途径切开S_3胆管，长度达2.5cm，清除其内胆石，并与肝左管沟通，通过8号胆道扩张器头，原结石感消失。缝闭胆管切口，注水测试无胆漏、无出血（图4-10-5）。

5.阻断入肝血流，行右肝尾叶胆管口与肝右管内吻合，使其内径从1.5cm扩大至2.5cm，直视下清除右肝尾叶胆管内结石，直至结石感消失。

6.应用硬质输尿管镜钬激光进一步检查，清除右肝尾叶终末胆管结石，约黄豆大小。

7.拼合组成肝胆管盆，内径约3cm（图4-10-6）。

8.修复桥袢空肠，施内吻合改良盆式Roux-en-Y术，放置肝胆管盆引流管。逐层关腹，手术历时3.5小时，失血量约20ml，取出胆石20g（图4-10-7），安返病房。本例手术绘图见图4-10-8。

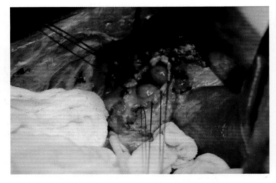

图4-10-4　线牵引处为切开的肝左管

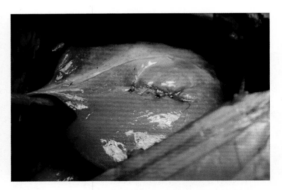

图4-10-5　沿S_3结石感途径切开、缝闭

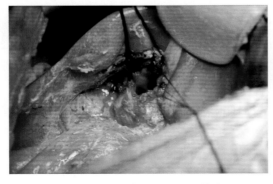

图4-10-6　线牵引处为肝胆管盆

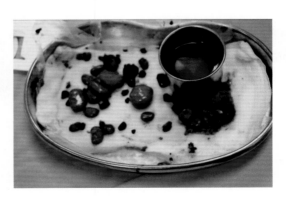

图4-10-7　胆石

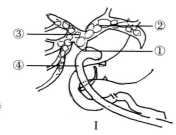
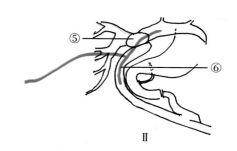

图 4-10-8　手术示意图

Ⅰ.术前；Ⅱ.术后

① 胆肠吻合口；② 肝左管；③ 肝右管；④ 桥
袢空肠；⑤ 肝胆管盆；⑥ 肝胆管盆引流管

【术后】 无胆漏、出血或肝功能不全等并发症，复查CT无胆石残留。

【经验与体会】

1.本例为先天性胆管囊状扩张症患者，3岁时在外院施囊肿切除、胆肠Roux-en-Y术，由于手术的一些方面欠妥，术后反复胆道梗阻、感染，胆石形成，再施改良盆式Roux-en-Y术：①废除胆肠吻合口，移位于肝门隆突以上，在肝右管上做成肝胆管盆，内径达3cm。②桥袢空肠另经结肠肝曲系膜戳孔达肝胆管盆，与十二指肠同步平行。③行空肠与桥袢空肠同步缝合。

2.本例为先天性胆管囊状扩张症患者，前次手术切除囊肿，实践证明是必需的、有用的。

病例11　胆管囊状扩张症Ⅰ型，施囊肿切除后胆肠吻合口狭窄，再施内吻合改良盆式Roux-en-Y术

【病史】 患者，女，66岁。胆道术后反复寒战、发热、黄疸2年。2019年，诊断为"胆管囊状扩张症"，在当地施囊肿切除、胆肠Roux-en-Y术，术后第4天腹腔引流管及胆道T形管出血而再次手术进行止血、腹膜腔清创。

T 36.7℃，R 20次/分，P 75次/分，BP 111/80mmHg，体重40kg。神清合作，明显黄疸。心律齐、无杂音，双肺呼吸音清。腹平，腹壁浅静脉无曲张，可见右上腹经腹直肌切口瘢痕。腹壁软，未扪及肝、胆囊、脾，剑突右下方压痛，叩击右肝区示心窝部疼痛，无胃振水声，无腹水征。双腰背部无抬举痛，脊柱、四肢正常。WBC 5.77×10⁹/L，N 0.695，PLT 288×10⁹/L，TP 67g/L，ALB 36g/L，TBIL 72μmol/L，DBIL 77μmol/L，AST 68U/L，ALT 41U/L，ALP 489U/L，γ-Gt 609U/L，PA 172mg/L，ChE 3903U/L。

MRCP（2021年7月，湖南省人民医院）：肝左管口、肝右管口以上肝内胆管扩张，其内少许胆石，尤以右肝后叶、左肝外叶下段胆管为著。未见胆总管、肝总管及胆囊（图4-11-1）。主胰管不扩张。CT（2021年7月，湖南省人民医院）：肝轮廓清，表面光整，左肝肥大、右肝萎缩。肝内胆管中度扩张，左肝内胆管积气（图4-11-2）。未见肝外胆管及胆囊。主胰管不扩张，脾不大。增强扫描（静脉期）：左肝内胆管积气，见右肝后叶胆管PTCD导管，无门静脉海绵样变（图4-11-3）。

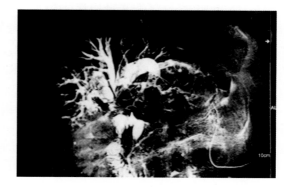

图 4-11-1　MRCP：肝总管未显示，肝内胆管扩张

【诊断】 胆管囊状扩张症Ⅰ型，囊肿切除、胆肠Roux-en-Y术后。合并胆道出血、胆漏；胆肠吻合口狭窄；肝胆管结石，PTCD后。S：S₆、S₃；St：RHD、LHD；A：无；C：胆汁性肝硬化。反流性胆管炎、肝肥大-萎缩征（左肝肥大、右肝萎缩）。

【手术名称】 内吻合改良盆式Roux-en-Y术。

【手术难点】 ①因胆总管囊状扩张症施囊肿切除、胆肠内引流术，并发胆漏、胆道出血而再次手术，致腹内粘连、肝门结构紊乱。②原胆肠吻合口位置高，显现处理肝左管、肝右管难，可能在分离肝左管、肝右管时损伤肝动脉、门静脉。

【手术过程】

1.择期手术，取平仰卧位，气管插管下全身麻醉，取右上腹"反L"形切口（图4-11-4）入腹。术中所见：

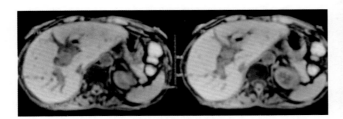

图4-11-2　CT：左肝外叶肥大，肝内胆管中度扩张

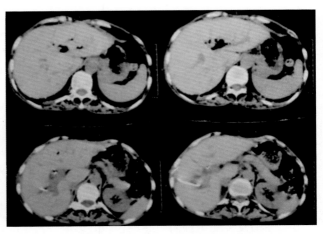

图4-11-3　CT增强扫描（静脉期）：无门静脉海绵样变

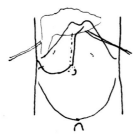

图4-11-4　手术切口示意图

无腹水，腹膜上无癌性结节，大网膜上无静脉曲张。肝周与大网膜、桥袢空肠广泛粘连。肝呈暗棕色，表面尚光整，左肝肥大、右肝萎缩，肝质地稍硬，未触及结石感、结节感。肝圆韧带"消失"，未见左肝前纵沟，肝方叶稍大。未见胆石及肝总管、胆总管、肝十二指肠韧带，未见门静脉海绵样变。原为胆肠Roux-en-Y重建，桥袢空肠长50cm，为结肠前位，胆肠吻合口外径约1cm，空肠-桥袢吻合口宽大，呈"反流小胃"。胃十二指肠无梗阻征象，胰头、脾不大。

2.离断肝周粘连，安放全腹自动牵开器，显现原胆肠吻合处（图4-11-5），离断胆肠吻合口，临时关闭桥袢-胆肠吻合口（图4-11-6）。拆除原胆肠吻合口缝线，见其吻合口内径约0.1cm（图4-11-7）。沿肝圆韧带途径切开肝左管口、肝左管，其内径分别为0.2cm、1.3cm，清除左肝外叶下段胆管内胆石。

3.于肝门隆突右侧见右肝前叶胆管口、右肝后叶胆管口，其内径分别为0.6cm及0.2cm，见右肝后叶胆管口溢出胆泥。行右肝后叶胆管口与右肝前叶胆管口内吻合，使其内吻合口内径达1cm（图4-11-8），直视下清除右肝后叶胆管内胆石，拼合组成肝胆管盆（图4-11-9）。

4.整复桥袢空肠，施内吻合改良盆式Roux-en-Y术，放置肝胆管盆引流管。逐层关腹，手术历时3.5小时，失血量25ml，取出胆石、胆泥20g。安返病房。本例手术绘图见图4-11-10。

【术后】　无胆漏、出血、肝功能不全等并发症，复查无胆石残留，恢复平顺。

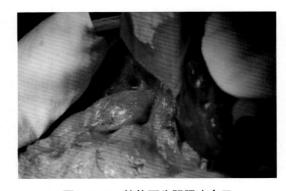

图4-11-5　拉钩下为胆肠吻合口

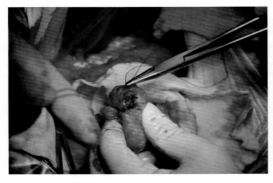

图4-11-6　手捏持处为桥袢空肠

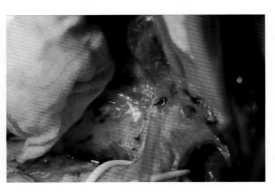

图4-11-7　中央为胆肠吻合口

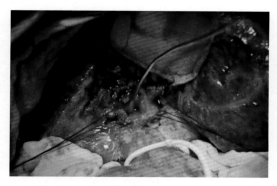

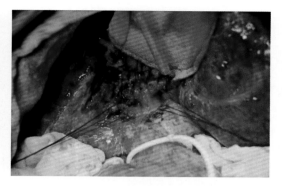

图 4-11-8 胆道扩张器头部示内吻合口　　　　图 4-11-9 线牵引处为肝胆管盆

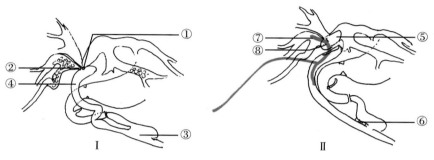

图 4-11-10 手术示意图

Ⅰ.术前；Ⅱ.术后

① 肝左管口；② 右肝后叶胆管口；③ "反流小胃"；④ 桥袢空肠；⑤ 肝胆管盆；⑥ 同步缝合；⑦ 肝胆管引流管；⑧ 右肝前、后叶胆管内吻合

【经验与体会】

1.本病例系难以处理的胆管囊状扩张症，但通过多方努力终获手术成功，获得较好效果。笔者注意了以下几点：①本例患者为藏族妇女，不懂汉语，为此医师专门找了一名翻译，让她与我们配合。②右上腹"反L鱼钩"形切口，配合全腹自动牵开器，使术野得到满意显露。③瘢痕中找到肝圆韧带，剥离肝方叶，显现肝左管。经肝总管左侧纤细的胆肠吻合口，沿肝圆韧带途径切开肝左管口、肝左管。④经胆囊床途径找到右肝前叶胆管及后叶胆管，施内吻合，解除右肝后叶胆管真性狭窄。⑤施内吻合改良盆式Roux-en-Y术。

2.因肝胆管结石施行内吻合改良盆式Roux-en-Y术，任何一个环节失误都将影响整个手术效果，本例本次术中进行了以下矫治：①切除桥袢空肠长约5cm。②于结肠肝曲系膜戳孔，使桥袢空肠位于结肠后，与十二指肠同步、平行。③行空肠与桥袢空肠同步缝合，长达10cm。

第五章

肝肿瘤，肝切除术

17世纪，Hildnus报道将一例肝外伤、突出体外的肝切除。1888年，Willet首先报道开腹治疗闭合性肝外伤。1888年，Langen Buck报道切除肝肿瘤。1898年，Cantlie提出Cantlie Line。1953年，Quatt Labaum首先报道右三联肝切除术。1961年，王存恩报道肝切除治疗原发性肝癌。1963年，Atarye首先报道肝移植。1999年，湖南省人民医院完成背驮式全肝原位移植，患者存活3年。2014年，湖南省人民医院成功对20kg右肝血管瘤施右肝三联切除，患者存活至今。2019年，湖南省人民医院成功地给一例4岁男性肝血管内皮瘤破裂施离体肝瘤切除、左半肝自体移植成功。

一、肝的解剖分段

1991年，Hjorstjo提出肝内不同界面，随后Couinand把肝分成8个段，当前临床常用的肝9段划分见图5-0-1。

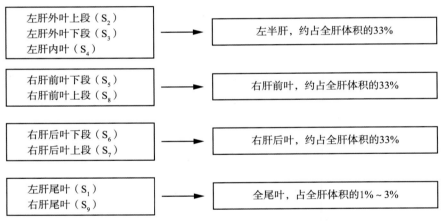

图5-0-1　临床常用的肝分段法

二、肝切除的难点

肝切除技术已300多年了，肝切除的技术随着麻醉及手术器械的进步而不断发展，我国许多县级医院已能施行肝切除。手术指征逐步放宽，以下几点值得重视。

1.以患者健康为中心，认真"望触叩听"，全面细致地评估肝功能，做好围手术期处理：根据Child-Pugh分级和肝硬化临床分级，评估肝功能（表5-0-1）；备血、凝血药物（冷沉淀、血小板、纤维凝血酶原复合物等）；有效的抗生素。

2.肝切除术的难点：巨块型肝癌；肝癌并肝破裂出血；肝癌并肝静脉癌栓、腔静脉癌栓、心脏癌栓；肝癌并门静脉癌栓；肝癌并肝动脉受累；肝癌累及邻近器官，如膈肌、结肠、胃、肾等；婴幼儿肝癌；老年人肝癌合并心脏、脑等器官疾病。

表 5-0-1　Child-pugh 分级

项　目	肝硬化临床分级		
	I 期	II 期	III 期
腹水	无	治疗消退	难退
总胆红素（g/L）	< 20	20 ～ 30	> 30
白蛋白（g/L）	> 35	30 ～ 35	< 30
15分钟靛青绿保留率（%）	< 15	15 ～ 40	> 40
PTC（%）	> 80	50 ～ 80	< 50

三、手术要点

1. 控制入肝血流。入肝血流包括肝动脉、门静脉、胆管血管，常用的控制入肝血流的方法如下：Pringle 止血带；Glisson 鞘外阻断；Glisson 鞘内阻断；肝后腔静脉阻断；肝提拉带；肝动脉阻断。

阻抗血流的方法需根据临床的实际需要灵活掌握应用，Pringle 止血带最为常用。Pringle 止血带与肝后腔静脉止血带同时应用，称为全肝血流阻断。

2. 满意的腹部切口，完好的术野显露。婴幼儿肝切除常选择腹横切口，巨块型肝癌多选择"奔驰标志"形切口、"倒 T"形切口、Y 形切口、"屋顶"形切口及右上腹"反 L"形切口等。

3. 多科协作，如肝外科与胸外科合作，肝外科与胃肠外科合作，肝外科与血管外科合作，肝外科与泌尿外科合作。

4. 正确的劈肝技巧：①肝入路，据情可选择前路入肝、右路入肝、左路入肝、混合入肝。②劈肝器械多种多样，根据病情灵活掌握，如钳夹、超声刀、高频电刀、双极电凝、电刀、氩气刀、钛夹、连发钛夹、直线切割闭合器、力加速。

病例 1　左肝内胆管黏液腺癌，施左半肝切除、改良盆式 Roux-en-Y 术

【病史】　患者，女，63 岁。间歇性黄疸 8 个月，PTCD 2 个月后。

T、R、P、BP 正常。神清合作，皮肤、巩膜轻度黄染。心、肺正常。腹平软，剑突右下方压痛，未扪及肝、胆囊、脾。右上腹见 PTCD 导管，引流墨绿色胆汁，夹杂黏液冻。血象正常。TBIL 32.6μmol/L，DBIL 20.3μmol/L，TP 73.6g/L，ALB 43.6g/L，γ-Gt 364U/L，CA19-9 320U/ml。

CT（2020 年 3 月 13 日，湖南省人民医院）：右肝轮廓清，表面光整，肝内胆管不扩张，无胆石，见 PTCD 导管。左肝萎缩，呈纤维囊样改变，内径约 2cm。胆囊约 13cm×15cm，未见胆石（图 5-1-1，图 5-1-2）。

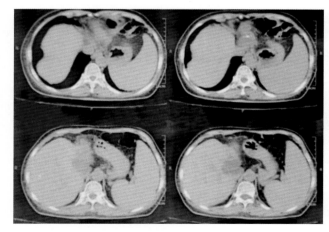

图 5-1-1　CT：右肝轮廓清，肝内胆管不扩张

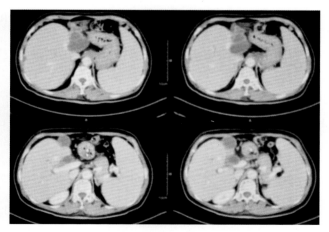

图 5-1-2　CT：左肝萎缩，呈纤维囊样改变

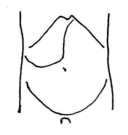

图 5-1-3　手术切口示意图

【诊断】　胆管黏液腺癌（左肝）。

【手术名称】　左半肝、肝外胆管切除，右肝胆肠 Roux-en-Y 术。

【手术难点】　如何切除左半肝？

【手术过程】

1. 择期手术，取平仰卧位，全身麻醉，取右上腹"反 L"形切口（图 5-1-3）入腹。术中所见：无腹水，腹膜上无癌性结节。右肝肥大，表面光整，质地稍硬，无结节感、结石感。左肝呈纤维囊样改变。胆囊胀大，约 14cm×5cm，张力大。胆总管外径约 2cm，张力大，无结石感。胃、十二指肠正常，胰头不大，脾不大。

2. 安置全腹自动牵开器，右膈下填塞纱布垫托出肝。

3. 切开胆总管，涌出胶冻样胆汁约 200ml。安置 Pringle 止血带，顺逆结合切除胆囊。

4. 解剖第一肝门、第二肝门、第三肝门，先后结扎、切断肝右管、肝左动脉、门静脉左干及肝左管，显现肝左静脉、肝中静脉。结扎、切断左肝短静脉 3 支，肝后腔静脉显露于术野。

5. 于肝中静脉左侧紧贴囊壁劈离左半肝，钳夹切断肝左静脉，移除左半肝及左肝尾叶、肝总管、胆总管，显现肝中静脉及肝后腔静脉。

6. 切取桥祥空肠，施行右肝管空肠 Roux-en-Y 术。逐层关腹，手术历时 3 小时，失血量约 150ml，安返病房。手术切口示意图见图 5-1-3。

【术后】　无胆漏、出血、膈下脓肿等并发症，恢复平顺。病理切片报告：胆管黏液腺癌。

【经验与体会】

1. 胆管乳头状瘤可发生于胆管的任何一个部位，然而病灶与正常胆管常难以分辨。如何确定病变位置，以下几点可供参考。①术前 CT 或 MRCP 显示胆管癌部位的胆管壁厚薄不均，有软组织向胆管腔内凸出，而且胆管边界模糊。胆管胀大，胆总管呈囊样扩张。②放置 PTCD 后，右肝内胆管缩小，而肝左管仍然呈囊样，提示病灶可能在左肝内胆管。③术中见左肝呈纤维囊样改变，而右肝外观正常。另外左肝显示表面许多小丘疹，而且有组织向管腔凸出，局部胆管腔内黏液冻特别黏稠。根据上述情况，确定左肝内胆管癌可能性大。术后病理切片报告"左肝内胆管黏液腺癌"。

2. 病变的左半肝切除，本例施左半肝切除较为困难，但手术进行十分顺利。术中宜注意以下几点。①施解剖性左半肝切除，放置 Pringle 止血带。②先行第一肝门解剖，行左肝 Glisson 鞘解剖，横断肝左管，切断左肝 Glisson 鞘。③施第二肝门解剖，显现肝左静脉及肝中静脉根部左侧。行第三肝门解剖，切断肝短静脉，显现肝后腔静脉。④于肝中静脉左侧劈离纤维囊性变肝，移除左半肝。

3. 肝右管桥祥空肠 Roux-en-Y 吻合。①肝右管残端内径约 1cm，为了方便吻合，宜在胆管前壁行纵切口，使胆肠吻合口扩大至约 2cm（图 5-1-4）。②桥祥空肠系膜尽量松弛，宜施改良盆式 Roux-en-Y 术。

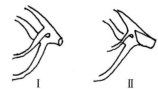

图 5-1-4　肝右管整形示意图
Ⅰ. 术前；Ⅱ. 术后

病例 2　尾叶肝细胞癌，并肝中静脉、肝左静脉及腔静脉癌栓，施左肝三联切除、腔静脉癌栓切除术

【病史】　患者，男，34 岁。上腹胀痛不适 5 天。乙型肝炎 15 年。

T 36.5℃，R 20 次/分，P 72 次/分，BP 118/70mmHg。神清合作，无黄疸。心、肺正常。腹平，腹壁浅静脉无曲张。腹壁软，未扪及肝、胆囊、脾，剑突右下方无压痛，叩击右肝区无不适，无胃振水声，无腹水征。双下肢无水肿。WBC 6.87×10⁹/L，N 0.661，PLT 182×10⁹/L，CA19-9 4.41U/ml，AFP 1.61ng/ml，TBIL 8μmol/L，DBIL 3.1μmol/L，TP 66g/L，ALB 41.7g/L，AST 21U/L，ALT 42U/L，ALP 62U/L，γ-Gt 24.8U/L，PA 115mg/L，ChE 6113U/L。

CT（2020 年 7 月 6 日，湖南省人民医院）：肝尾叶增大，内见不规则团块软组织密度影。增强扫描（动脉期）明显不均强化，（静脉期）强化降低，较大截面，约 5.6cm×6.2cm。病灶内动脉分支供血，动脉局部狭窄，远端显示不清。肝中静脉、肝左静脉未见显示。下腔静脉肝段可见充盈缺损。门静脉左支稍受压、变窄，未见明显充盈缺损。CTA：肝尾叶肿块由肝动脉分支供血，腹主动脉、腹腔动脉干、脾动脉、肝动脉、胃左动脉走行无异常。CTV：肝左静脉、肝中静脉未见显示，下腔静脉肝段显示充盈缺损。门静脉左支受压、变窄，肠系膜上静脉、肝右静脉显示通畅。

【诊断】　肝细胞癌（尾叶）。并：肝中静脉、肝左静脉、肝短静脉（左侧）、腔静脉癌栓。

【手术名称】　左肝三联、尾叶切除，腔静脉癌栓清除术。

【手术难点】　①尾叶肝细胞癌合并肝左静脉、肝中静脉、左肝短静脉癌栓，并肝后腔静脉癌栓，手术高度困难、危险。②术中肝静脉癌栓可能使静脉回流受阻，致出血多。③静脉癌栓可能脱落，致肺栓塞而导致死亡。

【手术过程】

1.择期手术，取平仰卧位，气管插管下全身麻醉，取右上腹"反L"形切口（图5-2-1）入腹，探查与CT所示一致。

2.第一步，游离左肝三联。

（1）解剖第一肝门。显现Glisson鞘左肝蒂，套线；显现Glisson鞘右肝前蒂，结扎、切断；显现肝下下腔静脉，套带。

（2）解剖第二肝门，先后显现、游离肝左静脉、肝中静脉、肝上下腔静脉，分别套线。

（3）于肝右静脉左侧劈离左肝达肝右静脉根部，肝后腔静脉行B超检查，显现肝后腔静脉癌栓。

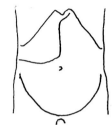

图5-2-1　手术切口示意图

（4）离断部分肝短静脉，保留有癌栓肝短静脉支一根，显现肝后腔静脉。

（5）切割闭合器离断Glisson鞘左肝蒂，钳夹、切断肝左静脉、肝中静脉，游离左肝三联，仅保留一支有癌栓的肝短静脉与腔静脉相连。

3.第二步，移除左肝三联，清除腔静脉内癌栓。

（1）B超再次检查腔静脉癌栓远端、近端位置，立即在相应位置安放心耳钳，束紧Prinlge止血带。

（2）于有癌栓的左侧肝短静脉入口处予以离断，移除左肝三联。

（3）切开有癌栓的肝后腔静脉段，长约4cm，直视下清除其内癌栓，同时用肝素盐水冲洗腔静脉腔内。

（4）应用4/0 Prolene线连续缝合肝后腔静脉切开处。

（5）松脱夹持腔静脉钳及Pringle止血带，腔静脉切开处无漏血。

4.应用"三合一液"冲洗术野，肝断面无胆漏、无出血。放置好左膈下引流管，清点器械、敷料无误，逐层关腹，手术历时4.5小时，失血量约200ml，阻断腔静脉取栓并缝合关闭历时18分钟，术中生命体征平稳，安返病房。

【术后】　无心、肺功能不全，无膈下脓肿等并发症，恢复平顺。病理切片：中分化肝细胞癌，并腔静脉癌栓。

【经验与体会】

1.肝细胞癌常见，肝细胞癌并腔静脉癌栓也不鲜见。自2002年至今，笔者已收治16例，印象最深的是一例肝细胞癌并心脏癌栓，直径达6cm。而腔静脉内癌栓多是从肝右静脉、肝左静脉、肝中静脉长入，本例经左侧肝短静脉长入腔静脉，甚为罕见。

2.腔静脉癌栓手术治疗最大的顾忌是癌栓脱落，致肺栓塞。笔者诊治的肝细胞癌并腔静脉癌栓的病例中，无一例发生这种征象。尽管最近连续3例肝细胞癌并腔静脉癌栓，但术中完成游离与癌栓形成的肝静脉的肝，无一例癌栓脱落，说明腔静脉的癌栓不容易脱落。

3.腔静脉癌栓一般为癌栓与腔静脉内膜"贴近"，腔静脉内膜光整，癌栓容易清除。但亦有2例肝静脉被癌累及，病理切片报告腔静脉壁见癌细胞。因此大部分腔静脉癌栓只需剥离，无须行腔静脉切除重建。

4.腔静脉切开取栓，出血量一般约500ml，但本例和前例失血量仅200ml，说明心耳钳钳夹取栓处腔静脉，能有效减少失血量。

病例3　巨大右肝囊性腺瘤恶性变，施右半肝切除术

【病史】　患者，男，77岁。右上腹痛15天，无发热、寒战、呕吐。1990年，在某医院诊断为"十二指肠溃疡、穿孔，弥漫性腹膜炎"，施十二指肠溃疡修补术。2017年，因输尿管结石施钬激光碎石术。无乙型肝炎病史。

T 36.7℃，R 20次/分，P 75次/分，BP 120/80mmHg。神清合作，皮肤、巩膜无黄染。心律齐，无杂音。双肺呼吸音清。可见右上腹饱满、隆起，未见胃肠型，腹壁浅静脉无曲张。右上腹经腹直肌切口瘢痕一条，长约10cm。腹壁软，肝下缘在剑突下3.5cm可扪及，质地硬，有触痛，无反跳痛。未扪及胆囊，Murphy征（−），右肝上浊音界位于锁骨中线上第5肋间，叩击右肝区示疼痛不适。无胃振水声，无腹水征。右腰背部较硬，无抬举痛。脊柱、四肢活动正常，双下肢无水肿。WBC $7.4×10^9$/L，N 0.883，PLT $179×10^9$/L，HGB 108g/L，TBIL 14.1μmol/L，DBIL 6.6μmol/L，TP 68.4g/L，ALB 34.2g/L，ALP 245U/L，γ-Gt 354U/L，PA 101.2mg/L，ChE 3878U/L，AFP 7.8ng/ml，CA19-9 14.82U/ml。

CT（2020年7月20日，湖南省人民医院）：肝轮廓清，表面光整。右肝肥大，其内示卵圆形低密度区，最大横切面约20cm×20cm×15cm密度欠均匀，占据S_5、S_8、S_7肝，左肝及S_6肝未见低密度影，脾不大（图5-3-1）。增强扫描（静脉期）：右肝低密度区密度不均，呈囊样改变，囊壁局限性增厚，向腔内凸出，并可见出血，无腹水，腹膜后未见肿大淋巴结（图5-3-2）。

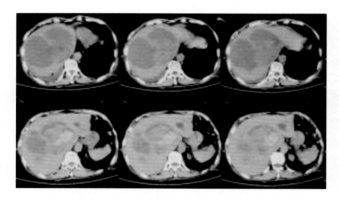

图5-3-1　CT：右肝巨大卵圆形低密度区

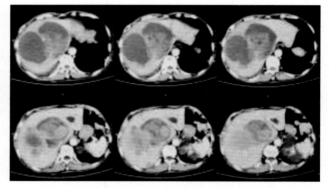

图5-3-2　CT增强扫描（静脉期）：右肝低密度区呈囊样改变

【诊断】　右肝巨大囊性腺瘤恶性变、出血。

【手术名称】　右肝半切除。

【手术难点】　①1990年，十二指肠溃疡穿孔、弥漫性腹膜炎。②肝肿瘤巨大，术野狭小，而胆囊、胃十二指肠、肝十二指肠韧带粘连成团块，第一肝门解剖困难。放置Pringle止血带、胆囊切除、肝Glisson鞘（右肝前叶Glisson鞘，右肝Glisson鞘）套带困难。③肝中静脉显现、右肝劈离、第二肝门及右第三肝门解剖困难，可能致腔静脉、肝右静脉、肝中静脉撕裂损伤，失血性休克、死亡。

【手术过程】

1.术前备血、纤维蛋白原，预防性应用抗生素等。

2.择期手术，取平仰卧位，气管插管下全身麻醉，行纤维支气管镜检查，取右上腹"反L鱼钩"形切口（图5-3-3）入腹。术中所见：无腹水，大网膜上静脉轻度曲张。肝周广泛粘连。右肝显著肿大呈囊性感，张力大，大小与术前CT所示一致，颜色棕红。左半肝色泽、形态正常。胆囊扁平，大小约15cm×8cm。肝十二指肠韧带肿大，外径约6cm。胃十二指肠与肝、胆囊粘连。

3.离断肝周粘连（图5-3-4），显现肝圆韧带（图5-3-5），显示胆囊、肝十二指肠。安置Pringle止血带（图5-3-6），浆膜下切除胆囊（图5-3-7），结扎右肝前蒂

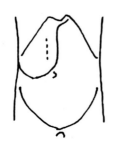

图5-3-3　手术切口示意图

（图5-3-8），安置Glisson鞘右肝蒂（图5-3-9）。排出右肝囊液550ml，呈巧克力色（图5-3-10）。解剖第二肝门（图5-3-11），显现肝左静脉、肝中静脉及肝右静脉，托出右肝（图5-3-12）。

4.于肝中静脉右侧劈离右肝（图5-3-13）达肝中静脉根部及肝后腔静脉（图5-3-14）。

5.先后横断Glisson鞘右肝蒂（图5-3-15）、肝右静脉、右肝短静脉（图5-3-16），移除右半肝（图5-3-17）。肝断面示肝后腔静脉、肝中静脉、肝十二指肠韧带及左半肝（图5-3-18），左肝色泽正常（图5-3-19）。应用"三合一液"冲洗清洁术野，肝断面无胆漏、无出血。逐层关腹，安置右膈下引流管，手术历时5小时，失血量2300ml，右肝标本重1992g（包括囊肿液）。安返病房。

【术后】　无膈下脓肿、肝功能不全、坠积性肺炎等并发症，第2天起床活动，第3天进食，恢复平顺。病理切片报告：来源于间质细胞肉瘤。

【经验与体会】

1.本例手术难度大，尤其是对一名近80岁的高龄患者而言。①认真术前准备，如预防性抗生素、双相免疫调节剂胸腺肽（日达仙）的应用，全身麻醉后纤维支气管镜的使用等。②右半肝切除对本例适宜，而且手术策

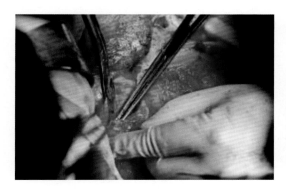

图5-3-4　钳尖处为第一肝门周

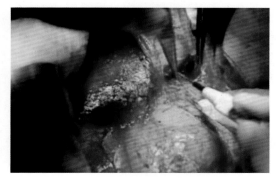

图5-3-5　右中上方为肝圆韧带

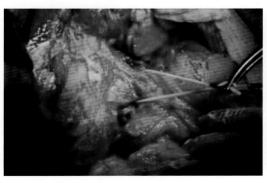

图5-3-6　橡皮管为Pringle止血带

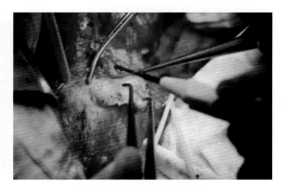

图5-3-7　左中处为胆囊

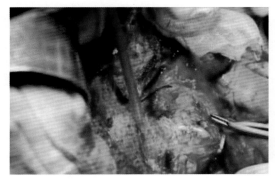

图5-3-8　左下方为第一肝门右侧

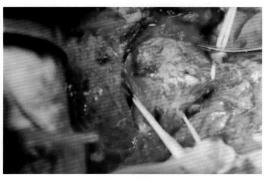

图5-3-9　橡皮管牵拉处为Glisson鞘右肝蒂

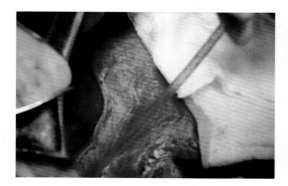

图 5-3-10　右上方为吸引器

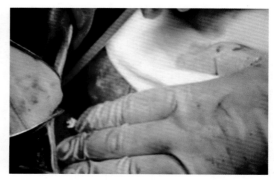

图 5-3-11　右侧为第二肝门

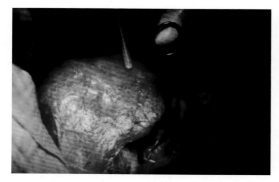

图 5-3-12　左侧为右肝

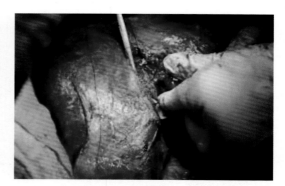

图 5-3-13　手指处为已劈离右肝

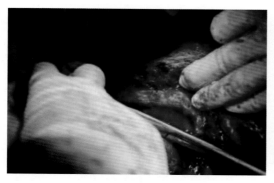

图 5-3-14　右上方手指处为肝中静脉

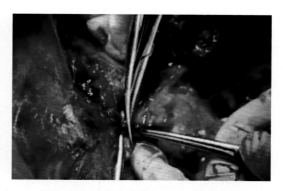

图 5-3-15　钳夹处为 Glisson 鞘右肝蒂

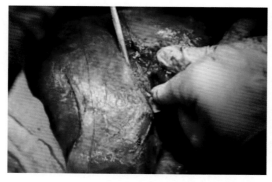

图 5-3-16　钳尖处为肝右静脉根部

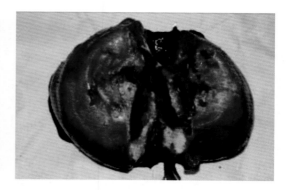

图 5-3-17　右肝标本

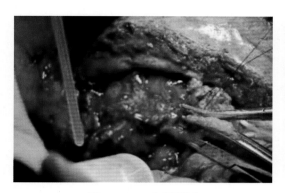

图5-3-18 左肝断面

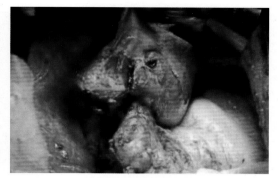

图5-3-19 上方为左肝

略恰当，有条不紊。③早期起床活动，拔除胃管、导尿管。

2.本例所采用的手术策略准备如下。①解剖第一肝门，行右肝Glisson鞘右肝蒂、右肝前蒂阻断，控制入肝血流。②解剖第二肝门，显露肝左静脉、肝中静脉、肝右静脉及肝后腔静脉。③解剖第三肝门，显现肝后腔静脉右半侧。④经肝中静脉右侧劈离肝，离断Glisson鞘右肝蒂，显现肝后腔静脉，快速移除右半肝。

3.以患者为中心，本例切除右半肝恰当。①在解剖第一肝门时失血约100ml。②在解剖第二肝门、第三肝门时失血约100ml，劈离右半肝失血100ml。③在解剖肝右静脉时撕裂肝右静脉，瞬间失血量达2000ml，当即患者血压降至20mmHg，经快速输血、输液及应用去甲肾上腺素等，血压回升。④右肝后叶与右肝前叶分界不清，再行分离，失血可能更多，休克如再次发生，后果不堪设想。加之为右肝恶性肿瘤，必须切除右半肝。

病例4 右肝巨大海绵状血管瘤，介入治疗后，迅速肿大，施右半肝切除后肝肾功能不全

【病史】 患者，女，44岁。肝海绵状血管瘤介入治疗后7年，右上腹痛、乏力2个月。7年前，诊断为"右肝海绵状血管瘤"，在当地医院施介入治疗。

T 36.2℃，R 18次/分，P 80次/分，BP 105/68mmHg。神清合作，皮肤、巩膜无黄染。心律齐、无杂音，双肺呼吸音清。腹平，腹壁浅静脉无曲张。腹壁软，肝在右肋缘下3cm可触及，边缘钝、无触痛，肝上浊音界在右锁骨中线上第4肋间，叩击右肝区示心窝部不适。无胃振水声，无腹水征。右腰背部稍饱满，脊柱、四肢无畸形。WBC 7.35×10⁹/L，N 0.767，PLT 75×10⁹/L，TP 68.3g/L，ALB 33.17g/L，TBIL 28.3μmol/L，DBIL 12μmol/L，ALP 458.5U/L，γ-Gt 285U/L，PA 56.4mg/L，ChE 4803U/L，AFP 1ng/ml，CA19-9 3.71U/ml，PT 18秒，APTT 45秒，TT 19秒。

CT（2020年10月，湖南省人民医院）：肝体积增大，右肝内示2处低密度占位，大者位于S_8，约11.9cm×12.7cm×14.6cm，小者位于S_5，约5.3cm×5.1cm×4.2cm。增强扫描（动脉期）：占位病变周围增强（图5-4-1）。门脉期示强化向中央填充（图5-4-2），其内密度混杂。肝内外胆管不扩张。CTA：肿瘤由肝右动脉供血（图5-4-3）。CTV：肝中静脉、肝左静脉受压，肝右静脉、肝后下腔静脉、门静脉及分支、脾静脉、肠系膜上静脉如常。

【诊断】 巨大肝海绵状血管瘤，介入治疗后，K-M综合征。

【手术名称】 右半肝切除术。

【手术难点】 ①巨大肝海绵状血管瘤，介入治疗后迅速胀大。②肝中静脉、肝左静脉受压，致使术中出血多，难以控制。

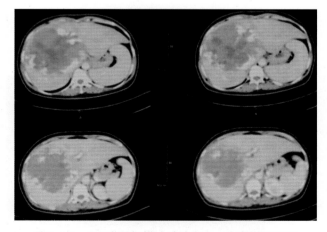

图5-4-1 CT增强扫描（动脉期）：病变周围增强

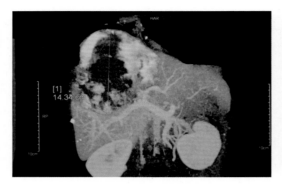

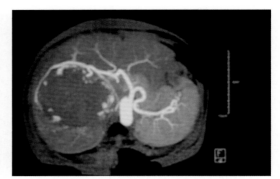

图 5-4-2　CT 增强扫描（门脉期）：强化向中央填充

图 5-4-3　CTA：肿瘤由肝右动脉供血

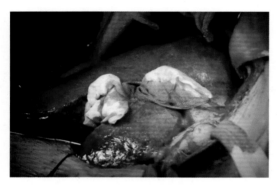

图 5-4-4　肝破裂、出血

【手术过程】

1. 腹腔镜下劈离右肝前叶，出血猛（图 5-4-4），中转开腹，取"倒 T"形切口（图 5-4-5）入腹。继续分离右肝前叶，仍然出血猛烈，增加肝后下腔静脉阻断（图 5-4-6），并改行右半肝切除（图 5-4-7）。

2. 劈离右半肝，显现肝中静脉及右肝蒂（图 5-4-8），切割闭合器予以横断（图 5-4-9），继续劈离肝达肝右静脉、肝中静脉根部（图 5-4-10）。

3. 切割闭合器离断肝右静脉（图 5-4-11），移除右半肝，显现肝后腔静脉全程（图 5-4-12）。肝标本重 2.3kg（图 5-4-13）。

4. 应用生理盐水清洁术野，放置右膈下引流管，逐层关腹，手术历时 4 小时，失血量约 1000ml，送返 ICU。

【术后】　无胆漏、出血，一度出现肝肾功能不全，经血液净化等处理，病情好转。

【经验与体会】

1. 肝海绵状血管瘤治疗方法很多，本例 7 年前施行过介入治疗，但近期迅速生长，以致再次手术。

2. 本次术中，入肝血流控制采用 Pringle 止血带及右肝蒂结扎、切断，止血效果不好，后加用腔静脉阻断，出血明显减少。看来，此类患者切肝以全肝血流阻断较好。

3. 本例术后肝肾功能不全，可能与残存左肝外叶质量不好、K-M 综合征等相关。

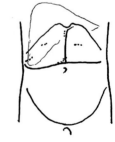

图 5-4-5　手术切口示意图

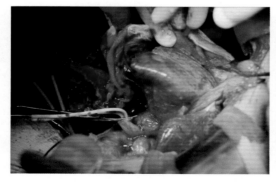

图 5-4-6　左下方橡皮筋为肝后腔静脉阻断带

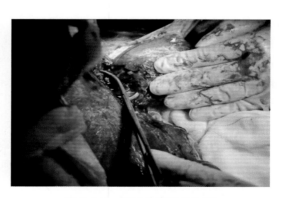

图 5-4-7　钳子分离处为右肝

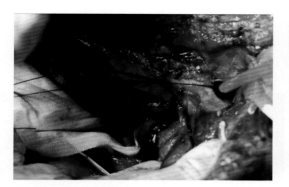

图 5-4-8　吸引器头处为右肝蒂

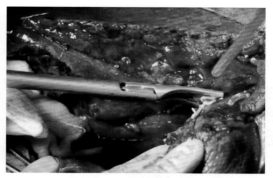

图 5-4-9　金属器械为切割闭合器

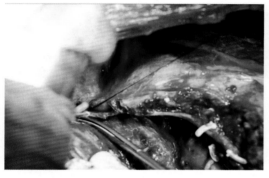

图 5-4-10　线牵引处为肝后腔静脉

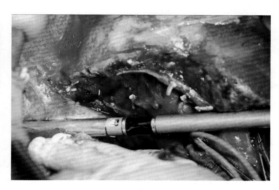

图 5-4-11　切割闭合器离断肝右静脉

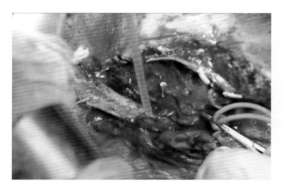

图 5-4-12　吸引器左侧为肝后腔静脉

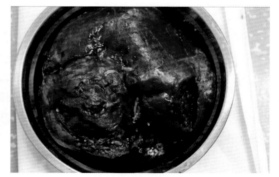

图 5-4-13　肝标本

病例 5　肝方叶肝细胞癌切除致肝左管、门静脉左干损伤，施门静脉修补、肝左管夹心 T 形管放置

【病史】　患者，女，37 岁。上腹不适 1 天，体检发现左肝占位。左肝肿块切除时发现肝左管切断。发现乙型肝炎 10 年。

T 36.8℃，R 20 次/分，P 74 次/分，BP 117/68mmHg。神清合作，皮肤、巩膜未见黄染。心律齐、无杂音，双肺呼吸音清。腹平，腹壁浅静脉无曲张。腹壁软，无压痛、反跳痛，未扪及肝、胆囊、脾，Murphy 征（-），叩击右肝区无不适，无胃振水声，腹水征（-）。脊柱、四肢无畸形。WBC 16.5×10⁹/L，N 0.801，PLT 225×10⁹/L，HGB 108g/L，PA 143mg/L，ChE 8102U/L，TBIL 20.5μmol/L，DBIL 16.6μmol/L，TP 56g/L，ALB 33.7g/L，AST 20.4U/L，ALT 13U/L，ALP 47U/L，γ-Gt 18.2U/L，CA19-9 24U/ml，AFP 404ng/ml。乙型肝炎（小三阳）。

CT（2020年10月，湖南省人民医院）：肝轮廓清，表面光整，左肝内叶方叶示一低密度区约4cm×3cm×3cm（图5-5-1），肝内胆管未见扩张，余肝内无异常低密度灶。无腹水，腹膜后无肿大淋巴结。脾不大，全胰管不扩张。增强扫描（静脉期）：肿块位于门静脉前方，门静脉矢状部见充盈缺损（图5-5-2）。

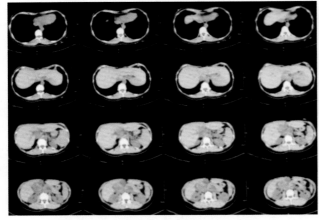
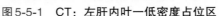

图5-5-1　CT：左肝内叶一低密度占位区

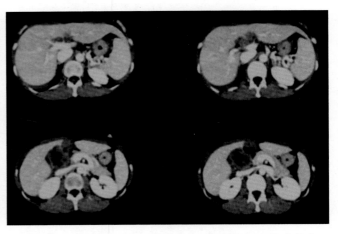

图5-5-2　CT增强扫描（静脉期）：肿块位于门静脉前方

【诊断】　肝细胞癌（S_{4-b}）。并：门静脉矢状部癌栓，医源性肝左管损伤、门静脉左支损伤。

【手术名称】　S_4切除，肝左管修复，T形管引流术。

【手术难点】　门静脉切开取栓过程中将肝左管切断并缝扎在一起，而且肥大的左肝外叶变暗红色，处理较为困难。

【手术过程】

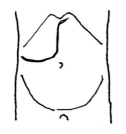

图5-5-3　手术切口示意图

1.择期手术，取平仰卧位，气管插管下全身麻醉，取右上腹"反L"形切口（图5-5-3）入腹。术中所见符合术前诊断。阻断入肝血流，切除肝方叶肿瘤（图5-5-4），正好笔者查巡该手术间，发现肝左管末段处漏胆，左肝外叶缺血。术者置疑，笔者立即洗手上台。

2.笔者洗手上台完成以下手术。

（1）确定肝左管末切断，局部与门静脉缝扎在一起，左肝外叶呈缺血表现。① 应用生理盐水洗净局部，见肝左管残端约0.1cm；② 用白色生理盐水纱布拈拭，显现黄色胆汁。

（2）门脉钳钳夹门静脉肝门侧，仔细拆除胆管、门静脉缝扎线，应用5/0 Prolene线重新缝闭门静脉切口，左肝外叶颜色转红润。显现肝左管断端，内径约0.4cm，切开胆总管，插入5号输尿管导管达左肝外叶下段胆管，应用4/0薇乔线临时缝合、固定导管（图5-5-5）。

（3）应用7/0 Prolene线行肝左管断端之端-端缝合，缝合6针（图5-5-6），经导管注水测试无胆漏。

（4）选取12号T形管，修剪成形，输尿管导管插入T形管直臂，1号丝线将输尿管导管缝合、固定，松解输尿管导管与胆总管固定线。

（5）应用4/0薇乔线缝合关闭胆总管切口（图5-5-7），注水测试无胆漏、出血（图5-5-8）。

3.放置引流管，逐层关腹，手术历时4小时，失血量200ml。本例手术绘图见图5-5-9。

【术后】　无胆漏、出血、肝功能不全等并发症，胆道夹心T形管引流通畅，恢复平顺。

【经验与体会】

1.在这里，笔者讨论的是肝方叶肿瘤切除过程中，肝左

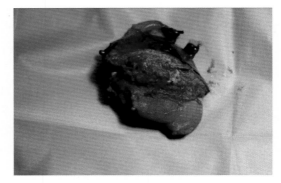

图5-5-4　切除的肝方叶

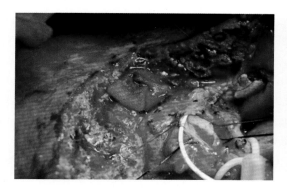

图5-5-5　右下方导管为输尿管导管

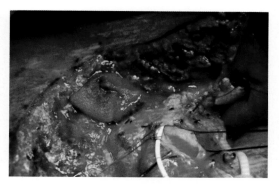

图5-5-6　导管插入肝左管

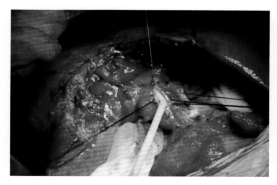

图5-5-7　橡皮管为12号T形管

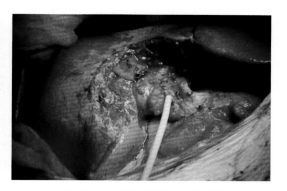

图5-5-8　经T形管注水无胆漏

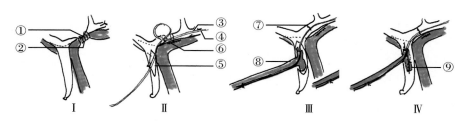

图5-5-9　胆管、门静脉左支修复示意图

Ⅰ.修复前；Ⅱ.胆管沟通、门静脉左支修复后；Ⅲ.肝左管修复后；Ⅳ.胆管夹心T形管放置后

① 肝左管横断、缝扎处；② 门静脉左支缝扎处；③ 输尿管导管；④ 左肝外叶下段胆管；⑤ 胆总管切开；⑥ 门静脉左干修复处；⑦ 胆管端－端缝合；⑧ 12号夹心T形管；⑨ 胆总管缝闭

管、门静脉左干损伤后，胆漏、左肝外叶缺血怎么办？①如果没有及时发现、处理，势必造成胆漏、胆汁性腹膜炎，甚至左肝外叶进一步缺血、坏死，危及患者的生命安全。因此，必须及时正确处理。②门静脉左干需立即拆开缝线，重新缝合，使血流通畅。③肝左管宜采用"夹心T形管法"修复，防止胆漏。④如果经上述处理后左肝仍然血运不恢复，胆漏仍存在，可能施左半肝切除。

2.肝左管采用"夹心T形管法"修复时宜注意以下情况。①从损伤、结扎的组织中找出胆管断端。②导管插入肝左管作支撑。本例肝左管仅0.3cm，故取用输尿管导管。③应用7/0 Prolene线先间断缝合胆管后壁，而后吻合前壁，一般为6针。④输尿管导管插入12号T形管直臂，并应用1号丝线缝扎、固定，防止脱落。⑤应用4/0薇乔线间断缝合关闭胆总管切口。⑥注水测试无胆漏。⑦夹心T形管于术后3个月拔除。

病例6　肝母细胞瘤2年，施右半肝切除术

【病史】　患者，男，6岁。发现肝占位病变2年。

T 36.6℃，R 18次/分，P 80次/分，BP 120/80mmHg。神清合作，皮肤、巩膜无黄染。心律齐，无杂音，

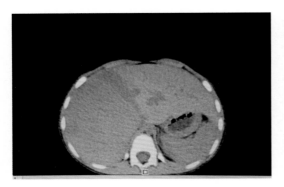

图5-6-1　CT：右肝内肿块

双肺呼吸音清。腹部胀满，无胃肠型，腹壁浅静脉无曲张。腹壁软，肝在剑突下3cm，胆囊、脾未扪及，叩击右肝区无心窝部不适，无胃振水声，腹水征（-）。脊柱、四肢无正常。WBC 9.29×10⁹/L，N 35.7%，PLT 764×10⁹/L，TBIL 8.79μmol/L，DBIL 2.2μmol/L，TP 72g/L，ALB 46g/L，PA 189mg/L，ChE 6111U/L，AST 26U/L，ALT 23U/L，γ-Gt 72U/L，ALP 102U/L，AFP 1086ng/ml，PIVKA-Ⅱ 212.18 mAU/ml。

CT（2020年12月13日，湖南省人民医院）：肝轮廓清、表面光整，体积增大，右肝内见一巨大软组织影，最大径线10.4cm×8.7cm，其内密度欠均（图5-6-1），增强扫描显示持续性明显强化（图5-6-2）。门静脉右支、肝右静脉不清（图5-6-3）。肝内胆管不扩张，胆囊不大，胰、脾未见异常。

【诊断】　肝母细胞瘤（右肝）。

【手术名称】　右半肝切除术。

【手术难点】　①患者仅6岁，右肝肿瘤大。②肝右静脉细小，肝中静脉代偿性粗大，恐术中失血量大。

【手术过程】

1.择期手术，取平仰卧位，气管插管下全身麻醉，取"倒T"形切口（图5-6-4）入腹。术中所见：无腹水，大网膜上无曲张静脉，腹壁、腹膜上无癌性结节。肝色泽棕红，表面光整。右肝增大，其内可见肿块约11cm×9cm，占据整个右半肝。左肝代偿性增大，质地细嫩。胆囊大小约3cm×2cm。肝外胆管外径约0.6cm。胰质地软，脾不大。

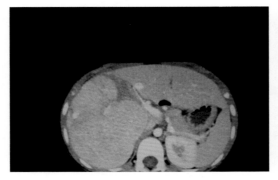

图5-6-2　CT增强扫描（动脉期）：肿块明显强化

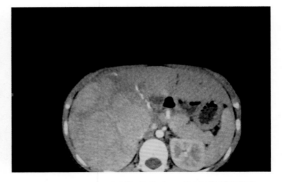

图5-6-3　CT：门静脉右支、肝右静脉不清

2.移除胆囊，解剖第一肝门，显现右肝蒂，离断右肝周韧带。解剖第二肝门，显现肝右静脉、肝中静脉及肝左静脉根部。行肝门部Pringle阻断并预防性行肝下下腔静脉套带（图5-6-5），超声刀劈离右肝，切割闭合器离断右肝蒂（图5-6-6），于肝中静脉右侧分离右肝（图5-6-7），结扎、切断肝短静脉（图5-6-8）。超声刀仔细分离右肝，显现肝右静脉，应用直线切割闭合器断肝右静脉（图5-6-9），移除右半肝。术野显示肝后腔静脉、左半肝完好（图5-6-10），无胆漏、无出血。

3.放置好腹腔引流管，逐层关腹，手术历时2小时，失血量约20ml，肝标本送病理切片（图5-6-11），安返病房。

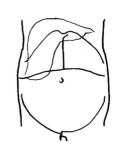

图5-6-4　手术切口示意图

【术后】　无膈下脓肿、胆漏、出血、肝功能不全等并发症，恢复平顺。病理切片：肝母细胞瘤。

【经验与体会】

1.本例肝母细胞瘤巨大，而且肝右静脉纤细，施行右半肝切除历时2小时，失血仅20ml，术后恢复平顺，

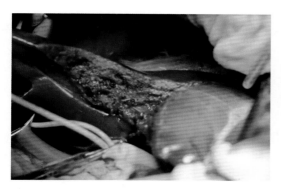

图 5-6-5　畳面左下方为门静脉套带、肝后腔静脉套带

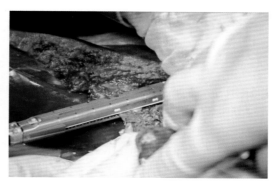

图 5-6-6　切割闭合器断右肝蒂

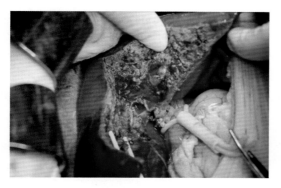

图 5-6-7　劈离右肝

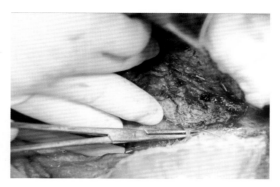

图 5-6-8　钳尖处为肝短静脉

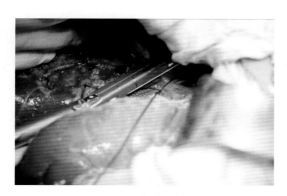

图 5-6-9　切割闭合器

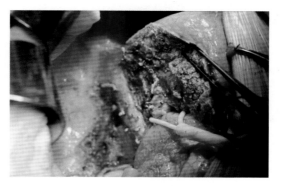

图 5-6-10　右半肝移除后的肝断面

手术成功。手术成功与以下因素相关。①手术切口宽大，术野显示不清楚。②实施全肝血流阻抗，即 Pringle 止血带、下腔静脉阻断。③使用超声、直线切割闭合器等。④外科医师技术逐渐成熟。

2.本例诊断为肝母细胞瘤，属于Ⅲ型，手术切除肿瘤、配合化疗是治疗的有效手段。既往肝母细胞瘤2年总成活率为79%，但近10年湖南省人民医院收治肝母细胞瘤近20例，采用手术切除加化疗，5年成活率为85%。

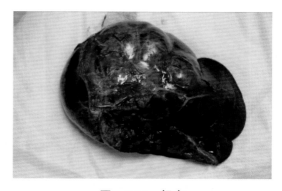

图 5-6-11　标本

病例7　肝炎后肝硬化，并巨块型（S₄、S₅、S₆、S₈）肝细胞癌，经导管动脉化疗栓塞术后癌破裂，施右半肝切除术

【病史】　患者，男，41岁。右上腹痛，CT检查发现"肝细胞癌"30天。30天前，在外院施TACE。患"乙型肝炎"已15年。

T 36.7℃，R 18次/分，P 85次/分，BP 125/85mmHg。神清合作，无黄疸。心、肺如常。腹平，腹壁浅静脉无曲张。腹壁软，肝在右肋缘下10cm可扪及，质硬、触痛。剑突右下方压痛轻，叩击右肝区示心窝部不适，未扪及胆囊、脾，无胃振水声，腹水征（−）。双腰背部无抬举痛，脊柱、四肢无异常。WBC 8.6×10⁹/L，N 0.687，PLT 220×10⁹/L，HGB 12.4g/L，TP 65.4g/L，ALB 31.6g/L，TBIL 7.47μmol/L，DBIL 4.2μmol/L，AST 26.4U/L，ALT 18.3U/L，ALP 124U/L，γ-Gt 159U/L，PA 86.6mg/L，ChE 3820U/L，AFP 4.84ng/ml，CA19-9 5.5U/ml。

CT（2020年12月，湖南省人民医院）：肝S₅、S₈、S₆见一团块混杂低密度区，较大切面为12.3cm×9.4cm×14.4cm，边界欠清（图5-7-1）。增强扫描（动脉期）呈明显不均匀强化，见肝右动脉粗大分支供血（图5-7-1）。增强扫描（静脉期）延退期强化减弱，病灶中多发斑块状楔形无强化坏死区，病变中多发结节状密度灶（图5-7-2）。胆囊受压移位，脾较大。双源CT血管成像：上腹CTA，右肝巨大肿块肝右动脉供血，腹腔干起始部稍狭窄（图5-7-3）；上腹CTV，门静脉主干左右分支、脾静脉、肠系膜上静脉及分支未见明显充盈缺损（图5-7-4）。

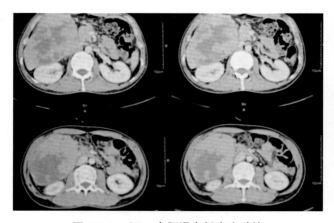

图5-7-1　CT：右肝混杂低密度肿块

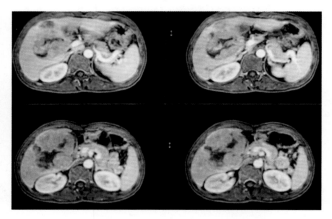

图5-7-2　CT增强扫描（静脉期）：肿块无强化，坏死

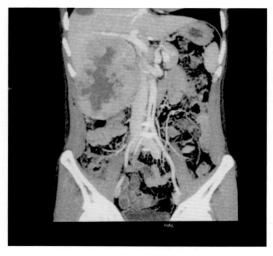

图5-7-3　CTA：右肝肿块由肝右动脉供血

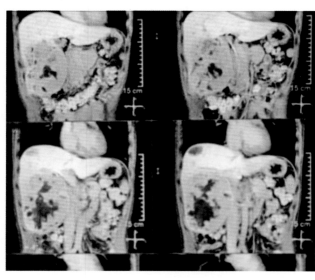

图5-7-4　CTV：门静脉、脾静脉、肠系膜上静脉正常

【诊断】 右肝巨块型肝细胞癌伴癌破裂。

【手术名称】 右半肝切除术。

【手术难点】 ①右肝癌块巨大，伴坏死、破裂，可供手术操作空间小。②癌块破裂，大网膜粘连包裹，进一步增加手术难度。

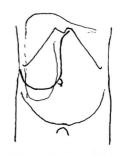

图 5-7-5　手术切口示意图

【手术过程】

1.急症，取平仰卧位，气管插管下全身麻醉，取右上腹"反L鱼钩"形切口（图5-7-5）入腹。术中所见：腹腔积血约300ml，大网膜粘连、盖被肝肿块。右肝存在乳白色肿块，"赘生"达右髂窝，其尖部坏死、破裂出血，与大网膜致密粘连，仅右肝后叶上段无肿块。左肝大，呈灰暗棕色，质地稍硬，未触及肿瘤、结节。胆囊萎小，肝外胆管外径约1cm。胰头不大。

2.安置全方位自动牵开器，安放Pringle止血带（图5-7-6），肝癌破裂处出血控制。先后游离、显现肝右动脉，予以结扎、切断（图5-7-7）。横断胆囊管，解剖第一肝门，显现、游离门静脉右干，予以结扎、切断（图5-7-8）。解剖第二肝门，显现肝中静脉、肝右静脉根部，安置肝提拉带（图5-7-9）。显现肝下下腔静脉，安置腔静脉套带（图5-7-10）。标示右半肝缺血分界线（图5-7-11）。

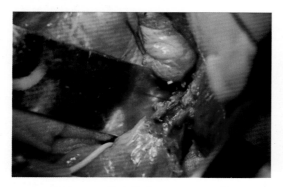

图 5-7-6　橡皮管为 Pringle 止血带

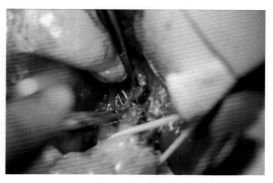

图 5-7-7　中央为肝右动脉

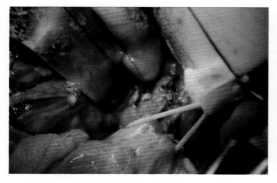

图 5-7-8　压肠板下为门静脉

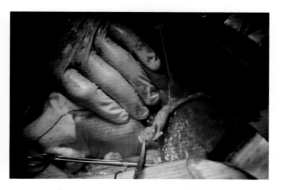

图 5-7-9　右上方橡皮管为肝提拉带

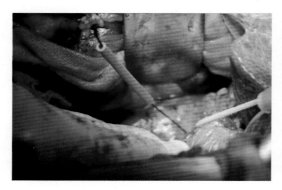

图 5-7-10　中心为腔静脉套带

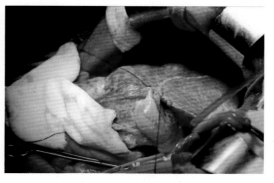

图 5-7-11　肝缺血分界线

3.劈离右半肝。

（1）于左右肝缺血分界线上以钳夹、超声刀、ligasure逐步劈离右肝（图5-7-12）达右肝蒂。

（2）直线切割闭合器离断右肝蒂（图5-7-13）。

（3）沿肝提拉带离断肝，显现肝后腔静脉，结扎、切断肝短静脉4支，肝右静脉显露于术野，应用长弯钳予以沟通。移除肝提拉带及肝后腔静脉套带。

（4）应用直线切割闭合器离断肝右静脉（图5-7-14）及肝右静脉韧带（图5-7-15）。

4.离断右冠状韧带、肝肾韧带（图5-7-16），移除右半肝（图5-7-17）。

5.仔细缝扎术野出血点（图5-7-18）。

6.术野显示左肝血供良好，肝左静脉、肝中静脉、肝后腔静脉、胆道完好（图5-7-19），无胆漏、无出血。冲洗术野，放置右膈下引流管，逐层关腹，手术历时3小时，失血量约200ml，右半肝标本重约2kg（图5-7-20），安返病房。

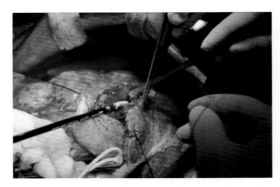

图5-7-12　劈肝

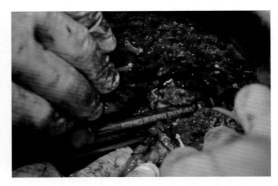

图5-7-13　直线切割闭合器离断右肝蒂

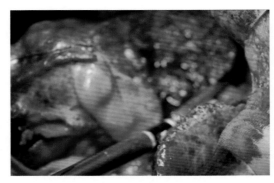

图5-7-14　离断肝右静脉

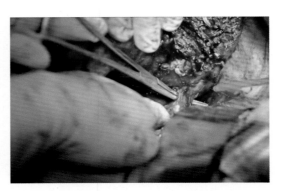

图5-7-15　钳子挑起处为肝右静脉韧带

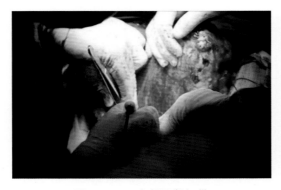

图5-7-16　离断肝肾韧带

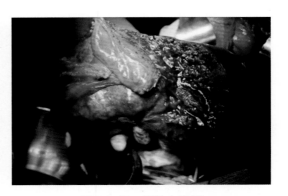

图5-7-17　移除右半肝

【术后】　无胆漏、出血、肝功能不全、膈下脓肿等并发症，恢复平顺。病理切片：肝细胞癌。

【经验与体会】

1.经全面考虑，本例诊断为乙型肝炎后肝硬化并肝癌坏死、破裂、出血。

2.肝细胞癌明确诊断后，首选肝癌手术根治。就本例而言，明确诊断后行TACE，延误病情，而且肿瘤坏死、出血，不可能与TACE无关。同时，大网膜与肿瘤广泛粘连，曲张静脉多，给手术增加了许多困难。

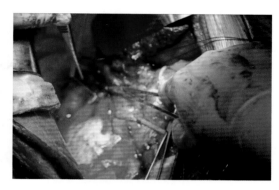

图5-7-18　结扎术野出血点

3.本例右肝巨块型肝癌并肿瘤破裂、出血的手术处理，有以下几点值得注意。①急症行右半肝切除，而不是S_5、S_6、S_8切除。②有效的入肝血流阻抗是手术成功的关键，对此笔者采用了"全副武装"。肝右动脉结扎，控制肝癌破裂、出血；Pringle止血带；门静脉右干结扎；肝后下下腔静脉阻断。力加速、超声刀、钛夹及钳夹等。③直线切割闭合器离断右肝蒂、肝右静脉，简便、有效。④肝提拉带能有效指引断肝，控制肝静脉出血，提拉肝使术野变浅，方便断肝。

4.本例右半肝切除是一种姑息的去瘤术，不是根治性切除，术后宜配合相应的多学科治疗。

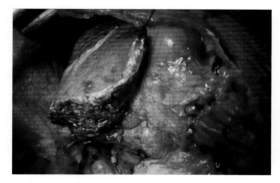

图5-7-19　余肝血供好

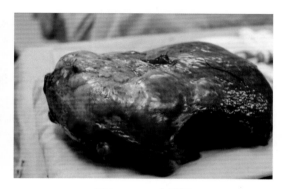

图5-7-20　右半肝

病例8　巨块型右肝细胞瘤，施右半肝切除

【病史】　患者，女，31岁。上腹胀、不适1个月，CT发现右肝占位病变15天。患乙型肝炎15年。

T 36.5℃，R 20次/分，P 70次/分，BP 118/70mmHg。神清合作，无黄疸。心、肺正常，腹平，腹壁浅静脉无曲张。腹壁软，右肋缘下3cm可触及肝，边缘清，无触痛，肝浊音界于锁骨中线第5肋间。胆囊、脾未扪及，Murphy征（－），剑突右下方无压痛，右肝区叩击无疼痛，无胃振水声，无腹水征。双腰背部无抬举痛，脊柱、四肢无畸形。WBC $9.18×10^9$/L，N 0.739，PLT $369×10^9$/L，AFP 972ng/ml，CA19-9 2.96U/ml，TP 68g/L，ALB 33.4g/L，TBIL 11.5μmol/L，DBIL 5.74μmol/L，AST 76U/L，ALT 35U/L，ALP 292U/L，γ-Gt 242U/L，PA 64mg/L，ChE 5037U/L。

CT（2021年2月5日，湖南省人民医院）：肝体积增大，右肝内见一混杂囊性肿块，约11.7cm×16cm×17cm，CT值20HU，肿块内见少许条片状高密度影及少许气体密度影（图5-8-1）。增强扫描（动脉期）明显强化，囊状部分未见明显强化。增强扫描（静脉期）实性成分呈持续性强化（图5-8-2），肝右静脉、肝中静脉及门静脉右支明显受压，部分欠清（图5-8-3）。肝内胆管不扩张，无胆石。胆囊不大，壁不厚。胰、脾正常。

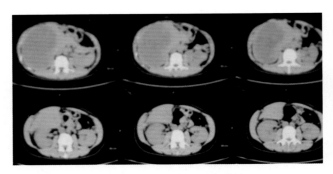

图 5-8-1　CT：右肝巨大肿块

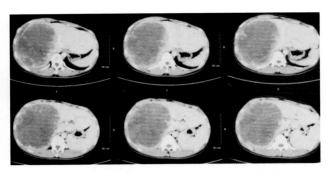

图 5-8-2　CT增强扫描（静脉期）：实质强化

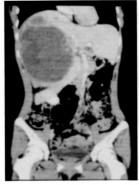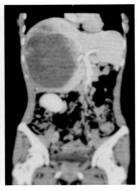

图 5-8-3　CT：肝右静脉、肝中静脉受压

【诊断】　巨块型肝细胞癌（右肝）。

【手术名称】　右半肝切除。

【手术难点】　肝癌块巨大，第一肝门、第二肝门深在，可供手术操作空间太小。肝中静脉、肝右静脉受压。

【手术过程】

1.择期手术，取平仰卧位，气管插管下全身麻醉，取右上腹"反L"形切口（图5-8-4）入腹。术中所见：无腹水，腹膜上无癌性结节，大网膜上无曲张静脉。右肝增大，下缘达脐，右肝表面示白色块状隆起肿块，质地坚硬。左肝色泽棕红，质软，无肿块。第一肝门、第二肝门深在，肝十二指肠韧带无静脉曲张。胆囊不大，壁不厚。胰、脾不大，质地软。

2.切开腹部皮肤，安置全腹自动牵开器，切断肝圆韧带，向右牵拉，显现第一肝门。移除胆囊，解剖第一肝门，先后结扎、切断肝右动脉、门静脉右干及肝右管，显示左右肝缺血分界线，安置Pringle止血带。解剖第二肝门，显现肝中静脉、肝右静脉。

3.于左右肝缺血分界线、肝中静脉右侧劈离右肝（图5-8-5）。

4.离断右肝周韧带，移除右半肝（图5-8-6），术野创面仔细止血（图5-8-7）。放置引流管，逐层关腹，手术历时3小时，失血量200ml，肝标本重3000g（图5-8-8）。

【术后】　无胆漏、膈下脓肿、肝功能不全等并发症，恢复平顺。转肿瘤内科进一步化疗。病理切片：肝细胞癌。

【经验与体会】

1.对于肝细胞癌，手术切除是首选。本例患者年龄轻，一般情况良好，肝肾功能良好，肿块巨大，位于右肝，选择右半肝解剖性切除是恰当的。

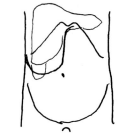

图 5-8-4　手术切口示意图

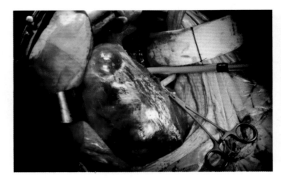

图 5-8-5　拉钩处为肝断面

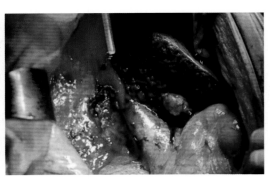

图 5-8-6　肝断面

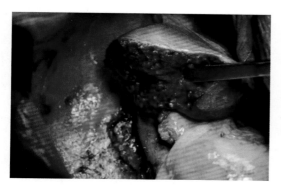

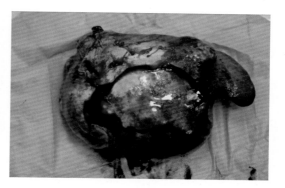

图5-8-7　肝断面止血

图5-8-8　肝标本

2.本例右半肝解剖性切除较为困难，笔者注意了以下几点。①常规化控制性低中心静脉压（2cmH₂O），配合Pringle止血带。②离断右肝蒂。③解剖第二肝门，显现肝中静脉、肝右静脉。④于左右肝缺血分界线、肝中静脉右侧劈肝。⑤应用直线切割闭合器离断肝右静脉，可靠、省时。⑥经前路劈肝。⑦应用超声刀断肝。⑧取宽大的腹部切口，配合全腹自动牵开器。

3.术后根据肿瘤基因测定配合化疗是有用的。

病例9　肝尤因肉瘤累及右肾周脂肪囊，切除

【病史】　患者，男，6岁。CT检查发现巨大腹部肿块20天。

T 36.8℃，R 24次/分，P 109次/分，BP 102/60mmHg。神清合作，无黄疸。心律齐，无杂音，双肺呼吸音清。腹胀满，无胃肠型及蠕动波。腹壁较硬，可扪及巨大肿块，上起剑突，下达盆腔，边界欠清。右腹较硬，叩诊呈实音，左侧上腹叩诊呈鼓音，未扪及肝、胆囊、脾，无胃振水声，无腹水征。脊柱、四肢正常。WBC 1.69×10⁹/L，N 0.362，PLT 230×10⁹/L，TP 54g/L，ALB 36g/L，TBIL 8μmol/L，DBIL 2μmol/L，AST 1.9U/L，ALT 19.3U/L，ALP 104U/L，γ-Gt 19.5U/L，PA 194mg/L，ChE 6082U/L。

CT（2021年1月20日，湖南省人民医院）：腹胀满，肝肾间隙可见一软组织肿块，上起右肝方叶，下至右肾下极平面，其内密度欠均匀，约9.5cm×8cm×9.1cm（图5-9-1）。右肾、肝、胰、脾、相邻肠管受压（图5-9-2）。增强扫描显示肿块不均匀强化（图5-9-3），门静脉呈不均匀强化，肿块下缘不连续。右侧腹腔内见斑

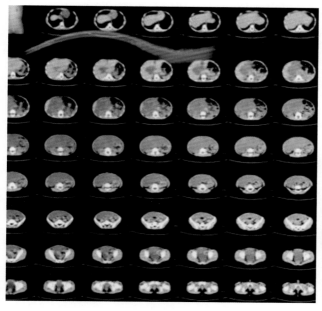

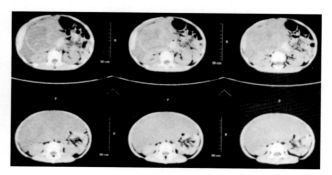

图5-9-1　CT：右肝肾夹角处肿块

图5-9-2　CT：肠管被推移至左腹

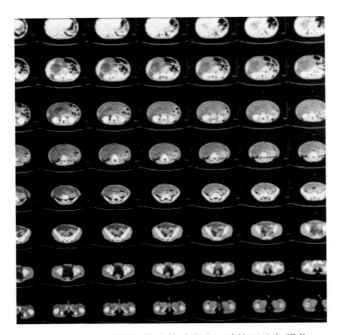

图5-9-3　CT增强扫描（静脉期）：肿块不均匀强化

片状稍高密度灶，示强化改变（图5-9-4）。肝表面光整，肝叶比例正常，肝内、肝外胆管不扩张，胆囊不大，无胆石，脾、双肾不大，腹膜后、盆腔内大量液体。考虑肝胚胎源性肿瘤，腹腔内血管平滑肌肉瘤，肿块破溃，大量腹水。肿块穿刺病理报告：棱形细胞瘤，横纹肌肉瘤。病理组化显示外胚叶肿瘤/尤因肉瘤。

【诊断】　肝尤因肉瘤，合并肿块破溃、腹水。

【手术名称】　肝尤因肉瘤切除术。

【手术难点】　患儿仅6岁，而肿瘤巨大、破溃，几乎累及全腹，切除十分困难。

【手术过程】

1.择期手术，取平仰卧位，气管插管下全身麻醉，取右侧腹"反L"形切口（图5-9-5）入腹。术中所见：淡红色混浊腹水约200ml，腹膜未见癌性结节。腹腔内有大量咖啡色坏死组织（图5-9-6），右肝后叶脏面可见一白色肿瘤，外径约10cm，该肿瘤源于右肝后叶脏面。肝色泽棕红，表面光整，质地软。胆囊不大，无胆石。肝十二指肠韧带外径约1.5cm，十二指肠、胃均被肿块推移至左侧腹，结肠被推向前方，与坏死后腹腔分界清楚。

2.应用全腹自动牵开器牵开腹部切口，吸出腹腔内液体。分离升结肠及横结肠右半及左肾脂肪囊，安置Pringle止血带，剥离胆囊床。

3.阻断入肝血流（图5-9-7），紧贴肿瘤表面剥离肿瘤（图5-9-8），连同右肾脂肪囊一并移除（图5-9-9）。松解止血带，进行创面彻底止血（图5-9-10）。

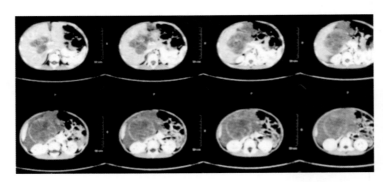

图5-9-4　CT增强扫描（静脉期）：左腹内稍高密度灶

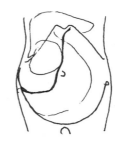

图5-9-5　手术切口示意图

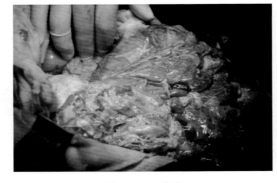

图5-9-6　肿瘤

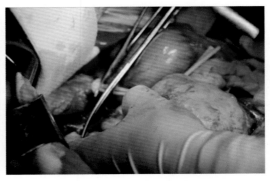

图5-9-7　乳胶管为Pringle止血带

4.缝合结肠系膜破孔（图5-9-11）。进行腹腔热灌注。清点器械、敷料无误，放置好引流管，逐层关腹，手术历时3小时，失血量约20ml，标本重1120g（图5-9-12）。

【术后】 无出血、腹腔脓肿、肝肾功能不全等并发症，第2天肛门排气，恢复平顺，转儿科康复治疗。

【经验与体会】

1.本例原系右肝后叶下段尤因肉瘤，累及右肾前脂肪囊，似腹膜后肿瘤，亦可称为继发性腹膜后肿瘤。

2.本例手术的关键为阻断入肝血流，从肝上剥离右肝后叶下段尤因肉瘤，手术进行十分平顺。

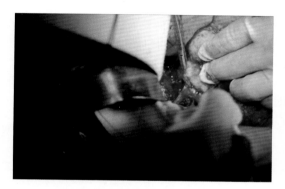

图5-9-8　拉钩前方为肿瘤

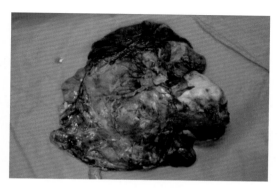

图5-9-9　肿瘤

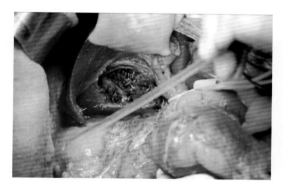

图5-9-10　处理肝创面

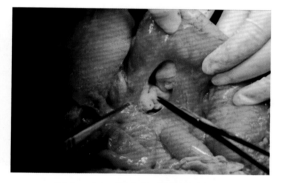

图5-9-11　钳尖处为结肠系膜孔

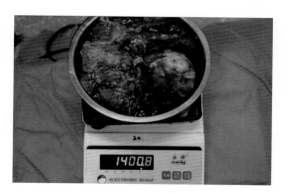

图5-9-12　肿瘤称重

病例10 **肝胆管结石并左肝外叶胆管癌、胆管脓肿、左膈下脓肿及胆总管结石，施左肝外叶切除、改良盆式Roux-en-Y术**

【病史】 患者，女，41岁。间歇性右上腹痛20年，复发伴寒战、发热20天。曾就诊于当地医院，诊断为"肝胆管结石、胆囊结石"，施胆囊切除。

T 36.5℃，R 20次/分，P 68次/分，BP 126/68mmHg。神清合作，无黄疸。心、肺正常。腹平，腹壁浅静脉无曲张，可见右肋缘下手术切口瘢痕一条，长约13cm。腹壁软，未扪及肝、胆囊、脾，剑突右下方压痛，叩击右肝区示心窝部疼痛不适，无胃振水声，无腹水征。脊柱、四肢正常。WBC 6.37×10⁹/L，N 0.754，PLT 197×10⁹/L，TBIL 9.31μmol/L，DBIL 3.7μmol/L，TP 63.8g/L，ALB 36g/L，γ-Gt 67U/L，ALP 107U/L，AST 41U/L，ALT 67U/L，CA19-9 7500U/ml，AFP 9.13ng/ml。

MRCP（2021年2月，外院）：肝左管、肝右管低位汇合，其以上肝内胆管轻重度扩张，左肝外叶胆管内径约2.5cm，左肝外叶胆管周可见云雾状低密度影，肝左管、肝右管汇合处可见多个结石影，远段胆管及胆囊未见，肝内胆管无积气（图5-10-1）。CT（2021年2月18日，外院）：右肝轮廓清，表面光整，肝内胆管不扩张、无胆石。左肝外叶轮廓欠清，表面不光整，肝内胆管重度扩张，充填胆石（图5-10-2）。肝左管壁厚，周边可见低密度区。肝总管内径约1.5cm，充填胆石，远段胆管未见。胆囊未见。增强扫描（动脉期）：左肝外叶可见低密度区，边界不清（图5-10-3）。增强扫描（静脉期）：左肝外叶胆管重度扩张，其胆管口狭窄，左肝外叶与胰、胃间形成脓肿，第8组、12组淋巴结肿大（图5-10-4）。

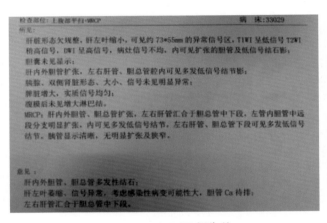

图5-10-1　MRCP报告单

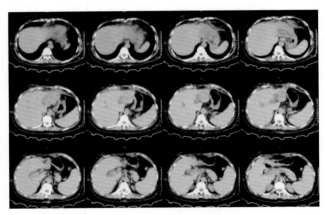

图5-10-2　CT：左肝外叶轮廓欠清，左肝外叶胆管扩张、充填胆石

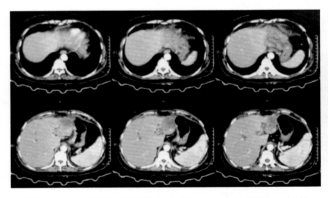

图5-10-3　CT增强扫描（动脉期）：左肝外叶低密度

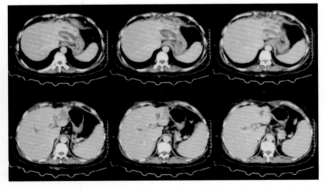

图5-10-4　CT增强扫描（静脉期）：左肝外叶与胃、胰间形成脓肿

【诊断】　肝胆管结石。S：S₂、S₃、BCD；St：LLBD、BCD；A：肝左管、肝右管低位汇合；C：胆管细胞癌（左肝外叶）。胆管脓肿、肝膈脓肿。

【手术名称】　左肝外叶切除、肝胆管盆式Roux-en-Y术。

【手术难点】　①肝膈脓肿、肝胃间脓肿，游离肝困难。②发现肝外胆管、肝左管困难。

【手术过程】

1.择期手术，取平仰卧位，气管插管下全身麻醉，取"屋顶"形切口（图5-10-5）入腹。术中所见：无腹水，大网膜上无曲张静脉。右肝色泽棕红，表面光整，质地稍硬，无结节感、结石感，未见胆囊。左肝色白（图5-10-6），质坚硬，与膈、胃粘连致密。肝圆韧带清楚，肝桥肥大，肝方叶肥大、覆盖肝左管。肝十二指肠韧带外径约2.5cm。未见胆囊。胆总管外径约1cm，可触及结石感，胆总管上段后方存在多个坚硬淋巴结。

2.安置Pringle止血带，离断肝周粘连带，放置全腹自动牵开器。分离肝胃粘连带，游离左肝外叶，横断肝桥，分离肝方叶与肝左管粘连，敞开肝圆韧带途径。

3.穿刺胆总管，采用"四边法"切开肝总管、肝左管、肝右管（图5-10-7），清除其内胆石及脓性胆汁，胆总管远端通过3号胆道扩张器，胆总管上段胆管腔狭窄。

4.阻断入肝血流，离断左肝外叶肝蒂，超声刀劈离肝（图5-10-8），移除左肝外叶（图5-10-9）。

5.拼合组成肝胆管盆，内径达3cm（图5-10-10），切除桥袢空肠，施改良盆式Roux-en-Y术。

6.放置好膈下引流管及肝胆管盆引流管，注水测试无胆漏，清点器械、敷料无误，逐层关腹，手术历时4.5小时，失血量约30ml，安返病房。标本送病理科（图5-10-11）。手术绘图见图5-10-12。

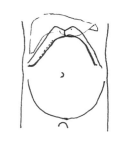

图5-10-5　手术切口示意图

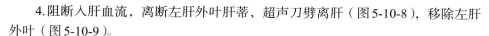
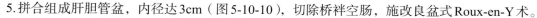

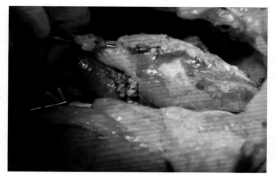

图5-10-6　左肝外叶

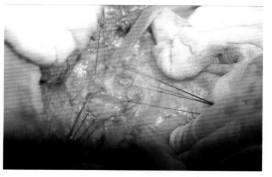

图5-10-7　吸引器头处为切开的肝总管、肝左管、肝右管

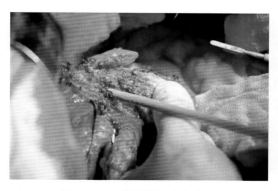

图5-10-8　长金属杆为超声刀

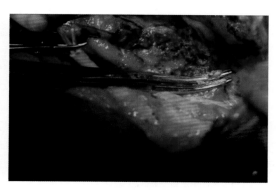

图5-10-9　长弯钳钳夹左肝断面

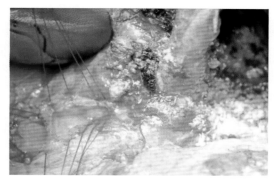

图5-10-10　线牵引处为肝胆管盆

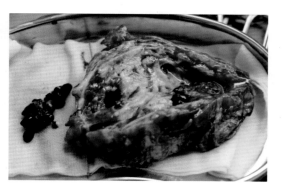

图5-10-11　左肝标本、胆石

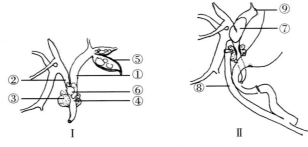

图 5-10-12　手术示意图
Ⅰ.术前；Ⅱ.术后

① 肝左管；② 肝右管；③ L₁₃淋巴结肿大；④ 胆总管上段外源性压迫；⑤ 左肝外叶胆管癌；⑥ 胆石；⑦ 肝
胆管盆；⑧ 桥祥空肠；⑨ 左肝外叶胆管残端

【术后】　无胆漏、出血、膈下脓肿及胃排空障碍等并发症，恢复平顺。

【经验与体会】

1.本例肝胆管结石已并发胆管癌及胆管、左膈下脓肿，并且 L_8、L_{12} 淋巴结转移。由于 L_{12} 淋巴结肿大，致胆总管上段外源性压迫不完全梗阻，施行姑息性左肝外叶切除、胆管盆式 Roux-en-Y 术，术后恢复平顺，说明术式选择是可行的、实在的。

2.本例左肝外叶切除宜注意以下几点。①取"屋顶"形切口，安置全腹自动牵开器，胸背垫枕。②安置 Pringle 止血带，游离左肝，应用"三合一液"冲洗。③结扎、切断左肝外叶肝蒂，超声刀劈肝，钳夹、切断肝左静脉，移除左肝外叶。

3.本例行改良盆式 Roux-en-Y 术时应注意以下几点。①敞开肝圆韧带途径。②于胆总管结石感明显处穿刺获胆汁，采用"四边法"切开胆总管。③沿肝圆韧带途径切开肝左管，沿胆囊床途径切开肝右管，拼合组成肝胆管盆。

病例11　肝炎后肝硬化，门静脉高压、巨脾、右肝后叶肝细胞癌，施巨脾切除、右肝后叶切除，失血3500ml

【病史】　患者，男，53岁。乙型肝炎15年，发现右肝后叶占位10天，无黑便、呕血。

T 37.3℃，R 20次/分，P 91次/分，BP 121/81mmHg。神清合作，皮肤、巩膜无黄染。心、肺正常。腹平，腹壁浅静脉无曲张。腹壁软，脾下极平脐，未扪及肝、胆囊，剑突右下方无压痛，无胃振水声，无腹水征。双下肢无静脉曲张、无水肿。WBC 1.67×10^9/L，N 0.599，PLT 38×10^9/L，HGB 128g/L，PT 13秒，APTT 33秒，TT 20秒，AFP 63ng/ml，CA19-9 6.19U/ml，TP 61g/L，ALB 38g/L，TBIL 29μmol/L，DBIL 14μmol/L，AST 19.6U/L，ALT 21U/L，ALP 68.9U/L，γ-Gt 52U/L，PA 152mg/L，ChE 5124U/L

B超（2021年6月4日，湖南省人民医院）：肝表面呈苦瓜样外观，右肝后叶占位病变；巨脾。CT（2021年6月8日，湖南省人民医院）：肝轮廓清，表面不平，肝叶形态、比例无失衡，右肝后叶低密度占位约 10cm×8cm（图5-11-1）。增强扫描显示肿块密度明显下降（图5-11-2）。脾大12个肋间，脾静脉粗大，直径超过腔静脉，腔内栓塞。肝肿块与腔静脉紧贴、融合。可见食管-胃底静脉曲张，肝中静脉受压。胆囊不大，其内积胆石。肝内、肝外胆管不扩张。胃镜（2021年6月10日，湖南省人民医院）：食管-胃底静脉重度曲张。

【诊断】　乙型肝炎。合并肝炎后肝硬化，门静脉高压症，巨脾，脾功能亢进，脾静脉栓塞，食管-胃底静脉曲张，门静脉高压性胃瘤，肝内细胞癌（S_6、S_7）。

【手术名称】　脾切除，右肝后叶切除术。

【手术难点】　①脾巨大，脾静脉、食管-胃底静脉曲张，术中易大出血。②右肝后叶癌块压迫肝后腔静脉，挤压累及肝中静脉，术中易出血。③术中如出血在1000ml以上，易致凝血功能紊乱、大出血。

【手术过程】

1.择期手术，取平仰卧位，气管插管下全身麻醉，取"倒T"形切口（图5-11-3）入腹。术中所见：无腹

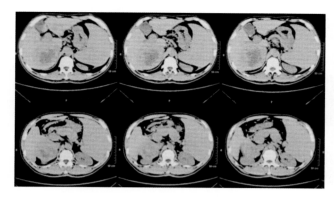

图 5-11-1　CT：右肝后叶低密度区，巨脾

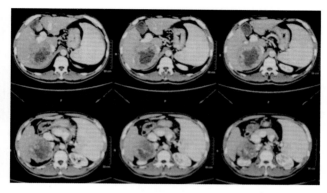

图 5-11-2　CT增强扫描（静脉期）：右肝肿块密度下降

水，腹膜上无癌性结节。肝色泽棕红，表面呈苦瓜样外观，肝叶（段）比例无明显失衡，质地硬。肝十二指肠韧带无静脉海绵样变。胆囊不大，内可及结石。脾巨大，下极平脐，食管-胃底静脉曲张及脾静脉曲张。

2.离断胃结肠韧带，结扎脾动脉（图5-11-4），离断脾结肠韧带（图5-11-5）、脾肾韧带、脾膈韧带，显现脾蒂（图5-11-6）。应用切割闭合器横断脾蒂（图5-11-7），移除脾（图5-11-8），重2.9kg。

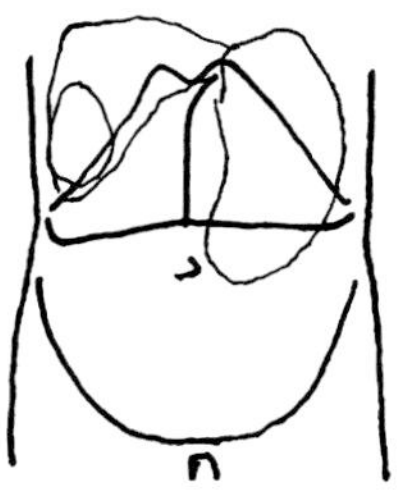

3.切除右肝后叶。

（1）离断右肝周粘连及韧带，安置Pringle止血带。

（2）移除胆囊。

（3）解剖第一肝门，行右肝后叶Glisson鞘阻断，右肝后叶缺血分界线明显，放置肝后腔静脉阻断带。

（4）解剖第二肝门，显现肝中静脉、肝后静脉，并套带。

（5）超声刀配合钳夹分离劈开右肝后叶，于肝右动脉左侧移除右肝后叶，其间失血1500ml，生命体征

图 5-11-3　手术切口示意图

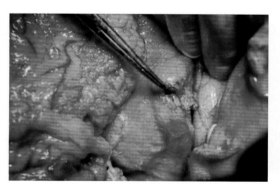

图 5-11-4　钳尖处为脾动脉

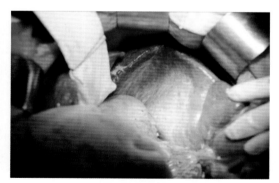

图 5-11-5　右下方为脾结肠韧带

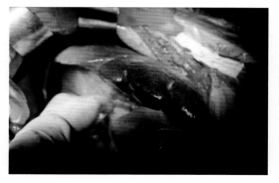

图 5-11-6　指尖处示脾蒂

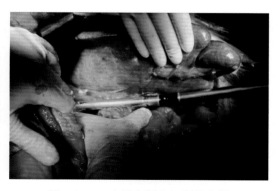

图 5-11-7　中间右侧为切割闭合器

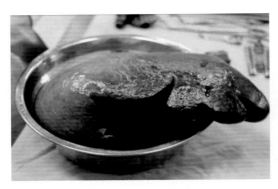

图 5-11-8　脾

平稳。

4.拟关腹，术野广泛渗血约2000ml，血压下降。立即给予凝血酶原复合物、葡萄糖酸钙等处理，术野创面渗血停止，血压回升，然而关腹，送ICU。手术历时5小时，失血量约3500ml。

【术后】　术后一度黄疸，转氨酶上升，经护肝、高压氧舱吸氧治疗，病情逐渐好转、出院。

【经验与体会】

1.本例为肝炎后肝硬化、门静脉高压、巨脾（2.9kg），切除脾无出血。说明切脾成功。

2.本例切脾后，全肝血流阻断，切除右肝后叶失血1500ml，生命体征无明显变化。说明本例右肝后叶切除十分困难，手术基本成功。

3.本例关腹前术野创面大量渗血，经凝血酶原复合物、葡萄糖酸钙等处理后，创面渗血被控制，病情好转。

4.本例先切除巨脾，再施右肝后叶切除，从战略上看是上策，因为切除巨脾后门静脉压力降低，腾出了切肝的手术野空间。

第六章
胰头十二指肠外伤，胃隔离、胃空肠吻合、长臂T形管引流术

胰头十二指肠外伤的发病率呈上升趋势，正确处理十分重要。笔者自1990年至今收治胰头十二指肠外伤病例35例，积累了一些经验、教训。

一、胰头十二指肠损伤分型

胰头十二指肠损伤分型方法较多，笔者将其为分3型，以Ⅱ型居多（表6-0-1）。

表6-0-1　胰头十二指肠损伤分型

分型	胰头十二指肠组织	肠系膜血管	胰管	胆管
Ⅰ型	挫裂伤	无损伤	无损伤	无损伤
Ⅱ型	挫裂伤	无损伤	裂伤	无损伤
Ⅲ型	挫裂伤	损伤	碎裂	裂伤

二、手术方式

手术方式与分型相匹配，见表6-0-2。

表6-0-2　分型与对应的手术方式

分型	手术方式
Ⅰ型	修复，长臂T形管引流
Ⅱ型	胃隔离，胃空肠吻合术，长臂T形管引流（图6-0-1）
Ⅲ型	Whipple术

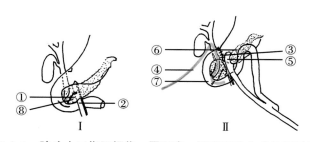

图 6-0-1　**胰头十二指肠损伤，胃隔离、胃空肠吻合术处理示意图**
Ⅰ.术前；Ⅱ.术后
① 胰头十二指肠损伤处；② 肠系膜血管；③ 胃缝扎处；④ 长臂T形管；⑤ 胰肠吻合处；⑥ 胃空肠吻合；
⑦ 十二指肠；⑧ 胰头

三、手术难点

1. 十二指肠是消化道的通道，术后易发生十二指肠漏。
2. 胰头损伤、胰液外漏，被胆汁激活后，易发生自溶，致胆漏。
3. 合并门静脉、肠系膜上血管损伤，修补困难。

四、手术要点

1. 临时胃隔离，阻断食物通过。
2. 胆汁外引流，不激活胰液。

病例1　车祸致肝、胆、胰、肠复合伤，施胰肠Roux-en-Y术、肝修补、肠排列联合术后，再施改良盆式Roux-en-Y术

【病史】　患者，男，20岁。车祸致腹部复合伤修补，胆漏、胰漏4个月。4个月前，摩托车车祸致患者肝破裂、胰头胆道损伤，就近入某院急症施肝破裂修补、胰肠Roux-en-Y术，小网膜囊引流术，胆总管T形管引流术，肠排列术。术后小网膜囊引流管外漏白色或黄色液体200～10ml/d，胆管T形管于术后2个月脱出，继而黄疸、畏寒、发热。于7天前施PTCD引流胆汁，350～500ml/d，而转来笔者医院。

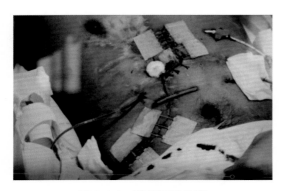

图6-1-1　腹部切口外观

T 37℃，R 20次/分，P 110次/分，BP 120/92mmHg。神清合作，皮肤、巩膜轻度黄染。心律齐、无杂音，双肺呼吸音清。腹平，腹壁浅静脉无曲张，可见多条手术切口瘢痕，无胃肠型，见左上腹PTCD引流管、小网膜囊引流管，前者引流出墨绿色胆汁，后者为少量无色液体，无特殊臭味（图6-1-1）。腹壁软，未扪及肝、胆囊、脾，剑突右下方压痛，叩击右肝区示心窝部不适，无胃振水声，无腹水征。双腰背部无抬举痛，脊柱、四肢正常。WBC 6.12×10⁹/L，N 0.614，PLT 194×10⁹/L，HGB 134g/L，TP 67g/L，ALB 41g/L，TBIL 121μmol/L，DBIL 108μmol/L，AST 147U/L，ALT 127U/L，ALP 207U/L，γ-Gt 268U/L，PA 222mg/L，ChE 5006U/L。彩色B超（2021年1月2日）：肝总管见细小胆石。经小网膜囊引流管造影（2021年1月2日，湖南省人民医院）：肝总管及右肝前叶胆管内径约0.8cm，无造影剂外溢，亦未见造影剂入胰、十二指肠、胃（图6-1-2）。

MRCP（2021年1月2日，湖南省人民医院）：胆总管上段以上胆管轻度扩张，未见胆总管远段。胆囊不大（图6-1-3）。CT（2021年1月5日，湖南省人民医院）：肝轮廓清，表面光整，肝叶（段）比例无明显失衡。肝内胆管无扩张，肝总管、胆总管上段轻度扩张，内径约1cm。胆囊大小约3.5cm×3cm，壁厚约0.5cm（图6-1-4）。脾大7个肋单元。无腹水。增强扫描（动脉期、静脉期）：肝动脉、门静脉健全（图6-1-5，图6-1-6）。

【诊断】　肝、胆、胰、肠复合伤，肝修补、胰肠Roux-en-Y术、PTCD后。并：胆外漏、胰外漏、胆管结石（肝总管、肝右管、肝左管）。

【手术名称】　胆肠Roux-en-Y术。

【手术难点】　①腹部广泛复合伤，已施联合手术，并胆、肠外漏，腹内广泛致密粘连，分离松解粘连十分困难。②肝外

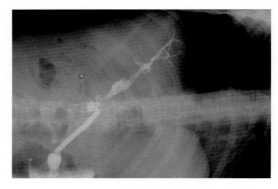

图6-1-2　经小网膜囊引流管造影：无造影剂外溢

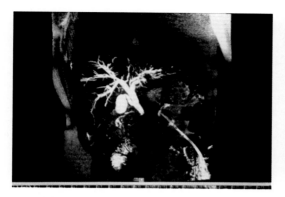

图6-1-3　MRCP：肝内胆管轻度扩张

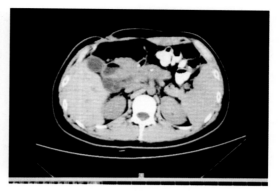

图6-1-4　CT：胆囊不大，肝总管扩张

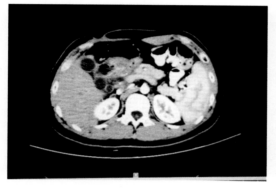

图6-1-5　CT增强扫描（动脉期）：肝动脉清楚

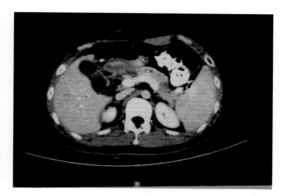

图6-1-6　CT增强扫描（静脉期）：门静脉健全

胆管不粗，胆管壁厚；胆囊不大，与胆总管致密粘连，显现胆总管困难。

【手术过程】

1.择期手术，取平仰卧位，气管插管下全身麻醉，取右上腹"反L"切口（图6-1-7）入腹。术中所见：无腹水，腹膜上无癌性结节，肠广泛粘连如"茧腹"，大网膜上无曲张静脉。肝色泽棕红，表面光整，形态、比例无失衡，质地稍硬，无结节感、结石感。肝桥宽约1cm，肝方叶不大，覆盖肝左管，PTCD导管入肝左管。肝十二指肠韧带外径约3cm，肝外胆管界线不清。胆囊大小约3.5cm×4cm，壁厚，与肝总管、十二指肠致密粘连。原为胰肠Roux-en-Y术，未见十二指肠、胃、结肠瘘征象，结肠以下小肠广泛粘连，原小网膜囊引流管长约8cm，未见与胆道、十二指肠、胰相连通。

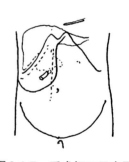

图6-1-7　手术切口示意图

2.离断肝周韧带，显现肝、胆囊、肝十二指肠韧带、胃、十二指肠、结肠及小网膜囊瘘管，沟通温斯洛孔，安置Pringle止血带。显现左肝前纵沟，游离肝方叶基部，显现肝左管、肝总管。

3.阻断入肝血流，剥离胆囊，显现、游离胆囊管及与肝总管汇合处，穿刺肝总管获胆汁，采用"四边法"予以切开。上下延长胆管切口，上达肝左管、下达胆总管狭窄处，长度达4cm。肝总管腔内径达1.2cm，显现PTCD导管及其周围细小胆石（图6-1-8），予以清除。探查肝左管、肝右管内无胆石，去除PTCD导管。胆总管上段狭窄，内径约0.2cm，插2号胆道扩张器头达胆管远段，取出其内胆石一颗，外径约0.2cm。小儿8号带芯导尿管仍不能进达十二指肠，注水亦未见胆漏，横断胆总管，组成肝胆管盆。10号导尿管插入小网膜囊瘘管，无瘘管

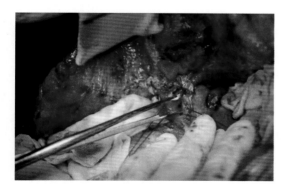

图6-1-8　钳尖处为切开的胆管

外漏，亦不与十二指肠、胰管相通，亦无胆道瘘管连通。

4.仔细松解、离断肠曲粘连，从屈氏韧带至回盲瓣，辨清原胰肠 Roux-en-Y 术，距原空肠与桥袢空肠吻合口以远20cm断空肠，施肝胆管与桥袢空肠 Roux-en-Y 术，小网膜囊瘘管－桥袢吻合。放置好各引流管，逐层关腹，手术历时6小时，失血量约100ml，取出胆石2g，安返病房。本例手术绘图见图6-1-9。

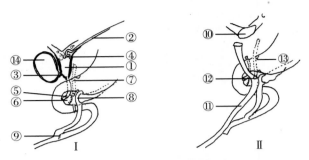

图6-1-9　手术示意图

Ⅰ.术前；Ⅱ.术后

①肝总管；②PTCD导管；③胆囊管；④胆石；⑤肝总管远段；⑥胰头；⑦小网膜引流管瘘管；⑧胰肠吻合；⑨空肠、桥袢空肠吻合；⑩肝胆管盆；⑪新桥袢空肠；⑫小网膜腔瘘管与新桥袢空肠吻合；⑬胃；⑭胆囊

【术后】　无胆漏、肠漏、腹腔脓肿等并发症，恢复平顺。

【经验与体会】

1.本例为摩托车车祸致肝、胆、胰、肠复合伤，就近于当地医院施联合手术，术后并胆漏、胰漏，经多方救治，挽救了生命。由于胆管壁厚、胆管腔不大、胆囊萎缩、胆囊壁厚，给进肝带来巨大困难。本例进达肝门，采用了以下方法。①采用胆囊管途径进达肝总管。②经肝圆韧带途径敞开左肝前纵沟，切开肝左管。③横断胆总管，建立肝胆管盆。

2.本例在分离肝周粘连、显现胆囊及肝十二指肠韧带的过程中，采取双极电凝，出血少，解剖层次清楚，此方法可取。

3.本例采取肝胆管盆、小网膜囊瘘管与单臂空肠桥袢 Roux-en-Y 吻合，较为安全。

病例2　车祸致肝、胆管、十二指肠、胰复合伤，施胆管吻合、胃隔离、长臂T形管放置后，胆管狭窄，再施改良盆式 Roux-en-Y 术

【病史】　患者，男，28岁。黄疸、乏力5天。6年前，车祸致肝、胰十二指肠、胆道复合伤，入住当地县医院，急症施左肝外叶切除、胃隔离、胰头十二指肠修补、长臂T形管放置及脾切除术。

T 36.5℃，R 20次/分，P 73次/分，BP 117/70mmHg。神清合作，皮肤、巩膜轻度黄染。心律齐、无杂音，双肺呼吸音清。腹平，腹壁浅静脉无曲张，可见左上腹"反L"形切口瘢痕，长25cm。腹壁软，剑突右下方压痛，右肝区叩击示心窝部疼痛，未扪及肝、胆囊、脾，无胃振水声，无腹水征。双腰背部无抬举痛，脊柱、四肢正常。WBC 12.3×10⁹/L，N 0.708，PLT 372×10⁹/L，TBIL 141μmol/L，DBIL 124.7μmol/L，TP 63g/L，ALB 37g/L，ALP 136.5U/L，γ-Gt 156U/L，AST 28U/L，ALT 59U/L，PA 136mg/L，ChE 4436U/L。

MRCP（2021年4月，湖南省人民医院）：肝总管狭窄，近缺如，其以上肝内胆管扩张，"菱角"征（＋）。

【诊断】　肝、胆、胰、脾复合伤，施脾切除、胃隔离、胆管端-端吻合、长臂T形管放置、十二指肠与胰头修补术后，合并胆管狭窄。

【手术名称】　改良盆式 Roux-en-Y 术。

【手术难点】　车祸致肝、胆、胰、脾复合伤，施胃隔离、胆道修补术后，上腹严重粘连，致使寻找胆管困难。

【手术过程】

1.择期手术，取平仰卧位，气管插管下全身麻醉，取右上腹"反L"形切口（图6-2-1）入腹。术中所见：

无腹水，腹膜上无癌性结节。肝色泽棕红，表面尚光整，肝周广泛膜性粘连。左肝外叶、胆囊未见。十二指肠球部、胃窦与第一肝门、胆总管致密粘连，无门静脉海绵样变，温斯洛孔粘连闭塞。未见脾。

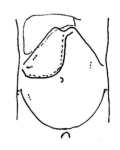

2.离断膈周粘连带，安置全腹自动牵开器。紧贴肝脏面及肝左管、肝外胆管分离，分开胃及十二指肠，显现肝左管、肝总管，其外径约1.5cm。

3.穿刺肝左管获墨绿色胆汁，采用"四边法"切开肝左管、肝总管，显示胆管壁厚0.15～0.3cm，胆管内径约1.5cm，距肝门隆突1.5cm。肝总管腔近完全闭塞，局部胆管壁厚约0.5cm。横断肝总管，近段组成肝胆管盆，内径达2.5cm，缝闭胆管远切端。

图6-2-1 手术切口示意图

4.提取桥袢空肠长35cm，施改良盆式Roux-en-Y术。逐层关腹，手术历时3小时，失血量约20ml，安返病房。本例手术绘图见图6-2-2。

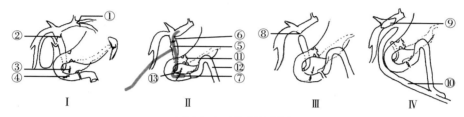

图6-2-2 手术示意图

I.6年前术前；Ⅱ.6年前术后；Ⅲ.本次术前；Ⅳ.本次术后

① 左肝外伤；② 肝总管损伤；③ 胰头损伤；④ 十二指肠破裂；⑤ 长臂T形管；⑥ 肝总管修补；⑦ 十二指肠修补；⑧ 肝总管狭窄；⑨ 肝胆管盆；⑩ 桥袢空肠；⑪ 胃隔断；⑫ 胃空肠吻合；⑬ 胰头修补；⑭ 脾

【术后】 恢复平顺。

【经验与体会】

1.肝、胆、胰、脾复合伤，多见于车祸所致。胰十二指肠联合损伤外科手术方法甚多，如胰头十二指肠切除、胰十二指肠修补、胃隔离、长臂T形管放置、胰头空肠Roux-en-Y术、胰体尾切除等，本例6年前车祸致胰、十二指肠等组织器官复合伤，施胃隔离、长臂T形管放置，效果较好。

2.本例6年前肝总管横断，施胆管端－端吻合，现在吻合口狭窄、胆管"菱角"征（＋），类似医源性近段胆管损伤Ⅲ型，采取肝胆管盆式Roux-en-Y术，获较好的近期效果。

第七章

十二指肠乳头旁憩室切除术

十二指肠乳头旁憩室切除效果最好，但应慎用。笔者自1990年至今，先后施憩室切除术130多例，无手术死亡，效果好。

一、十二指肠乳头旁憩室切除指征

十二指肠乳头旁憩室位于十二指肠乳头附近，即在十二指肠、胆总管、胰管汇合处，即"三江汇合口"，因此十二指肠乳头易致十二指肠、胆道和胰腺病变。临床上有憩室者多，但不是有憩室者就有症状，也就是有憩室者不一定都要手术。

十二指肠乳头旁憩室可出现以下症状：①胰胆综合征；②憩室出血；③憩室穿孔；④憩室致十二指肠梗阻；⑤憩室恶性变；⑥憩室内结石。十二指肠乳头旁憩室手术指征为十二指肠乳头旁憩室致上述并发症者。

二、十二指肠乳头旁憩室分型

十二指肠乳头旁憩室分型见图7-0-1。

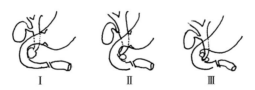

图7-0-1 十二指肠乳头旁憩室分型示意图

Ⅰ.憩室内乳头；Ⅱ.乳头旁憩室：单发憩室；Ⅲ.乳头旁憩室：多发憩室

三、十二指肠乳头旁憩室外科手术处理

十二指肠乳头旁憩室外科手术处理方法很多，如十二指肠憩室旷置术，憩室内翻缝合、结扎术，憩室切除术，胰头十二指肠切除术。

四、手术要点

以十二指肠乳头单发憩室切除为例，勿损伤胰腺、胆管及十二指肠。

1.游离十二指肠、胰头。

2.发现乳头旁憩室

（1）发现胰头囊状扩张肿物，十二指肠横纹肌延伸入肿块。

（2）十二指肠充气试验。

（3）剥离、显现憩室达憩室颈。

（4）切开胆总管，插入胆道扩张器，进达憩室，切开、引入丝线、导尿管，更换T形管横臂，送入十二指肠。

3.切除憩室，缝扎憩室残端，缝闭胆总管切口，测试。

病例1　十二指肠乳头旁多发憩室切除、胃十二指肠长臂T形管引流术

【病史】　患者，男，71岁。复发右上腹痛12天。既往常患"胆囊炎""胰腺炎"，已30多年。

T 36.6℃，R 20次/分，P 56次/分，BP 131/77mmHg。神清合作，皮肤、巩膜无明显黄染。心律齐、无杂音，双肺呼吸音清。腹平，腹壁浅静脉无曲张。腹壁软，未扪及肝、胆囊、脾，剑突右下方压痛，叩击右肝区无不适，无胃振水声，无腹水征。脊柱、四肢无畸形。WBC 3.3×10⁹/L，N 0.675，PLT 129×10⁹/L，AMY 86U/L，LPS 159U/L，GS 11.4mmol/L，TBIL 23μmol/L，DBIL 12.6μmol/L，AST 90U/L，ALT 132U/L，ALP 325U/L，γ-Gt 495U/L，PA 99mg/L，ChE 5072U/L。胃镜（2020年9月18日，湖南省人民医院）：十二指肠降部多发憩室（图7-1-1）。

B超（2020年9月9日，湖南省人民医院）：肝内胆管扩张原因待查，胆泥，胆囊壁增厚（图7-1-2）。上消化道碘油造影（2020年9月16日，湖南省人民医院）：十二指肠降部多发憩室并憩室炎（图7-1-3）。CT（2020年9月9日，湖南省人民医院）：十二指肠降部多发憩室（图7-1-4）。肝内、肝外胆管扩张，胰管扩张，慢性胆囊炎（图7-1-5）。

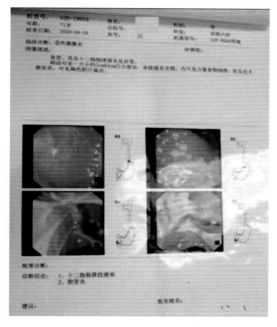

图7-1-1　胃镜报告

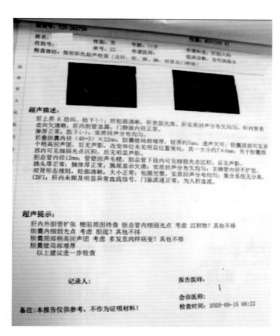

图7-1-2　彩色B超报告

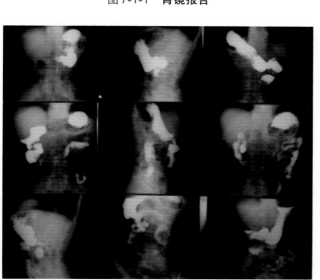

图7-1-3　上消化道碘油造影

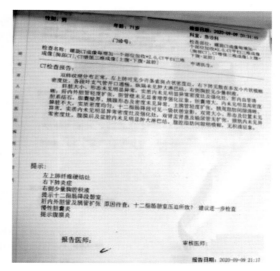

图7-1-4　CT报告

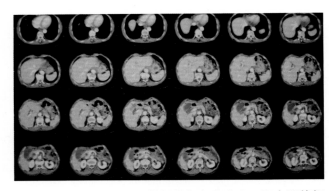

图 7-1-5　CT：十二指肠降部多发憩室，肝内胆管轻度扩张

【诊断】　①十二指肠降部多发憩室，合并胆囊炎、胆管炎、胆泥。②麦克尔憩室炎。

【手术名称】　憩室切除、胃十二指肠造瘘、胆囊切除、胆总管造瘘术。

【手术难点】　十二指肠降部多发憩室，难以切除。

【手术过程】

1.择期手术，取平仰卧位，气管插管下全身麻醉，取上腹白线切口（图7-1-6）入腹。术中所见：无腹水，腹膜上无癌性结节，大网膜上无曲张静脉。肝色泽棕红，表面光整，肝叶形态、比例无失衡，肝质地稍硬，无结节感、结石感。胆总管外径约1.5cm，张力较大。胆囊大小约8cm×5cm，张力亦较大。胰头不大，质地中等硬度。脾不大。十二指肠降部前面2个憩室，后面1个憩室，分别约为1.5cm×1.5cm、3cm×3cm、1cm×1cm，张力不大。探查回肠距回盲瓣30cm内见一憩室大小约0.8cm×2cm，其基部充血肿胀。另一个憩室外径约1cm，距屈氏韧带2cm。

2.钳夹切除麦克尔憩室。

3.游离十二指肠、胰头，显现十二指肠前、后憩室，并进行适当游离。以门脉钳钳夹十二指肠后及十二指肠前面上方的憩室，应用4/0 Prolene线分别行残端连续缝闭。

戳通十二指肠降部前下方憩室，经此放置14号长臂T形管，直臂经胃壁戳孔引出，长横臂置于十二指肠水平部。以门脉钳钳夹切断憩室颈部，应用4/0 PDS线连续缝闭憩室残端。

4.切除胆囊，行胆总管造瘘，胆总管内存少许泥沙。放置14号T形管，注水测试无胆漏。剖开胆囊，内积胆泥。逐层关腹，手术历时2小时，失血量约20ml，安返病房。本例手术绘图见图7-1-7。

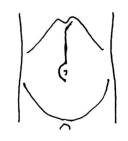

图 7-1-6　手术切口示意图

【术后】　无胆漏、胰漏、十二指肠漏等并发症，恢复平顺。

【经验与体会】

1.十二指肠乳头旁憩室，绝大多数仅有1个，本例有3个，甚为少见。由于乳头旁憩室多达3个，进一步行小肠全面检查，又发现麦克尔憩室及另一个空肠憩室，说明进一步全面探查的必要性、重要性。

2.十二指肠乳头旁憩室存在于"三江汇合处"，常引起胰胆综合征。本例已致胆囊炎、胆管炎、胆道梗阻，因此，手术指征是明确的。

3.治疗十二指肠乳头旁憩室的方法甚多，一般手术切除憩室视为上策，但有潜在胰、胆、十二指肠损伤的危险，故应慎用。本例一次切除3个十二指肠乳头憩室，加麦克尔憩室切除，并获手术成功，值得庆幸。对

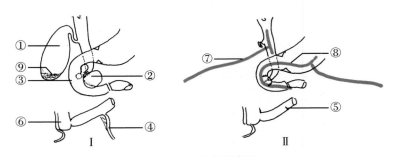

图 7-1-7　手术示意图

Ⅰ.术前；Ⅱ.术后

①胆囊；②憩室；③十二指肠降部；④麦克尔憩室；⑤憩室残端；⑥盲肠；⑦胆总管T形管；⑧胃造瘘管；⑨胆泥

此，笔者注意了以下几点。①门脉钳钳夹切除憩室颈部，并用PDS线缝闭。②切除胆囊，胆总管T形管引流。③胃十二指肠长臂T形管引流，行胃、十二指肠双重减压、引流。④操作细致、小心。

病例2　十二指肠乳头旁憩室并胆胰综合征，先后5次胆管取石，施胆总管横断、改良盆式Roux-en-Y术

【病史】　患者，男，62岁。因胆总管结石、胃癌，多次手术后，腹痛、畏寒、发热1天。2年前（2019年），因"胆总管结石、胆囊结石"施腹腔镜胆囊切除、胆总管探查、T形管引流术，术后2个月拔除T形管后腹痛，检查发现胆总管结石，施开腹胆总管探查、取石。6个月前（2020年9月），诊断为"胃癌、胆总管结石"，施毕Ⅱ式胃大部切除、胆总管探查、T形管引流术。2个月前，诊断为"胆总管结石"，经T形管瘘管施胆道镜取石。

T 36.3℃，R 20次/分，P 80次/分，BP 103/75mmHg。神清合作，无黄疸。心律齐、无杂音，双肺呼吸音清。腹平，腹壁浅静脉无曲张，可见右上腹"反L"形切口瘢痕，长20cm。腹壁软，剑突右下方压痛，叩击右肝区示心窝部不适，未扪及肝、胆囊、脾，无胃振水声，无腹水征。脊柱、四肢正常。WBC 10.4×10^9/L，N 0.71，PLT 219×10^9/L，TBIL 35.4μmol/L，DBIL 31.6μmol/L，TP 79g/L，ALB 41g/L，AST 133U/L，ALT 122U/L，ALP 354U/L，γ-Gt 132.1U/L，AFP 4.8ng/ml，CA19-9 13.4U/ml，BS 7.4mmol/L，AMY 64.5U/L。

MRCP（2021年2月，外院）：肝内、肝外胆管中度扩张，胆总管远段示胆石一枚，约1cm×1.4cm。CT（2021年2月，外院）：肝轮廓清，表面光整，肝形态、比例无明显失衡。肝内、肝外胆管轻中度扩张，胆总管示胆石一枚，约1.cm×1cm（图7-2-1）。可见十二指肠降部内侧一憩室，内径约1cm。全胰管内径约0.4cm。脾不大。未见胆管。无腹水，无腹膜后肿大淋巴结（图7-2-2）。冠状面示胆总管下段结石及十二指肠降部内侧憩室（图7-2-3）。

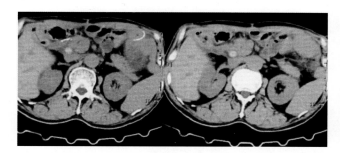

图7-2-1　CT：肝内、肝外胆管扩张，胆总管结石

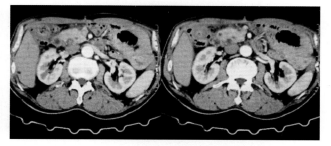

图7-2-2　CT：十二指肠降部内侧憩室（1）

【诊断】　十二指肠乳头旁憩室并胰胆综合征；胆总管结石、胆管炎。

【手术名称】　胆总管大部切除、胆肠Roux-en-Y术。

【手术难点】　①因胆总管结石先后5次行胆道手术，第一肝门、肝十二指肠韧带粘连，解剖结构紊乱、层次不清。②十二指肠乳头旁憩室多不能切除，胆道改道为首选，但既往因胃癌施行毕Ⅱ式重建，增加了空肠提取的困难。

【手术过程】

1.择期手术，取平仰卧位，气管插管下全身麻醉，取原右上腹"反L"形切口（图7-2-4）入腹。术中所见：无腹水，腹膜上无癌性结节。肝周广泛膜性粘连，肝色泽棕红，表面光整（图7-2-5），肝叶形态无失衡，肝质地稍硬，无结石感、

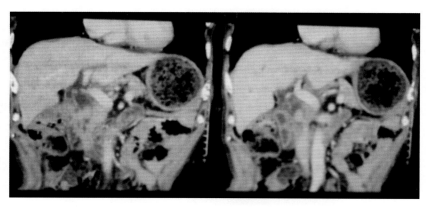

图7-2-3　CT：十二指肠降部内侧憩室（2）

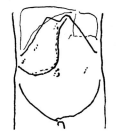

图7-2-4　手术切口示意图

结节感。肝十二指肠韧带被胃十二指肠粘连覆盖，肝圆韧带未见，左肝前纵沟消失。未见胆囊。胃空肠吻合口平整，空肠无扭曲，输出空肠肠壁较肥厚。原为毕Ⅱ式重建。

2.离断肝周粘连，安置全腹自动牵开器，瘢痕中找出肝圆韧带、左肝前纵沟（图7-2-6）、肝方叶，显现肝十二指肠韧带。

3.穿刺胆总管获胆汁，采用"四边法"切开胆总管（图7-2-7），沿肝圆韧带途径延长切开肝总管、肝左管（图7-2-8），直视下取出胆总管内结石（图7-2-9）。

4.配合纤维胆道镜察看肝内胆管、肝外胆管，无残石。

5.横断胆总管，紧贴胆管壁剥离胆管达胰腺段胆管，钳夹予以切除、缝扎（图7-2-10），近段拼合组成肝胆管盆（图7-2-11），内径约3.5cm。

6.距胃肠吻合口20cm横断输出空肠袢，施改良盆式Roux-en-Y术，放置16号T形管入肝胆管盆（图7-2-12）。

7.放置好引流管，清点器械、敷料无误，逐层关腹，手术历时2.5小时，失血量约20ml，取出胆石一枚（图7-2-13），安返病房。手术绘图见图7-2-14。

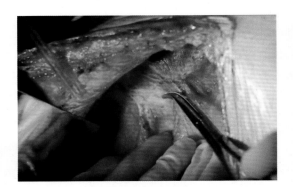

图7-2-5　肝呈棕红色

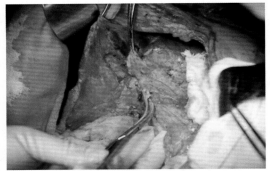

图7-2-6　钳子牵引处为肝圆韧带

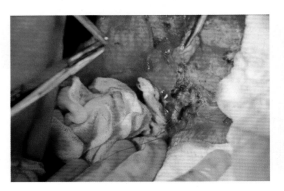

图7-2-7　上方钳子插入处为胆总管

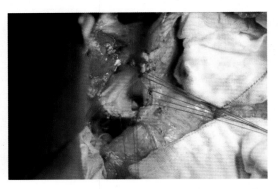

图7-2-8　线牵引处为已切开的肝总管、肝左管

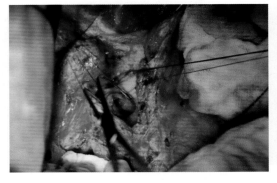

图7-2-9　钳夹胆石

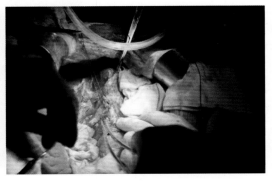

图7-2-10　左下方钳尖处为胆管

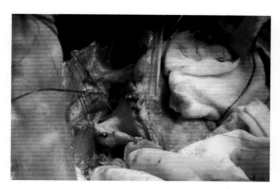

图7-2-11　线牵引处为肝胆管盆

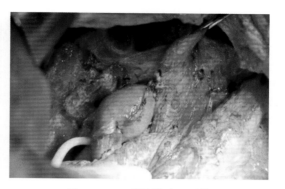

图7-2-12　乳胶管为T形管

【术后】　无胆漏、出血、腹腔残留脓肿等并发症，恢复平顺。

【经验与体会】

1.本例系十二指肠乳头旁憩室致胰胆综合征，先后施行3次T形管引流、1次经T形管瘘管胆道镜取石，而再次手术，施胆总管部分切除、胆肠Roux-en-Y术，至少找到本例原发胆总管结石的病因，获较好的近期效果。

2.本例手术的难点为如何发现胆总管。对此，笔者注意了以下几点。①宽大的切口，重点显现第一肝门、肝十二指肠韧带，放置Pringle止血带。②离断肝周粘连，从右肝脏面逐步向

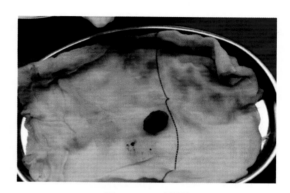

图7-2-13　胆石

左分离达肝十二指肠韧带右侧缘、温斯洛孔右侧，所及十二指肠上缘、肝十二指肠韧带右前缘的硬索状物为胆总管，穿刺获胆汁确定。③从肝镰状韧带前缘、肝圆韧带凹内发现肝圆韧带，循肝圆韧带右侧缘分离、离断肝桥，敞开左肝前纵沟右侧。④分离肝方叶基部，显现肝左管，显现肝圆韧带途径，循圆韧带途径从肝左管插入止血钳引导，切开肝左管口及肝左管。

3.本例切取憩室不可能，从而尽量切除胆总管，少留胆总管是现实可取路径。因此切除胆总管时宜注意以下问题。①于胆总管上段横断胆总管。②辨清门静脉、胰腺，紧贴胆管壁仔细、逐渐剥离胆管壁，尽量少地残留胆总管远段，予以切除。

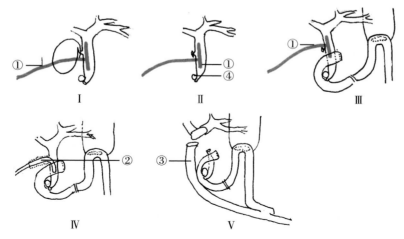

图7-2-14　手术示意图

I.2019年10月第1次手术，胆囊切除、T形管引流术；Ⅱ.2020年1月第2次手术，T形管引流术；Ⅲ.2020年10月第3次手术，胃次全、毕Ⅱ式重建、T形管引流术；Ⅳ.2021年1月第4次手术，经T形管瘘管道、胆道镜取石术；Ⅴ.2021年3月第5次手术，胆总管横断、胆肠Roux-en-Y术

①T形管；②胆道镜；③桥袢空肠；④憩室

病例3 肝胆管结石，右肝前叶萎缩、左肝及右肝后叶肥大，十二指肠乳头旁憩室，施改良盆式 Roux-en-Y 术

【病史】 患者，女，61岁。间歇性右上腹痛、畏寒、发热50年，复发加重12天。幼小时常驱蛔虫。20年前施胆囊切除，15年前施胆道探查、T形管引流术。

T 36.7℃，R 20次/分，P 71次/分，BP 121/70mmHg。神清合作，皮肤、巩膜无黄染。心、肺正常。腹平，腹壁浅静脉无曲张。腹壁软，未扪及肝、胆囊、脾，剑突右下方压痛，Murphy 征阴性，叩击右肝区示心窝部疼痛，无胃振水声，无腹水征。脊柱、四肢正常。WBC $11.3×10^9$/L，N 0.84，PLT $138×10^9$/L，TBIL 24.5μmol/L，DBIL 17.6μmol/L，TP 66g/L，ALB 36g/L，AST 65U/L，ALT 54U/L，ALP 127U/L，γ-Gt 224U/L，PA 224mg/L，ChE 4318U/L，CA19-9 76U/ml，AFP 7.4ng/ml。

CT（2021年4月28日，外院）：肝轮廓清，表面凹凸不平（图7-3-1），肝叶比例失调，右肝前叶萎缩、左肝肥大。右肝前叶胆管、肝外胆管中度扩张。肝外胆管内径约2cm，右肝前叶胆管积石。胆囊约8cm×4cm，其内无胆石。肝右动脉位于肝总管后，肝十二指肠韧带无门静脉海绵样变（图7-3-2）。十二指肠乳头旁见十二指肠憩室，约1.5cm×1cm。胰管不扩张，脾不大，左肾多发结石，无肾盂积水。

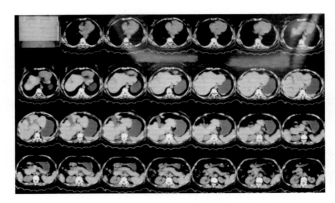

图 7-3-1 CT：肝表面凹凸不平

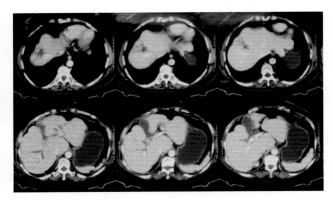

图 7-3-2 CT：肝十二指肠韧带上无门静脉曲张

【诊断】 ①肝胆管结石。S：S_5、S_8、S_2；St：RPBD（口）、BCD；A：无；C：胆汁性肝硬化、肝肥大-萎缩征（右肝前叶萎缩，左肝肥大）。②十二指肠乳头旁憩室。③左肾结石。

【手术名称】 经胆囊床途径，右肝前叶胆管口狭窄解除，改良盆式 Roux-en-Y 术。

【手术难点】 ①肝胆管结石病程达50年。②肝胆管结石并右肝前叶胆管口、胆总管口狭窄，右肝前叶萎缩、左肝及右肝后叶肥大，清除胆石困难。③十二指肠乳头旁憩室可能是本例反复发作胆管炎的原因之一，施憩室切除的可能性小，消化道改道效果不甚理想。

【手术过程】

1.择期手术，取平仰卧位，胸背部垫枕（图7-3-3），气管插管下全身麻醉，取"屋顶"形切口（图7-3-4）入腹。术中所见：无腹水，腹膜上无癌性结节。肝色泽棕红，呈马铃薯样，右肝前叶萎缩、右肝后叶及左肝肥大，右肝前叶轻度纤维萎缩样改变，局部质地硬，结石感不明显。肝外胆管外径达2cm，无胆石。胆囊约8cm×4cm，无结石感。肝十二指肠韧带无门静脉海绵样变。肝方叶稍大，肝桥宽2cm（图7-3-5）。胰头质地较硬，胃十二指肠无明显梗阻，胰头十二指肠未进行进一步探查，脾不大。

2.离断肝脏粘连带，安置全腹自动牵开器，右膈下填塞纱布垫，托出右肝。放置 Pringle 止血带，切除胆囊，横断肝桥，切除肝方叶及部分右肝前叶（图7-3-6）。

3.采用"四边法"切开胆总管、肝总管（图7-3-7），沿肝圆韧带途径切开肝左管，显现右肝前叶胆管口（图7-3-8），并见其内胆石，右肝前叶胆管口内径约0.5cm。沿胆囊床途径切开右肝前叶胆管口、左肝前叶胆管及部分右肝前叶下段胆管，直视下清除其内胆石（图7-3-9），至其结石感消失（图7-3-10），其胆管内径为

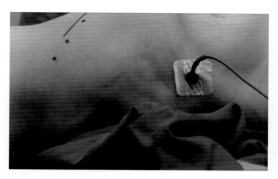

图7-3-3 胸背部垫枕

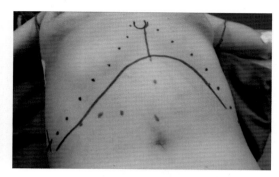

图7-3-4 腹部切口线

1.8cm、1.3cm。发现右肝尾叶胆管及右肝后叶胆管结石，一并予以清除。

4.配合纤维胆道镜逐一察看右肝内各胆管，少许残石予以清除。横断胆总管，近段拼合组成肝胆管盆，内径约4cm，远端予以缝闭。

5.提取桥袢空肠，施改良盆式Roux-en-Y术，放置肝胆管盆引流管（图7-3-11）。逐层关腹，手术历时4小时，失血约20ml，取出胆石8g，安返病房。本例手术绘图见图7-3-12。

【术后】 无胆漏、胆道出血、肝功能不全等并发症，复查CT无胆石残留，恢复平顺。

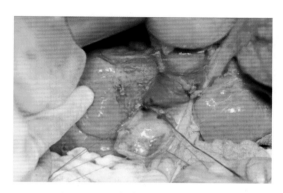

图7-3-5 线牵引处上方为肝桥

【经验与体会】

1.肝划分为左肝、右肝前叶、右肝后叶，最多见、容易处理的是左肝，而右肝前叶的胆管夹于左肝和右肝后叶之间，因此最为难以处理。本例肝形态、比例失调，呈马铃薯样，右肝后叶及左肝肥大，更增加了手术的

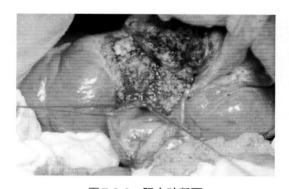

图7-3-6 肝方叶断面

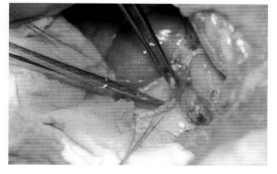

图7-3-7 线牵引处为肝总管切缘

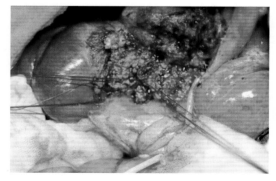

图7-3-8 线牵引处上方为右肝前叶胆管口

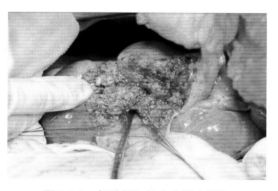

图7-3-9 括匙插入处为左肝内胆管

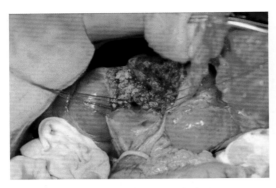
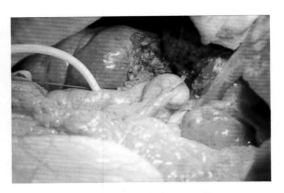

图7-3-10　肝内胆石清除后　　　　　　　图7-3-11　乳胶管为T形管

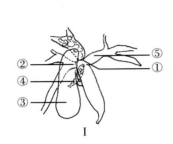
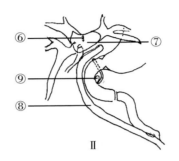

图7-3-12　手术示意图

Ⅰ.术前；Ⅱ.术后

① 右肝前叶胆管口；② 右肝后叶胆管；③ 胆囊；④ 右肝尾叶胆管；⑤ 肝左管；⑥ 右肝前叶胆管、肝左管拼合；⑦ 肝胆管盆；⑧ 桥袢空肠；⑨ 十二指肠乳头旁憩室

难度。

2.本例手术采用了以下措施获得手术成功。①平卧位，垫高胸背部。②取"屋顶"形切口，放置全腹自动牵开器，右膈下填塞纱布垫，托出右肝。③安置Pringle止血带，切除胆囊，显现右肝前叶。④断肝桥，移除肝方叶及部分右肝前叶，显现右肝前叶胆管及右肝前叶下段胆管。⑤经肝圆韧带途径切开肝左管，显现右肝前叶下段胆管口。⑥经胆囊床途径采用"四边法"切开右肝前叶胆管口、右肝前叶胆管及右肝前叶下段胆管。⑦直视下清除右肝前叶内各胆管及右肝尾叶胆管结石，配合纤维胆道镜清除胆管残石。⑧拼合组成肝胆管盆，施改良盆式Roux-en-Y术。

3.本例施行改良盆式Roux-en-Y术，指征明确。①本例患十二指肠乳头旁憩室，只适于消化道改道。②右肝前叶胆管与肝左管拼合，右肝前叶胆管与肝右管拼合，组成肝胆管盆。

第八章
十二指肠乳头腺癌，胰头十二指肠切除术

1935年，Whipple等首先报道胰头癌施胰头十二指肠切除术（Whipple术），至1944年，很多学者作了许多修改（图8-0-1）。近80年来，许多同仁对胰头十二指肠切除术进行了大量工作，其发生了许多变化、进步，表现在以下方面。

（1）手术指征逐渐扩大，胰头十二指肠切除术已成为治疗胆、胰疾病的常用手术，如胰头癌、肿块型胰腺炎、十二指肠间质瘤、十二指肠憩室、胰十二指肠外伤、胆管囊状扩张症恶性变等。

（2）手术时机，胰头十二指肠切除术既可择期施行，亦可急症施行。

（3）手术方式，目前90%通过腹腔镜施行，约10%仍开腹施行。近几年"达芬奇"胰头十二指肠切除术发展很快。

（4）手术切除的范围在扩大、在变化，如常规胰头十二指肠切除，亦可保留幽门胰头十二指肠切除。

（5）手术的难度增加，如巨大胰头癌切除，累及门静脉、肠系膜上静脉，施肠系膜上静脉、门静脉切除、置换；肿块型胰腺炎，施胰头十二指肠切除等。

（6）手术的病例数激增。1983年湖南省人民医院施行胰头十二指肠切除术仅5台，而2019年达412台。

（7）手术器械在改进，如超声刀、力加速、达芬奇等。

（8）手术时间缩短，失血量明显减少。2019年湖南省人民医院平均手术时间3.5小时，失血量平均约为200ml。然而10年前腹腔镜胰头十二指肠切除术，首例达17.6小时，失血量500ml。

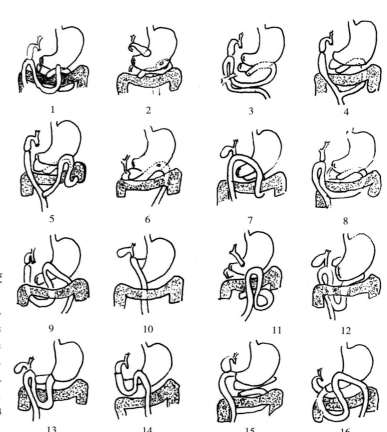

图8-0-1 文献报道胰十二指肠切除的各种变化示意图

1.1898年，Codivills；2.1935年，Whipple，Parsons，Mallins；3.1937年，Brunschwig；4.1938年，Whipple；5.1941年，Morelomel，Freeman；6.1941年，Hunt；7.1941年，Trimble，Parsons，Shenman；8.1941年，Maingot；9.1942年，Donnis；10.1943年，Whipple；11.1943年，Phillips；12.1943年，Brunschwig；13.1943年，Cattell；14.1944年，Path；15.1944年，Watsan；16.1944年，Chile

（9）胰头十二指肠切除术的并发症减少，手术死亡率下降。湖南省人民医院2019年胰头十二指肠切除的并发症（胰漏、胆漏）发生率约为5%。胰头十二指肠切除的难点：门静脉、肠系膜上静脉显露；胰肠吻合。胰头十二指肠切除术要点：多条途径显现门静脉、肠系膜上静脉。常用的途径有前路、上路、右路、左路、下路。

病例1　胰头黏液腺癌，肠系膜上静脉受累，施胰头十二指肠切除、肠系膜上静脉置换

【病史】　患者，女，64岁。上腹痛15天。既往无"胆囊结石""慢性胰腺炎""糖尿病"史。

T 36.7℃，R 20次/分，P 72次/分，BP 124/75mmHg。神清合作，皮肤、巩膜轻度黄染。心、肺正常。腹平，右上腹稍隆起、饱满，局部可扪及肿块约5cm×3cm，质地硬，无触痛，活动性小。腹壁软，未扪及肝、脾，胃振水声（＋），腹水征（－）。脊柱、四肢正常。WBC 8.4×10⁹/L，N 0.766，PLT 151×10⁹/L，TBIL 140μmol/L，DBIL 127μmol/L，TP 65g/L，ALB 38.9g/L，AST 54U/L，ALT 45U/L，PA 125mg/L，ChE 5748U/L，ALP 225U/L，γ-Gt 334U/L，CA19-9 760U/ml。

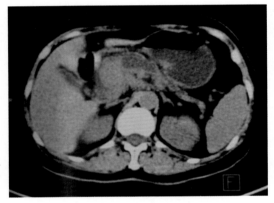

图8-1-1　CT：中心示胰头肿块，胰管扩张

CT（2020年4月17日，湖南省人民医院）：胰头示一低密度区约4cm×5cm，密度不均，胰管内径1.2cm。胃腔大，壁增厚。肝轮廓清，无异常低密度区。肝内外胆管、胆囊不扩张，未见胆石（图8-1-1）。增强扫描（门脉期）显示门静脉、肠系膜上静脉一段显像缺如，长度约4cm。

【诊断】　胰头黏液腺癌，累及肠系膜上静脉。

【手术名称】　胰头十二指肠切除，肠系膜上静脉节段性切除、置换术。

【手术难点】　①胰头肿瘤大，拟切断、结扎脾动脉、脾静脉。②肠系膜上静脉节段切除、置换。

【手术过程】

1. 取中上腹白线切口入腹，探查腹腔。

2. 游离、显现腹腔动脉干、肝总管动脉、肝固有动脉及胃十二指肠动脉，予以结扎、切断胃十二指肠动脉（图8-1-2），剥离胆囊（图8-1-3），切断胆总管，显现门静脉达胰上缘。

3. 游离、显现胰头十二指肠，展现腔静脉、腹主动脉，断胃（图8-1-4）、断空肠（图8-1-5）。

4. 游离、显现肠系膜上静脉达胰头沟下缘（图8-1-6），无法沟通胰头沟与门静脉、肠系膜上静脉间隙，先后结扎、切断脾静脉（图8-1-7），断胰体部（图8-1-8），结扎、切断脾动脉（图8-1-9），显示肠系膜上动脉（图8-1-10）。

5. 取右下肢大隐静脉20cm，缠绕直径1cm玻棒，应用7/0 Prolene线行连续缝合切缘，制成长4cm、直径1cm的自体静脉管（图8-1-11）。

6. 以门脉钳先后钳夹肠系膜上静脉、门静脉正常处（图8-1-12），予以切断，移去胰头十二指肠标本（图8-1-13）。

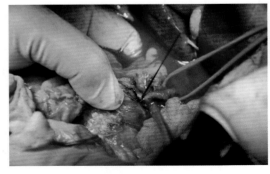

图8-1-2　右上方线牵拉处为胃十二指肠动脉

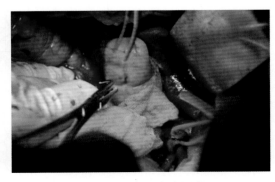

图8-1-3　左上方为胆囊

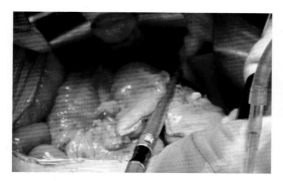

图 8-1-4　断胃

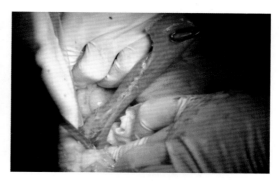

图 8-1-5　断空肠

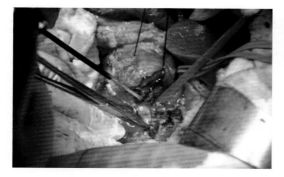

图 8-1-6　吸引器尖处为胰头沟下缘

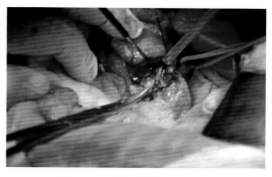

图 8-1-7　钳子尖处为脾静脉

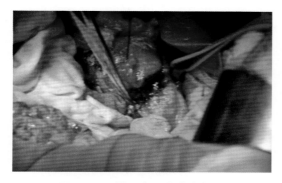

图 8-1-8　钳子尖处为胰头断端

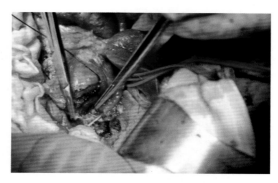

图 8-1-9　镊子尖处为脾动脉

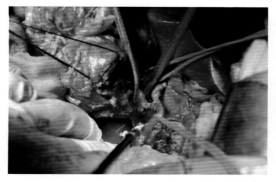

图 8-1-10　右下方皮筋牵拉处为肠系膜上动脉

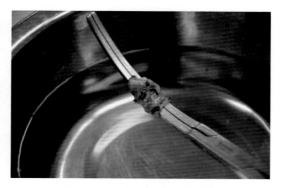

图 8-1-11　钳上为大隐静脉管

7.应用6/0 Prolene线采用"二点法"行自体静脉与门静脉吻合（图8-1-14）及自体静脉与肠系膜上静脉吻合（图8-1-15）。历时29分钟。松钳，门静脉血流通畅，吻合口无漏血、无血栓（图8-1-16），肠管血供好。按序完成胰肠吻合、胆肠吻合及胃空肠吻合。逐层关腹，手术历时5小时，失血量200ml，胰十二指肠标本送病理检查（图8-1-17）。本例手术绘图见图8-1-18。

【术后】 无胰漏、胆漏、胃肠漏，无移植血管栓塞，恢复平顺。病理切片报告见图8-1-19。

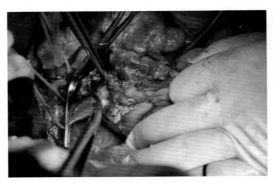

图8-1-12 右下方门脉钳夹持处为门静脉、肠系膜上静脉

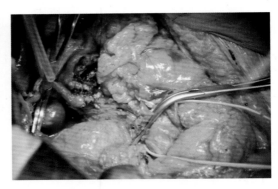

图8-1-13 移除胰头十二指肠后

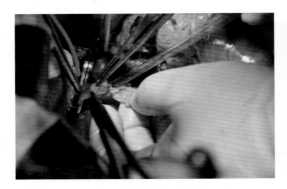

图8-1-14 门静脉、自体静脉吻合

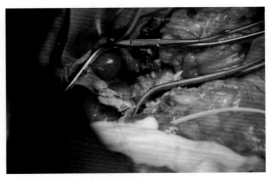

图8-1-15 自体静脉、门静脉吻合

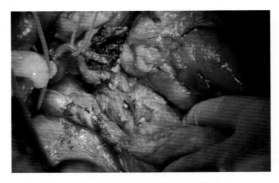

图8-1-16 左下方示移植血管成功

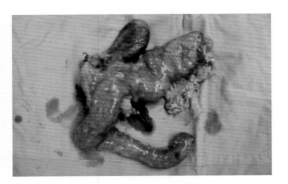

图8-1-17 胰头十二指肠标本

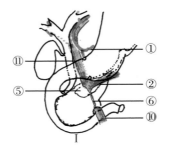

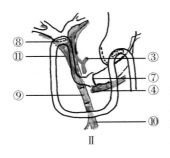

图8-1-18 手术示意图

Ⅰ.术前；Ⅱ.术后

①脾动脉；②脾静脉；③脾动脉残端；④脾静脉残端；⑤胰管；⑥肠系膜上静脉癌性纤细；⑦胰肠吻合口；⑧胆肠吻合口；⑨移植自体静脉；⑩肠系膜上静脉；⑪门静脉

Ⅰ

Ⅱ

肉眼所见：

部分胃、十二指肠、胰腺、胆总管及胆囊：大小共14cm×14cm×6cm，部分胃大小9cm×6cm×3cm，胃大弯长10cm，胃小弯长5cm，壁厚0.5～1cm，胃壁光滑及部分黏膜光滑，大小弯侧未扪及明显淋巴结；十二指肠长18cm，管径2.5cm，壁厚0.4～0.5cm，黏膜光滑；胆囊大小8cm×3cm×8cm，内含胆汁，壁厚0.2cm，未见结石及息肉；胆总管长7cm，管周径1.7cm，管壁光滑；胰腺大小8cm×5cm×4.5cm，可见一大小5.5cm×5cm×4cm，肿块切面灰白，实性质硬，部分呈黏液样改变，肿块紧邻胆总管，胰腺旁扪及淋巴结3枚，最大1.5cm×7cm×0.5cm；胆总管旁未扪及明显淋巴结

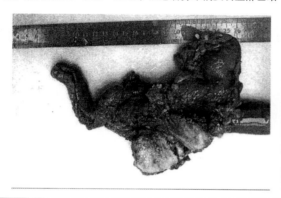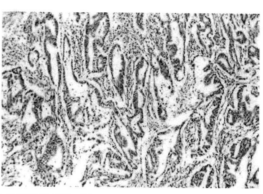

病理诊断：

（部分胃、十二指肠、胰腺、胆总管及胆囊）

1.胰腺黏液癌，部分为中分化腺癌，肿瘤大小5.5cm×5cm×4cm，可见侵犯神经，未见明确脉管内癌栓，癌组织紧邻胰腺被膜及切缘。胆总管壁、十二指肠壁及十二指肠乳头未见累及。胃、十二指肠、胰腺及胆总管切缘净

2.胰腺旁淋巴结反应性增生（0/3），未见癌

3.慢性胆囊炎

免疫组化：CK7（＋）、CK20（－）、CK19（＋）、CgA（－）、CEA（＋）、CDX-2（－）、CD56（－）、p53（2＋）、Ki-67（＋，30%）、Syn（－）

图8-1-19　病理切片报告

【经验与体会】

1.本例胰头黏液腺癌累及门静脉长度达4cm，伴以神经侵犯、脾动脉侵犯，要达到R_0切除是不可能的，但延长了患者的生命是肯定的。

2.本例胰头癌累及肠系膜上静脉门静脉段，正处肠系膜上静脉与脾静脉汇合处，结扎、切断脾静脉、脾动脉成自然，本例结扎、切断脾静脉、脾动脉后无胃、脾血运障碍。

3.本例由于胰头沟与门静脉、肠系膜上静脉间隙不能通过，离断胃、空肠及切断胰不能按正常顺序进行，断胰在胰体部。

4.离断门静脉、肠系膜上静脉尽量靠近病灶，使切除的门静脉、肠系膜上静脉段尽量短些，以减少移植自体血管与门静脉、肠系膜上静脉吻合口张力。

5.移植血管可以为人造血管，亦可以为自体血管，多用后者。自体血管可取脾静脉、左肾静脉、大隐静脉等，本例用的是大隐静脉，简便、易行。

病例2　外伤性胰头损伤，腹腔镜下施胰头十二指肠切除后，并胆肠吻合口狭窄，再施肝胆管盆式Roux-en-Y术

【病史】　患者，男，50岁。间歇性右上腹痛、畏寒、发热、黄疸3个月，复发1天。1年前，车祸致"胰损伤、腹膜炎"，急症施腹腔镜下胰头十二指肠切除术。

T 36.5℃，R 20次/分，P 79次/分，BP 124/70mmHg。神清合作，皮肤、巩膜轻度黄染。心、肺正常。腹平，可见中上腹白线切口瘢痕，长16cm。腹壁软，剑突右下方压痛，叩击右肝区示心窝部疼痛，未扪及肝、胆囊、脾，无胃振水声，无腹水征。双腰背部无抬举痛，脊柱、四肢无畸形。WBC 29.3×10⁹/L，N 0.95，PLT 136×10⁹/L，TBIL 108μmol/L，DBIL 80μmol/L，TP 60g/L，ALB 41g/L，AST 215U/L，ALT 165U/L，ALP 225U/L，γ-Gt 184U/L，PA 136mg/L，ChE 5978U/L，CA19-9 35U/ml。

CT（2020年7月，湖南省人民医院）：肝轮廓清，表面光整，肝叶形态、比例无失衡。肝内胆管轻度扩张，一级肝门示胆石。肝外胆管未见显示。胆管梗阻平面在肝总管。无腹水。MRCP：胆肠吻合口针尖样狭窄，其上胆管轻度扩张，可见吻合口上胆管结石。

【诊断】 外伤性胰头损伤，腹腔镜下胰头十二指肠切除术后。并：胆肠吻合口狭窄、肝胆管结石、高位AOSC。

【手术名称】 肝胆管盆、桥袢空肠吻合，T形管引流术。

【手术难点】 ①原为外伤性胰头损伤并弥漫性腹膜炎，施腹腔镜下胰头十二指肠切除，腹内粘连较严重。②原胆肠吻合口真性狭窄，重作肝胆管盆、空肠吻合困难。

【手术过程】

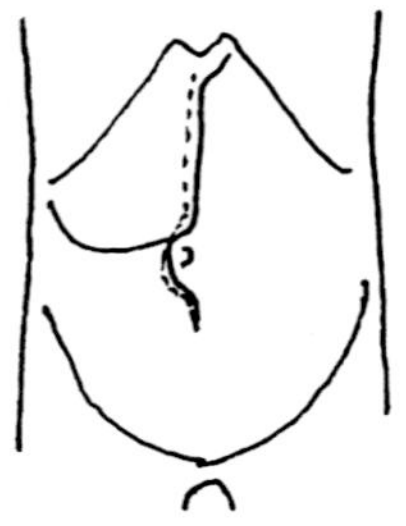

1.择期手术，取平仰卧位，气管插管下全身麻醉，取右上腹"反L"形切口（图8-2-1）入腹。术中所见：无腹水，大网膜无静脉曲张，上腹部广泛粘连。肝色泽棕红，表面光整，肝叶形态无失衡。原为肝总管、空肠吻合，吻合口如针尖大小，肝总管长约1.5cm，外径约1.2cm，局部结石感明显。原胰肠吻合口、胃肠吻合口正常，桥袢空肠通畅，未见内疝。

2.紧贴桥袢空肠离断粘连，显现原胆肠吻合口，辨清肝圆韧带，敞开左肝前纵沟，显现肝左管、肝右管及吻合口上肝总管。钳夹切断原胆肠吻合之桥袢空肠，临时缝闭空肠残端。采用"四边法"纵行切开肝总管达肝门隆突，清除其内胆石。敞开原针尖大小胆肠吻合口，见其为黏膜内翻。拼合、整形组成肝胆管盆，内径达2cm。松解桥袢空肠临时缝闭线，扩大、整形，使其口径与肝胆管盆等大。

图8-2-1 手术切口示意图

3.应用4/0 Proelen线行肝胆管盆与桥袢空肠连续外翻缝合，放置引流管入肝胆管盆，注水测试无胆漏、无出血。逐层关腹，手术历时2小时，失血量约20ml。本例手术绘图见图8-2-2。

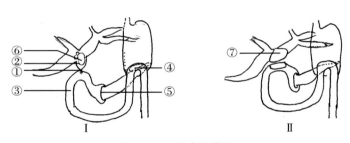

图8-2-2 手术示意图
Ⅰ.术前；Ⅱ.术后
①胆肠吻合口；②肝总管；③桥袢空肠；④胃肠吻合口；⑤胰肠吻合口；⑥胆石；⑦肝胆管盆

【术后】 无胆漏、出血等并发症，复查CT无胆石残留，恢复平顺。

【经验与体会】

1.本例系外伤性胰头损伤、弥漫性腹膜炎急症施腹腔镜下胰头十二指肠切除，这是笔者所在医院获得手术成功的病例之一，术后并发胆肠吻合口狭窄、高位AOSC、肝内胆石形成。

2.本例胆肠吻合口针尖样狭窄，原因可能有以下方面。①首次手术是在急症情况下进行的。②当时胆管腔小、胆管壁薄。③胆肠吻合系内翻缝合。④肝总管残端与桥袢空肠的侧面吻合。

3.比较类似的病例与手术成功病例，提示以下几点。①施行胆肠吻合时，不宜行胆管残端与空肠侧吻合，宜将胆管纵行切开达肝门隆突，或肝左管、肝右管为宜。②本例情况不能说明急症不能施胆肠Roux-en-Y吻合。10年前，笔者收治一例23岁女性患者，医源性近段胆管损伤、胆漏、胆汁性腹膜炎28天。术中吸出腹腔脓性胆汁7600ml，腹膜被胆汁浸染成黄色，且充血水肿，但针感良好，一期施改良盆式Roux-en-Y术而获成功，随访至今，健康。③若获胆肠吻合成功，其关键在于胆管壁、肠壁针感良好，以及黏膜外翻缝合。

病例3 十二指肠乳头腺癌，施胰头十二指肠切除术，术中并压迫门静脉临时性门静脉高压，术野大量渗血，经及时处理，手术顺利完成

【病史】 患者，女，77岁。胆总管T形管引流术后，T形管不能夹闭3个月。3个月前，诊断为"结石性胆囊炎、胆总管结石、AOSC"，入住当地医院，施胆囊切除、胆总管探查、T形管引流术。术后黄疸逐渐消退，但T形管引流量500～1100ml/d，不能夹管，而再次入院。曾患糖尿病10年。

T 36.6℃，R 20次/分，P 74次/分，BP 134/75mmHg。神清合作，皮肤、巩膜无明显黄染。心律齐、无杂音，双肺呼吸音清。腹平，腹壁浅静脉无曲张，可见陈旧性右上腹切口瘢痕1条，T形管经切口上段引出，瘘口无恶臭，引流胆汁呈墨绿色。腹壁软，未扪及胆囊、肝、脾，剑突右下方无压痛，叩击右肝区无右上腹不适，无胃振水声，无腹水征。脊柱、四肢无畸形。WBC 8.4×10⁹/L，N 0.70，PLT 223×10⁹/L，PT 14秒，APTT 32.5秒，TT 15秒，AFP 6.1ng/ml，CA19-9 16U/ml，TBIL 21.4μmol/L，DBIL 15.4μmol/L，TP 61g/L，ALB 36.4g/L，AST 65U/L，ALT 54U/L，ALP 115U/L，γ-Gt 216U/L，BS 8.7mmol/L，AMY 128U/L。

CT（2020年7月6日，外院）：肝轮廓清，表面光整，肝形态、比例无明显失衡。肝内胆管轻度扩张，无胆石、无积气。胆囊已切除。肝外胆管不粗，其内可见T形管。十二指肠乳头肥大，充填十二指肠腔（图8-3-1）。增强扫描见乳头增强（图8-3-2）。胰腺不肥大，胰管内径达0.4cm。

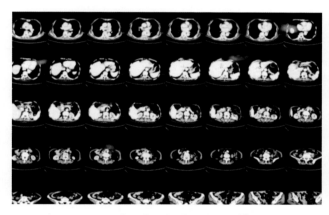

图8-3-1 CT：十二指肠乳头肥大，充填十二指肠

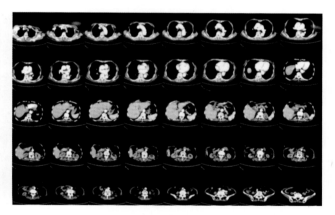

图8-3-2 CT增强扫描（动脉期）：十二指肠乳头增强

【诊断】 十二指肠乳头腺癌。

【手术名称】 胰头十二指肠切除术。

【手术难点】 术中出现临时性门静脉高压、大出血怎么办？而且是在一所边远山区的医院。

【手术过程】

1.择期手术，取平仰卧位，气管插管下全身麻醉，取右上腹"反L"形切口（图8-3-3）入腹。术中所见：无腹水，大网膜上无曲张静脉，腹膜上无癌性结节。肝色泽暗棕，表面光整，肝叶形态、比例无失衡，肝质地较硬，无结节感、结石感。胆囊已切除。胆总管外径约2cm，其内放置18号T形管。胰头不大。十二指肠降部内侧可触及十二指肠乳头肥大，约示指头大小。胰体尾部肿胀，质硬，呈慢性胰腺炎改变。L₇、L₈组淋巴结稍肿大，质中等硬度。

2.按序通过"三关"，离断胃、空肠、胆总管及胃十二指肠动脉，断胰颈，胰管内径约0.4cm。显现门静脉、肠系膜上静脉。此过程顺利，基本没有失血。正拟离断胰腺纤维板，术野剥离面大量渗血，量约500ml。速查，生命体征平稳，凝血功能正常。嘱麻醉医生补以纤维蛋白原、维生素K₃、10%葡萄糖酸钙注射液、全血、血浆，并且"三合一液"500ml中加2支去甲肾上腺素等，但创面渗血无明显改善。笔者立即洗手上台，发现门静脉、肠系膜上静脉被"压扁"，近乎肠系膜上静脉"结扎"，考虑为临时性门静脉高压所致。立即完全松解门静脉、肠系

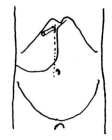

图8-3-3 手术切口示意图

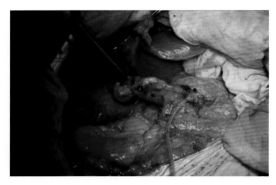

图 8-3-4　右下方为胰引流导管

膜静脉压迫，并快速钳夹切断胰纤维板，迅速移去胰头十二指肠标本。此时创面渗血立即减少、终止（图 8-3-4）。

3.按序行胰肠吻合、胆肠吻合及胃肠吻合。清点器械、敷料无误，逐层关腹，手术历时 4.5 小时，失血量约 550ml，生命体征尚平稳。

【术后】　无胃、肠、胰漏，无腹内出血，无心、肾、肺功能不全等并发症，恢复平顺。病理切片：十二指肠乳头高分化腺癌。

【经验与体会】　本例值得认真总结的是离断胰颈后拟切断胰沟突纤维板时，突然术野创面大量渗血，是什么原因呢？又怎么处理呢？对于手术过程中常见的术野剥离面大量渗血的原因，笔者曾遇见过以下情况。

（1）手术过程中输入多量的库存浓缩红细胞，未同时补充钙，致术野大量渗血。笔者 20 年前曾给一例 47 岁女性全肝结石患者施行胆肠内引流术，术中输血 20U，仅补充 10% 葡萄糖酸钙注射液 10ml，结果术野大量渗血，后立即加注 10% 葡萄糖酸钙注射液 50ml，术野渗血才得以控制。

（2）手术中注意了补充浓缩红细胞，但忽略补充其他凝血因子，特别是凝血酶原、维生素 K_3 等，致使术野创面广泛渗血。

（3）本例系术中压迫"阻断"门静脉，致使临时性门静脉高压，术野创面大量渗血。当时立即松解对门静脉的压迫，快速钳夹切断钩突纤维板，移去胰头十二指肠标本，渗血立即终止，给术者留下深刻印象。

病例 4　肿块型胰腺炎，施胰头十二指肠切除术

【病史】　患者，男，62 岁。体检发现胰头占位病变 2 天。曾上腹部不适，外院诊断为"胃溃疡"，服用"奥美拉唑"。至 2 天前发现血糖升高（BS 14mmol/L）。7 年前，患"脑梗死""高血压"（BP 200/100mmHg）。

T 36.4℃，R 20 次 / 分，P 91 次 / 分，BP 120/79mmHg。神清合作，皮肤、巩膜无黄染。心、肺正常。腹平，腹壁浅静脉无曲张。腹壁软，未扪及肝、胆囊、脾，右上腹较左上腹饱满，右上腹压痛，叩击右肝区示右上腹不适，无胃振水声，腹水征（－）。右腰背部较紧张，脊柱、四肢无畸形。WBC 7.65×10^9/L，N 0.443，PLT 177×10^9/L，AMY 159U/L，BS 7.8mmol/L，CA19-9 24.3U/ml，AFP 5.98ng/ml，TP 52g/L，ALB 33.6g/L，PA 147mg/L，ChE 4361U/L，ALP 126U/L，γ-Gt 152U/L，TBIL 6.55μmol/L，DBIL 4.04μmol/L，AST 12.9U/L，ALT 8.6U/L。

CT（2020 年 9 月 2 日，湖南省人民医院）：胰肿大，约 8cm×10cm，胰管不均匀扩张，胰头密度不均匀（图 8-4-1）。胆总管内径 1.5cm，未见胆石与积气。胆囊壁厚 0.3cm，无胆石。胰与胃间脂肪间隙不清（图 8-4-2）。MRCP（2020 年 9 月 4 日，湖南省人民医院）：肝外胆管扩张，内径约 1.5cm。胆囊不大，未见胆石。胰管内径约 1.5cm（图 8-4-3）。

【诊断】　肿块型胰腺炎。

【手术名称】　胰头十二指肠切除术。

【手术难点】　①肿块型胰腺炎，肿块大，界线不清，与周围器官、组织致密粘连、融合，难以分离，易出血，甚至损伤十二指肠、结肠。②胃十二指肠动脉的显露、切断；胰头沟的沟通；肠系膜上静脉、门静脉与胰头粘连的分离；显现、游离门静脉、肠系膜上静脉。③空肠近段游离、移行至肠系膜血管的右侧。

【手术过程】

1.择期手术，取平仰卧位，气管插管下全身麻醉，取右上腹"反 L"形切口（图 8-4-4）入腹。术中所见：无腹水，大网膜无静脉曲张，腹膜无癌

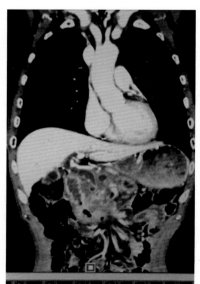

图 8-4-1　CT：胰肿大

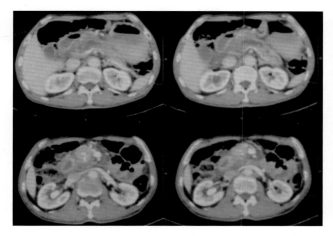

图8-4-2 CT：胰头肿大

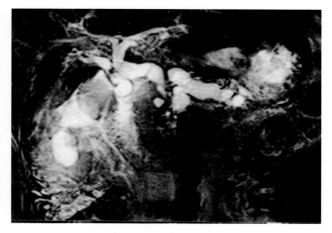

图8-4-3 MRCP：肝外胆管、胰管扩张，十二指肠圈扩大

性结节。肝色泽棕红，表面光整，肝形态、比例无失衡。胰头十二指肠、胃、空肠近段粘连、融合成团块，约10cm×10cm×6cm，质地硬，尚有活动性。肝固有动脉、肝总动脉、胃右动脉、胃十二指肠动脉及淋巴结粘连。结肠中动脉、静脉及肠系膜上静脉粘连。胰头沟与门静脉、肠系膜上静脉致密粘连融合，质地坚硬。胆总管外径约1.5cm，胆囊大小约10cm×5cm，未触及胆石。胰体部可扪及囊样扩张胰管。空肠起始部系膜肿胀、增厚。脾不大。

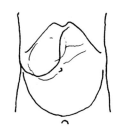

图8-4-4 手术切口示意图

2.做十二指肠右侧后膜切开，游离胰头十二指肠与胰头后腔静脉间隙，显现腔静脉、腹主动脉及肠系膜上静脉（图8-4-5）。

3.游离、显现肝固有动脉（图8-4-6）、胃右动脉及胃十二指肠动脉。

4.游离胆囊，横断胆总管（图8-4-7），显现门静脉（图8-4-8）。于胃十二指肠动脉后方，贴紧门静脉，剥离、显现胰头沟与门静脉间隙（图8-4-9）。

5.游离胃大弯（图8-4-10）、胃小弯，断胃（图8-4-11），断胃十二指肠动脉（图8-4-12）。进一步显现肝总动脉、腹腔动脉干（图8-4-13），进一步显现门静脉。

6.透光检查，确定断空肠的部位（图8-4-14），横断空肠并游离，将近段空肠移行至肠系膜上血管的右侧。

7.于肠系膜上动脉右侧，先后横断胰十二指肠上动脉、胰十二指肠下动脉（图8-4-15）。

8.辨清门静脉、肠系膜上静脉的右侧缘，仔细离断海勒氏干（图8-4-16，移除胰头十二指肠标本，全程显现、游离门静脉、肠系膜上静脉（图8-4-17）。

9.按Chile法重建消化道。逐层关腹，放置腹腔引流管，手术历时9小时，失血量约300ml。本例手术绘图见图8-4-18。

【术后】 无胰漏、胆漏、胃漏及腹腔脓肿等并发症，血糖8.4mmol/L，恢复平顺。病理切片报告：胰腺炎。

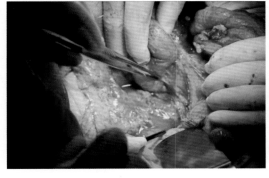

图8-4-5 上方手牵拉处为十二指肠

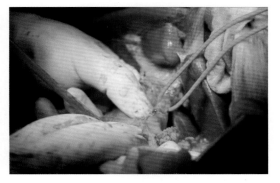

图8-4-6 皮筋牵拉处为肝固有动脉

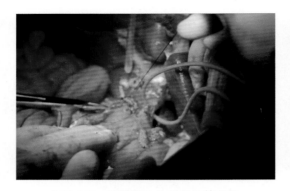

图 8-4-7　吸引器头处为胆总管断端

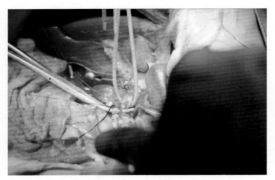

图 8-4-8　钳尖挑起处为胃十二指肠动脉

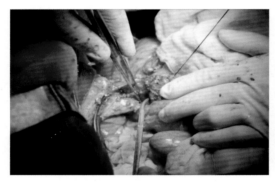

图 8-4-9　镊子尖处为门静脉

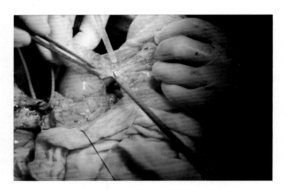

图 8-4-10　镊子尖夹持处为胃

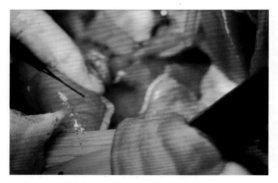

图 8-4-11　左上方手指捏处为胃

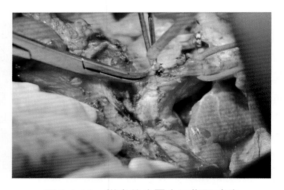

图 8-4-12　钳尖处为胃十二指肠动脉

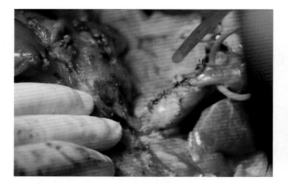

图 8-4-13　右上方吸引器右侧为腹腔动脉干

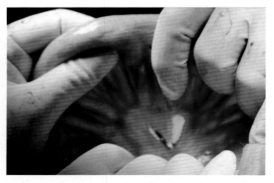

图 8-4-14　上方手提处为空肠

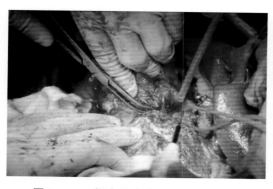
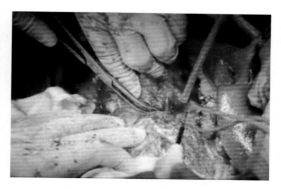

图8-4-15　钳尖处为胰十二指肠上动脉 　　　　图8-4-16　钳尖处为海勒氏干

【经验与体会】

1.本例系肿块型胰腺炎，具有明显的手术指征，也不能选择更好的手术时机。

2.本例最难的地方是通过"第二关"，即游离、显现肠系膜上静脉。具体操作时笔者注意到以下几点：①游离胰头十二指肠。②从胰头钩的上面向下逐渐显现，一毫米一毫米地推进，握胰头十二指肠于术者手中，"步步为营"，谓为"上路"。另外，先断胆总管，显现门静脉，谓为"右路"。③行胰头十二指肠上下动脉结扎、切断。④辨清肠系膜上动脉、门静脉右侧缘，缝扎、切断海勒氏干，谓为"右路"。⑤本例系炎症，不是癌症，残留少许胰组织是允许的。⑥断胰头沟处胰管前

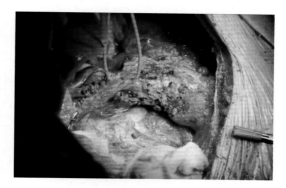

图8-4-17　右下方示肠系膜上静脉

壁，对显现门静脉上段有好处，对肠系膜上静脉显露有益，谓为"前路"。⑦正确使用"钳夹切断""超声刀"等多种方法。

3.对于游离粘连而言，注意手指钝性分离与器械锐性分离相结合。

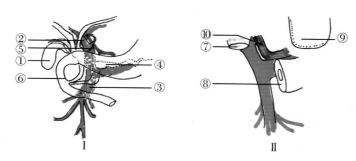

图8-4-18　手术示意图

Ⅰ.术前；Ⅱ.术后

①胆囊；②门静脉；③肠系膜上静脉；④胰管；⑤胃十二指肠动脉；⑥十二指肠；⑦肝总管断端；⑧胰残端；⑨胃残端；⑩肝固有动脉

病例5　十二指肠乳头腺癌并胰腺炎，施胰头十二指肠切除术，失血达500ml

【病史】　患者，男，59岁。皮肤、巩膜黄染12天，伴畏寒、发热3天。病后就诊于当地医院，MRI检查发现"十二指肠乳头肿瘤"，施PTCD后，来笔者所在医院。小便金黄色，大便白陶土色。既往施行阑尾切除、胆囊切除术。

T 36.2℃，R 20次/分，P 85次/分，BP 106/76mmHg。体重85kg。神清合作，皮肤、巩膜中度黄染。心律齐，无杂音。双肺呼吸音清。腹平，腹壁浅静脉无曲张。腹壁软，未扪及肝、胆囊、脾，剑突右下方压痛，胰头区

亦压痛,无胃振水声,右肝区无叩击痛,腹水征(-)。脊柱、四肢无畸形。WBC 7.99×10⁹/L,N 0.686,PLT 302×10⁹/L,TP 72g/L,ALB 41.3g/L,TBIL 94μmol/L,DBIL 91μmol/L,AST 71U/L,ALT 128U/L,ALP 196U/L,γ-Gt 547U/L,PA 398mg/L,ChE 8143U/L,CA19-9 379.4U/ml,AFP 3.08ng/ml,AMY 1240U/L。

CT(2020年10月10日,湖南省人民医院):胆总管内见PTCD引流管,十二指肠乳头处见一结节状软组织密度灶(图8-5-1),大小约19cm×15cm,边缘模糊。其以上胆总管、主胰管轻度扩张改变,增强后病灶见中度强化(图8-5-2)。胰形态、密度未见异常,胰周脂肪间隙清晰。脾不大。CTA:肝右动脉起源于肠系膜下动脉(图8-5-3)。MRCP(2020年10月12日,湖南省人民医院):胆总管以上胆管清楚、轻度扩张,胆总管远段充盈缺损。胆囊未见。主胰管稍扩张。

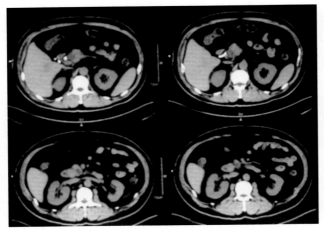

图8-5-1 CT:十二指肠乳头处存在软组织块

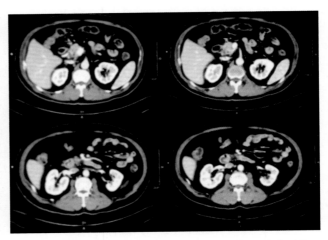

图8-5-2 CT增强扫描(静脉期):十二指肠乳头强化

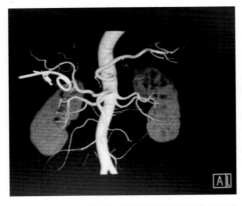

图8-5-3 CTA:肝右动脉起源于肠系膜上动脉

【诊断】 十二指肠乳头腺癌,伴肝右动脉起源于肠系膜下动脉。

【手术名称】 胰头十二指肠切除术。

【手术难点】 ①十二指肠乳头腺癌并发胰腺炎、充血、水肿,易出血。②肝右动脉起源于肠系膜上动脉,而且与胰头致密粘连。

【手术过程】

1.择期手术,取平仰卧位,气管插管下全身麻醉,经腹腔镜港入腹。探查确定诊断,分离显现、通过"三关",渗血严重,历时3小时,从而中转开腹,取上腹白线切口(图8-5-4)入腹。

2.先后断空肠(图8-5-5)、胃和胆总管,超声刀断胰颈(图8-5-6),直至横断胰颈(图8-5-7)。

3.由于患者肥胖,术野深在,而加行右侧腹横切口(图8-5-8)。

4.于门静脉右侧显现、游离肝右动脉,移除胰头十二指肠标本(图8-5-9),紧贴其剥离周围淋巴结,见其穿入一团肿大淋巴结,入腹主动脉。分离淋巴结过程中,淋巴结破裂出血,立即应用止血钳钳夹(图8-5-10)止血。

5.仔细游离淋巴结,并予以次全移除(图8-5-11)。

6.按Child法完成消化道重建,胰肠吻合按胰管空肠吻合法施行,胆肠吻合口放置14号T形管,胃肠吻合借助直线切割闭合器进行。放置腹腔引流管,逐层关腹,手术历时7小时,失血量约500ml,标本显示十二指肠乳头腺癌(图8-5-12),安返病房。本例手术绘图见图8-5-13。

【术后】 无胰漏、胆漏及胃肠漏,恢复平顺。病理切片报告:十二指

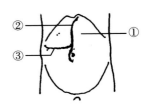

图8-5-4 手术切口示意图
① 腹腔镜港;② 白线切口;③ 延长横切口

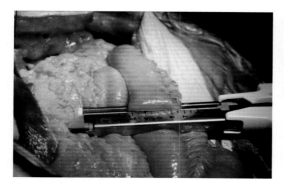

图 8-5-5 钳尖处为空肠

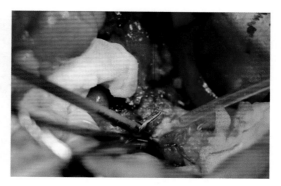

图 8-5-6 吸引器头处为胰颈

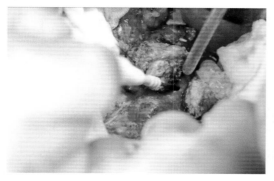

图 8-5-7 吸引器头处示断胰颈

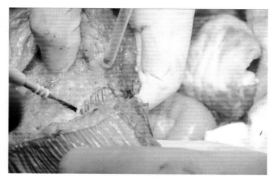

图 8-5-8 电刀延长腹横切口

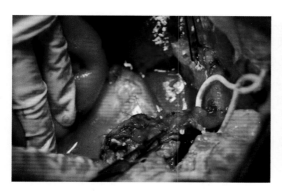

图 8-5-9 橡皮筋处为腔静脉

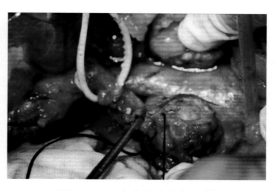

图 8-5-10 中心下方为组织钳

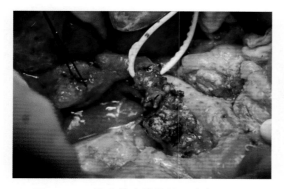

图 8-5-11 橡皮筋牵拉处显示残存淋巴结

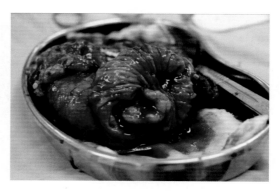

图 8-5-12 标本

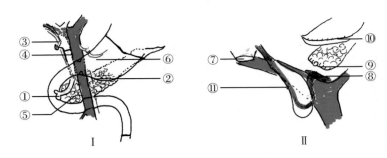

图 8-5-13　手术示意图

Ⅰ.术前；Ⅱ.术后

① 十二指肠乳头癌；② 肠系膜下动脉；③ 肝右动脉；
④ 门静脉；⑤ 胰头；⑥ 胃；⑦ 肝总管残端；⑧ 腹腔动脉
干；⑨ 胰残端；⑩ 胃残端；⑪ 肝右动脉修补点

肠乳头腺癌，切缘净。

【经验与体会】

1.十二指肠乳头腺癌，施胰头十二指肠切除术，其也是常见的手术，湖南省人民医院目前行此手术者一年已达360例。但术前的影像学资料提示与实际情况相差很大，术中由于胰腺的炎症、充血、水肿，分离时易出血，使手术进行十分困难，以致腹腔镜中转开腹，腹部切口从右上腹"L"形改为"直T"形，术中失血量达500ml，手术历时达7小时，这种情况少见。看起来，十二指肠乳头腺癌并发胰腺炎手术应多准备一段时间。

2.从手术方式而言，十二指肠乳头腺癌并发胰腺炎者，宜选择开腹。

3.十二指肠乳头腺癌并胰腺炎，术中淋巴结可少行清扫，以免术中猛烈出血，甚至损伤动脉或门静脉。

病例6　胆管下段癌，总胆红素、直接胆红素重度升高，施胰头十二指肠切除术

【病史】　患者，女，83岁。无痛性黄疸20天，小便金黄，大便白色。无乙型肝炎、糖尿病、慢性胰腺炎及胆石病史。

T 36.7℃，R 20次/分，P 52次/分，BP 128/76mmHg。神清合作，皮肤、巩膜重度黄染。心律齐、无杂音，双肺呼吸音清。腹部平坦，腹壁浅静脉无曲张，无局限性隆起区。腹壁软，可扪及胆囊约3cm×3cm，无触痛，剑突右下方压痛，叩击右肝区示心窝部不适，未触及肝、脾，无胃振水声，腹水征（－）。脊柱、四肢无畸形。WBC 6.4×10⁹/L，N 0.694，PLT 257×10⁹/L，CA19-9 7700U/ml，TBIL 641μmol/L，DBIL 483μmol/L，TP 58g/L，ALB 26g/L，BUN 11.74mmol/L，CR 149μmol/L，AMS 64U/L，CRP 8.13mg/L。

动态心电图：窦性心动过缓（平均心率52次/分），房性期前收缩（138个），$V_1 \sim V_3$导联R波递增不良。CT（2020年12月4日，外院）：肝轮廓清、表面光整，肝叶形态、比例无失衡。肝内、肝外胆管中至重度扩张，胆总管远段示软组织影向胆管腔内突出。胆囊扩大，主胰管不扩张，脾不大，无腹水（图8-6-1）。MRCP（2020年12月3日，外院）：胆总管远段似被横断，其以上肝外、肝内胆管明显扩张，胆囊胀大（图8-6-2）。PTCD、EMBD：家属及患者拒绝。

【诊断】　胆总管下段癌。合并：窦性心动过缓、房性期前收缩。

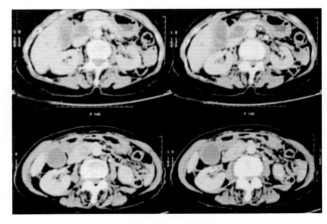

图8-6-1　CT：肝内、肝外胆管扩张

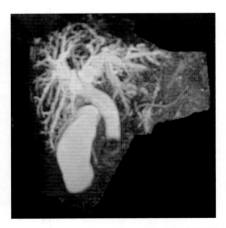

图8-6-2　MRCP：胆总管远段似被横断，肝内、肝外胆管扩张

【手术名称】 胰头十二指肠切除术。

【手术难点】 ①高龄、高危。②胰退行性变、纤维萎缩。

【手术过程】

1.择期手术，取平仰卧位，气管插管下全身麻醉，取右上腹"反L"形切口（图8-6-3）入腹。术中所见：无腹水，腹膜上无癌性结节，大网膜上无静脉曲张。肝色泽暗棕，表面光整，形态、比例无失衡，质地稍硬，无结节感、结石感。肝外胆管外径约2cm，无结石感，其远段质硬。胆囊大小约10cm×4cm。L_7、L_8淋巴结肿大。胃十二指肠无梗阻征象。胰头软，胰颈横径约2cm、壁薄。脾不大。

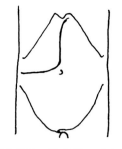
图8-6-3 手术切口示意图

2.切开十二指肠后腹膜，游离、显现腔静脉、腹主动脉，沟通胰头沟，顺利通过"三关"。

3.先后断胃、胃十二指肠动脉、空肠，剥离胆囊，离断胆总管，显现门静脉、肠系膜上静脉。

4.横断胰颈，其横径约2cm×1cm，颈管内径约0.2cm，置入外径0.15cm导管，进深9cm，应用5/0 Prolene线间断"鱼口"状关闭胰断端，并固定胰导管。

5.离断钩突静脉3支，显现肠系膜上静脉、门静脉、肠系膜下静脉及肠系膜上动脉，于肠系膜上动脉右侧钳夹、切断、缝扎胰头纤维板，移除胰头十二指肠标本。

6.按序先后施行套入式胰肠吻合、胰导管外引流、胆肠吻合、T形管外引流及圆形吻合器施行胃肠吻合术（图8-6-4）。逐层关腹，手术历时3小时，失血量约50ml，胰十二指肠标本显示胆总管下段乳头腺癌（图8-6-5）。

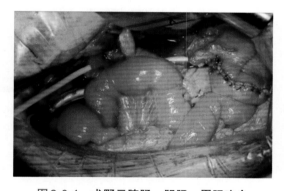
图8-6-4 术野示胰肠、胆肠、胃肠吻合

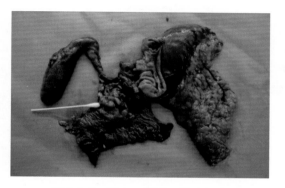
图8-6-5 胃十二指肠、胰头标本

【术后】 无胰漏、胆漏、胃肠漏及心、肺、肝、肾功能不全等并发症，恢复平顺。

【经验与体会】

1.本例系胆总管下段癌，年龄83岁，重度黄疸（TBIL 641μmol/L，DBIL 483μmol/L），拒绝术前行PTCD、ENBD检查，择期施行胰头十二指肠切除术，术后平顺，手术获成功。此前笔者也先后给年龄92岁的胰头癌成功施行此类手术，说明年龄不是胰头十二指肠切除术的禁忌。

2.对于老年患者施行胰头十二指肠切除术，胰管外引流、胆管外引流、圆形胃肠吻合器对患者的康复有益。

病例7 胰体部癌并胆道十二指肠吻合、胃大部分切除毕Ⅱ式重建后，施胰体尾部切除、肠系膜上静脉部分切除吻合术

【病史】 患者，男，75岁。体检发现胰体部占位病变4个月。4个月前体格检查发现CEA、CA19-9升高，CT发现"胰体部占位病变"。18年前，诊断为"十二指肠乳头旁憩室"，在外院施胆管十二指肠吻合、胃大部分切除、胃空肠吻合术，毕Ⅱ式重建术。

T 36.4℃，R 20次/分，P 74次/分，BP 151/76mmHg。神清合作，皮肤、巩膜无黄染。心律齐、无杂音。腹平，腹壁浅静脉无曲张，可见陈旧性上腹部白线切口瘢痕。腹壁软，无压痛、反跳痛，无腹膜炎体征，未扪及肿块，未扪及肝、胆囊、脾，无胃振水声，无腹水征。脊柱、四肢正常。WBC 7.4×10⁹/L，N 0.657，PLT 225×10⁹/L，CA19-9 76.8U/ml，AFP 1.29ng/ml，CEA 6.75ng/ml，GLU 6.9mmol/L，PA 213mg/L，ChE 5816U/L，ALP 52.3U/L，γ-Gt 76U/L，TP 63.43g/L，ALB 38.5g/L，AST 21.2U/L，ALT 20U/L，BUN 7.4mmol/L。

CT（2020年12月11日，湖南省人民医院）：胰体部示一低密度区，约5.7cm×3cm，其内密度欠均匀，平均CT值为37HU，病灶区绕脾动脉、脾静脉，周围脂肪间隙稍模糊。肝形态、比例正常，肝内胆管不扩张。脾不大，胰管不扩张（图8-7-1）。增强扫描轻度强化（图8-7-2），可见脾动脉穿越胰肿块，门静脉、脾静脉汇合处肠系膜上静脉左侧缺损呈鸟嘴样（图8-7-3）。MRCP（2020年12月15日，湖南省人民医院）：肝内、肝外胆管不扩张，无胆石（图8-7-4）。

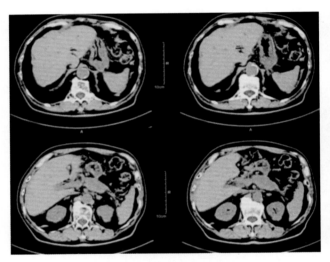

图8-7-1　CT：胰体低密度区

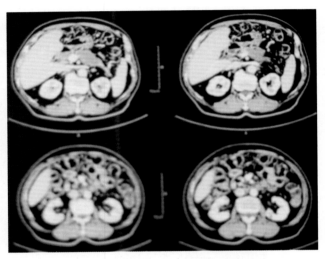

图8-7-2　CT增强扫描：低密度区轻度强化

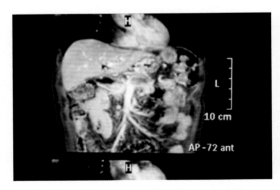

图8-7-3　CT：肠系膜上静脉呈鸟嘴样

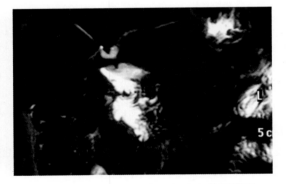

图8-7-4　MRCP：肝内、肝外胆管不扩张

【诊断】
（1）胰体、尾部癌，累及肠系膜上静脉、空肠起始部、残胃小弯侧。
（2）十二指肠乳头旁憩室、胆管十二指肠吻合、胃大部分切除毕Ⅱ式重建术后。
（3）高血压、糖尿病。

【手术名称】　胰体、尾部及脾切除，肠系膜上静脉部分切除缝合，十二指肠、胃造瘘术。

【手术难点】　①18年前，患者因十二指肠乳头旁憩室施胆管十二指肠吻合、胃大部分切除毕Ⅱ式重建术，局部粘连，位置改变。②胰体、尾部根治性切除，势必断胃网膜左动脉、静脉，而胃左动脉又在瘢痕组织中，一旦损伤，将致全胃切除。③肠系膜上静脉被癌侵犯，在瘢痕组织中，游离、显现、切除、吻合肠系膜上静脉十分危险、困难。④游离、解剖门静脉、肠系膜上静脉、肠系膜上动脉、脾动脉、脾静脉、胃左动脉、冠状静脉十分困难，易大出血。⑤空肠起始处及胃小弯受癌侵犯，可能施全胰切除及残胃部分切除术。⑥患者高龄、高血压、糖尿病，系高危病例。

【手术过程】

1.利用腹腔镜入腹探查，腹内广泛粘连，而中转开腹，取中上腹白线切口（图8-7-5）入腹。术中所见：无腹水，腹壁、腹膜无癌性结节，大网膜无静脉曲张。肝色泽棕红、表面光整，肝叶形态、比例无失衡。胆囊未见，原为胆管十二指肠吻合、胃大部分切除、毕Ⅱ式重建。胰体部可见一肿块，约6cm×3cm，质坚硬，稍有活动性；胰头、颈部不大，胰颈上下宽度约为

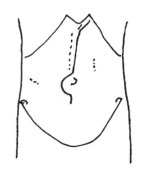

图8-7-5　手术切口示意图

1.5cm，质地稍硬；胰头不大，质不硬。空肠起始部与胰肿块粘连，其粘连面约2cm×1.5cm。胃小弯侧淋巴结肿大。腹腔动脉干、脾动脉、肝总动脉、肠系膜上动脉可触及，均被肿大淋巴结包绕。门静脉、脾静脉、肠系膜上静脉、胃左静脉亦可触及，均在粘连的瘢痕组织中，肠系膜上静脉与脾静脉汇合处左侧与肠系膜上动脉致密粘连。脾不大。

2.离断粘连带，显现胆总管、十二指肠及胆总管十二指肠吻合口，显现胃空肠吻合口及腹腔动脉干、肝总动脉、脾动脉与胃左动脉，显现胰颈、门静脉、结肠中静脉及肠系膜上静脉。

3.扪触清楚胃左动脉，游离胃小弯、胃肠吻合口，应用直线切割闭合器离断原胃肠吻合口（图8-7-6）。

4.应用超声刀仔细沟通胰头沟，横断胰颈（图8-7-7）。

5.应用超声刀仔细游离门静脉、肠系膜上静脉、脾静脉，顺腹膜上动脉干找到脾动脉，予以结扎。应用两把门脉钳先后钳夹门静脉、肠系膜上静脉，应用组织剪剪除受胰癌累及的肠系膜上静脉左侧壁约1cm×0.3cm（图8-7-8），应用5/0 Prolene线予以修补（图8-7-9）。

6.离断胃结肠韧带，游离胃大弯，离断脾动脉，紧贴胰体尾部移除胰体尾及脾（图8-7-10）。

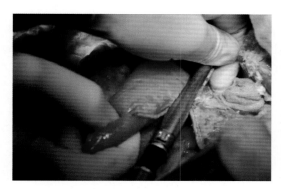

图8-7-6　左侧为直线切割闭合器

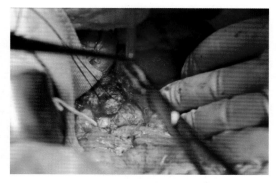

图8-7-7　线牵拉处为胰颈断端

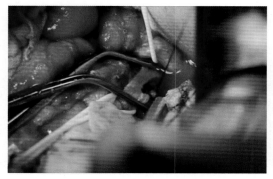

图8-7-8　两把门脉钳夹持门静脉、肠系膜上静脉

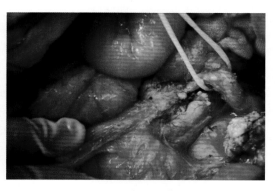

图8-7-9　修补肠系膜上静脉

7.修补空肠起始部,施胃空肠吻合(图8-7-11)、长臂T形管胃造瘘及十二指肠造瘘。

8.放置好胆管造瘘管及腹腔引流管,逐层关腹,手术历时11小时,失血量200ml。术中先后两次快速切片:第一次行胰囊肿穿刺液检查,发现癌细胞;第二次行胰切缘病理学检查,切缘净。本例手术绘图见图8-7-12。

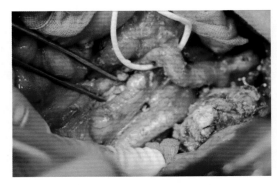
图8-7-10　游离胰体尾及脾

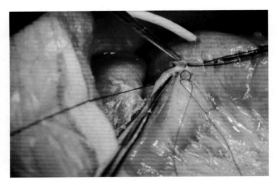
图8-7-11　持针器头处为胃空肠吻合

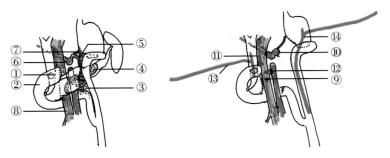

图8-7-12　手术示意图
Ⅰ.术前；Ⅱ.术后

① 胆总管十二指肠吻合口；② 十二指肠；③ 空肠受癌侵犯；④ 胰体肿瘤；⑤ 胃小弯受癌侵犯；⑥ 腹腔动脉干；⑦ 胃左动脉；⑧ 肠系膜上静脉；⑨ 肠系膜上静脉局部切除修补处；⑩ 脾动脉结扎断端；⑪ 门静脉；⑫ 脾静脉；⑬ 胆总管造瘘管；⑭ 长臂T形管

【术后】　应用抗生素(亚胺培南)。注射用胸腺肽(日达仙)1.5mg/h,每8小时1次,2日,即1.5mg/h,每日1次。无胆漏、胰漏、出血、胃漏等并发症,恢复平顺。

【经验与体会】

1.本例为"高难度""高风险""高水平"的"三高"手术,手术历经11小时,失血仅200ml,终使手术获得成功。以下几点很有价值。①宽大的腹部切口、全腹自动牵开器的应用,有助于术野充分显露,辨清原手术的"来龙去脉"。②沿胆总管、十二指肠解剖,显现了原胆肠吻合口及与胰体部癌粘连的空肠起始部。③沿腹腔动脉干解剖,显现肝总动脉、脾动脉、胃左动脉及门静脉、胰颈、结肠中动脉、结肠中静脉和肠系膜上静脉等。④切断胰头、胰颈,显现门静脉、脾静脉及肠系膜上静脉,局限性切除肠系膜受癌累及的肠系膜上静脉,予以修补。⑤离断脾动脉、脾静脉,移除胰体尾部及脾。⑥修补空肠起始处,施胆总管造瘘,切除胃小弯的一部分,完成胃空肠吻合、长臂T形管胃造瘘。

2.术中先后两次行快速病理学检查,第一次胰腺肿瘤中囊性肿块穿刺报告为腺癌,第二次胰切缘病理学检查报告为切缘净,说明仅行胰体尾部切除对本例而言恰当。

3.本例由腹腔镜手术转为开腹根治术,事实证明本例只适合开腹行胰体尾部根治性切除。

4.本例肠系膜上静脉起始部左侧被癌侵犯,采用纵切横缝获得成功,克服了本次手术的最难点、最危险点,奠定了后续手术顺利进行的基础。

病例8 胰腺癌并腹腔动脉干分叉处、门静脉汇合部、脾动静脉受累，脾大，施全胰、全胃、腹腔动脉干切除，门静脉、肠系膜上静脉节段切除吻合，胃空肠吻合，胆肠Roux-en-Y术

【病史】 患者，男，58岁。上腹胀痛不适2个月，无呕吐、寒战、血便。

T 36.5℃，R 20次/分，P 84次/分，BP 140/90mmHg，体重78kg。神清合作，无黄疸。心律齐、无杂音，双肺呼吸音清。腹平，腹壁浅静脉无曲张。腹壁软，未扪及肝、胆囊、脾，剑突右下方压痛，Murphy征（＋），叩击右上腹示心窝部不适，无胃振水声（－），无腹水征。脊柱、四肢正常。WBC $5.19×10^9$/L，N 0.528，PLT $148.7×10^9$/L，AFP 3.65ng/ml，CA19-9 1565.4U/ml，TP 70.3g/L，ALB 46g/L，TBIL 18.6μmol/L，DBIL 7.32μmol/L，AST 86U/L，ALT 36.6U/L，ALP 88U/L，γ-Gt 73U/L，PA 238mg/L，ChE 8422U/L。

CT（2021年3月，湖南省人民医院）：胰体部示低密度灶约5cm×3.5cm（图8-8-1），增强扫描强化程度低于相邻实质组织器官，且强化不均匀，相应门静脉主干胰颈段显示欠佳（图8-8-2）。肝大小、形态正常，肝表面光整，肝各叶比例不均匀，肝实质未见异常密度、异常强化灶。门静脉局部扭曲成团，肝门区、胃周及腹膜后可见纡曲增粗血管影。肝内、肝外胆管不扩张，胆囊未见异常。十二指肠壁水肿，以水平段明显。脾增大。双侧泌尿系统、肠管无异常。腹膜后多个肿大淋巴结，腹腔无腹水。

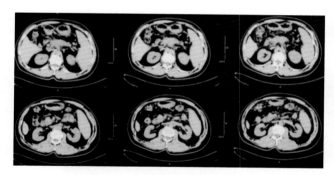

图8-8-1 CT：胰体低密度病灶

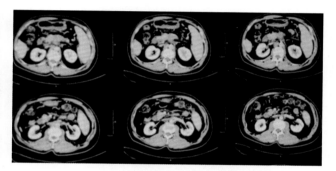

图8-8-2 CT增强扫描：门静脉主干胰颈段显影欠佳

【诊断】 胰腺癌并腹腔干分叉处、门静脉汇合部、脾动静脉受累，大量侧支循环形成，脾大，腹腔多发肿大淋巴结。

【手术名称】 全胰、全胃切除，腹腔动脉干切除，门静脉-肠系膜上静脉节段切除、吻合，胃空肠吻合，胆肠Roux-en-Y术。

【手术难点】 ①大量腹膜后淋巴结肿大及侧支循环建立，显现、游离肠系膜上动脉、腹腔动脉干及门静脉、肠系膜静脉困难，结扎结肠中动脉、静脉困难。②胰头十二指肠、胰体、全胃切除困难。③门静脉、肠系膜上静脉节段切除、吻合，肝固有动脉腔细小（内径约1.5mm），无法取大隐静脉移植吻合。

【手术过程】

1. 择期手术，取平仰卧位，气管插管下全身麻醉，取上腹"大奔"形切口（图8-8-3）入腹。术中所见：腹腔少量乳糜样腹水，大网膜静脉轻度曲张。胰颈体部可扪及肿块，约6cm×4cm×3cm大小，质地坚硬，活动度小。肝十二指肠韧带静脉曲张，L_7、L_8、L_9、L_{12}、L_{13}淋巴结肿大，腹腔动脉干、肝固有动脉纤细、搏动弱。胰颈下缘扪及肠系膜上静脉、胰头沟黏着融合，无法通过胰头沟。肠系膜上静脉清楚，脾动脉、胃左动脉纤细、搏动弱。胃体大，可见网膜静脉青紫，十二指肠壁厚、水肿，结肠血供好。

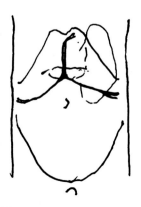

图8-8-3 手术切口示意图

脾大，下极近左肋缘。

2. 显现门静脉、肠系膜上静脉、肠系膜上动脉。

（1）切开胃结肠韧带，游离大网膜（图8-8-4）。

（2）结扎、切断肝固有动脉，外径约0.2cm，游离、显现门静脉达胰头沟上缘，外径约1cm。

（3）结扎、切断结肠中动脉、静脉，显现肠系膜上静脉，外径约1.2cm，横结肠色泽血供正常。

（4）显现、游离肠系膜上动脉（图8-8-5），予以套带（图8-8-6），贴近血管壁，游离肠系膜上动脉达腹主动脉（图8-8-7），进一步向头侧游离，显现腹主动脉前壁及腹腔动脉干起始部，套带（图8-8-8）。

3. 先后断胃（图8-8-9）、断空肠，夹持腹腔动脉干，游离胃大弯，离断脾周韧带，游离胰尾、体部（图8-8-10）。

4. 剥离胆囊（图8-8-11），游离十二指肠、胰头，显现腔静脉、腹主动脉，将空肠近段20cm游离后移入肠系膜血管右侧。

5. 先后钳夹、切断腹腔动脉、肝右动脉，门脉钳钳夹、切断肠系膜上静脉、门静脉（图8-8-12），整块移除胰、胃、十二指肠、空肠上段标本。

6. 采用"二点法"行门静脉、肠系膜上静脉吻合（图8-8-13），肝固有动脉内径仅1.2mm，尚有红色血液流出，故予以结扎，未取大隐静脉移植（图8-8-14）。

7. 距贲门5cm切除胃，提空肠行胃空肠吻合。距胃肠吻合口30cm断空肠，施胆肠Roux-en-Y术。清点器械、敷料无误，放置好引流管，逐层关腹，手术历时8小时，失血量约300ml，安返病房。本例手术绘图见图8-8-15。

【术后】 无胆漏、胃肠吻合口漏、乳糜腹水、肝肾功能不全等并发症，恢复平顺。

【经验与体会】

1. 本例系胰体颈部腺癌，累及腹腔动脉干、门静脉及肠系膜上静脉，施行全胰、全胃、腹腔动脉干切除，以及门静脉、肠系膜上静脉节段切除，施行门静脉、肠系膜上静脉吻合，胃底、空肠吻合及胆肠Roux-en-Y术，手术复杂，危险性极大，能顺利完成很不容易。

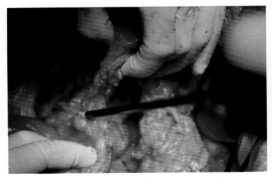

图8-8-4 超声刀切开胃结肠韧带

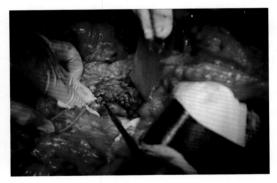

图8-8-5 超声刀头处为肠系膜上动脉

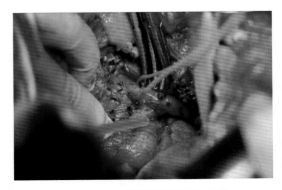

图8-8-6 套带处为肠系膜上动脉

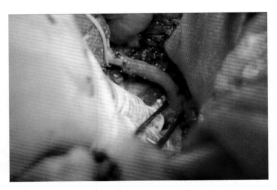

图8-8-7 镊子尖处为腹主动脉

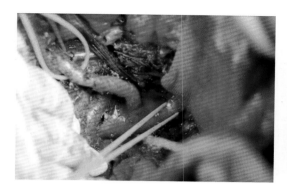

图 8-8-8　右侧为腹腔动脉套带

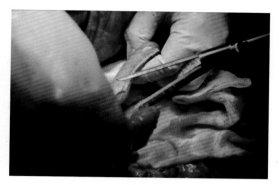

图 8-8-9　切割闭合器断胃

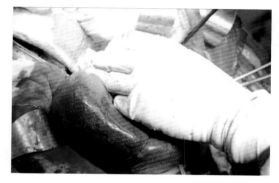

图 8-8-10　游离胰腺

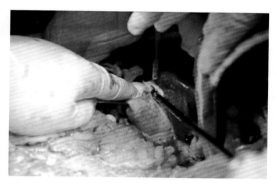

图 8-8-11　吸引器头处为胆囊

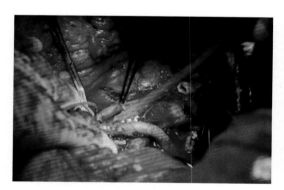

图 8-8-12　镊子夹持处为腹腔动脉干

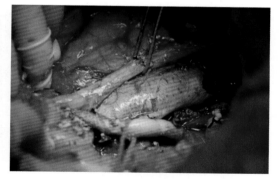

图 8-8-13　上方套带处为门静脉、肠系膜上静脉吻合

2.本例手术总体来说是首先显现肠系膜上动脉，结扎、切断腹腔动脉干，显现、游离胰头十二指肠及胰体尾、脾，然后一并切除全胰、全胃。要做到这一点，需克服重重困难。①门静脉、肠系膜上静脉显现、游离，注意游离、清除许多曲张静脉支。②肠系膜上动脉、腹主动脉、腹腔动脉干的显现、游离，必须显现左肾静脉、左肾上腺静脉，骨骼化肠系膜上静脉、局部腹主动脉及腹腔动脉干。这一过程要仔细结扎许多曲张静脉、淋巴结、淋巴管，时时因出血而提心吊胆。③游离脾、胰体尾及全胃。这一过程要结扎、切断脾动脉、胃左动脉，离断胃结肠韧带、脾周韧带，从左向右翻转脾、胃达腹主动脉左侧。④游离十二指肠、胰头，剩下门静脉、肠系膜上静脉相连。这一过程中，要离断胆总管、肝固有动脉、结肠中动脉与静脉，显现腔静脉，游离空肠上段 20cm，

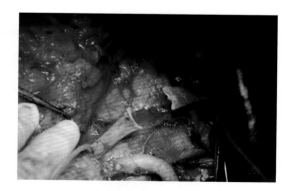

图 8-8-14　左侧钳子尖处为肝固有动脉

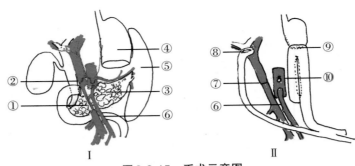

图 8-8-15　手术示意图

Ⅰ.术前；Ⅱ.术后

①门静脉、肠系膜上静脉受癌累及；②腹腔动脉干、肝总动脉、脾动脉受癌累及；③胰；④胃；⑤脾；⑥肠
系膜上动脉；⑦门静脉、肠系膜上静脉吻合口；⑧胆肠吻合口；⑨胃肠吻合；⑩腹腔动脉干残端

将其移行至肠系膜血管右侧。

3. 消化道重建：①门静脉、肠系膜上静脉吻合。②胃空肠吻合。③胆肠 Roux-en-Y 吻合。④本例切断了肝固有动脉，由于管径纤细（1.5mm），而且有红色血液溢出，未用大隐静脉移植重建。可能肝有膈动脉供血。

4. 几点经验：①门静脉、肠系膜上静脉用"二点法"吻合。②全胃切除后，胃底靠食管下段支提供血运。③经肠系膜上动脉优先显现腹腔动脉干，是一条安全可靠的途径。

病例 9　壶腹炎性狭窄致慢性胰腺炎、胆管炎，胰头沟与胰腺钩突纤维板难以处理，施行胰头十二指肠切除术

【病史】　患者，男，48 岁。右上腹痛 40 天，伴黄疸 20 天。患"酒精性肝硬化、胰腺炎、糖尿病"约 10 年，患"胆囊结石、胆总管结石、胃炎"5 年。

T 36.2℃，R 20 次 / 分，P 82 次 / 分，BP 125/78mmHg。神清合作，皮肤、巩膜轻度黄染。心、肺正常。腹平，腹壁浅静脉无曲张，可见右腹股沟陈旧瘢痕 1 条。腹壁软，右上腹饱满，剑突右下方压痛，Murphy 征（＋），叩击右肝区示心窝部疼痛，压胰区示胀痛不适，未扪及肝、胆囊、脾，无胃振水声，无腹水征。右腰背部抬举紧张，左腰背部软，脊柱、四肢正常。WBC 6.06×10⁹/L，N 0.62，PLT 67×10⁹/L，TP 85g/L，ALB 35g/L，TBIL 94μmol/L，DBIL 91μmol/L，AST 32U/L，ALT 26U/L，ALP 1080U/L，γ-Gt 1023U/L，PA 218mg/L，ChE 2693U/L，BS 11.1mmol/L，AMY 640U/L，CA19-9 117U/ml，AFP 2.13ng/ml。

CT（2021 年 5 月，湖南省人民医院）：肝轮廓清、表面光整，肝叶比例无明显失衡。肝内、肝外胆管重度扩张，胆总管下段多发结石。胆囊胀大，壁稍厚，未见胆石。主胰管明显扩张，内径约 2.3cm，可见多处钙化灶。脾不大。无腹水，腹膜后无肿大淋巴结（图 8-9-1）。MRCP（2021 年 5 月，湖南省人民医院）：肝内、肝外胆管重度扩张。胆总管出口狭小，无胆石。胰管重度扩张，内见多发充盈缺损。胆囊胀大，约 16cm×5cm，其内见片状低信号（图 8-9-2）。

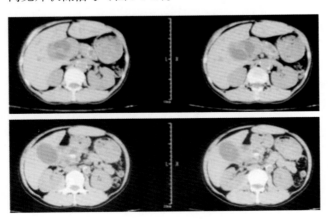

图 8-9-1　CT：胆总管、胰管重度扩张，胆囊胀大

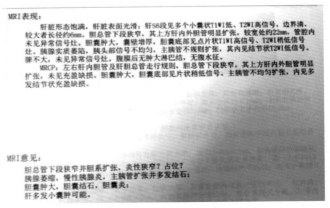

图 8-9-2　MRCP 报告单

【诊断】　壶腹狭窄性质待查，炎性狭窄？癌？致：胰管结石、胰腺炎、糖尿病，胆管炎，胆囊炎、胆囊结石。

【手术名称】　胰头十二指肠切除术。

【手术难点】　①胰头炎性巨大肿块，周围致密粘连，难以分离。②胰头沟闭塞，难以断胰颈。③胰腺钩突纤维板与门静脉、胰系膜上静脉难以分离。

【手术过程】

1.择期手术，取平仰卧位，气管插管下全身麻醉，取中上腹白线切口（图8-9-3）入腹。术中所见与术前CT、MRCP所示相符。

2.安置全腹自动牵开器，脉络化肝固有动脉，结扎、切断胃十二指肠动脉，切除胆囊，离断肝总管。可见胰头颈粘连、闭塞，胰腺钩突板无法离断，急请笔者会诊，并行下段胆管快速切片。

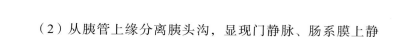

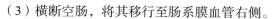

图8-9-3　手术切口示意图

3.笔者查询病史，阅读血清生化、CT、MRI检查资料，以及察看术野，快速切片报告未见癌细胞，行以下手术。

（1）横切胰管前壁，显现胰管腔，其内径约2.3cm。欲分离胰颈下缘胰腺，不慎损伤肠系膜上静脉，予以修补。

（2）从胰管上缘分离胰头沟，显现门静脉、肠系膜上静脉，横断胰头沟。

（3）横断空肠，将其移行至肠系膜血管右侧。

（4）于门静脉、肠系膜上静脉右侧缘0.5cm处扪诊清楚其左侧肠系膜上动脉，遂以皮肤针缝扎、切断胰腺钩突纤维板，移除胰头十二指肠标本（图8-9-4）。术野清楚显现肠系膜上静脉、门静脉、胰残端及胰头纤维板残端（图8-9-5）及肝总管残端（图8-9-6）。扪触肠系膜血管，搏动良好，肠管血供无损伤。

4.按Child法重建消化道，即胰腺吻合、胆肠吻合，放置T形管及行胃肠吻合。逐层关腹，手术历时5小时，失血量约200ml，标本送病理科，安返病房。本例手术绘图见图8-9-7。

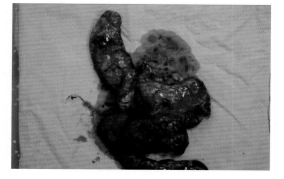

图8-9-4　胰头十二指肠标本

【术后】　无胆漏、胰漏、出血、腹腔脓肿等并发症，恢复平顺。病检报告：胰腺炎症。

【经验与体会】

1.本例系长期酗酒致酒精性肝硬化、门静脉高压、慢性胰腺炎、糖尿病，胆管、胰管重度扩张，胰腺纤维化，形成巨大炎性胰头肿块。离断胆总管，脉络化肝固有动脉，损伤肠系膜上静脉，难以断胰颈、离断胰腺钩突纤维板，形成进退两难的局面。此时术者不可慌乱，宜注意以下几点。①该病例为炎性肿块，不是癌症，只要能显现门静脉、肠系膜上静脉，肿块便可切除。若为壶腹癌，亦可同法处理。②先切开胰管（内径达2.3cm），直视下游离胰管后壁与门静脉间隙，切断胰管后壁，显现门静脉、肠系膜上静脉，离断胰头沟。③断

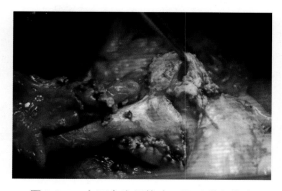

图8-9-5　左下方为门静脉、肠系膜上静脉

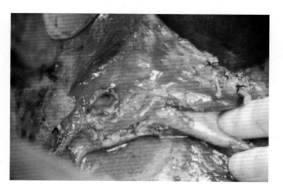

图8-9-6　左下方、右上方为肝总管残端

317

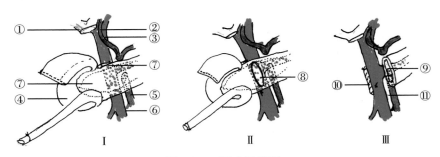

图 8-9-7　手术示意图

Ⅰ.断胰颈前；Ⅱ.切开胰管；Ⅲ.胰头十二指肠切除后

① 肝总管断端；② 门静脉；③ 肝固有动脉；④ 十二指肠；⑤ 肠系膜上动脉；⑥ 肠系膜上静脉；⑦ 胰管；⑧ 胰管前壁切开；⑨ 胰残端；⑩ 胰腺钩突纤维板残端；⑪ 肠系膜上静脉裂伤修补处

空肠，移空肠近段至肠系膜血管的右侧。④由于本例术中已损伤撕裂肠系膜上静脉，不宜再游离门静脉、肠系膜上静脉，以防再度损伤该血管。⑤显现清楚门静脉、肠系膜上静脉右侧缘，扪及肠系膜上动脉，缝扎、切断胰腺沟突纤维板，移除胰十二指肠标本。⑥按习惯施消化道重建。

2.本例离断胰腺钩突纤维板时宜注意以下问题。①胰腺钩突纤维板坚韧，止血钳穿不透，没必要强行离断，宜用皮肤针缝扎。②钩突纤维板切除线距门静脉、肠系膜上静脉右缘约0.5cm。③针距为1cm左右。

3.本例胰腺纤维萎缩，胰腺功能很差，留有少许胰腺钩突纤维板，术后一般不发生胰漏。

病例 10　壶腹癌，施胰头十二指肠切除术

【病史】　患者，男，73岁。皮肤黄染、尿黄30天。2016年，"左侧脑出血，高血压3级"。

T 36.6℃，R 20次/分，P 62次/分，BP 192/89mmHg。神清合作，皮肤、巩膜明显黄染。心律齐、无杂音，双肺呼吸音清。腹平，腹壁浅静脉无曲张。腹壁软，未扪及肝、胆囊、脾，Murphy征阴性，右肝区无叩击痛，无胃振水声，无腹水征。双腰背部无抬举痛，脊柱、四肢正常。WBC 6.77×10⁹/L，N 0.636，PLT 344×10⁹/L，TBIL 303μmol/L，DBIL 165μmol/L，TP 67g/L，ALB 30g/L，AST 69U/L，ALT 69U/L，BUN 4.29mmol/L，AFP 4.9ng/ml，CA19-9 23.8U/ml。

CT（2021年8月10日，外院）：肝轮廓清，表面光整，肝叶比例无失衡。肝内、肝外胆管中重度扩张，无胆石、无积气。胆囊胀大。主胰管扩张，内径达0.6cm。无腹水（图8-10-1）。增强扫描（静脉期）：门静脉、肠系膜上静脉完整（图8-10-2）。

MRCP（2021年8月11日，外院）：肝内、肝外胆管扩张，无胆石。胰管扩张，内径约0.5cm（图8-10-3）。

【诊断】　壶腹癌。

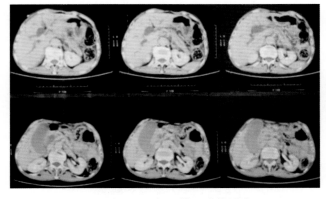

图 8-10-1　CT：胆管、胰管扩张

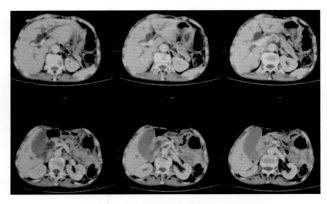

图 8-10-2　CT增强扫描（静脉期）：门静脉、肠系膜上静脉完好

【手术名称】　胰头十二指肠切除、Child重建术。

【手术难点】　本例病史、CT、MRCP符合壶腹癌，但当地医院影像学检查报告均为胆管远端炎症，到底是什么病？对笔者是严峻的考验。

【手术过程】

1.择期手术，取平仰卧位，气管插管下全身麻醉，取右上腹"反L"形切口（图8-10-4）入腹。术中所见：无腹水，腹膜上无癌性结节。淤胆肝（图8-10-5），肝表面光整，肝叶形态、比例无明显失衡，质地硬，无结节感、结石感。胆总管外径约3cm，无结石感。胆囊胀大，约12cm×4cm，张力大（图8-10-6）。十二指肠乳头质地坚硬如石，与胰头相连，呈大小约1.5cm×1cm的硬块。全胰质地较硬，脾不大。

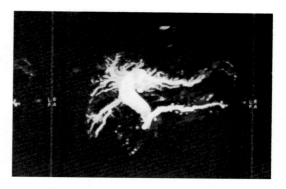

图8-10-3　MRCP：胆管、胰管扩张

2.安放全腹自动牵开器，右膈下填塞纱布垫，托出肝。安置Pringle止血带，剥离胆囊，脉络化肝固有动脉、门静脉、胆总管。离断胃十二指肠动脉，显现胰头沟上凹（图8-10-7）。横断肝总管，显现门静脉，剥离十二指肠、横结肠系膜。横断胃，显现肠系膜上静脉，胰头沟下凹陷，沟通温斯洛孔（图8-10-8）。

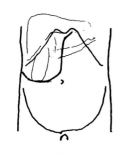

图8-10-4　手术切口示意图

3.横断胰颈，显现胰管内径约0.5cm（图8-10-9）。

4.显现门静脉、肠系膜上静脉，钳夹切断、缝扎胰腺钩突纤维板，移除胰头十二指肠标本，术野清楚显现肝固有动脉、门静脉、肠系膜上静脉及胰残端（图8-10-10）。送壶腹组织块快速病理切片，报告为"壶腹癌"。胰腺管内放置外径0.35cm引流管（图8-10-11）。

5.按序施套入式胰肠吻合、胰管外引流、胆管空肠吻合、放置14号T形管外引流（图8-10-12）及胃空肠吻合。逐层关腹，手术历时4.5小时，失血量约100ml，标本示壶腹癌（图8-10-13），安返病房。本例手术绘图见图8-10-14。

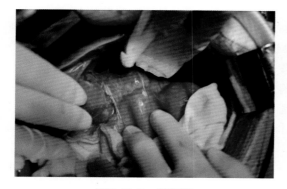

图8-10-5　淤胆肝

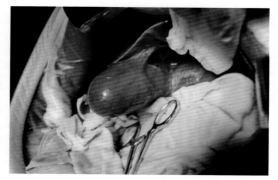

图8-10-6　胆囊胀大

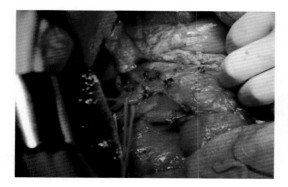

图8-10-7　线带牵拉处右侧为胰头沟上凹处

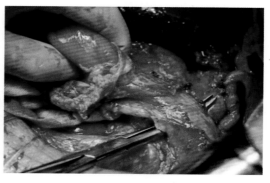

图8-10-8　钳子通过胰头沟

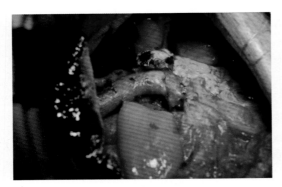

图 8-10-9　门静脉上方为胰颈残端

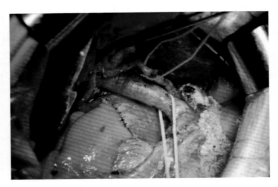

图 8-10-10　线带牵拉处为门静脉

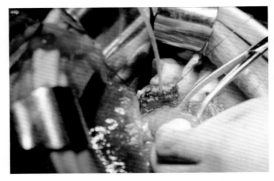

图 8-10-11　拉钩左前方为胰导管

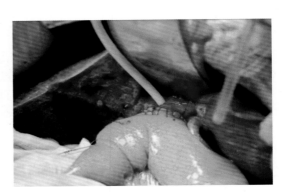

图 8-10-12　导管为 14 号 T 形管

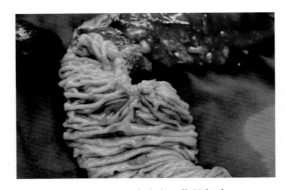

图 8-10-13　胰头十二指肠标本

【术后】　无胰漏、胆漏、胃肠吻合口漏等并发症，恢复平顺。

【经验与体会】

1. 本例系典型壶腹癌，其理由如下。①男性，无痛性皮肤黄染、尿黄 30 天。②无腹膜炎体征。③血象正常，梗阻性黄疸。④MRCP、CT 示胆管、胰管梗阻，即双管征（＋）。⑤术中扪触发现壶腹部硬块。

2. 胰头十二指肠切除、消化道重建一般按 Child 法，术后常见并发症是胰肠吻合口漏，对此，许多医师进行了大量工作，笔者从 1990 年至今偏爱胰残端鱼口状缝闭、套入式胰肠吻合，很安全。临床应用时宜注意：①胰残端鱼口状缝闭。②胰管内放置引流管，深度一般为 10cm 左右，应用可吸收线缝合固定。③胰残端套入空肠，应用 4/0 Prolene 线行连续内翻缝合。

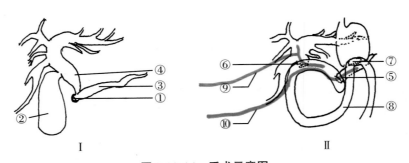

图 8-10-14　手术示意图

Ⅰ.术前；Ⅱ.术后

①壶腹癌；②胆囊；③胰管；④胆总管；⑤胰肠套入式吻合；⑥胆肠吻合；⑦胃肠吻合；⑧桥袢空肠；⑨胆道 T 形管；⑩胰导管

第九章
胰管结石，勺式胰管空肠 Roux-en-Y 术

1990年，笔者为胰管结石患者施勺式胰管空肠 Roux-en-Y 术，至今已施行该术100多例。

一、胰结石分型

胰结石分腺管结石、胰腺钙化两类。

胰管结石，据胰结石所在部位，分为胰头结石、胰体尾部结石及全胰管结石3型（图9-0-1）。

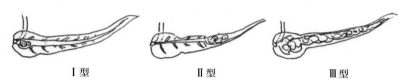

Ⅰ型　　　　　　Ⅱ型　　　　　　Ⅲ型

图 9-0-1　胰管结石分型示意图

二、勺式胰管空肠 Roux-en-Y 术指征

勺式胰管空肠 Roux-en-Y 术适用于 Ⅰ 型、Ⅱ 型胰管结石。

三、勺式胰管空肠 Roux-en-Y 术的难点

1.胰管位置的确定与切开

（1）胰管扩张，扪之有囊性感，位于胰颈的中上 1/3 汇合处的后方。

（2）穿刺胰管获清亮胰液。

（3）采用"四边法"顺胰管方向予以切开，应用4/0 Prolene线间断缝合胰管壁。

2.胰头胰管切开易出血。

3.胰管、空肠Roux-en-Y术吻合，易发生吻合口漏，为防胰漏，胰管内放置导管引流。

四、手术要点

1.确定胰管：术中扪触、B超确定十分有益。

2.应用可吸收线间断缝合胰被膜、胰实质及胰管，谓为"三合一法"。

3.直视下行胰肠连续缝合。

4.必要时行胰头十二指肠切除术或全胰切除术。

病例1　肝胆管结石并胰管结石，施内吻合改良盆式Roux-en-Y术、序贯式胰胃吻合

【病史】患者，女，65岁。间歇性右上腹痛50年，复发伴恶心、呕吐15天。3年前，外院B超检查诊断为"肝胆管结石"，患者拒绝手术。

T 36.5℃，R 20次/分，P 81次/分，BP 127/70mmHg。神清合作，皮肤、巩膜无黄染。心、肺正常。腹平，腹壁浅静脉无曲张。腹壁软，剑突右下方压痛，叩击右肝区示心窝部疼痛，未扪及肝、胆囊、脾，Murphy征阴性，胰区轻压痛，无胃振水声，无腹水征。双腰背部无抬举痛，脊柱、四肢正常。WBC 13.9×10⁹/L，N 0.842，PLT 148×10⁹/L，TP 72.3g/L，ALB 33.6g/L，TBIL 19.7μmol/L，DBIL 8.7μmol/L，AST 46U/L，ALT 54.8U/L，

ALP 284U/L，γ-Gt 342U/L，PA 77mg/L，ChE 4903U/L，BS 6.8mmol/L，CA19-9 36.5U/ml，AFP 4.3ng/ml。

CT（2021年3月30日，湖南省人民医院）：肝轮廓清，表面光整，右肝前叶萎缩、右肝后肥大。肝内、肝外胆管中度至重度扩张，右肝后叶胆管、肝外胆管充填大量胆石。胆囊细长，约13cm×4cm，其内积胆石（图9-1-1）。胰管内径0.6cm，其内亦见胆石（图9-1-2）。脾不大。无腹水，腹膜后淋巴结不肿大。增强扫描（静脉期）显示无门静脉海绵样变（图9-1-3）。MRCP（2021年3月30日，湖南省人民医院）：肝内、肝外胆管扩张，尤以右肝后叶及肝外胆管为著，充填大量胆石。胆囊约13cm×4cm，其内见胆石。胰管内径0.6cm，其内见一胰石（图9-1-4）。

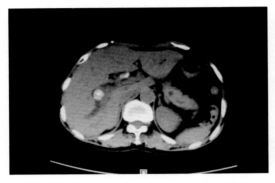

图9-1-1　CT：右肝后叶胆管、肝左管扩张，其内积胆石

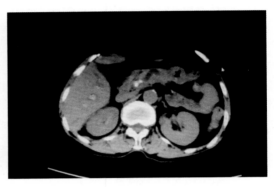

图9-1-2　CT：右肝后叶胆管、胰管内结石

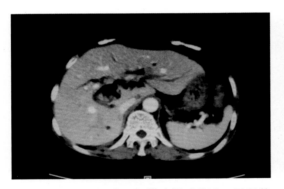

图9-1-3　CT增强扫描（静脉期）：无门静脉海绵样变

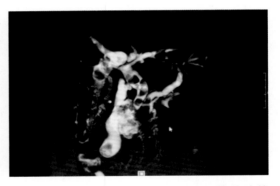

图9-1-4　MRCP：肝内、肝外胆管及胰管扩张，其内积石

【诊断】　肝胆管结石。S：S$_6$、S$_7$、LLBD、BCD、G；St：右肝后叶胆管真性狭窄；A：右肝后叶胆管开口于肝左管；C：AOSC。胆源性胰腺炎、胰管结石；肝肥大-萎缩征（右肝后叶肥大、右肝前叶萎缩）。

【手术名称】　内吻合改良盆式Roux-en-Y术、序贯式胰胃吻合术。

【手术难点】　①肝胆管结石，右肝后叶胆管口真性、异位开口于肝左管。②肝胆管结石并发肝肥大-萎缩征（右肝后叶肥大、前叶萎缩），而胆石、胆管口狭窄位于肥大的右肝后叶，病变的胆管与右肝前叶胆管异位。

【手术过程】

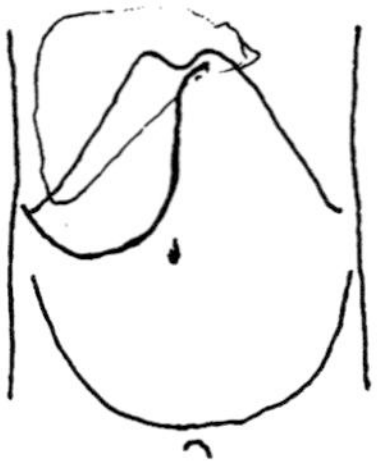

1.择期手术，取平仰卧位，气管插管下全身麻醉，取右上腹"反L鱼钩"形切口（图9-1-5）入腹。术中所见：无腹水，腹膜上无癌性结节。肝色泽棕红，表面光整，右肝后叶肥大、左肝萎缩，肝质地稍硬，右肝后叶明显结石感。肝外胆管外径约1.8cm，有明显结石感。胆囊约15cm×3cm，亦可触及结石感。肝方叶肥大。胰质地稍硬，可扪及胰管内结石。脾不大，胃十二指肠无明显异常，腹膜后无肿大淋巴结。

2.开腹后，安置全腹自动牵开器，右膈下填塞纱布垫，托出右肝，放置Pringle止血带（图9-1-6），切除胆囊（图9-1-7）。

图9-1-5　手术切口示意图

3. 采用"四边法"切开胆总管，取出其内胆石（图9-1-8）。由于肝方叶肥大，未见肝左管、肝右管（图9-1-9）。

4. 切开肝方叶基部，经肝圆韧带途径切开肝左管口、肝左管达左肝内叶胆管（图9-1-10）。显现右肝后叶胆管口、右肝前叶胆管口及左肝内叶胆管口，其内径分别为0.6cm、0.8cm、0.6cm，清楚显示右肝后叶胆管内大量胆石（图9-1-11）。先后行右肝后叶胆管口与右肝前叶胆管口内吻合（图9-1-12）及右肝后叶胆管口与肝左管内吻合（图9-1-13），使右肝后叶胆管口内径扩大至2.5cm（图9-1-14），直视下清除右肝后叶各胆管内胆石，至原结石感消失（图9-1-15）。横断胆总管，组成肝胆管盆，内径达5cm（图9-1-16）。

5. 钳夹、切断胃结肠韧带，打开小网膜囊，扪及胰颈、体部胰管结石，穿刺胰体部胰管获胰液，采用"四边法"切开胰管长约1.5cm，夹取、搔刮清除胰石（图9-1-17），放置14号T形管入胰管（图9-1-18）。3号胆道扩张器头于胰管放置T形管相应处穿通胃前后壁，经丝线引导T形管穿越胃腔，于胃前后壁穿越分别行"荷包"（图9-1-19）。提取桥袢空肠，施内吻合改良盆式Roux-en-Y术，放置肝胆管盆引流管。逐层关腹，手术历时3小时，失血量约10ml，取出胆石31g、胰石1g（图9-1-20），安返病房。本例手术绘图见图9-1-21。

【术后】　无胆漏、出血、胃漏、胰漏、创伤性胰腺炎等并发症，复查CT无胆石、胰石残留，恢复平顺。

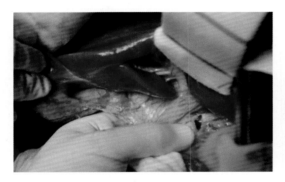

图9-1-6　左手示指前方为肝十二指肠韧带

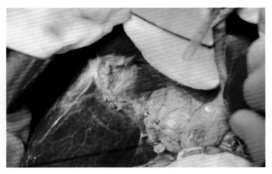

图9-1-7　中央为胆囊床

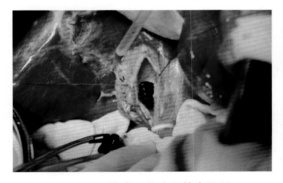

图9-1-8　线牵开处为胆管内胆石

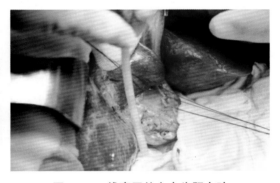

图9-1-9　线牵开处上方为肝方叶

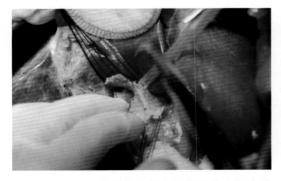

图9-1-10　吸引器左侧为已切开的左肝内叶胆管

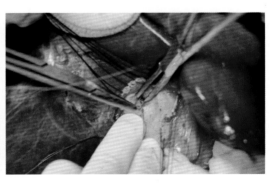

图9-1-11　钳尖处为右肝后叶胆管口

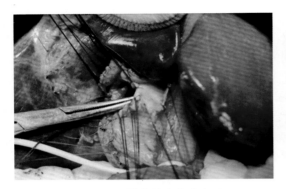

图 9-1-12　钳尖处为内吻合口

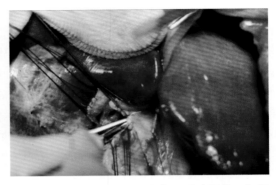

图 9-1-13　线牵引处为右肝后叶胆管口与肝左管内吻合

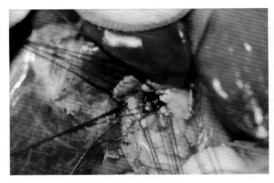

图 9-1-14　内吻合后的右肝后叶胆管口

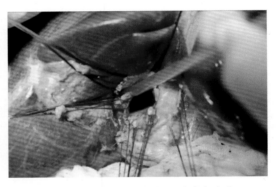

图 9-1-15　线牵引处为左肝后叶内吻合口

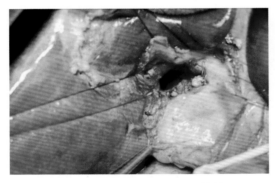

图 9-1-16　线牵引处为肝胆管盆

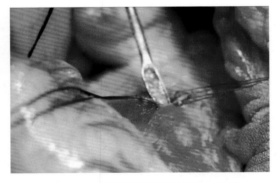

图 9-1-17　线牵引处为已切开的胰管

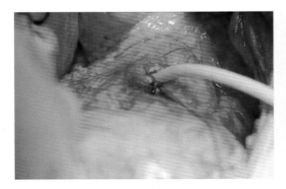

图 9-1-18　橡皮管为胰管引流管

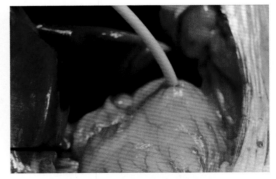

图 9-1-19　橡皮管为胰引流管

【经验与体会】

1.本例肝胆管结石并胰管结石，施行内吻合改良盆式 Roux-en-Y 术及序贯式胰胃吻合，历时3小时，失血量10ml，手术效果良好。

2.本例手术难度大，笔者注意了以下几点。

（1）内吻合改良盆式 Roux-en-Y 术。① 胸背部加垫，右肋缘下"鱼钩"形切口，安置全腹自动牵开器，右膈下填塞纱布垫，托出右肝；② 安置 Pringle 止血带；③ 经肝圆韧带途径切开肝左管达左肝内叶胆管，显现狭窄、异位开口的右肝后叶胆管口；④ 行右肝前叶胆管、右肝后叶胆管内吻合，以及右肝后叶胆管、肝左管内吻合，充分解除右肝后叶胆管口狭窄；⑤ 建立肝胆管盆。

（2）序贯式胰胃吻合，宜注意以下几点。① 胰管穿刺点的确定：术前 CT、MRCP 的影像片；术中扪触胰管囊性感；术中超声定位；术中穿刺获胰液。② 切开胰管：采用"四边法"缝扎穿刺点两侧；电刀逐渐切开穿刺"二点之间"；缝扎切缘，延长胰管切口。

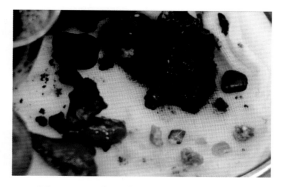

图 9-1-20　上面为胆石，右下方为胰石

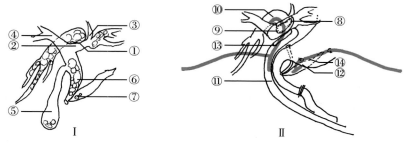

图 9-1-21　手术示意图

Ⅰ.术前；Ⅱ.术后

① 右肝后叶胆管口；② 肝左管；③ 左肝内叶胆管；④ 右肝前叶胆管；⑤ 胆囊；⑥ 胆总管；⑦ 胰管结石；⑧ 右肝后叶胆管、肝左管内吻合；⑨ 右肝后叶胆管、右肝前叶胆管内吻合；⑩ 肝胆管盆；⑪ 桥祥空肠；⑫ 胰管；⑬ T 形管；⑭ 胰管引流管

病例2　胰管结石Ⅰ型，施勺式胰肠 Roux-en-Y 术

【病史】　患者，女，54岁。反复上腹痛2年，加重30天。患糖尿病16年。2012年，施子宫切除。

T 36.4℃，R 20次/分，P 62次/分，BP 120/70mmHg。神清合作，无黄疸。心、肺正常。腹平，可见下腹正中陈旧性切口瘢痕1条，长13cm。腹壁软，未扪及肝、胆囊、脾，胰区压痛，无胃振水声，无腹水征。双腰背部无抬举痛，脊柱、四肢正常。WBC $4.02×10^9$/L，N 0.514，PLT $190×10^9$/L，TP 66g/L，ALB 36.9g/L，TBIL 13μmol/L，DBIL 5μmol/L，AST 74U/L，ALT 76U/L，ALP 69U/L，γ-Gt 32U/L，PA 169mg/L，ChE 8532U/L，GLU 12.69mmol/L。

MRCP（2021年4月，湖南省人民医院）：胰管内径0.6cm，胰头处充填胆石。胆管未见异常（图9-2-1）。CT（2021年4月，湖南省人民医院）：胰萎缩，胰管扩张，其内充填胰石。增强扫描相应区域未见明显强化（图9-2-2）。

【诊断】　糖尿病。并：胰管结石Ⅰ型。

【手术名称】　勺式胰管空肠 Roux-en-Y 术。

【手术难点】　①寻找发现胰管。②清除胰管结石，建立勺式胰盆。

【手术过程】

1.择期手术，取平仰卧位，气管插管下全身麻醉，取上中腹白线切口（图9-2-3）入腹。术中所见：无腹

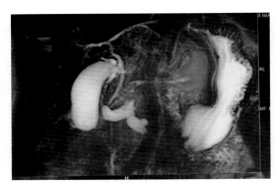

图9-2-1　MRCP：胰管扩张，充填胰石

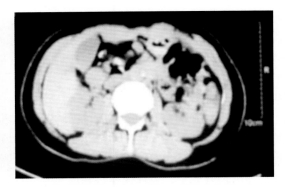

图9-2-2　CT增强扫描：胰管无明显强化

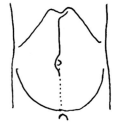

图9-2-3　手术切口示意图

水，腹膜上无癌性结节。肝色泽棕红色，表面光整，肝叶、段无失衡，肝质地软、无结节感。胆囊稍大。胆总管外径约1cm，无结石感。胰头不大，体尾部质地较硬，未及肿块。胃十二指肠无异常。

2.离断胃结肠韧带，敞开小网膜囊，显现胰。

3.确定胰穿刺点，切开胰管。

（1）扪触胰颈部，发现囊性感胰管。

（2）以小圆针穿刺胰管，获无色清亮胰液。

（3）采用"四边法"切开拟切开处胰管前壁，顺胰管走行逐渐延长切开胰管，内径约0.7cm，切开胰管长度达5cm（图9-2-4）。

4.直视下逐一探查胰管，仔细取出胰石（图9-2-5）。

5.3号胆道扩张器经胰管进入十二指肠（图9-2-6）及胰尾。

6.拼合组成长5cm、宽3.5cm的胰管盆（图9-2-7）。

7.切取桥袢空肠，施胰管盆空肠Roux-en-Y术，放置胰管盆引流管。逐层关腹，手术历时2.5小时，失血量约10ml。本例手术绘图见图9-2-8。

【术后】　无胰漏、出血等并发症，恢复平顺。

【经验与体会】

1.胰管结石甚为常见，分为胰头结石、胰体尾部结石及全胰管结石3种类型，临床上胰头胰管结石多见。胰头胰管结石的治疗有勺式胰管空肠Roux-en-Y术、序贯式胰胃吻合、胰头十二指肠切除术等。勺式胰管空肠吻合是笔者于1990年创造，至今已施行100多例，近期效果尚可。

2.勺式胰肠吻合的手术难点在于以下几点。

（1）胰管的确定宜注意：①穿刺点，一般在胰体或胰颈的中上1/3的后方，局部扪诊有囊性感，穿刺获清亮水样液；②穿刺点亦根据术中B超定位、确定。

（2）胰管切开，常用"四边法"予以切开，再循胰管方向延长切口长度，一般为5cm左右。

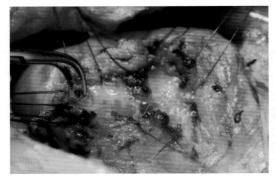

图9-2-4　线牵引处为胰管边缘

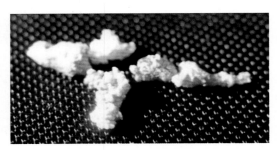

图9-2-5　胰石

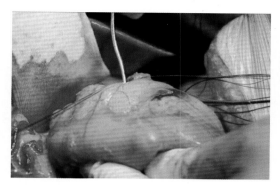

图9-2-6　右上方金属杆为胆道扩张器

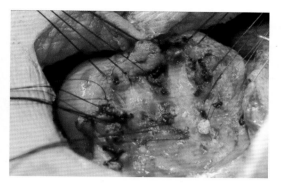

图9-2-7　线牵引处为胰管盆

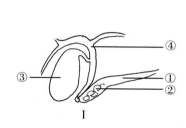

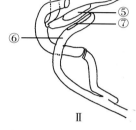

图9-2-8　手术示意图

Ⅰ.术前；Ⅱ.术后

①胰管；②胰结石；③胆囊；④肝总管；⑤切开的胰管；⑥桥袢空肠；⑦空肠、桥袢空肠吻合

（3）取石，直视下夹石或刮匙搔刮。

（4）胰管切缘，一般用可吸收薇乔线缝扎，防止术后出血。

（5）胰管空肠 Roux-en-Y，一般取 4/0 薇乔线行连续外翻缝合，胰管内放置T形管引流。

3.术后配合用胰酶抑制剂、抗生素。胰腺引流管一般在术后6周左右拔除。

第十章

肝硬化、门静脉高压，切脾、
门奇断流术或门体分流术

1967年，Hassab首先报道近端全胃、食管下段静脉离断（门体断流术）；1945年Blaleck首先报道脾肾静脉吻合术（门体分流）。其治疗肝硬化、门静脉高压的效果如何？几十年来一直争议。

一、手术指征

多种原因致肝硬化、门静脉高压、脾功能亢进、呕血便血、肝功能Child A级，据情施脾切除、门奇断流或门体分流。是门奇断流好，还是门体分流好（门腔分流、脾肾分流、肠腔分流、冠腔分流等），近几十年一直争论不休。笔者习惯采用门奇断流术，近十年也行门体分流术，这些分流的病例中有的是断流失败者，有的是首选分流，术后效果尚属满意。这些年来，亦发现门奇断流术后病例脾静脉血栓形成、再出血的发病率较门体分流术后高。

二、手术难点

1. 因肝硬化、门静脉高压、巨脾、脾功能亢进、脾静脉曲张，切脾易致大出血。
2. 门奇断流，脉络化食管下段6～10cm困难，有损伤食管的可能。

三、手术要点

这里主要指门奇断流术。①择期手术，施左上腹"反L"形切口。②结扎脾动脉，离断脾周静脉，移去脾。③导尿管牵拉贲门，便于门奇离断。④选择适当门体分流血管，"二点法"较好，注意限制性分流（吻合口直径1.1cm）。

病例1　肝胆管结石，左肝外叶切除后胆瘘，合并胆汁性肝硬化、门静脉高压、巨脾、肝肥大－萎缩征，施脾切除、右肝后叶上段切除、改良盆式Roux-en-Y术、胃造瘘术

【病史】　患者，女，50岁。反复上腹痛20多年，复发伴畏寒、发热2天。2001年，诊断为"胆石症"，在当地医院施开腹胆囊切除术。2010年，诊断为"肝胆管结石"，在外院施左肝外叶切除、T形管引流术。

T 36.9℃，R 20次/分，P 74次/分，BP 117/80mmHg。神清合作，皮肤、巩膜轻度黄染。心、肺正常。腹平，腹壁浅静脉无曲张，可见右上腹经腹直肌切口瘢痕，长13cm。腹壁软，未扪及肝，脾下极平脐，Murphy征阴性，剑突右下方压痛，叩击右肝区示心窝部不适，无胃振水声，腹水征阴性。脊柱、四肢无畸形。WBC $4.24×10^9$/L，N 0.818，PLT $33×10^9$/L，RBC $2.64×10^{12}$/L，PT 11.2秒，APTT 25.4秒，TT 16.9秒，AFP 2.26ng/ml，CA19-9 57.81U/ml，PA 92.47mg/L，ChE 3272U/L，TP 67.42g/L，ALB 36.9g/L，AST 22.5U/L，ALT 34.7U/L，ALP 166.4U/L，γ-Gt 94.7U/L，TBIL 74.7μmol/L，DBIL 45.3μmol/L。

经胆道瘘管胆管造影（2020年8月3日，湖南省人民医院）：肝外胆管、肝左管、肝右管显影，管腔轻度扩张，右肝后叶胆管积石，瘘管连通肝左管（图10-1-1）。CT（2020年8

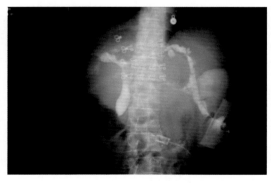

图10-1-1　经胆道瘘管造影：瘘管连通肝左管

月20日，湖南省人民医院）：肝轮廓清，表面尚光整，左肝外叶未见，肝占据右膈下。肝内胆管轻度扩张，右肝后叶上段胆管积胆石。胆总管轻度扩张，无胆石（图10-1-2）。脾大10个肋单元，占据右上腹。增强扫描（静脉期）：无门静脉海绵样变，脾静脉纤曲（图10-1-3）。MRCP（2020年8月20日，湖南省人民医院）：肝外、肝内胆管轻度扩张，右肝后叶上段胆管充填胆石，一级肝门上升、右移（图10-1-4）。

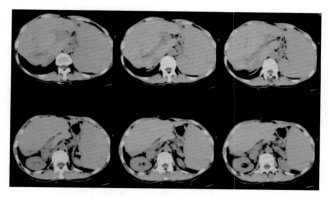 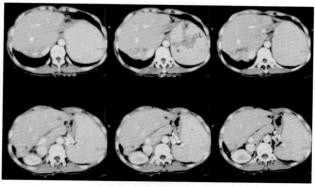

图10-1-2　CT：右肝后叶上段胆管结石，脾大　　　图10-1-3　CT增强扫描（静脉期）：无门静脉海绵样变

【诊断】　肝胆管结石，左肝外叶切除术后。S：S$_7$；St：S$_7$；A：无；C：胆汁性肝硬化、门静脉高压、巨脾、脾静脉曲张。肝肥大-萎缩征（S$_7$萎缩，左肝内叶、右肝前叶、尾叶肝肥大），胆外瘘，高位AOSC。

【手术名称】　脾切除、S$_7$肝切除、改良盆式Roux-en-Y术。

【手术难点】　①左肝外叶切除后并胆外瘘，肝周粘连致密，难以分离，甚至损伤胃、十二指肠。②胆汁性肝硬化，肝肥大-萎缩征，一级肝门右移、上升，S$_7$胆管结石，S$_7$肝纤维萎缩囊性变，S$_7$肝切除困难。③巨脾，脾功能亢进，脾静脉曲张，切脾困难。

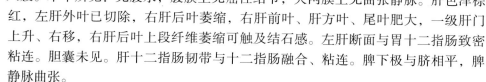

图10-1-4　MRCP：右肝后叶胆管结石

【手术过程】

1.择期手术，取平仰卧位，气管插管下全身麻醉，取上腹"倒T"形切口（图10-1-5）入腹。术中所见：无腹水，腹膜上无癌性结节，大网膜上无曲张静脉。肝色泽棕红，左肝外叶已切除，右肝后叶萎缩，右肝前叶、肝方叶、尾叶肥大，一级肝门上升、右移，右肝后叶上段纤维萎缩可触及结石感。左肝断面与胃十二指肠致密粘连。胆囊未见。肝十二指肠韧带与十二指肠融合、粘连。脾下极与脐相平，脾静脉曲张。

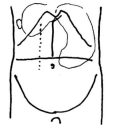

图10-1-5　手术切口示意图

2.离断胃结肠韧带，敞开大网膜囊，结扎脾静脉（图10-1-6），进一步结扎、切断胃短动脉、脾结肠韧带（图10-1-7）、脾肾韧带，钳夹、切断脾蒂，移除脾（图10-1-8）。回收脾血580ml。术野无活动性出血（图10-1-9），填以"三合一液"纱布垫（图10-1-10）。

3.离断肝周粘连，游离胃十二指肠（图10-1-11），安置Pringle止血带，显现肝外胆管（图10-1-12）。采用"四边法"切开肝总管（图10-1-13）、肝左管达一级肝门，肝右管口（图10-1-14），经肝左管与肝左管瘘口沟通，无胆石。

4.游离右肝，显示右肝后叶上段，钳夹切除右肝后叶上段（图10-1-15），肝断面显示狭窄的右肝后叶上段胆管口内径约0.1cm，应用4/0 Prolene线予以缝闭，注水测试无胆漏、无出血。肝标本中肝内胆管填满胆石。组成肝胆管盆，内径约3cm（图10-1-16），提取桥襻空肠，完成改良盆式Roux-en-Y术（图10-1-17）。逐层关腹，手术历时3.5小时，失血100ml，取出胆石10g，安返病房。本例手术绘图见图10-1-18。

【术后】　无胆漏、出血、膈下脓肿、肝肾功能不全等并发症，恢复平顺。

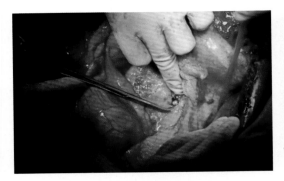

图 10-1-6　中指尖处为脾动脉

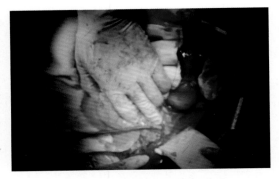

图 10-1-7　超声刀处为胃短动脉

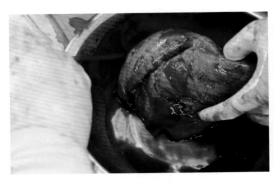

图 10-1-8　脾

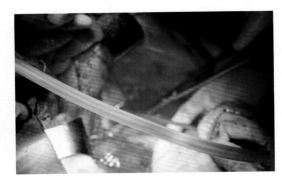

图 10-1-9　术野

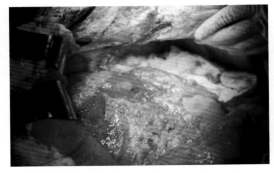

图 10-1-10　右上为"三合一液"纱布垫

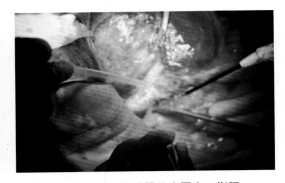

图 10-1-11　吸引器处为胃十二指肠

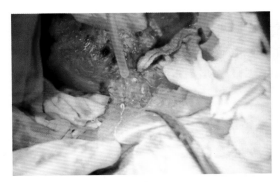

图 10-1-12　吸引器处为肝外胆管

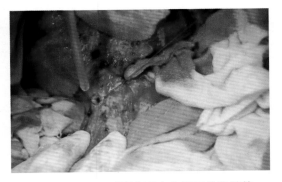

图 10-1-13　吸引器右下方为切开的胆总管

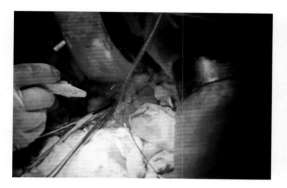

图10-1-14　中央示一级肝门

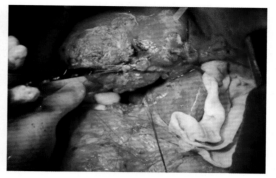

图10-1-15　正中上方为右肝后叶上段

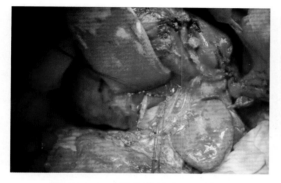

图10-1-16　线牵引处为肝胆管盆

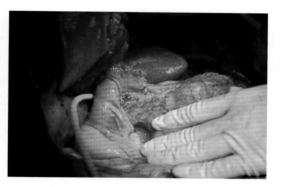

图10-1-17　中央处为桥袢空肠

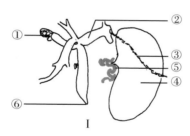

图10-1-18　手术示意图

Ⅰ.术前；Ⅱ.术后

① 右肝后叶上段；② 肝左管；③ 瘘管；④ 巨脾；⑤ 曲张脾静脉；⑥ 胆总管出口；⑦ 肝胆管盆；⑧ 右肝后叶上段残端；⑨ 肝左管瘘口缝闭；⑩ 结扎脾动脉

【经验与体会】

1.本例肝胆管结石并胆汁性肝硬化、门静脉高压、巨脾、脾功能亢进、脾静脉曲张，同时并肝肥大-萎缩征、一级肝门右移上升、右肝后叶上段纤维萎缩囊性变，左肝断面广泛致密粘连，具有切脾、右肝后叶上段切除、改良盆式Roux-en-Y术的指征，但其困难、危险性大。然而本例手术历时仅3.5小时，失血仅100ml，术后恢复平顺。

2.巨脾切除，笔者注意了以下几点。①"倒T"形切口，术野显露充分。②打开小网膜囊，于胰体上显现、结扎脾动脉。③离断脾结肠韧带、脾肾韧带、胃短动脉后，钳夹脾蒂，快速移除脾。④两套吸引装置，出血回收、净化。

3.右肝后叶上段切除、改良盆式Roux-en-Y术，术中宜注意以下几点。①宽大的腹部切口，充分显露术野。②离断肝周粘连，游离右肝、左肝，右膈下填塞纱布垫托出右肝，显现肝十二指肠韧带，安置Pringle止血带，显现左肝瘘管，应用"三合一液"纱布垫湿敷、隔离、保护左膈下。③沿右肝后叶胆管途径切开肝右管，沿肝圆韧带途径切开肝左管，显现、敞开一级肝门，插入取石钳达右肝后叶胆管进行引导。④于右肝后叶上段狭窄胆管口处钳夹切除右肝后叶上段。⑤组成肝胆管盆，放置长臂T形管入右肝后叶胆管。

4.脾切除是一类手术，而肝胆管结石并胆瘘为三类手术，一般地说，不能同期手术。但本例先施脾切除，术野用"三合一液"纱布垫隔离再施肝脏手术，术后平稳，手术获得成功。

病例2　酒精性肝硬化、门静脉高压、食管－胃底静脉破裂出血，施脾切除、脾肾分流术

【病史】　患者，男，72岁。间歇性呕血、便血1个月。既往先后多次就诊于当地医院，诊断为酒精性肝硬化，门静脉高压，脾功能亢进，食管－胃底静脉曲张、破裂出血，均经保守治疗。长期酗酒史。

T 36.9℃，R 20次/分，P 79次/分，BP 123/56mmHg。神清合作，皮肤、巩膜无黄染。心律齐、无杂音，双肺呼吸音清。腹平，腹壁浅静脉无曲张。腹壁软，未扪及肝、胆囊、脾，Murphy征阴性，无胃振水声，无腹水征。脊柱、四肢正常。WBC 4.2×10⁹/L，N 0.543，PLT 80×10⁹/L，RBC 3.4×10¹²/L。乙肝全套正常，HBV-DNA＜1.00E+02/ml　TP 62g/L，ALB 32g/L，TBIL 19μmol/L，DBIL 13μmol/L，AST 35U/L，ALT 32U/L，ALP 126U/L，γ-Gt 118U/L，PA 125mg/L，ChE 2556U/L。PT 12.1秒，APTT 27.7秒，TT 20.9秒。

CT（2021年2月，湖南省人民医院）：肝体积缩小，各叶比例失调，表面欠光整（图10-2-1）。增强扫描（动脉期）：肝实质可见多发斑片状异常强化灶，门脉期延迟期正常肝密度，门静脉主干、左右肝静脉增宽，可见前中腹腔纤曲、扩张的血管与门静脉支相连（图10-2-2）。胆囊不大。脾大，脾静脉增粗。食管－胃底静脉曲张（图10-2-3）。全胰管不扩张。无腹水，腹膜后无肿大淋巴结。

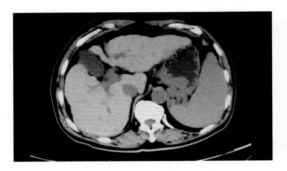

图10-2-1　CT：肝表面呈波浪状

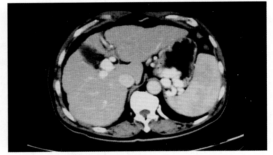

图10-2-2　CT：脾大，脾静脉增粗

【诊断】　酒精性肝硬化，门静脉高压，脾功能亢进，食管－胃底静脉曲张、破裂出血。

【手术名称】　脾切除、脾肾分流术。

【手术难点】　脾静脉纤曲，位置深在，与肾静脉吻合困难。

【手术过程】

1.择期手术，取平仰卧位，气管插管下全身麻醉，取右上腹"反L"形切口（图10-2-4）入腹。术中所见：无腹水、腹膜上无癌性结节。肝呈暗棕色，表面布满结节，似苦瓜皮样，肝叶比例失衡，肝质地硬、无结石感。胆囊不大。肝十二指肠韧带外径约2.5cm，无静脉曲张。胃底及脾静脉曲张，最粗者外径达1.5cm。脾大，下极达左肋缘。

2.离断胃结肠韧带、胃短动脉，敞开小网膜囊，结扎、切断胃短动脉（图10-2-5）。先后结扎、切断脾结肠韧带、脾肾韧带、脾膈韧带及脾蒂脉管，移除脾，背带状切开脾，收取脾血200ml（图10-2-6）。

3.游离脾蒂，显现脾静脉（图10-2-7）及左肾静脉（图10-2-8），进一步显露肾静脉（图10-2-9）、脾静脉（图10-2-10），将两者靠拢（图10-2-11）。沙丁氏钳钳夹左肾静脉（图10-2-12），门脉钳钳夹脾静脉（图10-2-13），敞开脾静脉，应用肝素盐水

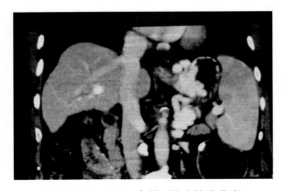

图10-2-3　CT：食管－胃底静脉曲张

冲洗（图10-2-14）。切开肾静脉，切口长约1.1cm（图10-2-15），采用"二点法"用5/0 Prolene线行脾肾静脉连续、外翻缝合（图10-2-16），再查脾静脉张力明显下降。放置左膈下引流管，逐层关腹，手术历时3小时，失血量约100ml。

【术后】　神清清楚，无呕血、便血，无肝肾功能不全，PLT $430×10^9/L$，复查CT示脾肾吻合口通畅，恢复平顺。

【经验与体会】

1.本例系酒精性肝硬化、门静脉高压、食管-胃底静脉曲张破裂出血，施脾切除、脾肾分流，术后恢复平顺，近期效果好，说明术式选择是恰当的。

2.笔者和同仁们近十多年已施行各种门体分流100多例，效果尚属满意，很少出现肝性脑病，而且再出血的病例很少。

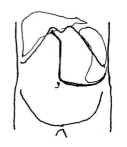

图10-2-4　手术切口示意图

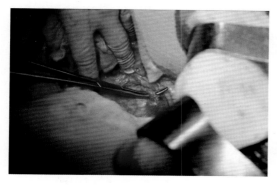

图10-2-5　钳尖处为胃短动脉

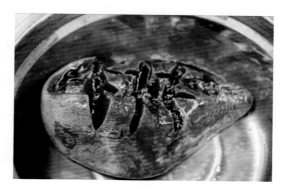

图10-2-6　脾

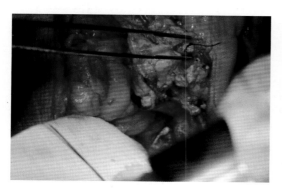

图10-2-7　镊子夹持处为脾静脉

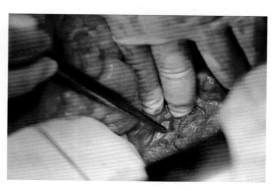

图10-2-8　镊子尖处为左肾静脉

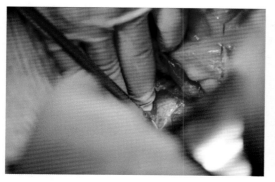

图10-2-9　指尖处为左肾静脉

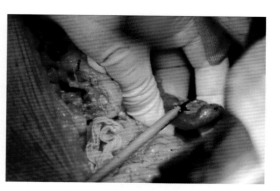

图10-2-10　手指处为脾静脉

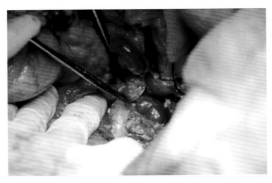

图 10-2-11　钳子夹持者为脾静脉

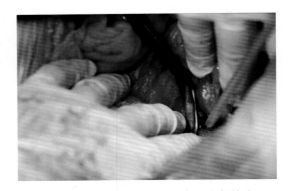

图 10-2-12　沙丁氏钳夹持者为左肾静脉

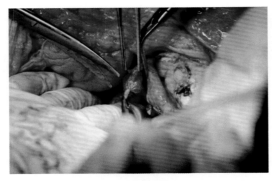

图 10-2-13　镊子尖处为肾静脉

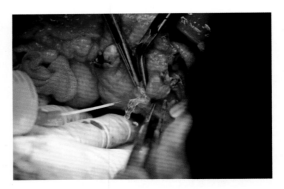

图 10-2-14　塑料管冲肝素盐水

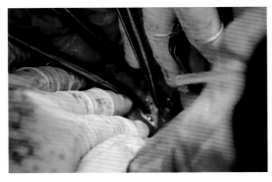

图 10-2-15　剪刀切开处为左肾静脉

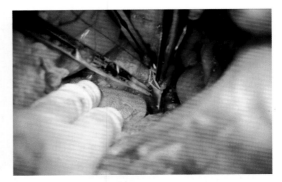

图 10-2-16　持针器处示脾—肾静脉吻合

第十一章

肝 移 植 术

1963年，Starzl报道施行全球首例肝移植。1977年，夏穗生报道施行国内首例肝移植。1999年，吴金术施行湖南省首例全肝原位背驼式肝移植。经过半个多世纪，同仁们不断努力，肝移植已是治疗许多肝病的成熟技术。

一、原位肝移植的指征

①慢性病毒性肝炎。②肝胆管结石。③肝恶性肿瘤（肝细胞癌、胆管癌）。④原发性胆汁性肝硬化。⑤原发性硬化性胆管炎。⑥酒精性肝硬化。⑦暴发性肝衰竭。⑧代谢性疾病（如Wilson病）。⑨布-加综合征。⑩其他：肝肺综合征、肝创伤等。

二、肝移植难点

肝移植分为供肝切取、供肝修整、病肝切除、肝植入、肝移植术后管理5个环节，各有难点，必须认真对待。

三、手术关键

1.供肝切取　①供肝取自热缺血5分钟，有心搏，临床死亡的供体。②大"十"字切口，络合碘消毒。③经肠系膜上静脉插管灌注UW液，经腹主动脉下段插管灌注UW液。④切开膈肌，断肝上下腔静脉，阻断腹主动脉，离断食管，沿脊柱前方剥离肝及其他内脏，置于UW液中。⑤切开胆囊底，插管、灌注UW液。⑥腹主动脉插管入腹腔动脉，再灌注UW液。⑦经腹主动脉灌注UW液1000ml，经肠系膜上静脉灌注UW液1500ml，去取肾、胃、肠、胰、脾，于胆道灌注UW液，取肝置于4℃UW液保存、备用。

2.供肝修整　①放于4℃UW液中修肝。②修剪腔静脉，去除膈肌，仔细结扎小静脉口。③修剪肝固有动脉，循动脉走向，辨清变异，剪成带腹主动脉袖片的腹腔动脉干。④胆管不作过分分离。

3.病肝切除　①全身麻醉，气管插管，"人字"形切口，安置切口牵开器。②游离镰状韧带达肝上下腔静脉。③解剖第一肝门，先后结扎、切断肝总管、肝固有动脉，骨骼化门静脉。④先后显现、游离肝下下腔静脉、肝上下腔静脉。⑤先后钳夹、切断门静脉、肝下下腔静脉、肝上下腔静脉，移除病肝。

4.肝植入　①先后施肝上上腔静脉、肝下下腔静脉、门静脉吻合，温盐水浸泡供肝。②肝动脉吻合。③胆道重建。

5.肝移植术后管理　①观察移植肝的活力，注意排异反应、感染。②正确使用免疫抑制药物。③全面监测神经系统、呼吸系统、心、肾、血液系统等。

病例1　乙型肝炎后肝硬化、门静脉高压并肝细胞癌，施全肝原位肝移植

【病史】　患者，男，51岁。乙型肝炎20年伴尿黄10天，转氨酶升高3天。

T 36.7℃，R 20次/分，P 92次/分，BP 124/70mmHg。神清合作，重度黄疸（阴黄）。胸部见多个蜘蛛痣。心、肺正常。腹胀满，腹壁浅静脉无曲张。腹壁软，未扪及肝、胆囊、脾，无胃振水声，腹水征（＋）。双腰背部无抬举痛，双下肢无水肿，脊柱无畸形。WBC $6.76×10^9$/L，N 0.858，PLT $12×10^9$/L，HGB 158.4g/L，TBIL 497μmol/L，DBIL 383μmol/L，TP 54g/L，ALB 30.5g/L，AST 294U/L，ALT 192U/L，ALP 211U/L，γ-Gt 78U/L，PA 52.8mg/L，ChE 4706U/L，AFP 114ng/ml，CA19-9 17.8U/ml。乙型肝炎相关检查：小三阳。B超：肝硬化，胆囊壁增厚。

CT（2021年1月14日，湖南省人民医院）：肝体积缩小，边缘不光整。脾大。腹腔少量液体。MRI（2021年1月17日，湖南省人民医院）：肝各叶比例失调，表面不光整，肝S_6段包膜下异常团块信号灶大小约3.3cm×3cm，T_1WI稍低信号灶，病灶内点片状高信号，抑脂T_2WI病灶呈稍高信号（图11-1-1），增强后动脉期病灶明显强化（图11-1-2），门脉期廓清改变（图11-1-3）。

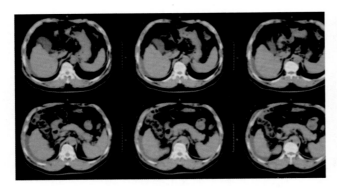

图11-1-1　MRI：肝表面呈苦瓜皮样，肝萎缩，S_6肝被膜下肿块

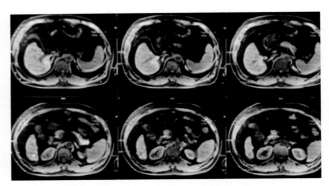

图11-1-2　MRI：增强后动脉期明显强化

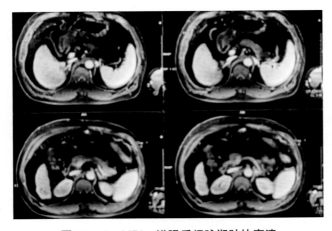

图11-1-3　MRI：增强后门脉期肿块廓清

【诊断】　乙型肝炎、肝硬化、门静脉高压、脾功能亢进、终末期肝瘤。合并肝细胞癌（S_6段，3.3cm×3cm）。

【手术名称】　同种原位肝移植。

【手术难点】　①肝炎后肝硬化、门静脉高压，肝十二指肠韧带、腔静脉周围曲张静脉多。②肝总动脉夹层动脉瘤。

【手术过程】

1.切取同血型供肝，并修肝。

2.下肝

（1）取平仰卧位，全身麻醉，气管插管，取"倒T"形切口（图11-1-4）入腹。术中所见：草黄色腹水量约500ml，腹膜上无癌性结节。肝呈暗红色，表面满布大小结节，呈"苦瓜样"，质地坚硬（图11-1-5）。胆囊约7cm×3.5cm，壁厚、水肿，无充血、无结石感。肝十二指肠韧带外径约3.5cm，可见较多曲张静脉及淋巴结。第二肝门、第三肝门亦可见曲张静脉及淋巴结。腹腔动脉外径约0.6cm，肝总动脉质地较硬、外径约1cm。胰头软，脾下极平左肋缘。

（2）解剖第一肝门，结扎、切断胆总管、肝固有动脉，骨骼化门静脉（图11-1-6）。

（3）解剖第二肝门，显现、游离肝上下腔静脉（图11-1-7）。

（4）门脉钳钳夹门静脉，切断门静脉（图11-1-8）。

（5）沙丁氏钳钳夹肝上下腔静脉，钳间横断腔静脉（图11-1-9）。

（6）腔静脉钳钳夹肝上下腔静脉（图11-1-10），予以横断，移除病肝（图11-1-11），显现肝上腔静脉残端（图11-1-12），膈下撒碎冰（图11-1-13）。

3.上肝

（1）先后修剪受体肝上下腔静脉，供肝上腔静脉残端（图11-1-14）。

（2）应用4/0 Prolene线"二点法"施供、受体肝上腔静脉连续外翻缝合（图11-1-15）。

（3）应用4/0 Prolene线"二点法"施供、受体肝下下腔静脉连续外翻缝合（图11-1-16）。

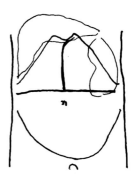

图11-1-4　手术切口示意图

（4）应用5/0 Prolene线施供、受体肝门静脉连续外翻缝合（图11-1-17）。

（5）应用温盐水浸泡、冲洗供肝，颜色瞬间红润（图11-1-18），血管吻合口无漏血（图11-1-19）。

（6）修整受体肝固有动脉夹层动脉瘤（图11-1-20），应用7/0 Prolene线施供、受体肝固有动脉连续外翻缝合。肝固有动脉血流通畅，搏动良好（图11-1-21）。

（7）施供、受体胆总管端-端吻合（图11-1-22），放置12号T形管支撑引流。胆汁色泽正常。

4.放置腹腔引流管，逐层关腹，手术历时6小时，无肝期48分钟，失血量1000ml，送肝移植ICU。

【术后】　神清，胆汁引流量150～250ml/d，无肝急性排斥反应。黄疸逐渐下降，脾缩小，恢复平顺。

【经验与体会】

1.肝移植已是治疗终末期肝病的成熟定型手术，本例系乙型肝炎后肝硬化、门静脉高压并右肝后叶肝细胞癌（直径3.3cm×3cm），终末期肝病，适合肝移植。

2.肝移植外科技术进步很快，本例手术历时6小时，失血量约1000ml，无肝期48分钟，与本院1999年施行的首例全肝原位移植相比，当年历时8小时，失血量约13 000ml。

3.对于曲张静脉丛，采取钳夹、切断、缝扎，对于血管夹层动脉瘤，采取适当切口处修补，取得较好的

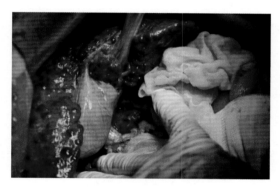

图11-1-5　肝呈苦瓜皮样

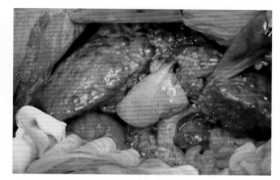

图11-1-6　门静脉骨骼化

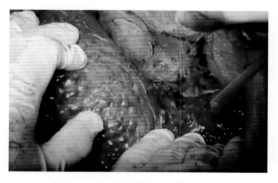

图11-1-7　吸引器处为第二肝门

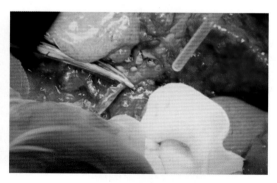

图11-1-8　剪刀尖处为切断门静脉

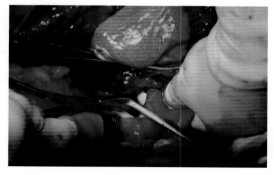

图11-1-9　门脉钳钳夹肝下腔静脉

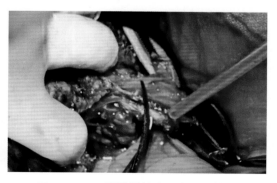

图11-1-10　吸引器处为肝上下腔静脉

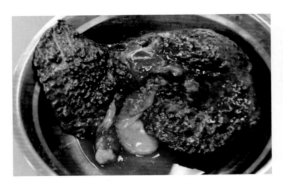

图 11-1-11　肝标本

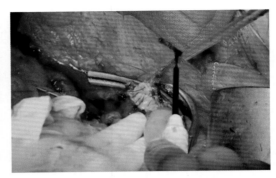

图 11-1-12　腔静脉钳钳夹肝上下腔静脉

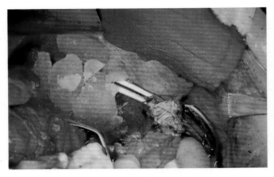

图 11-1-13　膈下放置冰块

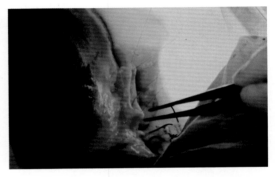

图 11-1-14　镊子夹持处为肝下下腔静脉

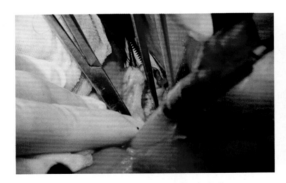

图 11-1-15　肝上下腔静脉吻合

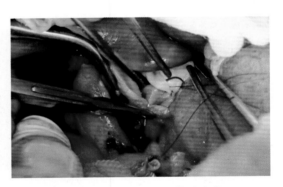

图 11-1-16　肝下下腔静脉吻合

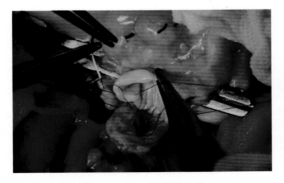

图 11-1-17　门静脉吻合

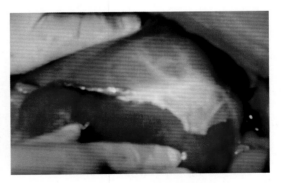

图 11-1-18　供肝血供恢复

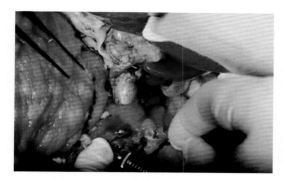

图 11-1-19 血管吻合口无漏血

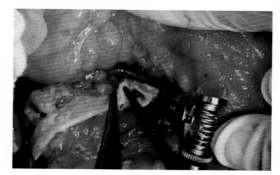

图 11-1-20 钳尖处为夹层动脉瘤

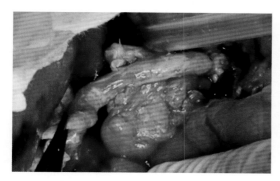

图 11-1-21 上部为肝固有动脉

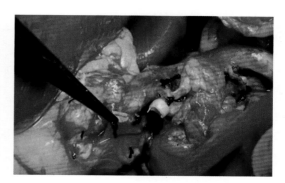

图 11-1-22 持针器头处为胆总管

效果。

4. 肝上下腔静脉吻合，进行了如下的改变。①全针线行供、受体肝上腔静脉两侧壁缝合。②应用5/0 Prolene线行受体腔静脉前壁中点缝合固定于膈肌上，这样可以使术野开阔，方便手术。③应用4/0 Prolene线行供受体腔静脉连续外翻缝合。

第十二章

腹膜后肿瘤及其他

原发于腹膜后间隙组织的肿瘤称为腹膜后肿瘤。

腹膜后间隙组织的肿瘤，如结缔组织、脂肪组织、平滑肌、神经组织、淋巴组织、嗜铬细胞、化学感受器、血管及胚胎和泌尿生殖残留组织的肿瘤，仅占全部肿瘤的0.1%。

腹膜后肿瘤具有膨胀性生长，有完全包膜，不易转移，但局部易复发的特征，肿瘤常与腹主动脉、腔静脉、肠管、肾相连、紧贴。

一、手术难点

1.术野深在，肿瘤被大血管包绕，术中易大出血。

2.肾、肠道常受累及。

3.功能性肿瘤产生生物胺等物质，患者术中可能出现高血压，血压呈"过山车"样改变。

二、手术要点

1.适当的腹部切口。

2.准备同血型浓缩红细胞，准备全腹自动牵开器、超声刀等。

3.备人造血管、体外循环等，腔静脉切断再吻合，腔静脉人造血管置换等。

4.多学科联合器官切除，如腹膜巨大脂肪瘤，联合肾、右半结肠切除，腹膜后肿瘤，联合右半肝切除等。

病例1　腹膜后脂肪肉瘤（2.6kg），累及回肠末段、升结肠、十二指肠，合并右肾孤立肾肾积水，施肿瘤切除、右肾钬激光碎石术

【病史】　患者，男，46岁。体检发现腹部肿块及右肾积水、孤立肾7天。25年前施腰椎手术（术式不明）。

T 36℃，R 20次/分，P 80次/分，BP 124/80mmHg。神清，无黄疸。心、肺正常。右中腹隆起，可扪及肿块，约20cm×25cm，质地硬，活动性可，无触痛。无胃振水声，无腹水征，未扪及肝、胆囊、脾。双下肢无水肿。

C_{12}正常，WBC $7.6×10^9$/L，N 0.65，PLT $430×10^9$/L，TBIL 17μmol/L，DBIL 11μmol/L，TP 69.4g/L，ALB 31.6g/L，AST 13U/L，ALT 5.2U/L，PA 103mg/L，ChE 6030U/L，BS 3.5mmol/L，BUN 4.5mmol/L。

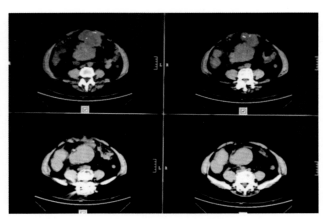

图12-1-1　CT：右中腹示肿块

CT（2020年3月24日，湖南省人民医院）：右中腹可见一肿块，约26cm×22cm×15cm，边界清（图12-1-1）。右肾肿大，肾盂积水，输尿管上段结石约1.5cm×0.7cm，左肾无。

【诊断】　右腹膜后脂肪肉瘤。累及回肠末段、升结肠，合并右输尿管结石、右肾孤立肾肾积水。

【手术名称】　腹膜后脂肪瘤切除。并：右侧输尿管钬激光碎石，放置输尿管导管，右侧输尿管修补，回肠末段、升结肠切除、吻合，十二指肠修补，胃十二指肠长臂T形管放置。

【手术难点】　右肾周脂肪肉瘤，累及邻近器官，致密粘连，寻找不到供瘤动脉，切除十分困难。

【手术过程】

1.择期手术，先取截石位，气管插管下全身麻醉，经钬激光碎石，清除右侧输尿管结石，留置输尿管导管，改为平仰卧位，取右侧经腹直肌切口（图12-1-2）入腹。术中所见：无腹水，大网膜无癌性结节。右侧腹一肿块基底部上缘与十二指肠粘连，下缘达髂窝，右侧与升结肠粘连，回肠末段约30cm与肿块融合，呈多个肿块叠加。右肾位于肿块后，输尿管上段与肿块融合，肿块活动性尚可（图12-1-3）。肝、胆囊、脾不大。

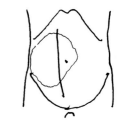

图12-1-2　手术切口示意图

2.游离肿块，离断升结肠、回肠。

（1）于肿块基部切开后腹膜，以手指张力进行肿块与腹膜后钝性分离，托出肿块。

（2）横断升结肠，距回盲部30cm切断回肠。

3.以输尿管导管作引导，不慎损伤撕破输尿管，以此为核心，削除周围肿块。剥离肿块与十二指肠粘连时，撕破十二指肠降部至水平部3处。移除肿块，重2.6kg（图12-1-4）。

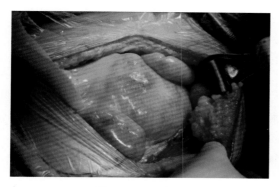

图12-1-3　肿块

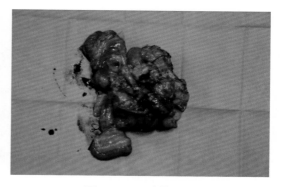

图12-1-4　肿块标本

4.先后行输尿管修补、十二指肠修补、胃造瘘长臂T形管放置及回结肠端-端吻合。清点器械、敷料无误，各修补处、吻合口血供好，无漏，术野无渗血，逐层关腹，手术历时4小时，失血量约400ml，安返病房。本例手术绘图见图12-1-5。

【术后】 无十二指肠漏、输尿管漏、肠漏等并发症，恢复平顺。病理报告：腹膜后脂肪肉瘤。

【经验与体会】

1.源于肾周脂肪囊的脂肪肉瘤重2.6kg，不大，亦不鲜见，笔者曾施行重达7.5kg的肾周脂肪肉瘤手术，但本例有几点是罕见的。①本例为右肾孤立肾，而且输尿管积水，只能保，不能切。②肿瘤与邻近器官致密融合，其致密度罕见，剥离十分困难。③肿块活动性好，具有蒙骗性，"容易切"，而实际上其基底广泛，累及器

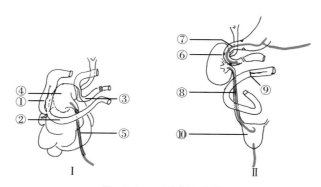

图12-1-5　手术示意图

Ⅰ.术前；Ⅱ.术后

①升结肠；②回肠末段；③十二指肠；④右肾；⑤输尿管导管；⑥十二指肠破损修补处；⑦长臂T形管；
⑧输尿管修补处；⑨回结肠吻合口；⑩膀胱

官多（十二指肠、输尿管、回肠末段、升结肠、右肾等），并不容易切。

2.腹膜后肿瘤切除，按常规而言应首先结扎供瘤的动脉，最后切断出瘤的静脉，移除肿瘤。但本例做不到，故手术失血量多一些、危险性大一些。腹膜后肿瘤的剥离可用超声刀或双极电凝进行，但本例肿瘤基底广泛、术野深在、粘连十分致密、融合成块，不好使用双极电凝或超声刀，故只好"强行剥离"。

3.中下腹腹膜后肿瘤切除，要特别注意保护好输尿管、髂血管。为保护输尿管，本例由泌尿科医师先行输尿管碎石，放置输尿管导管，起到应有的作用。输尿管破损与肿块浸润相关。

4.上腹部肿瘤常推移挤压肝、十二指肠甚至肝十二指肠韧带、腹腔动脉干。本例肿瘤上部与十二指肠粘连、融合，剥离时致十二指肠破裂，损伤后本例予以修补并胃造瘘，放置长臂T形管达十二指肠，实践证明此法可行。

5.本例回肠、升结肠切除、吻合。本例回肠末段、升结肠系膜被腹膜后肿瘤浸润、融合，如果不予以回肠末段、升结肠切除，腹膜后巨大肿瘤无法切除，故本例应施回肠末段及升结肠切除。

本例回结肠吻合，采取端-端吻合，术后无吻合口漏发生，恢复平顺。

6.腹膜后脂肪肉瘤切除术后最大的问题是复发，但本例腹膜后脂肪肉瘤切除后改善了生活质量，延长了生存期，因此，这种姑息性减瘤手术有一定的价值。

病例2　多学科联合，施胰腺炎并胰周脓肿清创引流

【病史】　患者，男，40岁。急性胰腺炎、胰周脓肿，伴畏寒、发热6个月。6个月前，诊断为"胆源性急性胰腺炎并胰周脓肿"，入住多家医院，经多次脓肿穿刺、置管引流，仍然伴以畏寒、发热，脓液引流不断，而来笔者所在医院求治。

T 37.2℃，R 20次/分，P 110次/分，BP 90/55mmHg，体重40kg。神清合作，皮肤、巩膜无黄染。心、肺无明显异常。右上腹膨隆，局部扪及肿块，触痛，左右横径30cm，上下径约20cm。脾门区引流管引流液为混浊脓液。未扪及肝、胆囊、脾，左中腹、双下腹部软，叩击右肝区示右上腹疼痛，无胃振水声，无腹水征。右腰背部示抬举痛，脊柱、四肢无异常。WBC 13.2×10⁹/L，N 0.873，PLT 491×10⁹/L，HGB 123g/L，TBIL 7.4μmol/L，DBIL 3.6μmol/L，TP 62.6g/L，ALB 33.7g/L，AST 17U/L，ALT 13U/L，PA 97mg/L，ChE 4376U/L，ALP 114U/L，γ-Gt 103U/L。

CT（2020年6月8日，湖南省人民医院）：肝轮廓清，表面光整，肝叶形态、比例正常。肝内外胆管不扩张，无胆石，无积气。胆囊大小约5cm×3cm，壁不厚，可见胆石一枚，约1cm×0.5cm。胰实质密度尚均匀，主胰管不扩张，胰头、胰尾周示低密度区，胰头周低密度区约13cm×8cm，其右下方延伸至右结肠旁沟，胰尾脾门低密度区约10cm×4cm。增强扫描（静脉期）：上述低密度边界清楚，密度不均。

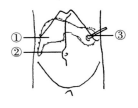

图12-2-1　胰周脓肿切口示意图
① 脓肿；② 切口；③ 脾门区脓肿引流管

【诊断】　结石性胆囊炎，合并胰腺炎、胰周脓肿。

【手术名称】　胰周脓肿清创、引流术，胆囊切开取石。

【手术难点】　脓肿范围大，清创术中脓腔内出血。

【手术过程】

1.择期手术，取平仰卧位，胸背部垫高8cm，全身麻醉，中上腹白线切口入腹（图12-2-1）。术中所见：腹腔清洁，无腹水，大网膜无曲张静脉。肝色泽棕红，表面光整，质地软，无结石感。胆囊大小约5cm×3cm，可触及胆石。肝外胆管被胰头脓肿覆盖。右上腹、升结肠旁沟及脾门区可扪及囊性包块，大小与CT片所示一致。

2.安置好全腹自动牵开器，准备水枪（具有冲洗、吸引功能）、高频电刀、超声刀、肾镜及"三合一液"和"三合一液"湿纱布垫等。

3.用"三合一液"纱布垫保护、隔离胰头周脓肿，行胃结肠韧带戳孔，吸出稀薄脓液，椭圆钳夹取脓腔内坏死组织。逐步延长脓肿切口，插入"水枪"吸引清除脓腔壁坏死组织，清楚显现脓腔。其腔内出血的血管用钛夹夹闭或缝扎，脓腔内用"三合一液"冲洗后以肾镜察看脓腔壁，显示清洁，暂搁。

4.同法处理右结肠旁沟脓肿及脾门区脓肿。

5.切开胆囊底,取出胆石及PTCD导管。各脓腔内放置引流管,就近低位引出。清点器械、敷料无误,逐层关腹,手术历时2小时,失血量约20ml,吸出脓液500ml、坏死组织253g,安返病房。

【术后】　无发热,脓腔引流液量少,第2天肛门排气,第3天起床活动、进食,恢复平顺。第7天拆线,切口甲级愈合,带脓腔引流管回家。

嘱:1个月后来院复查。如果脓腔引流量少或消失,可在当地进行B超、CT复查,若脓腔消失,引流管可在当地县级医院拔除。

【经验与体会】

1.胰周脓肿是急性胰腺常见并发症之一,由于清创胰周脓肿、脓液及坏死组织臭、脏,而且清创过程中可能出血,所以其是令医师感到棘手一种疾病。

2.本例胰腺炎并胰周脓肿,主管医师采用了一些新的技术、设备,使该手术给人一种新的概念,进步很大,表现在以下几个方面。①多学科设备、器械联合应用,如肾镜、"水枪"。②切口采用腹白线切口,完全敞开腹腔。③完全敞开脓肿,直视下进行脓肿清创。④直视下对出血的脓腔内血管用血管夹夹闭或缝扎。⑤"三合一液"冲洗清洁脓腔,"三合一液"湿纱布垫隔离脓腔。⑥脓腔低位引流,一期缝合等。

3.本例术后恢复快,说明这种多学科联合的胰周脓肿清创具有优越性,是一种可选择的手段。

病例3　十二指肠穿透性溃疡并反流性胆管炎,施胃次全切除、毕Ⅱ式重建、胆肠Roux-en-Y术

【病史】　患者,男,63岁。反复右上腹痛3年,复发伴呕吐、发热4天。就诊于当地县医院,CT检查发现肝内外胆管重度扩张、积气、结石,而来笔者所在医院。30年前诊断为"十二指肠溃疡,便血"。

T 36.7℃,R 20次/分,P 80次/分,BP 127/74mmHg。神清合作,皮肤、巩膜无明显黄染。心、肺正常。腹平,腹壁浅静脉无曲张,无胃肠型。腹壁软,剑突右下方压痛,叩击右肝区示心窝部不适,未扪及肝、胆囊、脾,无振水声存在,无腹水征。脊柱、四肢无畸形。WBC $4.51×10^9$/L,N 0.41,PLT $236×10^9$/L,TBIL 11.6μmol/L,DBIL 3.8μmol/L,AST 24U/L,ALT 26.8U/L,PA 149mg/L,ChE 5528U/L,ALP 99U/L,γ-Gt 125.6U/L。

MRCP(2020年6月,湖南省人民医院):肝内外胆管重度扩张。胰管扩张、积气。胆囊大,见胆石。

【诊断】　慢性十二指肠球部穿透性溃疡,合并胆总管十二指肠瘘、反流性胆管炎、胆囊结石。

【手术名称】　胃次全切除、毕Ⅱ式重建、胆肠Roux-en-Y术。

【手术难点】　由于诊断不清,所以不能明确术式。

【手术过程】

1.择期手术,取平仰卧位,气管插管下全身麻醉,上腹"拐杖"形切口(图12-3-1)入腹。术中所见:无腹水,腹膜上无癌性结节,大网膜上无曲张静脉。肝色泽棕红,表面光整,形态、比例无失衡,质地软,无结节感、结石感。胆总管外径达3cm,无结石感。胆管约10cm×6cm,有结石感。十二指肠球部瘢痕挛缩,胆总管前方十二指肠球部可扪及一直径约1cm的瘢痕凹窝。胃壁厚,胃体扩大。胰头不大,质地软。脾不大。

2.主管医师不能明确诊断,怎样处理感到棘手,请笔者会诊。笔者完成以下手术。

(1)离断胆囊周围粘连,先后结扎、切断胆囊管、胆囊动脉,浆膜下移除胆囊。

(2)采用"四边法"切开胆总管、肝总管,大量气体逸出。直角弯钳插入胆总管,发现胆总管十二指肠后段一瘘口与胆总管相连,正好处于十二指肠球部瘢痕处,瘘口内径约0.6cm。胆总管远段不能通过3号胆道扩张器头。取石钳探查肝内胆管,无胆石。

(3)去甲肾上腺素盐水注入胆管壁后,横断胆总管,应用4/0 Prolene线缝合胆总管远切断,近端拼合组成肝胆管盆,内径达4cm。

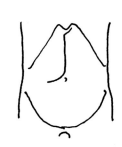

图12-3-1　手术切口示意图

（4）游离胃大小弯，于胃大弯无血管区断胃体，紧贴胃壁剥离胃至幽门环，应用直线切割闭合器于幽门环上1cm断胃，移除胃窦体，占胃的65%。

（5）距屈氏韧带20cm提空肠，进行毕Ⅱ式重建。

（6）距胃空肠吻合口20cm断空肠，施胆肠Roux-en-Y术。

3.清点器械、敷料无误，逐层关腹，手术历时2小时，失血量约20ml，安返病房。本例手术绘图见图12-3-2。

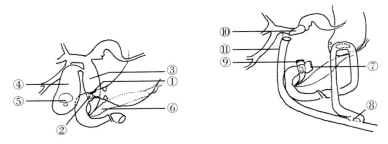

图12-3-2　手术示意图

Ⅰ.术前；Ⅱ.术后

① 十二指肠球部溃疡瘢痕；② 十二指肠、胆总管瘘口；③ 胆总管；④ 胆囊；⑤ 结石；⑥ 胰管；⑦ 十二指肠残端；⑧ 空肠－桥袢空肠吻合口；⑨ 胆总管残端；⑩ 肝胆管盆；⑪ 桥袢空肠

【术后】　无胆漏、胃出血等并发症，恢复平顺。

【经验与体会】

1.胆管内积气是一个多种原因所致的病症，常见的原因有以下几种。①十二指肠球部溃疡穿透。②胆总管远段结石嵌顿，致胆总管十二指肠瘘。③医源性远段胆管损伤。④EST后。⑤胆肠内引流术后（胆肠Roux-en-Y术、布朗氏胆肠内引流、胆肠间置术、胆管十二指肠吻合术等）。⑥Oddi括约肌失功能。⑦胆道感染。⑧外伤性胆道十二指肠损伤。⑨肝内胆管胃肠道瘘，如肝左管胃瘘等。⑩胆囊胃肠道瘘，如胆囊十二指肠瘘、胆囊结肠瘘，胆囊空肠瘘等。因此，临床医师遇到胆管积气者，应认真进行鉴别诊断。

2.每种胆道积气的原因不尽相同，宜据情施治，同样为十二指肠球部穿透性溃疡，手术方法也不一样。本例胆总管十二指肠瘘的外科手术宜注意以下几点。①胃次全切除、毕Ⅱ式重建。②胆总管横断平面在十二指肠上缘、胆总管上段，而不是剥离溃疡瘘管。③桥袢切取距胃肠吻合口20cm左右。④胃的横断、小肠的横断、胃空肠吻合口、空肠－桥袢吻合口，可用切割闭合器，也可手工缝合。

病例4　外伤性右肝破裂Ⅴ级，急症施右半肝切除

【病史】　患者，男，13岁。自3m高处坠落致肝破裂、多处骨折24小时。24小时前，经过一座3m高的桥，边走边看手机，不慎坠落。当时就近入住当地医院，CT检查发现肝破裂Ⅳ级及右锁骨、肩胛骨、T$_3$～T$_6$椎体压缩性骨折。今日转入笔者所在医院ICU。在ICU 8小时，未觉腹痛加重，生命体征无明显变化，面色无变，双肺呼吸音清，腹围无变，腹部压痛范围扩大，右上腹腹肌转入住时稍紧张，血象无改变，肝肾功能仍正常，小便草黄，未排大便。

T 37℃，R 22次/分，P 80次/分，BP 118/70mmHg。神清合作，皮肤、巩膜无黄染，无贫血貌。心律齐、无杂音，双肺呼吸音清。腹平，右上腹壁稍紧张，有压痛。无胃振水声，无腹水征。双腰背部无抬举痛。右锁骨近心段压痛，右肩胛骨压痛，四肢活动度好，胸骨挤压试验（－），骨盆分离试验（－）。

WBC 8.4×10^9/L，N 0.802，PLT 126×10^9/L，HGB 117g/L。CT（2020年6月15日，湖南省人民医院）：右肝肿胀，大块血肿，左肝大小、形态正常。腹腔无液体积聚。增强扫描（静脉期）：右半肝大块坏死、血肿，约占全肝60%，血肿累及肝右静脉、肝后腔静脉、肝中静脉。另右锁骨近心段骨折，右肩胛骨骨折，T$_3$～T$_6$椎体压缩性骨折。

【诊断】　肝破裂Ⅴ级并锁骨骨折复合伤。

【手术名称】　右半肝切除、右锁骨骨折复位。

【手术难点】　①患儿外伤性肝破裂V级，并骨复合伤，伤后已达40小时。②肝破裂V级，累及肝静脉、肝后腔静脉，切除右半肝可能大出血难以控制。

【手术过程】

1.急症，取平仰卧位，气管插管下全身麻醉，取右上腹"反L鱼钩"形切口（图12-4-1）入腹。术中所见：腹腔无血，肝色棕红，质红嫩，右肝肿胀，扪触较硬。解剖第二肝门，显现肝中静脉、肝右静脉。

2.切除胆囊，解剖第一肝门，行Glisson鞘右肝蒂套带、结扎，可见右肝缺血、紫红色，安置Pringle止血带及肝提拉带。

3.劈离右肝，显现右肝蒂，直线切割闭合器切断右肝蒂。于肝中静脉右侧劈离右肝，显现、游离肝右静脉，直线切割闭合器切割肝右静脉，移除右半肝，肝剖面示肝内坏死、血肿。左肝断面无胆漏、无活动性出血，血供良好。逐层关腹，手术历时2小时，失血量约200ml，安返病房。

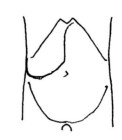

图12-4-1　手术切口示意图

【术后】　无胆漏、膈下脓肿、肺部感染等并发症，恢复平顺。

【经验与体会】

1.本例S_5、S_8、S_6、S_7损伤，合并肝右静脉、肝后下腔静脉损伤，肝裂伤的范围达50%以上。按不同的分类级别如下。①属闭合性损伤。②Maynihan肝外伤分类，属肝中央破裂。③Moore肝外伤分类，属IV级。④美国创伤外科协会分类法，属V级。

2.本例急症右半肝切除的理由如下。①年龄13岁，严重肝破裂（V级），合并多处骨损伤。②如此严重的肝外伤，合并存在胆道损伤，难免继发感染，如发生，处理困难。③儿童的肝切除量可达70%左右，本例左半肝正常，可以承受右半肝切除。

3.防止本例切肝大出血的准备如下。①备血、血浆等。②预防性使用抗生素，亚胺培南0.5g，术前30分钟给予。③足够大的切口。④做好右肝蒂阻断，安置Pringle止血带、肝提拉带，必要时应用肝下下腔静脉止血带。⑤准备超声刀、直线切割闭合器等。

4.右半肝标本肝剖面显示肝坏死、血肿、胆道损伤，提示切肝必要。

5.术后恢复平顺，说明切除右半肝选择正确。

病例5　巨大胃间质瘤（5kg），根治性切除

【病史】　患者，女，53岁。左腹胀满不适30天。无呕吐、便血、脓血尿，无急性胰腺炎。

T 35℃，R 21次/分，P 86次/分，BP 105/75mmHg。神清合作，无黄疸。心、肺正常。左中上腹胀满，无胃肠型及蠕动波，局部可扪及囊性包块，大小约18cm×15cm，下极至脐左下方，无触痛。未扪及肝、胆囊、脾，无胃振水声，无腹水征。双腰背部无抬举痛，脊柱、四肢无异常。WBC $5.9×10^9$/L，N 0.507，PLT $544×10^9$/L，TBIL 5.8μmol/L，DBIL 2.1μmol/L，TP 60.3g/L，ALB 33.8g/L，AST 18U/L，ALT 12U/L，ALP 90U/L，γ-Gt 13U/L，PA 76mg/L，ChE 7520U/L。

B超（2020年6月，外院）：上腹巨大囊性包块。CT（2020年6月18日，湖南省人民医院）；左中上腹一囊性包块，约18.3cm×11.7cm×21cm，边界清。胰腺受压移位，胃受压挤至左肝下呈蛾眉状。增强扫描（静脉期）：囊壁实质部分强化，肝、双肾未见异常。CTA：胃右动脉、脾动脉增粗。

【诊断】　巨大胃间质瘤恶性变。

【手术名称】　巨大胃间质瘤并脾切除术。

【手术难点】　①胃间质瘤巨大并恶性变，切除困难。②胃间质瘤巨大，邻近器官如结肠、胰、脾、左肾与肿瘤紧贴，易致损伤。

【手术过程】

1.择期手术，取平仰卧位，气管插管下全身麻醉，取直"T"形切口（图12-5-1）入腹。术中所见：无腹水，大网膜静脉无曲张。巨大囊性肿块占据腹腔，其大小约为20cm×30cm×13cm，来源于胃体大弯侧后壁，

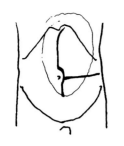

图 12-5-1　手术切口示意图

蒂约4.5cm。脾被包裹于肿块左侧，结肠与肿块相连，左肝与肿块无粘连。胃右动脉外径约0.7cm，脾动脉外径约0.7cm。肝十二指肠韧带解剖清楚。穿刺囊肿，自囊肿抽出血性液体约2600ml。钳夹、结扎、切断胃结肠韧带，敞开网膜囊。

2.先后结扎胃右动脉、胃网膜曲张静脉支。游离胃大弯，显现肿瘤蒂，以切割闭合器离断肿瘤蒂，直径约6cm。分离肿瘤与胃，离断脾周韧带，紧贴肿瘤剥离粘连，整块移除肿瘤及脾，标本重1888g。

3.应用生理盐水冲洗术野，显示胰完整，胃血供良好。逐层关腹，放置左膈下引流管，手术历时3小时，失血量约200ml，标本重4488g，安返病房。本例手术绘图见图12-5-2。

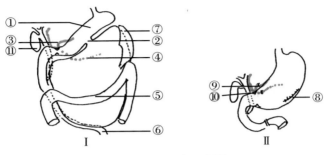

图 12-5-2　手术示意图
Ⅰ.术前；Ⅱ.术后

①胃；②瘤蒂；③胃右动脉；④脾动脉；⑤横结肠；⑥空肠；⑦脾；⑧瘤蒂切缘；⑨胃右动脉结扎线；⑩脾动脉结扎；⑪胆囊

【术后】　无腹腔脓肿、出血、胃排空障碍、肺部感染等并发症，恢复平顺。病理切片报告：胃巨大间质瘤，恶性变。

【经验与体会】

1.本例胃间质瘤巨大，手术困难，获得成功，来之不易。笔者注意了以下几点。①足够长的腹壁切口，术野显露充分。②先穿刺囊肿，抽出2600ml囊肿液，使肿瘤体积缩小，腾出手术空间。③先结扎、切断供瘤胃右动脉、胃网膜曲张静脉，离断间质瘤蒂，有效减少出血。④直视下分离肿瘤与胰粘连，游离胰体尾部。分离瘤体与横结肠粘连。⑤剥离脾，与瘤体一并整块移除。⑥尽量使用超声刀，减少失血，减少丝线结。

2.对于间质瘤蒂的横断，本例使用直线切割闭合器，亦可用钳夹切断，前者费用较高，后者便宜、实在。

3.本例手术成功，说明巨大肿瘤的切除宜先阻断入瘤的动脉，分离出瘤的静脉流出道，切不可先结扎出瘤的静脉。

病例6　肝胆管结石合并右侧输尿管结石，联合一期施行肝胆道手术及输尿管取石术

【病史】　患者，男，51岁。突然尿血，体检发现肝胆管结石、右输尿管结石7天。

T 36.5℃，R 20次/分，P 72次/分，BP 118/70mmHg。神清合作，皮肤、巩膜无黄染。心、肺正常。腹平软，未扪及肝、胆囊、脾，剑突右下方压痛，叩击右肝区示心窝部不适，Murphy征阴性，无胃振水声，无腹水征，右肾区叩击示局部疼痛。脊柱、四肢正常。WBC 7.36×10⁹/L，N 0.447，PLT 412×10⁹/L，HGB 134g/L。尿常规：RBC 644个/μl，WBC 60.4个/μl。TBIL 14.5μmol/L，DBIL 4.7μmol/L，TP 71.1g/L，ALB 43.6g/L，GLU 11.63mmol/L，BUN 5.39mmol/L，PA 260mg/L，ChE 10348U/L，ALP 145U/L，γ-Gt 165U/L，AST 14U/L，ALT 14.3U/L，AFP 8.2ng/ml，CA19-9 17U/ml。

B超（2020年7月，湖南省人民医院）：右肾盂输尿管移行处结石大小约1cm×0.5cm，右肾盂少量积水。左肝外叶胆管中度扩张，多发结石。胆总管外径1.5cm，末段少许胆石。胆囊大小约7cm×3.5cm，少许胆石。MRCP（2020年7月，湖南省人民医院）：肝内、肝外胆管中度扩张，左肝外叶胆管、胆总管积结石、无积气。胆囊不大，少许胆石。CT（2020年7月，湖南省人民医院）：肝轮廓清，表面光整。肝内胆管轻中度扩张。左

肝外叶萎缩，右肝肥大。左肝外叶胆管、胆总管内积胆石。胆囊不大，似见少许胆石。右肝前叶低密度区约5.2cm×3.8cm。增强扫描（静脉期）：右肝前叶上段低密度区中心强化。

【诊断】　肝胆管结石。S：S₂、S₃、BCD、G；St: LLBD；A：无；C：左肝外叶纤维萎缩，右肝肥大。肝脏局灶性结节增生（S₈段）。

【手术名称】　胆囊切除、左肝外叶切除、S₈段肝切除、T形管引流术。右侧输尿管取石、导管放置术。

【手术难点】　右肝前叶上段肿块的定位及解剖学的右肝前叶上段切除。多点、多部位、多学科协作完成手术。

【手术过程】

1.整个手术分两步。第一步：肝胆科完成右肝前叶上段肿块切除，胆囊及左肝外叶切除，胆总管探查、T形管引流术。第二步：泌尿外科取出右输尿管结石。术前：术前2天，经静脉注入吲哚氰绿35mg；术前1小时，经静脉给予亚胺培南10g。

2.择期手术，取平仰卧位，气管插管下全身麻醉，取右上腹"反L"形切口（图12-6-1）入腹。术中所见：无腹水，腹膜上无癌性结节，大网膜上无曲张静脉。肝色泽棕红，表面光整，右肝肥大，左肝外叶萎缩、边界清楚，左肝外叶有明显结石感，其他肝质地软、未触及肿块与结节。胆总管外径约1.5cm，可触及结石感。胆囊大小约6cm×3.5cm，张力不大，亦可触及结石感。胃十二指肠、结肠正常。荧光模式下探查肝脏，可见右肝前叶上段清楚显示绿色荧光的肿物。

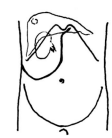

图12-6-1　手术切口示意图

3.切除胆囊，解剖第一肝门，行右肝前叶上段Glisson鞘结扎，显现右肝前叶缺血分界线明显。安置Pringle止血带，解剖第二肝门，显现肝右静脉、肝中静脉根部。于右肝前叶上段缺血分界线上劈离右肝前叶至肝右静脉、肝中静脉前方，移除右肝前叶上段。阻断入肝血流，钳夹移除左肝外叶。采用"四边法"切开胆总管，清除胆石，胆管远端通畅，放置16号T形管，关闭左肝外叶胆管，注水测试无胆漏。

4.泌尿外科医师直视下行输尿管取石，放置引流管，测试无尿漏。清点器械、敷料无误，术野无出血，无胆漏、无尿漏，放置好引流管，逐层关腹，手术历时3小时，失血量150ml，取出胆石15g、尿结石3g，肝肿块标本。近红外线探测器测肝肿块标本。

【术后】　无胆漏、尿漏、出血等并发症，复查无胆石、尿石残留，恢复平顺。

【经验与体会】

1.本例右肝前叶肿块定位较为困难，对此，采取了以下的手段。①CT发现右肝前叶肿块。②吲哚氰绿显示简便易行，效果良好。③有些医院术中行B超检查，其效果不容否定。

2.多学科协作，减少对患者的创伤，提高了手术的效果。①本例一般情况好，心、肝、肾、肺功能显示患者能承受联合手术。②本例左肝外叶有切除指征，右肝前叶肿块须切除，胆囊手术切除指征亦明确，胆总管该探查取石、引流。另外有输尿管结石，亦应手术取除。③两科不同手术，使用抗生素是一样的。

病例7　左侧卵巢囊肿（11 586.4g）并高血压、动脉粥样硬化、颈脑动脉假性动脉瘤，施卵巢囊肿切除

【病史】　患者，女，94岁。发现腹部胀大30年，大小便正常。3年前，外院诊断为"卵巢囊肿"，就诊于多家医院，均称"手术危险"。

T 36.6℃，R 20次/分，P 84次/分，BP 176/105mmHg。体重40kg。神清合作，无黄疸。心律齐、无杂音，双肺呼吸音正常。腹部膨隆如足月妊娠，无胃肠型，腹壁浅静脉无曲张。腹壁软，可扪及巨大囊性肿块，上至剑突，下达耻骨联合处，具有囊性感，无压痛、反跳痛。未扪及肝、胆囊、脾，叩击右肝区无不适，无胃振水声，腹水征（-）。双腰背部无抬举痛，脊柱、四肢正常。WBC 5.21×10⁹/L，N 0.486，PLT 114×10⁹/L，HGB 110g/L，AFP 1.86ng/ml，CA19-9 138.67U/ml，ALT 11.8U/L，AST 27U/L，TBIL 15.44μmol/L，DBIL 4.77μmol/L，TP 74g/L，ALB 40.3g/L，ALP 86.8U/L，γ-Gt 29.3U/L，PA 148mg/L，ChE 6497U/L。

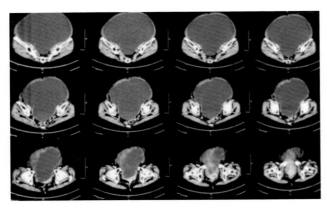

图 12-7-1　CT：左侧附件肥大

彩色 B 超（2020年7月28日，湖南省人民医院）：双颈总动脉、主动脉大量斑块、粥样硬化，脑、颈动脉假性动脉瘤。CT（2020年7月17日，湖南省人民医院）：腹部巨大囊性肿块占据全腹，囊壁光整，未见肿块向腔内凸出，壁厚约0.2cm，左侧附件较右侧肥大（图12-7-1）。肝、胆囊、脾、胰、双肾无异常。

【诊断】 巨大卵巢囊肿（左）。合并高血压、动脉粥样硬化、动脉斑块、脑动脉瘤。

【手术名称】 卵巢囊肿切除术。

【手术难点】 ①开腹后剥离、搬动囊肿的过程中，腔静脉受压变化，回心血液骤增或突减，致肺水肿、心力衰竭甚至死亡。②囊肿前壁与腹前壁致密粘连，剥离面渗血。③手术过程中血压骤变，可能致动脉斑块脱落，致重要器官动脉栓塞。

【手术过程】

1. 择期手术，取平仰卧位，气管插管下全身麻醉，取腹白线切口（图12-7-2）入腹。术中所见：囊肿壁与腹前壁致密粘连，应用电刀或手指仔细分离。于囊肿壁戳孔，吸出巧克力色囊肿液4000ml（图12-7-3），结扎缝线，继续紧贴囊肿壁分离（图12-7-4）。

2. 托出囊肿。显示为左侧卵巢囊肿，钳夹、切断囊肿蒂（图12-7-5），移除囊肿（图12-7-6），应用4/0 Prolene线缝扎囊肿蒂（图12-7-7）。应用"三合一液"冲洗腹腔，放置盆腔引流管。逐层关腹，手术历时40分钟，失血量约5ml，术中生命

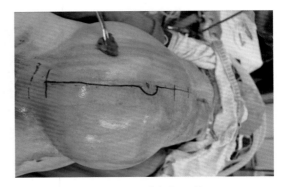

图 12-7-2　腹部切口线

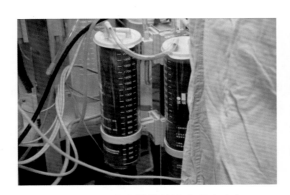

图 12-7-3　吸出的囊肿液为巧克力色

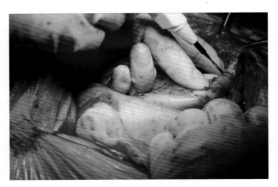

图 12-7-4　离断囊肿壁粘连

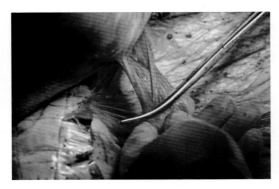

图 12-7-5　钳夹处为胆囊蒂

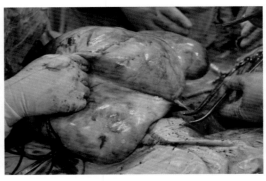

图 12-7-6　移除囊肿

体征平稳，安返病房。囊肿重7586.4g（图12-7-8），共重11586.4g。

【术后】　神志清楚，无肺水肿、心力衰竭、动脉斑块脱落、假性动脉瘤破裂等并发症，恢复平顺。腹腔引流液黄色清亮，第1天引流1000ml，逐日减少，至术后第8日引流10ml/d。

【经验与体会】　本例患者94岁，左侧卵巢囊肿11586.4g，并存高血压、动脉粥样硬化、多发动脉斑块、脑动脉瘤，曾因卵巢巨大囊肿就诊于多家医院。本例卵巢囊肿虽巨大，但仅囊肿前壁与腹前壁炎性粘连，分离粘连花费了一段时间，真正囊肿切除仅历时1分钟，只应用两把止血钳。说明术前的"望触叩诊"，排除囊肿恶变，十分重要。先行囊肿穿刺、减压，缓慢吸出囊肿液4000ml，观察心率、血压、呼吸的情况无明显变化，再挽出囊肿，予以切除，对保障手术成功、防患心血管系统的并发症是有用的经验。

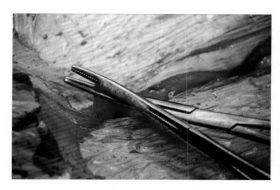

图12-7-7　钳子夹持囊肿蒂

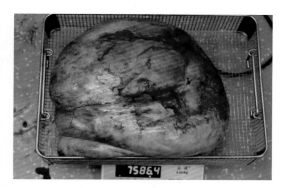

图12-7-8　囊肿标本

病例8　嗜铬细胞瘤，施腔静脉切断吻合、肿瘤切除术

【病史】　患者，女，50岁。右腰痛2天。无发热、血尿、脓尿及高血压，当地医院B超、CT检查报告"嗜铬细胞瘤"。

T 36.3℃，R 20次/分，P 85次/分，BP 148/98mmHg。神清合作，皮肤、巩膜无黄染。心、肺正常。腹平，腹壁浅静脉无曲张。腹壁软，右上腹饱满，深压示触痛，未扪及肝、胆囊及脾，无胃振水声，腹水征（-），叩击右肝区无不适。双腰背部无抬举痛，右腰背稍紧张。WBC 7.65×10⁹/L，N 0.628，PLT 327×10⁹/L，TP 63g/L，ALB 42.5g/L，TBIL 10.39μmol/L，DBIL 2.9μmol/L，AST 16U/L，ALT 18.7U/L，PA 186mg/L，ChE 8952U/L，ALP 64U/L，γ-Gt 26.5U/L，GLU 7.4mmol/L。

CT（2020年11月2日，湖南省人民医院）：右肾上腺区示一囊实性肿块，较大截面约13cm×10cm，病灶与右侧肾上腺分界欠清。肝大小、形态正常，肝叶比例无失衡，肝内胆管不扩张。胆囊不大，壁不厚。胰管不扩张，脾不大。双肾大小、形态、位置无异常（图12-8-1）。增强扫描（静脉期）显示腔静脉位于肿块前方（图12-8-2）。

【诊断】　嗜铬细胞瘤（右肾上腺）、囊实性样变。

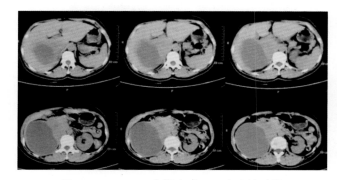

图12-8-1　CT：右肾上腺区一囊实性肿块

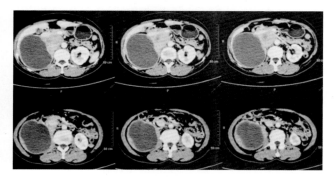

图12-8-2　CT增强扫描（静脉期）：腔静脉位于肿块前方

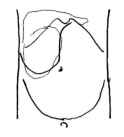

图 12-8-3　手术切口示意图

【手术名称】　嗜铬细胞瘤切除术、腔静脉切除吻合。

【手术难点】　①嗜铬细胞瘤巨大，术中挤压肿瘤，血压波动幅度大、出血多。②肿块位于腔静脉后，切除困难。

【手术过程】

1.择期手术，术前扩容治疗3天，同时服用哌唑嗪。术中备好去甲肾上腺素、硝普钠等。取平仰卧位，气管插管下全身麻醉，取右上腹"反L"形切口（图12-8-3）入腹。术中所见：无腹水，腹膜上无癌性结节。肝色泽棕红，表面光整，形态、比例无失衡。肝外胆管外径约1cm。胆囊不大。肝下间隙见腹膜后巨大肿块约15cm×12cm，肿块外覆盖升结肠、回肠及十二指肠等。胰头不大，脾正常。

2.剥离、推开回肠、升结肠、横结肠、十二指肠，显现肿块及腔静脉和左右肾静脉（图12-8-4）。

3.穿刺肿块，吸出咖啡色浑浊液体600ml（图12-8-5）。进一步游离肿块，沟通腔静脉后方，进行左肾静脉、腔静脉套带（图12-8-6），钳夹、切断右肾上腺动脉。门脉钳钳夹腔静脉5分钟，无循环不良反应（图12-8-7）。

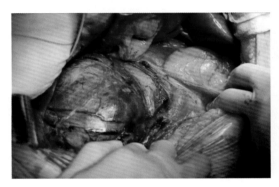

图12-8-4　左侧为肿块

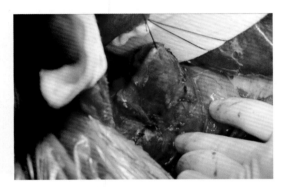

图12-8-5　右侧为肿块

4.直线切割闭合器钳夹切断腔静脉（图12-8-8），贴近腔静脉分离（图12-8-9）、剥离肿块（图12-8-10），结扎、切断肝静脉3支及右肾上腺静脉，移除肿块（图12-8-11）。历时41分钟。

5.门脉钳分别夹持腔静脉两断端，剪去腔静脉被压窄带（图12-8-12），应用肝素盐水冲洗血管腔，应用4/0 Prolene线采取"二点法"行腔静脉连续、外翻缝合（图12-8-13）。历时18分钟。松去门脉钳，吻合口光整、通畅，无漏血（图12-8-14）。应用温盐水冲洗清洁术野，放置腹腔引流管。检查肝、右肾，完好，逐层关腹，手术历时2.5小时，失血量50ml，安返病房。术中应用去甲肾上腺素、硝普钠控制血压，血压平稳。肿瘤重680g。

【术后】　无腹膜后脓肿、尿漏、双下肢水肿等并发症，血压平稳，恢复平顺。病理学检查报告：嗜铬细胞瘤。

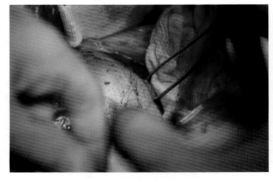

图12-8-6　右侧为左肾静脉套带

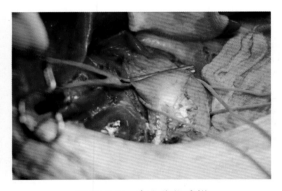

图12-8-7　中心为门脉钳

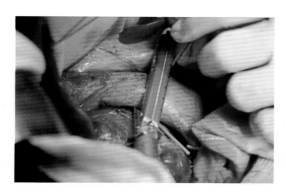

图12-8-8　中心为切割闭合器

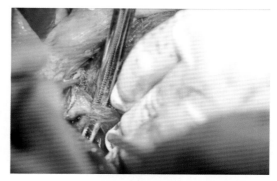

图12-8-9　左侧为止血钳剥离腔静脉周

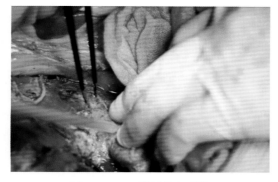

图12-8-10　指压处为肿块

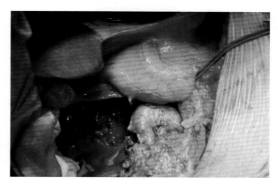

图12-8-11　左下方为肿块

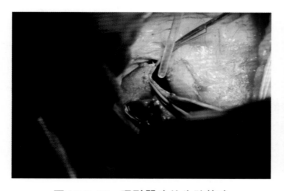

图12-8-12　吸引器头处为腔静脉

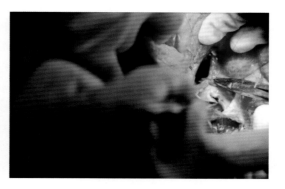

图12-8-13　右上方为腔静脉

【经验与体会】

1.嗜铬细胞瘤施腔静脉切断吻合术是常用手术，湖南省人民医院从2000年至今，先后施行9例，但本次手术与以前的嗜铬细胞瘤切除的重要不同点如下。①手术未行腔静脉远端转流，手术时间约1小时。②腔静脉切断用直线切割闭合器完成，而以前是钳夹切断后再吻合。

2.嗜铬细胞瘤切除术一定要做好术前及术中的准备。①术前：扩容治疗；服用哌唑嗪。②术后调控血压：去甲肾上腺素盐水；硝普钠。

3.肿块游离时需注意以下情况。①宜用超声刀、双极电凝。②先结扎、切断入瘤的右肾上腺动脉，手术移除肿瘤前，再迅速结扎出瘤的静脉。

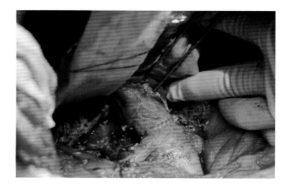

图12-8-14　中心为腔静脉

病例9　高龄，右侧腹膜后肿瘤及右胸腔巨大肿瘤，施肿瘤切除及右肾、右下肺切除术

【病史】　患者，女，79岁。体检发现右侧腹膜后及胸腔占位病变4天。高血压30年。1963年，因"卵巢囊肿蒂扭转"施囊肿切除术。

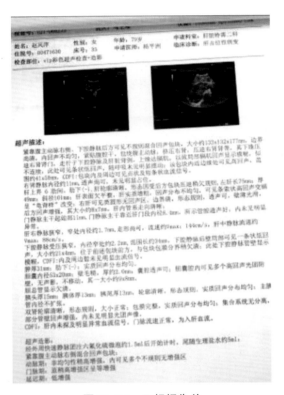

图12-9-1　B超报告单

T 36.4℃，R 22次/分，P 99次/分，BP 146/85mmHg。神清合作，无黄疸。心律齐、无杂音，双肺呼吸音清。腹平，可见陈旧性下腹正中切口瘢痕。腹壁软，未扪及肝、胆囊、脾，无压痛、反跳痛，无胃振水声，无腹水征。脊柱、四肢正常。WBC 5.05×10⁹/L，N 0.776，PLT 187×10⁹/L，TP 65.4g/L，ALB 32g/L，TBIL 15.4μmol/L，DBIL 7.1μmol/L，AST 30.7U/L，ALT 15.4U/L，ALP 85U/L，γ-Gt 78U/L，PA 184mg/L，ChE 4860U/L，CA19-9 8.5U/ml，AFP 2.64ng/ml。

B超（2021年3月，湖南省人民医院）：紧靠腹主动脉右侧、腔静脉后方，见一不规则混合回声包块，约13.3cm×13.2cm×17.7cm，内回声不均。肿块包绕腹腔动脉干、右肾动脉，肿块于下腔静脉及肝后通过膈肌达肝上腔静脉、心脏右后侧（图12-9-1）。CT（2021年3月，湖南省人民医院）：肝与右肾间隙腹膜后见一不规则软组织占位影，边界尚清，大小约18cm×13.6cm×12.8cm。肝轮廓清，表面光整。肝内胆管不扩张。胆囊不大，无胆石（图12-9-2）。增强扫描（动脉期）：肿块位于腹主动脉右侧，右肾动脉穿入肿块（图12-9-3）。增强扫描（静脉期）：肿块位于腔静脉、心脏后方，无门静脉海绵样变（图12-9-4）。三维成像塑模：清楚显示肿块与肝、腔静脉、腹主动脉的关系，与B超、CT所示相符（图12-9-5，图12-9-6）。

【诊断】　腹膜后巨大肿瘤。

【手术名称】　腹膜后肿瘤、右肾、右肺叶下段部分切除，右胸腔闭式引流术。

【手术难点】　①高龄，并高血压。②腹膜后肿块巨大，从腹膜后长入右胸腔。③肿块累及右肾、右肺叶下段。④肿块夹于腔静脉、腹主动脉之间，并位于心脏右后方，与胸动脉、肝上腔静脉致密粘连。

【手术过程】

1.择期手术，肝胆外科与胸外科配合，取平仰卧位，气管插管下全身麻醉，取"奔驰标志"形切口（图12-9-7）入腹。术中所见：无腹水，大网膜上无静脉曲张。肝色泽棕红，表面尚光整，肝质地稍硬，无结节感、结石感。胆囊不大，肝十二指肠韧带不粗，无门静脉海绵样变（图12-9-8）。

2.肿块位于后腹膜、腔静脉后，从右肾、肝后达膈肌进达胸腔，腹主动脉位其左后方，肿块固定。切开膈肌，肿块位于心脏右后方，达上腔静脉右侧。

3.将肝向左前方翻转，剥离肝后腔静脉（图12-9-9），予以充分游离（图12-9-10）。

4.将肝牵向头侧，游离、显现腹主动脉，先后结扎切断右肾动脉、静脉，移除右肾。

5.胸外科医师上台，经腔静脉孔切开膈肌（图12-

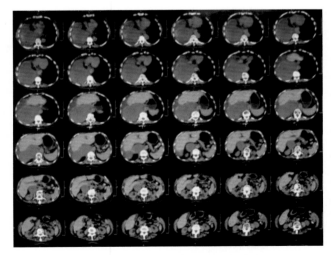

图12-9-2　CT：肝肾间隙巨大肿瘤

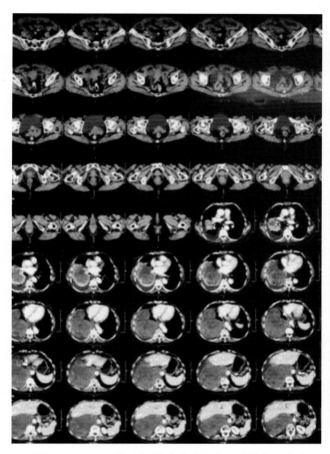

图12-9-3　CT增强扫描（动脉期）：肿块位于腹主动脉右侧

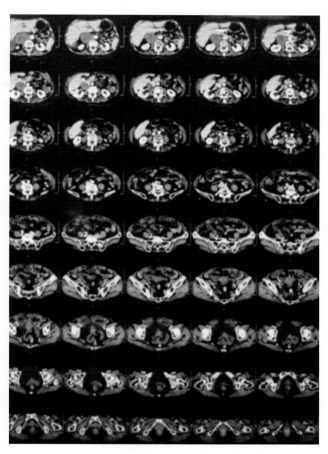

图12-9-4　CT增强扫描（静脉期）：肿块位于腔静脉、心脏后方

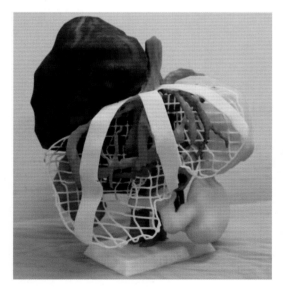

图12-9-5　三维成像塑膜（正位）：肿块与肝、腔静脉、腹主动脉关系

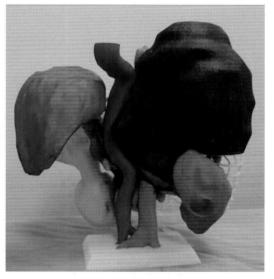

图12-9-6　三维成像塑膜（后位）：肿块与肝、腔静脉、腹主动脉关系

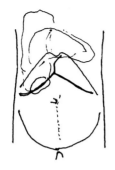

图 12-9-7　手术切口示意图

9-11），显现、分离肿块与心、腹主动脉弓、上腔静脉粘连，并剥离肿块达膈肌，与肝下腔静脉汇合。

6.紧贴肿块离断肝块与椎体右侧粘连，移除整体肿块（重1388g）（图12-9-12）。应用"三合一液"冲洗术野，少数出血点应用4/0 Prolene线缝扎。

7.胸科医师再次上台，行右肺下段部分切除（图12-9-13），缝闭膈肌，放置胸腔闭式引流管。腹腔术野清楚（图12-9-14），肝色泽正常（图12-9-15）。放置好腹腔引流管，逐层关腹，手术历时4小时，失血量150ml，生命体征平稳，安返病房。

【术后】　无肺炎、胸腔脓肿、膈下脓肿及心、肺、肾功能不全等并发症，恢复平顺。

【经验与体会】

1.本例系高危、高难度、高风险手术，历时4小时，失血量150ml，顺利切除腹膜后、长入胸腔肿瘤，重达1388g。术后恢复平顺，手术成功。

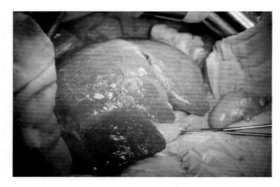

图 12-9-8　中央为肝

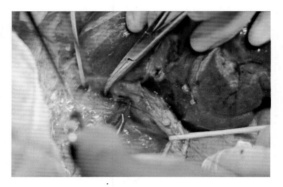

图 12-9-9　钳尖处为肝后腔静脉

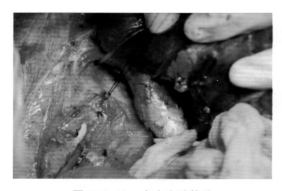

图 12-9-10　中央为腔静脉

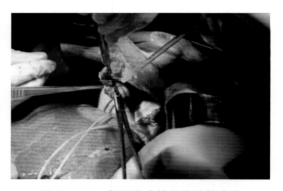

图 12-9-11　镊子尖夹持处为腔静脉孔

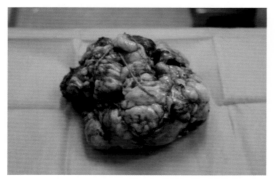

图 12-9-12　肿块

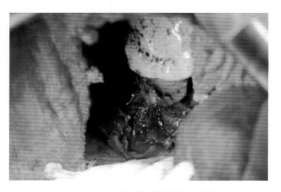

图 12-9-13　右肺下段切除后创面

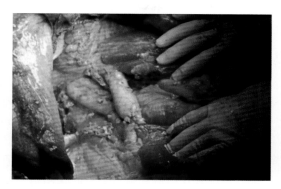

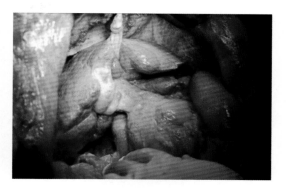

图 12-9-14 图片昼面中央为术野腔静脉　　　　　图 12-9-15 肝色泽棕红

2.本例克难攻坚,有以下几点值得总结。①术前认真讨论,制订手术方案;多学科合作,特别是肝胆外科、胸外科的密切配合;备血,体外转液等。②手术战略步骤分明:将肝向左前方翻转,游离肝后腔静脉、腹腔动脉;切开膈肌,游离肿块与腹主动脉弓、肝上腔静脉,分离达膈肌;整块移除肿块及右肾;切除右肺下段部分,施膈肌修补、右胸腔闭式引流、腹腔引流。③术后送肝胆外科ICU:专科管理,注意液体治疗,严密观察心、肺、肾功能;有效应用抗生素(亚胺培南等);生长抑素(施他宁)1.4mg/h,每8小时1次,3天。

病例10 因肝胆管结石等先后施行腹部手术7次,致粘连性肠梗阻,施粘连带松解、肠切除吻合术

【病史】 患者,女,71岁。先后施7次腹部手术后,左中上腹痛、呕吐15天。1991年,因"胆石症"在当地医院施胆囊切除术。2010年,因"肝胆管结石"施胆总管探查、T形管引流术。2012年、2014年,因"胆石症"施胆总管探查、T形管引流术。2016年,因"胆石症"施胆肠Roux-en-Y术。2018年,因"结肠癌"施右半结肠切除、回结肠吻合术。2020年,因"十二指肠溃疡"施胃次全切除、胃空肠吻合术。

T 36.6℃,R 20次/分,P 78次/分,BP 124/72mmHg。神清合作,皮肤、巩膜无黄染。心律齐、无杂音,双肺呼吸音清。腹平,可见多条腹部陈旧性切口瘢痕,腹壁浅静脉无曲张,无胃肠型。腹壁软,剑突右下方无压痛,右肝区无叩击痛,脐左上方固定压痛点存在,明显振水声,可闻及高调肠鸣音,未扪及肝、胆囊、脾,无腹水征。脊柱、四肢正常。WBC 3.22×10⁹/L,N 0.65,PLT 136×10⁹/L,TP 81.5g/L,ALB 48.3g/L,AST 29U/L,ALT 29U/L,TBIL 16.3μmol/L,DBIL 4.7μmol/L,BS 6.1mmol/L,BUN 6.5mmol/L。

CT(2021年3月,外院):平扫见左中腹部明显气液平面(图12-10-1)。增强扫描(静脉期):左中腹部气液平面清楚(图12-10-2)。冠状面示左中上腹肠管扩张,气液平面达6cm(图12-10-3)。

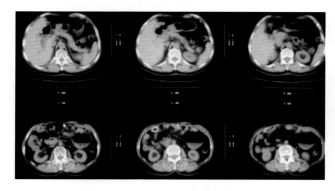

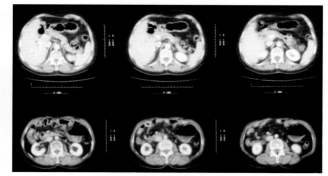

图 12-10-1 CT:左中腹气液平面　　　　图 12-10-2 CT增强扫描(静脉期):左中腹气液平面

【诊断】 空肠机械性不完全性肠梗阻;多次腹部手术术后。
【手术名称】 腹内粘连松解,胃肠吻合口输出空肠过长盲袢切除。
【手术难点】 腹内广泛粘连,难分难辨,难以松解。

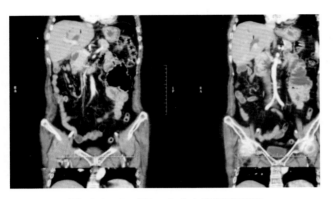

图 12-10-3　CT：左中上腹气液平面

【手术过程】

1.急症，取平仰卧位，气管插管下全身麻醉，胸背部垫枕高6cm，取左侧中上腹"直T"形切口（图12-10-4）入腹。术中所见：肠管与腹前壁广泛膜性粘连，胃肠吻合口输出袢胀大，外径达8cm，肿大肠管的长度达20cm，空肠与桥袢空肠吻合口长6cm，其盲袢长13cm，致输出袢梗阻，无绞窄。肝、胃、十二指肠、降结肠无明显病变。切开皮肤，仔细离断腹壁与肠管。显现胃空肠吻合口、空肠输出袢及屈氏韧带（图12-10-5）。

2.游离空肠与桥袢空肠吻合口，显现空肠盲段（图12-10-6），应用直线切割闭合器钳夹切除。并从屈氏韧带空肠逐步探查至回结肠吻合口，清除粘连带，顺位还纳腹腔。逐层关腹，手术历时3小时，失血量约50ml，安返病房。本例手术绘图见图12-10-7。

【术后】　无腹痛、腹胀、呕吐，第3天肛门排气、排便，恢复平顺。

【经验与体会】

1.本例因胆石症、十二指肠溃疡、结肠癌先后施行7次腹部手术，致腹内广泛粘连，并粘连性肠梗阻，施行粘连松解、胃肠吻合口输出袢切除，术后恢复平顺，令人欣慰。

2.本例所示胃肠吻合口输出空肠袢过长致肠梗阻，少见。一般地说，输出肠袢盲端的长度约1cm，而本例长达13cm，十分少见。

3.对于肠粘连松解，大多情况是经屈氏韧带回盲瓣或者从回盲瓣逆行达屈氏韧带，本例系经屈氏韧带开始检查。

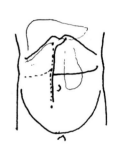

图 12-10-4　手术切口示意图

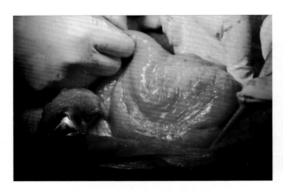

图 12-10-5　胃、空肠扩张

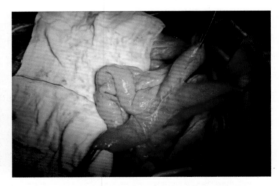

图 12-10-6　艾利斯钳夹持处为空肠盲段

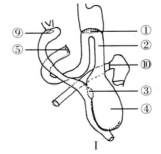

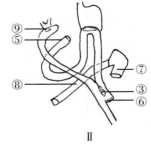

Ⅰ　　　　　　　　　　Ⅱ

图 12-10-7　手术示意图

Ⅰ.术前；Ⅱ.术后

① 胃空肠吻合口；② 输出肠袢；③ 空肠与桥袢空肠吻合口；④ 空肠盲袢；⑤ 十二指肠残端；⑥ 过长盲袢切除后；⑦ 结肠；⑧ 回肠；⑨ 胆肠吻合口；⑩ 回结肠吻合口

4.粘连带松解大多数采用剪刀，配合手指钝性分离，肠管与腹壁致密粘连处可用刀片切削。

5.肠粘连扭转不全梗阻，术前注意禁食及清洁灌肠。

病例11　腹膜巨大脂肪肉瘤（8591.5g）切除

【病史】　患者，男，67岁。腹胀满6个月，体检发现腹部占位病变2天。1年来，体重不明原因逐渐下降，近6个月觉腹胀，自己扪触发现左侧腹部肿块逐渐长大，以至近2天不能进食，无恶心、呕吐，无胰腺炎，无脓血尿。经B超、CT诊断为"腹部肿瘤"，而收住入院。

T 36.5℃，R 24次/分，P 85次/分，BP 133/91mmHg。神清合作，皮肤、巩膜无黄染。心律齐、无杂音，双肺呼吸音清。腹胀满如足月妊娠，腹壁浅静脉无曲张，无胃肠型。腹壁软，可扪及腹部肿块，上自剑突，下达耻骨联合，左右达两侧腹壁，质地软，无触痛，肿块不可活动。未及肝、胆囊、脾，无腹水征。双腰背部无抬举痛，脊柱、四肢无水肿，活动正常。WBC 5.52×10⁹/L，N 0.80，PLT 361×10⁹/L，TP 66g/L，ALB 32g/L，TBIL 4.39μmol/L，DBIL 1.6μmol/L，AST 12U/L，ALT 10U/L，ALP 64U/L，γ-Gt 30U/L，PA 92mg/L，ChE 5912U/L，BUN 6mmol/L，Cr 47μmol/L，BS 5.7mmol/L，CA19-9 7.8U/ml，AFP 2.09ng/ml。

B超（2021年7月，湖南省人民医院）：腹膜后见一巨大以实质为主的混合回声包块，上至剑突，下达盆腔，两侧至左右侧腹，形态不规则，内可见不规则回声夹杂，回声分布不均。CT（2021年7月，湖南省人民医院）：左侧腹膜后见一巨大混杂密度肿块影，占据大部分后腹、盆腔，较大切面为26.5cm×20.6cm×32cm。病灶内见散在团块状脂肪密度影，其内见分隔（图12-11-1）。增强扫描无明显强化（图12-11-2）。腹膜后器官及腹腔器官、胃肠道受压移位，腹主动脉、肠系膜上动脉右移，左肾移位至肿块左侧，脾移位于肿块左上侧，胃被推移于肿块左上侧，仅一层胃壁相隔，肝大小、形态正常，肝胆管不扩张，胆囊不大。CTA：左肾动脉狭窄，胃左动脉粗大（图12-11-3）。

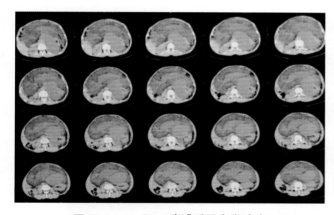

图12-11-1　CT：腹膜后巨大脂肪瘤

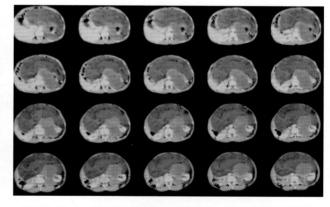

图12-11-2　CT增强扫描（静脉期）：肿块无明显强化

【诊断】　腹膜巨大脂肪肉瘤。供瘤动脉：左肾动脉。

【手术名称】　腹膜后脂肪肉瘤切除术（含左肾切除）。

【手术难点】　①腹膜后肿瘤巨大、固定，供瘤血管位于肿瘤后方，游离肿块时易撕裂损伤。②脾、胰与肿块致密粘连，易破裂致大出血，保脾、胰困难。③术中易损伤结肠、十二指肠。

【手术过程】

1.择期手术，取平仰卧位，气管插管下全身麻醉，取左腹"直T"形切口（图12-11-4）入腹。术中所见：无腹水，腹膜上无癌性结节。腹膜后黄色肿块大小如CT所示，质地稍硬，活动度小。胰十二指肠、左结肠被推向前方，位于肿块表面。脾位于肿块左上方，左肾位于肿块左后方。肝位于腹腔右上方，颜色棕红，表面光润，形态无明显失常。胆囊不大。肝外胆管外径约1cm。胃被推移至剑突下，无肿块、无粘连。供瘤动脉为左肾动脉，位于肿块右后方，深在。

2.入腹后安置全腹自动牵开器。超声刀分离左侧结肠、胰十二指肠，从肿块左侧（图12-11-5）向右侧推移、分割，向肿块右后方靠拢（图12-11-6）。显现腔静脉、左肾静脉、腹主动脉、左肾动脉，逐渐将肿块艰难

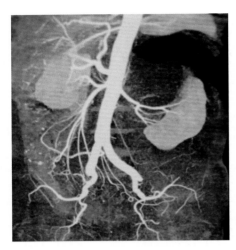

图12-11-3　CTA：胃左动脉增粗，左肝动脉拉长

小心地托出腹腔（图12-11-7）。此分离过程中，脾与肿块粘着处破裂，予以缝扎、止血（图12-11-8），失血量达600ml，生命体征无变化。

3.先后游离左肾静脉（图12-11-9）、左肾动脉（图12-11-10），应用切割闭合器横断瘤蒂，移除肿块（图12-11-11）及左肾。肿块重8591.5g（图12-11-12）。放置左侧腹腔引流管，逐层关腹，手术历时3小时，失血量650ml，安返病房。

【术后】　无胰漏、脾出血、呼吸功能不全等并发症，双下肢活动自如，恢复平顺。肿块病理切片：脂肪肉瘤（腹膜后）。

【经验与体会】

1.本例腹膜后脂肪肉瘤离体标本重量达8591.5g，在活体上的重量约为17kg，是巨大肿瘤，且供瘤血管为左肾动脉，手术难度很大，手术能成功，患者恢复平顺，不容易。

2.腹膜后脂肪肉瘤切除后，最大的问题是复发。本例脾与肿瘤致密粘连，如能一并切除，对防止复发有好处。如果下次再遇到类似病例，有两点值得考虑：①一并切除脾。②先结扎供瘤血管左肾动脉，后剥离肿块，手术安全性提高，抗复发效果会好些。但由于肿瘤太大，难以实现。

3.本例手术成功，有以下几点值得肯定。①选择左腹"直T"形切口。②用手搬托起肿瘤，方便手术操作。③用超声刀离断粘连，从肿块周达肿瘤右后方，托出肿瘤，尽快结扎切断供瘤血管——左肾动脉。这种策略是对的。由于本例供瘤血管在腹腔右侧后腹，左肾静脉在左肾动脉前方，先后结扎、切断左肾静脉、左肾动脉，相差仅1分钟，并没有因此而增加失血量。④术中搬动、抬起巨大肿瘤时，没有出现肺水肿、心肺功能不全征象，说明搬动抬起肿瘤时注意了"慢起慢落"。

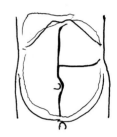

图12-11-4　手术切口示意图

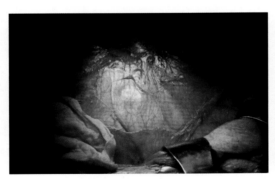

图12-11-5　肿块左侧

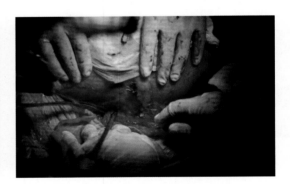

图12-11-6　肿块右后方

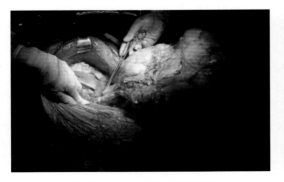

图12-11-7　肿块托出腹腔

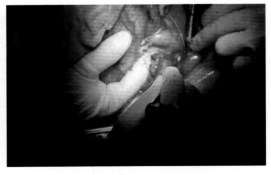

图12-11-8　缝扎脾破裂处

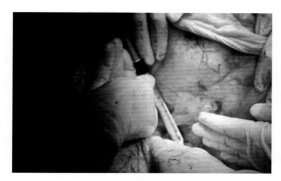

图 12-11-9 游离左肾静脉

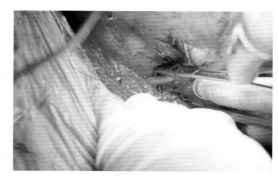

图 12-11-10 钳子尖处为左肾动脉

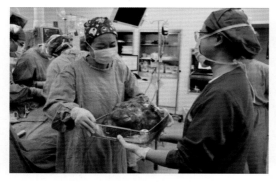

图 12-11-11 移除肿块

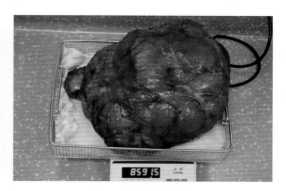

图 12-11-12 肿块

4.本例术前CT片显示肿瘤与胃壁仅一胃黏膜相隔，致使产生肿瘤来源于胃的考虑，而术前CT认为肿块为脂肪组织，对诊断有重要的价值。

病例12 右肾癌根治性切除后复发伴癌栓经腔静脉达右心房，施右半肝、全尾叶切除，体外循环下癌栓切取

【病史】 患者，男，73岁。右肾癌根治术后，发现腔静脉癌栓4个月。8个月前，诊断为"右肾癌"，在外院施右肾癌根治性切除，当时切断左肾静脉及下腔静脉，术后双下肢水肿，经治，双下肢水肿消退。4个月前复查发现腔静脉内癌栓，至3天前发现"右心房癌栓、右肝尾叶癌变"，而来院求治。

T 36.5℃，R 20次/分，P 71次/分，BP 120/70mmHg。神清合作，皮肤、巩膜轻度黄染。心律齐、无杂音，双肺呼吸音清。腹平，腹壁浅静脉无曲张，可见右肋缘切口瘢痕，长约30cm（图 12-12-1），无切口疝。腹壁软，未扪及肝、胆囊、脾，剑突右下方无压痛，叩击右肝区无不适，无胃振水声，无腹水征。双腰背部无抬举痛，脊柱、四肢正常。WBC 4.5×10⁹/L，N 0.701，PLT 261×10⁹/L，TP 65g/L，ALB 36g/L，TBIL 12.7μmol/L，DBIL 3.9μmol/L，AST 15U/L，ALT 10.8U/L，PA 193mg/L，ChE 5541U/L，ALP 77.4U/L，γ-Gt 48U/L，BUN 6.3mmol/L，CA19-9 35U/ml，PT 10.4秒，APTT 27.9秒，TT 16.5秒。

CT（2021年8月10日，外院）：下腔静脉、肾静脉汇入处及以下充盈不佳，管腔变细呈线样，其以上下腔静脉肝段及肝上段管腔稍扩张，管腔内见结节状充盈缺损（图 12-12-2），其上端达右心房，凸出（图 12-12-3）。肝后段腔静脉切面为3.2cm×3.0cm，CT值为49HU（图 12-12-4）。增强扫描见其强化，CT值为79HU（图 12-12-5）。右肝尾叶呈低密度影（图 12-12-4），门静脉、肝静脉粗大（图 12-12-6），腹膜后见很多曲张静脉（图 12-12-3）。

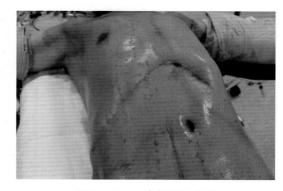

图 12-12-1 腹部切口瘢痕

【诊断】 右肾癌复发累及肝尾叶、肝后腔静脉、右心房癌栓。

【手术名称】 右半肝、尾叶切除，体外循环、肝后腔静脉、心房癌栓切除术。

【手术难点】 ①既往曾施右肾切除、腔静脉切断、左肾静脉切断，局部粘连，术野深在，加之静脉曲张，易大出血。②肝后腔静脉及右心房癌栓形成，平常头高足低体位，劈肝易出血，难以分离右半肝。③尾叶深在，从腔静脉分离，移除尾叶困难。④心房、肝上腔静脉取栓时，易致癌栓脱落、肺动脉栓塞而骤死。

【手术过程】

1.择期手术，取平仰卧位（图12-12-7），气管插管下全身麻醉，取"屋顶"形切口（图12-12-8）入腹。术中所见：无腹水，腹膜上无癌性结节。肝呈棕红色，左右肝表面光整，肝叶形态、比例无失衡，左右肝质地软、无结节感，尾叶质硬。胆囊大小约6cm×3cm。肝外胆管外径约1.8cm，未触及胆石。胰头、脾不大。

2.入腹，安放全腹自动牵开器，放置Pringle止血带（图12-12-9），移除胆囊。解剖第一肝门，直线切割闭

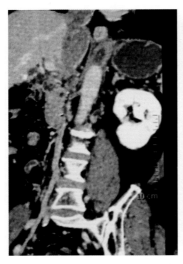

图12-12-2　CTV：下腔静脉癌栓

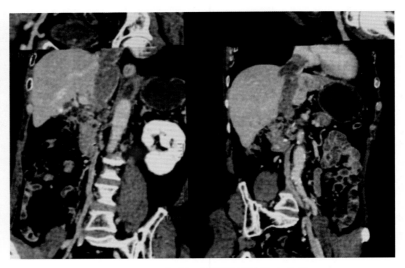

图12-12-3　CTV：腔静脉癌栓达右心房

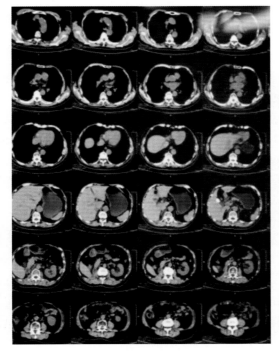

图12-12-4　CT：右肝尾叶低密度影

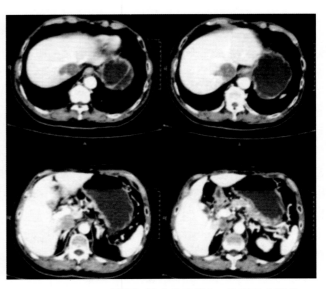

图12-12-5　CT增强扫描（静脉期）：腔静脉内强化

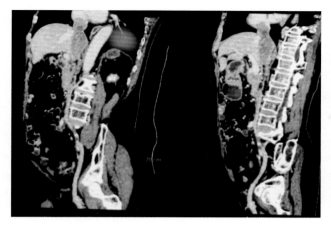

图 12-12-6　CTV：门静脉、肝静脉粗大

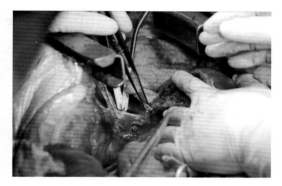

图 12-12-7　平仰卧位

合器离断 Glisson 鞘右肝蒂（图 12-12-10），显示右肝缺血分界线。离断右肝周韧带，右膈下填塞纱布垫，托出右肝。解剖第二肝门，显示肝右静脉、肝中静脉。

3. 于缺血分界线上应用超声刀劈离肝（图 12-12-11），出血多（图 12-12-12），立即改取平卧位，控制输液量，迅速劈离肝达肝左静脉、肝中静脉根部。

4. 超声支气管镜监视肝上腔静脉、右心房癌栓（图 12-12-13）。

5. 切开心包，试行推动心房癌栓无用，而放弃。

6. 进一步分离、解剖第二肝门，放置肝上腔静脉、肝右静脉套带（图 12-12-14），使右半肝、尾叶仅肝右静脉相连。

7. 胸外科医师切开胸骨，安置胸骨自动牵开器（图 12-12-15），显现心脏（图 12-12-16）。放置肝上腔静脉、腹主动脉插管，开始体外循环。阻断肝左静脉、肝中静脉及 Pringle 止血带，行右心房、肝上腔静脉切开，取癌栓，切断肝右静脉，移去右半肝及癌栓（图 12-12-

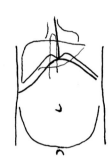

图 12-12-8　手术切口示意图

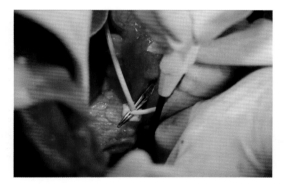

图 12-12-9　胶管为 Pringle 止血带

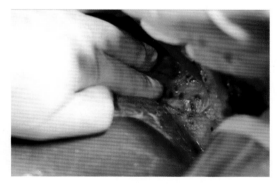

图 12-12-10　右侧示直线切割闭合器

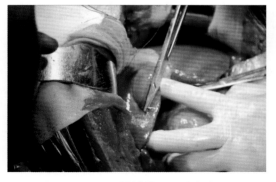

图 12-12-11　持针器处示劈离右肝

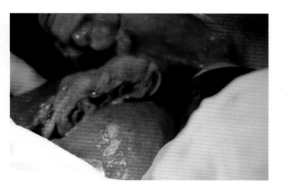

图 12-12-12　肝劈离面出血

17），终止体外循环。应用4/0 Prolene线缝合关闭心房及肝上腔静脉切口（图12-12-18）。应用生理盐水清洁术野，放置心包、右膈下引流管，逐层关胸、关腹，手术历时5小时，失血量1200ml，送返ICU。

【术后】 无出血、肺栓塞、肝肾功能不全、腹腔脓肿等并发症，恢复平顺。

【经验与体会】

1.本例右肾癌复发并腔静脉、心脏癌栓，系高难度、高危险手术，经过克服重重困难，顺利获得成功，值得欣慰。

2.本例手术有以下几点值得总结。①肝胆外科、心胸外科联合手术是本手术成功的重要原因。②手术方式、手术时机恰当。据病史及术前影像学资料，采取右半肝切除、体外循环、心脏癌栓切取适合本例。本手术的最大危险是心脏癌栓脱落、肺栓塞，采用体外循环，直视下清除癌栓是安全的。③平卧、控制输液量是减少本例劈肝失血的有效方法。

3.其他几个相关的细节问题：①劈离右肝宜平卧加超声刀。②切取癌栓之前，右半肝、尾叶仅留肝右静脉相连腔静脉。③劈离右肝时宜注意：左肝脉络化，仅留肝中静脉、肝左静脉，右肝仅留肝右静脉。④预防性用抗生素亚胺培南。

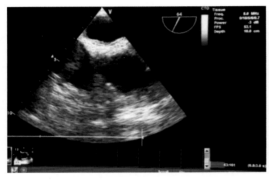

图12-12-13　术中超声支气管镜示右心房癌栓

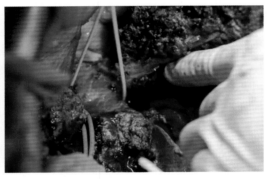

图12-12-14　正中上方为肝上腔静脉套带

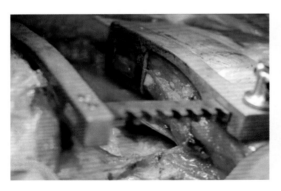

图12-12-15　胸骨自动牵开器

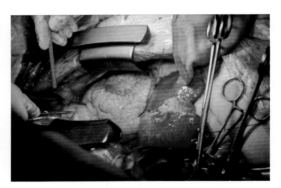

图12-12-16　正中为心脏

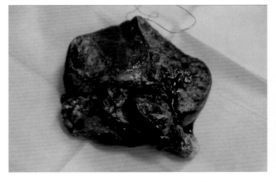

图12-12-17　右半肝及癌栓

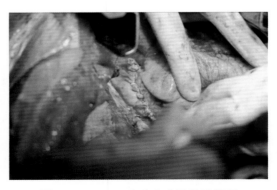

图12-12-18　正中为心房腔静脉缝闭